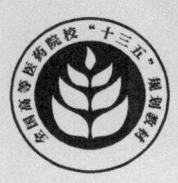

全国高等医药院校"十三五"规划教材

供护理学等专业使用

基础护理学

主　编　熊振芳　李春卉　陈丽

副主编　邢彩珍　苏琳　杨晓　孙健

编　者　（以姓氏笔画为序）

马艳萍　四川医科大学附属中医医院

毛智慧　辽宁中医药大学

邢彩珍　湖北中医药大学护理学院

刘雅玲　沈阳医学院

孙　健　河北工程大学医学院

苏　琳　蚌埠医学院

李青文　沈阳医学院

李雨昕　四川医科大学护理学院

李春卉　吉林医药学院护理学院

杨　晓　潍坊医学院

杨晓玲　四川医科大学护理学院

陈　丽　四川医科大学护理学院

贺惠娟　湖北中医药大学护理学院

顾琳琳　潍坊医学院

梁宇杰　吉林医药学院护理学院

戢美英　四川医科大学附属中医医院

程晓琳　沈阳医学院

蒲　敏　四川医科大学附属中医医院

熊振芳　湖北中医药大学护理学院

华中科技大学出版社
http://www.hustp.com
中国·武汉

内 容 简 介

本书是全国高等医药院校"十三五"规划教材。

基础护理学是护理学专业课程体系中最基本、最重要的课程,也是护理类专业学生在校期间学习的必修课程。全书共十八章,内容包括绪论、卫生服务体系、医院环境、出入院患者的护理、舒适与安全、休息与活动、预防与控制医院感染、生命体征的评估与护理、冷热疗法、饮食与营养、排泄护理、护理职业防护、药物疗法及药物过敏试验法、静脉输液与输血、标本采集、病情观察及危重患者的抢救护理、临终关怀与护理、医疗与护理文书记录。本书在编写过程中充分吸收国内外同类教材的精髓,紧密联系临床护理实践,更新相关护理观念、数据资料及护理操作程序等,使教材内容力求体现科学性、先进性、应用性和实践性。在编写结构上,采用学习目标、案例导入、知识链接、思考题等组织形式,以利于学生理解和掌握基础护理学的基本理论、基本知识和基本技能。

本书供本科护理学专业使用。

图书在版编目(CIP)数据

基础护理学/熊振芳,李春卉,陈丽主编. —武汉:华中科技大学出版社,2017.1(2024.8重印)
全国高等医药院校"十三五"规划教材
ISBN 978-7-5680-1647-6

Ⅰ.①基… Ⅱ.①熊… ②李… ③陈… Ⅲ.①护理学-医学院校-教材 Ⅳ.①R47

中国版本图书馆 CIP 数据核字(2016)第 059691 号

基础护理学
Jichu Hulixue

熊振芳 李春卉 陈 丽 主编

策划编辑:荣 静
责任编辑:荣 静
封面设计:原色设计
责任校对:刘 竣
责任监印:周治超
出版发行:华中科技大学出版社(中国·武汉) 电话:(027)81321913
    武汉市东湖新技术开发区华工科技园 邮编:430223
录 排:华中科技大学惠友文印中心
印 刷:广东虎彩云印刷有限公司
开 本:787mm×1092mm 1/16
印 张:27
字 数:686 千字
版 次:2024 年 8 月第 1 版第 2 次印刷
定 价:59.80 元

全国高等医药院校"十三五"规划教材编委会

前言
QIANYAN

　　基础护理学是护理学专业课程体系中最基本、最重要的课程,也是护理学专业学生在校期间学习的必修课程,在护理教育教学中发挥着重要的作用。随着社会的发展和科学技术的进步,护理学的新知识、新理论和新方法相继面世,护理临床实践也发生了一系列变化。为了更好地适应新形势下全国高等护理本科教育教学改革和发展的需要,满足护理学专业学生、临床护理人员对教材新的需求,我们组织了全国多所高等医学院校的19位教师对本教材进行了编写。

　　作为高等护理教育的一个重要内容,我们在编写过程中力求体现"以服务为宗旨,以岗位胜任力为导向,以能力为核心,以素质为本位,以质量求生存"的教育新理念,并将现代护理教育理念贯穿于教学的整个过程,以培养学生良好的职业素养和较强的岗位适应能力。

　　本书共十八章,内容包括绪论、卫生服务体系、医院环境、出入院患者的护理、舒适与安全、休息与活动、预防与控制医院感染、生命体征的评估与护理、冷热疗法、饮食与营养、排泄护理、护理职业防护、药物疗法及药物过敏试验法、静脉输液与输血、标本采集、病情观察及危重患者的抢救护理、临终关怀与护理、医疗与护理文书记录。本书在编写过程中充分吸收国内外同类教材的精髓,紧密联系临床护理实践,更新相关护理观念、数据资料及护理操作程序等,使教材内容力求体现科学性、先进性、应用性和实践性。在编写结构上,采用学习目标、案例导入、知识链接、思考题等组织形式,以利于学生理解和掌握基础护理学的基本理论、基本知识和基本技能。

　　本书主要作为护理学专业本科学生的教科书,也可作为护理学专业高职、成人教育、自学考试指导教材,以及各级护理人员的指导用书。

　　在本书的编写过程中,编者参考了大量国内外有关教材、文献等资料,吸取和采用了其中相关的理论、观点和方法,在此谨向有关作者表示衷心的感谢和崇高的敬意。同时也得到了相关参编院校和出版社的大力支持,在此一并致谢。由于时间仓促、编者水平有限,本教材难免存在疏漏之处,恳请广大师生和临床护理工作者批评指正。

编委会

2016 年 10 月

目录

MULU

第一章　绪　　论

学习目标

1. 识记：
（1）能正确陈述基础护理学课程的学习内容。
（2）能明确基础护理学课程的学习目的。
2. 理解：
（1）能正确描述并解释下列概念：护理学、反思学习法。
（2）能正确说出基础护理学的课程地位。
（3）能正确理解基础护理学课程的基本任务。
3. 应用：
（1）能按要求进行实训室学习和临床学习。
（2）能运用反思学习法增强学习效果。

　　护理学是医学领域中一门系统而独立的学科体系，是以自然科学、社会科学、人文科学为理论基础，研究有关维护、促进、恢复人类身心健康的护理理论知识、技能及其发展规律的综合性应用学科。护理学内容和范畴覆盖人类生理、心理、社会等各个方面，而且护理学与医学、自然科学和人文社会科学之间相互交叉融合，学习护理学就要从基础上研究它的完整体系，认识和把握护理学的本质和发展规律，更好地满足社会对护理专业的需求，为提高人类的健康水平服务。

第一节　基础护理学的地位和基本任务

　　随着护理学的发展，人们对护理实践经验的反复总结与提炼，使护理学的范畴体系不断丰富与完善，护理学任务与范畴也在不断扩展。

一、课程的地位

　　顾名思义，基础护理学是护理学科的基础，是护理学专业课程体系中最基本、最重要的课程之一，也是护理学专业学生在学习期间的必修课程，在护理教育教学中发挥着重要的作用。基础护理学是护生学习临床专业课（如内科护理学、外科护理学、妇产科护理学、儿科护理学等）的必备前期课程，为临床专科护理提供了必要的基础知识和技能。

二、课程的基本任务

基础护理学是临床专科护理的基础,是运用护理学的基本知识和基本技能,满足患者的基本需要的重要课程。基础护理学以患者为中心,针对患者生理、心理、社会、精神及文化等各层面的健康问题,采取科学、有效的护理对策满足患者的需要,使其尽可能恢复到健康的最佳状态。

因此,基础护理学课程的基本任务就是以培养护生良好的职业道德和职业情感为核心,使护生树立整体护理的观念,掌握基础护理学中的基本理论知识和基本操作技能,并能将所学的知识和技能灵活地运用于临床实践中,履行护理人员的角色和功能,实现"促进健康、预防疾病、恢复健康、减轻痛苦"的护理目标。

第二节 基础护理学内容和学习目的

一、基础护理学的内容

基础护理学是临床专科护理的基础课程,具有丰富的科学内涵。在基础护理学的课程中,护生将学习从事护理工作所必需的护理基本理论、基本知识和基本技能。由于基础护理学是临床各专科护理的基础,并贯穿于满足患者对健康需求的始终,因此其内容包括患者的生活护理、满足患者治疗需要的护理、患者病情变化的观察技术和健康教育技术等。具体内容包括:卫生服务体系、医院环境、出入院患者的护理、舒适与安全、休息与活动、预防与控制医院感染、生命体征的评估与护理、冷热疗法、饮食与营养、排泄护理、护理职业防护、药物疗法及药物过敏试验法、静脉输液与输血、标本采集、病情观察及危重患者的抢救护理、临终关怀与护理、医疗与护理文书记录。

二、课程学习的目的

基础护理学是满足患者基本需要的一系列护理活动,这些基础护理活动既包括满足患者生理需要层面,也包括满足患者心理需要层面。同时,基础护理学的教育活动和实践活动既有助于帮助护生明确作为一名合格护士的自身价值,也有助于培养护生良好的职业道德和职业情感。其教学宗旨在于帮助护生有效掌握并运用护理学基础理论与技术,以便全面开展优质护理活动。因此,学习基础护理学课程的主要目的是使护生在完成本课程内容学习后,能够做到以下几点。

(一)掌握满足患者生理、心理、社会需求所必需的基本知识与技能

基础护理工作贯穿于患者健康需求的始终,是满足人类健康需求的一系列护理活动。患者对健康的需求不仅包括生理上的需求,还包括心理和社会的需求。通过学习基础护理学,可以帮助护生娴熟地掌握将来从事护理工作所必须具备的护理理论知识和基础护理操作技能,并灵活地运用于临床护理实践,以整体观为指导,评估、分析、满足患者生理和心理社会各方面的需求,履行护理人员的专业职责,满足当前优质护理服务的需求,提高患者生活质量,促进患者康复。

（二）认识自身价值，树立正确的职业观

护理既是一门科学，又是一门满足人类需求的艺术。科学性表现在护理学有其一定的科学理论指导，有自己相对独立的知识体系；艺术性表现在护理服务的对象是具有个体需求的生理、心理情感等各不相同的人。在提供护理服务时，护理人员必须以人为本，有意识地将所学的知识与技能加以创造升华。护理学基础课程对护理学的科学内涵进行系统和深入的探讨，并详尽地解释了护理基本理论、基本原理和基本技术，所以在学习这一课程的过程中，应培养护生熟练进行每一项护理技术操作能力的评估、分析患者的需要及与患者进行良好沟通交流的能力，逐步理解护理"照顾、关怀、人道主义"的本质内涵，认识到成为一名合格护理人员的价值，树立正确的职业观。

（三）培养良好的职业道德和职业情感

护理的服务对象是人，因此护理人员提供的护理服务优质与否，不仅与护理人员所掌握的护理基本知识与技能有关，还与护理人员的伦理道德、思想境界、职业理念等有关。学习基础护理学，可以培养护生高尚的职业道德和情感，树立严谨务实的工作作风和对患者负责的工作态度，将来步入临床护理岗位后，能够严格遵守护理伦理道德行为规范，维护患者权益，做好患者的代言人。此外，通过学习基础护理学，还可以激发护生对护理学专业的热爱和为护理事业无私奉献的热情。

第三节 基础护理学的学习方法及要求

基础护理学是护理学专业课程体系中最基本、最重要的课程之一，具有丰富的科学知识内涵，涵盖了护理专业学生从事护理工作所必须具备的护理基本理论、基本知识、基本技能。它是基础知识与护理知识之间的桥梁，也是学习其他临床专业课的必要前提和条件。因此，对护理专业学生来说，掌握基础护理学的学习内容、目的和方法至关重要。

一、学习方法

学习基础护理学课程的最终目的是让护生获得照顾患者所需的最基本的知识和技能，其内容的重点是基础护理操作，因此，实践学习法是护生学习基础护理学的主要方法，包括实训室学习和临床学习两种。

（一）实践学习法

1. 实训室学习 实训室学习是护生学习基础护理学的重要方法之一，护生只有在实训室模拟的护理情境下能够独立、熟练地完成各项基础护理技能操作，达到教学大纲所要求的标准，才能够到临床真实的患者身上实施各项护理技能操作。因此要求护生：

（1）以认真的态度对待实训课：进入实训室前，按要求穿好护士服、戴好护士帽、穿好护士鞋。

（2）严格遵守实训室的各项规章制度：在实训室内，严禁大声喧哗，严禁坐床，要爱护实训室内的所有设备及物品（包括模型人、操作用物等），保持实训室的清洁卫生，练习结束离开实训室前要将实习所用物品放回原处，并关好门窗、水电。

（3）认真观看教师示范：实训室学习、教师示范过程中，如有疑问或没看清楚的地方，应在教师示范结束后及时提出。

(4) 认真做好模拟练习:观看完教师的示范后,护生要根据教师的示范,按照正确的操作步骤逐步进行模拟练习。在模拟实践中,学生不要操之过急,力求每一步骤都能符合操作标准的要求,如有问题应及时请教实习课指导老师。

(5) 加强课后练习:技能学习是一个循序渐进、不断熟练的过程,需要学生课后不断进行练习。目前,为了提高护生的技能操作水平,国内大多数护理院校都将基础护理实验室不同程度地向护生开放,护生应该有效利用实验室开放的时间,根据自身状况,有目的、有计划地进行操作技能的训练,使操作技能达到纯熟的程度。

2. 临床学习 临床学习也是提高护生基础操作技能的一种有效的学习方法。通过临床学习,不仅能使护生的各项操作技能逐渐达到熟练的地步,而且能促使护生职业道德和职业情感的形成与发展。临床学习的前提条件是护生在实训室内进行各项操作时已达到教学所规定的标准要求。如果护生各项操作在实训室实习中没有过关,决不允许他们对患者实施任何技能操作,以保证患者的安全。护生在临床真实的护理情境中为患者实施基础护理的各项技能操作之初,需借助临床教师的指导,再逐渐过渡到自己独立完成各项操作。为了提高临床学习效果,要求护生:

(1) 以护士的标准严格要求自己:进入临床后,护生应自觉遵守医院的各项规章制度,按照护士的伦理道德行事。

(2) 树立良好的职业道德和职业情感:护生到临床后,要树立高度的责任心和责任感,尊重、关心、同情、爱护患者,全心全意为患者服务,尽可能地满足患者提出的各项合理要求。

(3) 认真对待每一项基础护理技能操作:临床学习经历是非常珍贵的,护生应珍惜每一次操作机会,并按照正确的操作程序和方法为患者实施各项操作,严格遵守无菌技术原则和查对制度,确保患者的舒适和安全。

(4) 虚心接受临床教师的指导和帮助:临床教师具有丰富的临床经验和带教经验,他们了解护生刚刚进入临床时的感受和状态,是护生临床学习的主要支持者,也是护生临床学习的角色和榜样。因此,护生应有效地利用临床教师这一重要的学习资源,尊重他们、主动向他们请教问题并虚心接受其指导。此外,在临床学习中遇到各种压力时,护生应主动寻求临床教师的帮助,以避免压力对自身造成各种不利影响。

(二) 反思学习法

反思学习法是指护生在完成某个基础护理技能之后需要进行的反思过程。反思学习法是提高实践学习效果的重要方法之一,既可以用于实训室学习也可以用于临床学习。护生应按照以下三阶段进行反思学习:

1. 第一阶段 回到所经历的情境(回到经验中去)。在此阶段,护生只需去回忆自己所做的技能操作的全过程,描述所出现的失误,而不作任何评判。

2. 第二阶段 专心于感受(注重感觉)。在此阶段,护生需要去体验有关技能操作的自我感受,即问自己"我刚才做得怎么样?"护生在进行基础护理技能之后,通常会产生不同的心理感受,有些是积极的,有些是消极的。作为护生应努力去体验那些积极的感受,而采取适当的方法排除消极的感受。

3. 第三阶段 重新评价阶段(分析意义)。这是反思学习的最后阶段,即问自己"这次经历对我意味着什么?"在此阶段,护生需将本次经验与其原有经验的想法和感受联系起来,并比较它们之间的相互联系。

　　反思过程需要不断的实践和应用,直到护生能够熟练地执行基础护理技能操作的每个步骤并感到得心应手为止。反思学习法既适用于个体护生,也可以用于小组或全班同学,即在每次实训课或临床实习结束后,由实习指导老师或临床带教老师组织护生进行反思性讨论。讨论中,护生不仅可以反思自己的经历,还可以分享其他同学的经历和感受,从而对提高他们的技能和能力起到积极的促进作用。

　　反思学习的另一种形式是写反思性日记,这种反思学习的形式更适合在临床实习的护生。护生可以准备一个笔记本,在临床学习期间,养成写日记的习惯,把每天在临床所做、所想、所思记录下来。反思性日记不是记流水账,而是把自己的感受和体会写下来。护生可以通过反思性日记将整个临床学习过程的点点滴滴记录下来,它将成为护生临床学习成长的最好见证。

　　总之,基础护理学是护理学专业学生重要的专业课程之一,它是学习其他临床护理学专业课程的基础。护生只有了解基础护理学课程在整个护理学专业课程体系中的地位和重要性,明确学习基础护理学课程的目的,并按照正确的学习方法和要求进行学习,才能有效掌握基础护理学的基本理论知识和技能,从而为将来学习其他护理学专业知识及从事临床护理工作奠定良好的理论、技能和能力基础。

（熊振芳）

思考题

1. 结合你的学习或工作经历,谈谈护理学基础课程的学习方法。
2. 谈谈你对护理学定义的理解。

第二章 卫生服务体系

卫生服务体系是为人们提供健康服务的资源，是组织、筹资和管理的结合体，是提供卫生服务的各种卫生组织机构的总称。它是由医疗、预防、保健、医学教育和医学科学研究等不同层次的组织机构所构成的整体，它的主要任务是防治疾病，促进人类健康发展和提高人类身心的素质。

第一节 世界卫生保健体系简介

世界卫生保健体系涉及范围广泛，一般来说，决定一个国家卫生体制类型的主要因素是政治、经济、文化等结构性因素，常常是政治、经济、社会、文化因素相互交织，相互影响，共同决定体系的类型，按照雷默的分类标准，世界各国卫生服务体系可以划分为企业型、社会福利型、综合型和社会主义型四大类，见表 2-1。

表 2-1 世界各国卫生服务体系划分

体系类型	代表性国家	资金来源	涵盖范围
企业型	美国	多元化	70％的公民
社会福利型	德国、比利时、法国、日本、加拿大、澳大利亚	政府主导	所有公民
综合型	挪威、英国、新西兰、瑞典、芬兰、丹麦、意大利、希腊、西班牙	政府主导	所有公民

体系类型	代表性国家	资金来源	涵盖范围
社会主义型	苏联、波兰、捷克斯洛伐克	政府主导	几乎全民

一、英国的卫生保健制度

卫生服务的提供主要分为两级,初级医疗是患者接触的第一站,主要由全科医生负责,初级医疗人员包括全科医生、护士、健康访视者、牙科医生、眼科医生和药剂师。初级医疗委托公司(the primary medical company entrusted)负责当地居民计划和代理卫生服务。居民患病时,必须先找自己的家庭医生或全科医生,全科医生不能处理时则将患者转诊给医院;二级医疗通常指由医院提供的专科或急诊服务。国家医疗委托公司提供范围较广的服务,以满足患者的需求。

二、日本的卫生保健制度

政府对卫生保健实行较为间接的管理和控制,政府的主要作用是对体系进行规范,而不是经营,一般划分为医疗系统和保健系统。300 张床位以上的大中型医院基本都是公立医院,中等以下的医院和诊所以民营为主。实施地方自主,居民参与型的卫生保健运行模式。

1961 年日本开始实施国家健康保健计划,医疗保险分别隶属于两个系统管理,即企业在职职工医疗保险和国民健康保险。凡没有加入职工医疗保险者,必须加入国民健康保险,现参保人数达 99.5%。另外,另设补偿制度,即当患者每日医疗费用超过 580 美元、低收入患者每日医疗费用超过 325 美元,可以达到补偿;年龄超过 70 岁的老人医疗费用全部由国家健康保险支付。

三、美国的卫生保健制度

为了解决卫生保健服务的公平性,控制卫生保健费用,美国推行了管理保健计划。"管理保健计划"是一种健康的组织,通过监管医院和医生的工作,限制患者在一个特定的管理保健专科内的就诊次数和到该网络以外的其他医生处就诊的次数,患者住院需要提前得到批准等措施来管理和控制卫生保健费用。

四、世界卫生组织

世界卫生组织(World Health Organization,WHO)是联合国下属的一个专门机构,只有主权国家才能参加,是国际上最大的政府间卫生组织。WHO 成立于 1948 年 4 月 7 日,4 月 7 日也就成为了全球性的"世界卫生日"。1948 年 6 月 24 日,在日内瓦召开了第一届世界卫生组织大会,总部设在瑞士日内瓦。同时,也设置了世界卫生组织会徽。世界卫生组织的成立,标志着在全球范围内,具备了卫生保健体系总体性的在世界范围内的卫生指导方针。1972 年 5 月 10 日,世界卫生组织承认中国的合法地位。

WHO 的宗旨是使全世界人民获得尽可能高水平的健康。该组织的主要职能:促进流行病和地方病的防治;改善公共卫生;推动确定生物制品的国际标准等。它负责对全球卫生事务提供领导,拟定卫生研究议程,制定规范和标准,阐明以证据为基础的政策方案,向各国提供技术支持,以及监测和评估卫生趋势。

▌知识链接▐

世界卫生组织会徽

　　世界卫生组织会徽由一条蛇盘绕的权杖所覆盖的联合国标志组成。在几千年之前，人类就知道了毒蛇的药用价值，并有目的地收集毒蛇，提炼成药，用于治病救人。古罗马画家、艺术家的作品中，几乎都有描绘健康之神手拿杯子喂蛇的场面。无论在实际生活中，还是在艺术创作中，蛇与医药结下了不解之缘。从中世纪开始，欧洲各国的药店就开始出现这种标志。蛇象征着具有救护人类的能力，高脚杯则代表人类收集蛇毒的工具。"蛇绕拐杖"是医学的标志和徽记，人们称之为"蛇徽"。

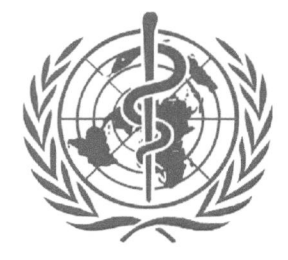

第二节　我国卫生保健服务体系的组织结构

　　中华人民共和国成立后，我国的卫生保健服务体系得以建立并逐步完善，现已经形成组织结构合理、服务网络完善、保障功能健全的多系统、分工协作、高度集中的体系。其包括卫生服务、卫生保障和卫生监督与执法三大体系。

一、卫生服务体系

　　卫生服务体系（health service system）是以医疗、预防、保健为主要功能的各级各类医疗卫生服务机构所组成的整体，是提供各种卫生服务的载体。我国的卫生服务体系包括医疗卫生服务机构、预防保健服务机构和基层卫生保健服务体系。

　　（一）医疗卫生服务机构

　　医疗卫生服务机构是各类各级医疗机构，包括各类医院、护理院，主要为民众提供疾病诊断、治疗和护理服务。其工作的重点是人群目前的健康状况，是以疾病为中心提供医疗卫生服务。

　　（二）预防保健服务机构

　　卫生保健服务体系是由政府举办的实施疾病预防控制、公共卫生技术管理和服务的公益性公共卫生机构组成，包括妇幼保健机构、专科疾病防治机构、疾病预防控制中心、健康教育机构、急救中心、血站、计划生育技术服务机构等。卫生保健服务工作重点是预防健康问题，是以健康为中心提供服务。

　　（三）基层卫生保健服务机构

　　基层卫生保健服务机构是在城市街办、农村乡镇及工矿企业提供居民基本的医疗卫生保健服务的机构。基层卫生服务机构整合医疗卫生服务机构和预防保健服务机构的职能，为人群提供基本医疗服务、预防、保健、康复、健康教育和计划生育指导这六位一体的服务。如社区卫生站、乡镇诊所等。

二、卫生保障体系

卫生保障体系（medical care system）属于社会医疗保障的范畴，是反映一个国家和地区社会发展的重要标志。卫生保障体系直接影响卫生服务的质量、公平和效率以及民众对卫生保健服务的利用，最终影响民众的整体健康水平。因此，它体现政府管理卫生事业和保障民众健康的公共职责。

（一）卫生资源配置

卫生资源配置是社会发展规划的重要内容，反映国家社会经济发展水平，是保障各种卫生服务顺利开展的基础，包括卫生服务基础设施的规划和建设、卫生服务的人力资源的规划与建设、卫生技术和信息资源的规划与建设、卫生经济的投入等。配置卫生资源必须以提高民众健康水平为中心，满足民众健康需求为导向，以卫生服务平等性为原则，实现全民享有医疗保健措施为根本目标，合理配置卫生资源，从而提高卫生服务的有效性和公平性。

（二）卫生保障制度

卫生保障制度是保障民众获得必要的卫生保健服务费用的机制。卫生保障制度的核心是医疗保险。医疗保险可保障疾病或意外事故的医疗费用，对分娩、疾病、意外、残疾、死亡等所致的费用进行补偿，如细化的保险有生育保险、意外保险、大病保险等。我国现行的医疗保险包括社会医疗保险和商业医疗保险。

1. **社会医疗保险** 我国现行的社会医疗保险包括由城镇职工医疗保险、城镇居民医疗保险和新型农村合作医疗保险组成的基本医疗保险以及社会医疗救助。

（1）城镇职工医疗保险：按照国务院 1998 年 12 月 14 日颁布的《关于建立城镇职工基本医疗保险制度的决定》（国发〔1998〕44 号）建立的。由基本医疗保险、补充医疗保险和个人补充医疗保险三个层次构成。参保对象为城镇所有用人单位及其职工。

基本医疗保险是医疗保险体系的基础，实行个人账户与统筹基金相结合，保障参保职工的基本医疗需求，主要用于支付一般的门诊、急诊、住院费用。补充医疗保险包括公务员医疗补助和企业补充医疗保险，主要用于参保人员在发生大额医疗费用时的补助。个人补充医疗保险是由个人购买的保险，是对基本医疗保险的补充。

（2）城镇居民医疗保险：是以没有参加城镇职工医疗保险的城镇未成年人和没有工作的居民为主要参保对象的医疗保险制度。该医疗保险具有强制性，以政府为主导，采用以居民个人（家庭）缴费为主、政府适度补助为辅的筹资方式，按照缴费标准和待遇水平相一致的原则，为城镇居民提供医疗需求的医疗保险制度，主要用于支付参保居民的住院和门诊大病、急诊抢救医疗费。至 2010 年，城镇居民医疗保险工作已全面展开。

（3）新型农村合作医疗保险：简称"新农合"，是指由政府组织、引导、支持，农民自愿参加，以大病统筹兼顾小病理赔为主的农民医疗互助共济制度。采取个人缴费、集体扶持和政府资助的方式筹集资金。至 2010 年，全国有 8.36 亿农民参加了新农合，参加率达 96.0%。

（4）社会医疗救助：是为社会弱势群体伤、病、残时提供的经济资助，其目的是帮助没有参加基本医疗保险的低收入者、失业者、孤儿、无经济来源的孤老和残疾等社会成员获得基本的医疗服务。社区医疗救助由政府为主导，资金来源于社会各界的捐赠和发行福利彩票，政府也给予一定的政策支持和资金支助。

2. **商业医疗保险** 由保险公司经营的，以赢利性为目的的医疗保障。由单位或个人自愿参加,参保交纳的保险金额越大,获得的医疗赔偿金额越大。随着保险业的发展,各大保险公司推出的商业医疗保险种类也在不断增加,如普通医疗保险、意外伤害医疗保险、住院医疗保险、手术医疗保险、特种疾病保险等。

三、卫生监督与执法体系

卫生监督与执法体系是由卫生相关法律法规、卫生监督与执法机构和监督执法机制构成的一个有机整体。

卫生监督与执法机构是由国家、省、市、县级的卫生行政部门设置的卫生监督局,其主要职能是负责所管辖区的卫生监督工作,具体包括公共卫生、医疗保健机构、采供血机构、卫生许可、执业许可、健康相关产品和医疗广告以及对卫生污染、中毒事故等重大疫情和突发事件的综合性卫生监督与执法。如辖区的食品卫生安全监督、学校卫生监督、非法行医和非法采供血的查处等。

第三节　我国城乡卫生保健服务体系

我国卫生事业发展规划中,将城市界定为直辖市和地级市的辖区,将农村界定为县及县级市的辖区。卫生保健服务体系分为农村医疗卫生保健服务体系和城市卫生保健服务体系。

一、农村医疗卫生保健体系

2006年国家颁布的《农村卫生服务体系建设与发展规划》,再次明确农村卫生保健体系由政府、集体、社会和个人举办的县、乡、村三级医疗卫生机构组成。其中,县级医疗卫生机构是农村卫生服务体系的龙头,乡镇卫生院是中心,村卫生室是基础。

1. **县级卫生服务网**　县级卫生服务网是我国农村地区医疗服务的技术指导中心,也是农村地区卫生专业人员培训的基地,包括县医院、县中医院、县妇幼保健机构、县疾病预防控制机构、县卫生执法监督机构。

(1)县医院:全县的医疗和业务技术指导中心,负责基本医疗及危重急症患者的抢救,接受乡村两级卫生机构的转诊,承担乡村两级卫生技术人员的进修培训及业务技术指导任务,开展教学科研工作。

(2)县中医院:承担中医药医疗卫生服务,其职能同县医院。

(3)县妇幼保健机构:承担妇幼保健、生殖保健、妇女儿童健康信息监测,以提高女性、儿童健康水平为重任开展综合性的工作。对乡村两级人员进行业务技术指导。

(4)县疾病预防控制机构:承担疾病预防和控制、计划免疫、卫生检验、公共卫生健康危害因素监测、卫生信息服务和相关业务技术指导与咨询等,负责传染病和各类中毒等突发公共卫生事件的调查、报告和应急处理,负责对乡村两级卫生人员的培训、监督指导。

(5)县卫生执法监督机构:承担全县公共卫生、健康相关产品、医疗卫生机构和卫生服务人员的卫生监督执法任务,协助卫生行政部门对突发公共卫生事件进行应急处理。

2. **乡(镇)卫生院**　乡(镇)卫生院是农村三级卫生服务网的中心,提供预防、康复、保健、健康教育、基本医疗、中医、计划生育技术指导等综合服务,承担辖区内公共卫生管理和突发公共卫生事件的报告任务,负责对村级卫生组织的技术指导和乡村医生的培训等。

3. 村卫生室 村卫生室是农村三级卫生服务网的最基层单位,承担传染病疫情报告、计划免疫、妇幼保健、健康教育、常见病、多发病的一般诊治和转诊服务以及一般康复等工作。

二、城市医疗卫生保障体系

2006年,全国城市卫生工作会议明确了城市卫生体制改革是发展以社区卫生服务为基础的新型城市卫生服务体系,即将原来的三级医疗服务体系转为区域医疗中心和社区卫生服务机构组成的两级城市卫生服务体系,最终形成医疗服务体系纵向一体化、横向联合、医院与基层医疗机构科学分工协作的医疗服务新体系。

1. 城市区域医疗中心 城市区域医疗中心主要为民众提供医疗服务,以各类医院为主体,实现医疗机构分工合理、卫生资源利用充分和医疗卫生服务更加高效。

2. 城市社区卫生服务机构 城市社区卫生服务机构包括社区卫生服务中心(站)、社区医院或街道卫生院。它是构建城市新型卫生服务体系的重点和关键。社区卫生服务中心以街道为基础设置,或就原有的街办医院、区医院、企事业单位的医院进行调整组建。

第四节 医 院

医院(hospital)是对社会特定人群提供卫生保健、疾病诊治、医学教育和研究的场所。根据规模设置各类专业性科室和一定数量的病床设施,配备符合国家要求的医务人员和必要的保障机构。通过院内各部门、各类人员密切协作,达到以对门诊、急诊、住院患者实施科学和正确的诊疗护理为主要目的的卫生事业机构。

一、医院的工作特点和任务

(一)医院工作的特点

医院系统不同于其他社会系统,卫生部颁布的《全国医院工作条例》指出:医院是社会主义的卫生事业单位,其使命是防病治病,保障人民健康;医院必须贯彻国家的卫生工作方针,遵守政府法令,为社会主义现代化建设服务。这是我国医院的基本性质。医院的服务对象是广大的人民群众,特别是患病的人群,医院应始终"以人的健康为中心",围绕人类的健康开展工作,其社会责任性强,因此医院工作具有以下特征:

1. 以人的健康为中心,社会责任性强 医院既然是防病治病的场所,这就要求医院所有工作必须围绕人的健康为中心进行。体现出对人的健康负责,对社会赋予的权利负责。在满足人的基本需要下,强调医疗护理质量,注重职业道德和医务人员的诊疗技术。

2. 科学性、技术性强 人是具有整体性、开放性和复杂性的一个系统。因此,要求医护人员必须具备丰富的医学基础知识、人文学科知识、社会学科知识、娴熟的医疗服务技术和良好的职业行为和态度。

3. 随机性大、规范性强 由于自然灾害、突发事件的难预料性,使医院的常规诊疗工作时常被打乱。各种突发事件,需要医护人员迅速做出调整,适应不断变化的应急环境。

4. 超负荷性、挑战性强 在医院环境内,住院患者难以意料的病情突变,无时间规律的急诊患者所需,使医务人员很难做到按时休息、节日休假。此外,患者的多病种的存在,需要医护人员具备全科诊疗服务的能力,所以医务人员需要终身学习,不断进取。

5. 紧迫性、连续性强　医院是 24 h 不间断服务的场所,救治中必须争分夺秒、迅速判断、迅速救治、密切观察、果断决策,以挽救患者的生命。

6. 社会性、群众性强　医院是开放的社会系统,其社会性、群众性期望和要求较高。在服务中体现人人平等、一视同仁,不因费用的短缺而中断抢救与治疗。同时,医院也需要全社会的支持、理解,维护医务人员的正当权利和利益,医务人员的身心健康绝对不容侵害。

7. 脑力性、体力性强　医院工作是复杂性、创造性劳动,不仅需要医护人员进行脑力劳动,如观察、分析、判断、决策诊疗护理情况,还要求医护人员具备健康的体魄,能从事体力劳动,如做手术、搬运卧床患者等。

(二) 医院的任务

卫生部颁布的《全国医院工作条例》指出,医院的任务是:以医疗为中心,在提高医疗质量的基础上,保证教学和科研任务的完成,并不断提高教学质量和科研水平。同时做好预防宣传工作,指导基层医院和计划生育的技术工作。医院的具体任务如下。

1. 医疗工作　医院的基本任务是医疗工作或救治伤病。医疗工作以诊疗和护理两大业务为主体,与医疗技术部门密切配合,形成一个为患者提供服务的医疗整体。

2. 教学工作　医学教育包括学校的基础教育和临床实践两个阶段。医院是实现临床实践的场所,是从实践走向应用的过程,各类人员均需通过实践获得执业资格。医院也是卫生专业人员接受医学继续教育的场所。

3. 科学研究　医院在疾病诊治中,通过疾病的观察和大量的资料积累,可发现疾病的发生、发展、转归等一系列变化,为科学研究提供依据。

4. 预防和社区保健　医院是卫生保健的中心,除医疗服务外,不同层次的医院还需承担预防保健服务,社区、家庭卫生保健指导,为基层医院提供技术支持,如计划生育、健康教育和咨询、疾病普查等。

二、医院的类型与分级

(一) 医院的类型

根据不同的分类方法,可将医院划分为不同的类型,见表 2-2。

表 2-2　医院分类

分 类 方 法	医 院 类 型
按收治范围	综合医院、专科医院、康复医院、职业病医院
按特定任务	军队医院、企业医院、医学院校附属医院
按经济类型	公立医院、民营医院、合资医院
按卫生部分级管理制	一级医院(甲、乙、丙等)
	二级医院(甲、乙、丙等)
	三级医院(特、甲、乙、丙等)
	未定级医院

(二) 医院的分级

1989 年开始,我国实行医院分级管理制度。医院分级管理是按照医院的功能和相应规模、技术建设、管理及服务质量综合水平,将其划分为一定级别和等次的标准化管理。

在卫生部提出的医院管理方案中,医院被分成三级(一、二、三级)、十等(每级分甲、乙、丙等,三级医院增设特等)。

一级医院是直接为一定社区提供医疗卫生服务的基层医院。主要指农村乡、镇卫生院和城市街道卫生院,是提供社区初级保健服务的主要机构。主要任务是直接为人群提供一级预防保健,并进行多发病、常见病的管理,对疑难重症做好正确转诊,协助高层次医院搞好住院前后的卫生服务。

二级医院是跨几个社区提供医疗卫生服务的医院,是地区性医疗预防的技术中心。主要指一般市、县医院及直辖市的区级医院和相当规模的厂矿、企事业单位的职工医院。主要功能是提供医疗护理、预防保健和康复服务,参与指导对高危人群的监测,接受一级医院转诊,对一级医院进行业务指导,进行一定程度的教学和科研。

三级医院是跨地区、省、市以及向全国范围提供医疗卫生服务的医院,是具有全面医疗、护理、教学、科研能力的医疗预防技术中心。主要指国家、省、市直属的市级大医院及医学院校的附属医院。主要功能是提供全面连续的医疗护理、预防保健、康复服务和高水平的专科医疗服务,解决危重疑难病症,接受二级医院转诊。对下级医院进行指导和培训,并承担教学、科研任务。

三、医院的组织结构

(一)医院的构成

根据我国医院的组织结构模式,医院大致由三大系统构成:医疗部门、医疗辅助部门和行政后勤部门。

1. 医疗部门 医疗部门是医院的主体,也称为临床部门,包括内科、外科、妇产科、儿科、眼科、耳鼻喉科、口腔科、皮肤科、中医科、感染科、急诊科、门诊部等科室。

2. 医疗辅助部门 医疗辅助部门也称为医疗技术部门,帮助临床部门诊断、治疗和照护患者,主要科室包括药剂科、临床检验科、内镜检查室、影像诊断科、麻醉科、病理科、营养科、供应室等。

3. 行政后勤部门 行政后勤部门为临床各科室和医疗辅助科室服务,包括医院办公室、医务科、护理部、科研和教学科、保卫科、设备和物质供应科、信息科、财务科等。

(二)医院的人员构成

医院的人员构成可分为四类:卫生技术人员、工程技术人员、行政管理人员和后勤保障人员。卫生技术人员是医院医疗护理服务的承担者,是医院的主要工作者,包括医生、护士、药剂人员、医疗技术人员、康复技术人员。工程技术人员负责医院相关设备和医疗仪器的管理和维修,保证医疗护理的顺利进行。行政管理人员负责医院各部门的正常运转,处理各部门的相关问题,促进医院工作的发展,如院长、护理部主任、人事管理人员等。后勤保障人员包括物质供应人员、医院环境的维护人员、财务人员、图书病案管理人员等,其主要职责是保证临床医疗护理工作的顺利进行。

第五节 医院业务科室的设置和护理工作

医院内为患者提供服务的业务科室分 3 种:门诊部、急诊科和病区。护理工作则贯穿于医院各业务科室工作中,成为医院工作的重要组成部分。

一、门诊部

门诊部(outpatient department)是医院诊疗的第一站,是医院医疗工作的第一线,是医院直接为公众提供诊断、治疗和预防保健服务的场所。因此,门诊的医疗护理工作质量会直接影响医院的社会信誉和评价。

(一)门诊部的设置和布局

医院门诊工作的特点是季节性强、随机性大、人员拥挤、病种繁多、交叉感染发生率高、服务时间短、多元文化服务性强等特点。创造良好的门诊环境,达到美化、绿化、安静和整洁的目的,合理设置和布局各部门,并设置醒目的部门标识和路标,方便患者就医,使患者感到亲切和舒适,安心、放心地配合医务人员的诊疗工作。

门诊部设有挂号室、收费室、化验室、药房、综合治疗室、诊断室、候诊室等。诊断室应配备诊断床、床旁设置屏风或拉帘、诊断桌和流水洗手池。在诊断桌上放置体检用具、化验检查申请单、处方等。综合治疗室内应配有急救物品和设备,如氧气、电动吸引器、急救药品等。

(二)门诊部的护理工作

门诊护士的工作包括预检分诊、安排候诊与就诊、健康教育、治疗和消毒隔离等。

1. 预检分诊 预检分诊工作应由专业知识扎实、经验丰富的高年资护士承担。评估就诊患者全面情况后,及时决策,准确指导患者挂号、就诊,减少在门诊的滞留时间。

2. 安排候诊与就诊 负责安排挂号后的患者,及时到就诊区域等待候诊和就诊。其主要职责如下。

(1)备齐诊疗物品:开诊前,备齐诊断过程中使用的所有物品,并保证其处于良好状态以备用。

(2)维持就诊秩序:维持良好的诊疗环境和候诊环境,保持安静、整洁。

(3)测量生命体征:根据患者病情测量体温、脉搏、呼吸、血压,并记录在病历上。

(4)指导患者正确留取标本:教会患者留取各种标本方法,以免影响检验结果的准确性。分理初诊和复诊的病例,收集、整理各种检查和检验报告。

(5)安排就诊:根据挂号的先后顺序安排患者就诊,观察候诊人员情况,遇有病情严重或突发变化者,及时安排就诊或转送急诊处理。对病情较重或年老体弱者,可适当调整顺序提前就医。

(6)做好就诊处理:就诊结束后,指导卫生清洁人员对诊室和候诊大厅实施终末消毒。

3. 健康教育 利用患者候诊时间开展健康教育,可运用多种媒介为候诊患者提供有关疾病和健康的信息,包括口头宣传、图画、宣传栏、宣传单、电视或视听媒介、耐心热情地回答患者的问题等。

4. 治疗 根据医嘱执行治疗,如注射、换药、导尿、灌肠、穿刺等,为保证治疗的安全和有效,护士必须严格执行操作规程。

5. 消毒隔离 门诊部人群流量大,患者集中,病原体复杂,隐性感染多,易发生交叉感染。因此,要认真做好门诊的消毒工作,并安排传染病患者或疑似传染病患者到隔离门诊就诊,并做好疫情报告。

二、急诊科

急诊科(emergency department)是医院诊治急危重症患者的场所。由于急诊工作具有患者发病急、病情重、变化快、突发事件多、不可预料性等特点,故此配备的医务人员应具备较高的心理素质、丰富的急救知识和经验、娴熟的抢救技术。目前,医院急诊科均开设了无障碍性的绿色生命急救通道,标识醒目,保证迅速、有效的救治。急诊科应建立各种急症的抢救预案和规范化的急救训练程序,使急诊科达到标准化、制度化和程序化。

（一）急诊科的设置和布局

急诊科是医院相对独立的部分,能争分夺秒独立地完成各项紧急的救治工作。通常急诊科设置预检处、诊断室、治疗室、抢救室、手术室、监护室、观察室、清创室、药房、化验室、X 光室、心电图室、挂号室和收费室等,以保证急救工作的顺利完成和 24 h 的不间断性。急诊科环境应宽敞、明亮、通风、安静和整洁,设专用路线和宽敞的通道通往医院各临床科室,并配备明显的标识,以保证患者尽快得到救治。

（二）急诊科的护理工作

急诊科的护理工作包括预诊和分诊、抢救工作和病情观察三大类。

1. 预诊和分诊 采用一问、二检查、三分诊、四登记的方法,迅速预检和分诊。

（1）迅速分诊:由专人负责接诊急诊患者,快速评估,确定患者的就诊科室,并护送患者到相应的诊断室或抢救室。

（2）掌握就诊标准:对就诊患者确认急诊标准。遇有危急重症患者,立即通知医生和护士进行抢救;遇到意外灾害事故,立即通知相关部门并救治伤员;如遇有法律纠纷、刑事伤害、交通事故等事件,应尽快通知医院保卫部和相关部门,并要求家属或陪送人员留下。

2. 抢救工作 急诊科护士的抢救护理工作包括抢救物品准备和配合抢救。

（1）抢救物品准备:急诊科的抢救设备和物品要长年处于 100% 的完好状态。所有物品都要做到"五定",即定数量品种、定点安置、定人保管、定期消毒灭菌和定期检查维修。护士必须熟悉各种设备的性能和使用方法。并能排除一般性故障,始终保持各种设备处于良好状态以备用。

（2）配合抢救:抢救过程中,护士必须严格遵守操作规程,争分夺秒地救治患者。①请他人呼叫医生,记录患者到达的时间,抢救开始时间、抢救过程;②在医生到达之前,应根据初步的评估和判断,实施紧急处理,如测量血压、给氧、吸痰、止血、配血型、建立静脉通道、进行心肺复苏等;③医生到达后,立即汇报处理情况和效果,配合医生进行抢救;④抢救过程中,及时、准确、完整、清晰地做好抢救记录,包括参加抢救的人员、抢救措施的落实情况,一般情况下,不执行口头医嘱,特别紧急时,需要护士复诵一遍,双方确认无误后执行,待抢救结束后,医生应即刻据实补记医嘱;⑤各种抢救药品的空药瓶、空安瓿、输血袋等应经两人核查后方可丢弃。

3. 病情观察 急诊患者经过救治后,需要住院进一步治疗,但病情不宜转运或暂时病区无床位,或只需短时观察即可返家的患者,通常可以暂时收住于急诊科的观察室。观察室内设有一定的床位,观察的时间一般为 3～7 天,护士对留在急诊观察室的患者进行登记,建立观察病历,并详细填写观察记录,书写病情报告。值班护士应主动巡视和观察患者,及时执行医嘱,做好晨晚间护理和心理护理,并做好出入室患者及其家属的管理。

三、病区

病区（wards）是住院患者接受诊断、系统治疗和护理照顾的场所。也是医护人员开展医疗、预防、教学和科学研究的重要基地。

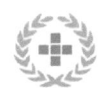

（一）病区的设置和布局

每个病区都设有病室、治疗室、抢救室、危重病室、医生和护士办公室、配餐室、盥洗室、浴室、储藏室、厕所、医护值班室、会客室、示教室、娱乐室、学习室、健身室等。

病区实行科主任和护士长领导下的主治医师、护士分工负责制。每个病区最好设置30～40张病床，每间病室2～4张病床。条件允许时每间病室设置室内卫生间。病床之间的距离至少为1 m，并在病床间设置屏风或布帘，以遮挡患者，保护患者的隐私。

病区内设施要规范：地面防滑；走廊的墙壁和卫生间设有扶手；病室、浴室、卫生间设有安全呼叫装置；病区、病室内物品摆放统一；病区应保持一定的温度和湿度，定时通风换气；维持室内光线充足，夜间开启地灯；医务人员的着装、病区设备应避免噪音。

（二）病区的护理工作

运用护理程序为住院患者实施整体护理，满足患者生理、心理和社会需要，促使其早日康复。病区护理工作主要包括：

1. 迎接新患者　接到住院处通知后，做好新患者入住的准备。整理收住的床单位，将备用床改成暂空床。必要时做好急救准备；做好入院介绍，对新入院患者及家属做好主治医生、责任护士、病区环境、医院规则、规章制度的介绍。

2. 及时处理医嘱　及时完成医嘱的处理工作，包括指导标本的留取方法、各种辅助性检查的注意事项、诊疗手段的配合等。

3. 评估健康问题　巡视病室，观察病情，了解患者存在的健康问题。24 h内完成入院护理评估记录。

4. 为患者提供支持护理　根据患者及其家属的心理需求和变化，提供日常生活护理、心理护理，满足患者身心需要。

5. 做好病房环境管理　避免和消除影响患者康复的各种环境危险因素，做好病室消毒隔离工作，预防院内交叉感染。

6. 进行健康教育　指导患者进行自护训练和功能训练。

7. 书写和保管护理文件　做好入院、出院、转院和死亡患者的护理。

8. 进行临床护理科学研究，不断提高临床护理的质量和水平。

（李春卉）

思考题

1. 你如何理解建设急诊绿色通道的含义？如何保障急诊设备的完好率？

2. 作为门诊部护士，在安排患者候诊和就诊时，应从哪些方面实施护理服务？

3. 患者，男性，48岁，因心前区不适，胸闷、气短就诊，在候诊室，护士发现患者面色苍白，出冷汗。请问：

（1）这种情况应该如何处理？

（2）如何配合医生救治？

第三章　医院环境

学习目标

1. 识记：
(1) 能正确叙述医院环境的调节与控制。
(2) 能正确叙述医院感染发生的基本条件。
2. 理解：
(1) 能解释医院感染的概念、护患关系和感染的分类。
(2) 能阐述护理与环境的关系。
3. 应用：
(1) 正确实施患者的床铺准备。
(2) 能有效地调控医院的环境。

第一节　环境概述

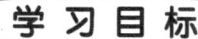 案例引导

  1952 年 12 月 5 日，英国伦敦上空突然浓烟滚滚，黑雾弥漫，天昏地暗。许多居民感到胸闷气急，咽痛咳嗽，恶心、呕吐，在几天之内就有 4000 多人死亡，紧接着英国大雾笼罩，气温逆转，又造成数千人死亡，人们恐怖地称其为"杀人的烟雾"。这就是著名的伦敦光化学烟雾事件。由此可见，环境对人体健康的影响尤为重要。

  根据这个事件，你还能列举一些环境因素对人体健康的影响吗？

  人类的生存离不开环境，随着人们生活水平的逐步提高，人们对环境的舒适性要求也越来越高，环境对健康的影响日益受到关注，无论是个体、群体抑或是地区、全球，对环境的控制都成了重要工作内容之一。1972 年，联合国在瑞典的斯德哥尔摩召开了由 113 个国家参加的联合国人类环境会议，会议讨论了保护全球环境的行动计划，通过了《人类环境宣言》。会议建议联合国大会将这次会议开幕日 6 月 5 日定为"世界环境保护日"。同年 10 月联合国大会第 27 届会议接受并通过了这一建议。每年的 6 月 5 日，世界各国都开展群众性的环境保护宣传纪念活动，以唤起全世界人民都来注意保护人类赖以生存的环境，自觉采取行动参与环境保护，

同时要求各国政府和联合国系统为推进环境保护进程作出贡献。

一、环境的概念及分类

环境（environment）一般是指人类赖以生存与发展的社会因素和自然因素的综合体。环境是影响机体生命的诞生和发展的全部条件的总和。按照环境的内外表现分为内环境和外环境。内环境一般是指机体生理环境和心理环境。生理环境是指人体内部的各系统如呼吸系统、循环系统、消化系统、泌尿系统、神经系统等。心理环境是指情绪、心理活动等。而我们通常所说的环境是指围绕人体在其周围的环境，即外环境。外环境可分为自然环境和社会环境。

1. 自然环境　自然环境是指环绕于人类周围的各种自然因素的总和。自然环境是人类赖以生存和发展的物质基础，包括生物环境和物理环境。生物环境包括各种有生命的物体，如植物、动物、微生物等。物理环境包含自然界中的各种元素，如日光、水、二氧化碳、氧、有机物质、生物体赖以生存发展的其他元素等，以及人类所建立于地球表面的结构，如房屋、设备等。稳定的物理环境可提供安全舒适的生活空间。

2. 社会环境　社会环境是指有关个人的社会与心理需要的状态，包括了人类在生产、生活和社会活动中相互形成的生产关系、阶级关系、社会关系的总和。例如，各种经济的、法律的和政治的制度、社会交往、宗教信仰、风俗习惯、文化生活等均属社会环境范畴。社会环境影响个体和群体的心理行为，与人类的精神需要密切相关。

二、影响健康的一般环境因素

任何有生命的个体都有一个内在环境和围绕在其周围的外在环境。内在环境可帮助生命系统适应外在环境的改变。人体系统通过体内中枢神经系统、神经-内分泌系统、免疫系统三方面的作用，来调节机体内外环境的动态平衡，使系统与周围环境不断进行物质、能量和信息的交换，构成了相互制约、相互作用的统一体，并保持着动态平衡。这种平衡状态随环境变化而变化。如果环境因素的变化超过了人体的调节范围和适应能力，就会引起疾病，这些变化的因素称为影响健康的危险因素，可概括地分为自然环境因素和社会环境因素。

（一）影响健康的自然环境因素

良好的生态环境为人类的生存和发展提供了物质条件。比如，环境所提供的清洁的、具有正常理化构成的空气、水、土壤，适宜的太阳辐射和气候等，都是人类生存和维持健康的基本要素。如果这种良好的生态平衡遭到破坏，就会导致人类赖以生存的基本要素中的空气、水、食物或居住环境等发生改变，从而对人类健康造成直接或间接的影响。常见的影响因素如下。

1. 地形地质的影响　地形地质不同，地壳物质成分不同，各种化学元素含量不同，对人体的健康影响也不同。例如，环境中缺碘，则会导致该环境中生活的人患地方性甲状腺肿；而有些地区环境中氟过多，就会使该地区的人患氟骨症。此外，地方性砷中毒、克山病等的发生均与当地某种元素的缺乏或过多有关。

2. 自然气候的影响　自然界发生的变迁，如地震、台风、干旱、洪水、沙尘暴等自然灾害会引起生态系统的严重破坏，对人体健康带来危害。例如，当空气中的氧含量低于16%，就会导致人体缺氧而影响大脑和身体的功能。风寒、暑湿、燥热等气候变化，常与某些疾病的发生与流行有关。高寒与热带地区的发病，也常因气候不同而有明显的区别。

3. 环境污染的影响　环境污染是指由于某种物质或能量的介入，使环境质量恶化的现象。能够引起环境污染的物质被称为污染物,如二氧化硫等有害气体,铅、汞等重金属等。污染物质对环境的污染有一个从量变到质变的发展过程,当某种能造成污染的物质的浓度或其总量超过环境的自净能力,就会产生危害,环境就受到了污染。随着社会生产力的发展和科学技术的进步,人类利用自然、减少甚至消除自然灾害的能力不断增强。但同时,人类活动也给环境带来污染,如开发和利用自然能源和资源的范围不断扩大,人工合成的化学物质(农药、化肥、塑料、橡胶等)与日俱增,大量工业三废(废气、废水、废渣)和生活废弃物的排放缺乏控制,森林被过度砍伐,水土流失日趋严重,使空气、水、土壤等自然环境的生态平衡遭到破坏并威胁到人类健康。

(1) 空气污染:指人为因素使空气的构成和性状发生改变,超过了空气的自净能力,从而对人类的生活和健康产生直接和间接的危害。空气污染的产生,主要来自燃料燃烧时排出的烟尘、工业生产中排放的废气和粉尘、汽车尾气和吸烟等,而且生态环境的破坏进一步加重了空气污染。空气污染对人体健康的危害是多方面的,主要是引起呼吸道疾病、生理功能障碍以及眼、鼻黏膜及组织的刺激和损伤。其中有的是短时间接触高浓度空气污染物,造成急性中毒,如一氧化碳中毒;有的是长时间吸入低浓度的空气污染物如二氧化硫而受到危害,引起慢性支气管炎、支气管哮喘、肺气肿及肺癌等。近年来,室内空气污染也逐渐被重视。人们有80%以上的时间在室内度过,室内污染物的来源和种类日趋增多,如烹饪油烟,大量的能够挥发有害物质的各种建筑材料、装饰材料、人造板家具等日用化工产品及空调的使用导致室内通风换气受限,严重影响室内人群的健康。

▌ 知识链接 ▌

PM2.5

PM 为英文 particulate matter 的缩写,翻译成中文叫做颗粒物。PM2.5 是指大气中直径小于或等于 2.5 μm 的颗粒物,直径不到人的头发丝粗细的 1/20,有时也被称为入肺颗粒物。PM2.5 值越高,代表空气污染越严重。环境中常见的雾霾天气大多数情况下就是由 PM2.5 造成的。虽然 PM2.5 在大气中的含量极少,但是,由于其质量小、携带病毒及有害物质时间长、传输渠道多样、移动距离较远,对人体造成的危害较大。2012 年 2 月,国务院发布的《环境空气质量标准》增加了细颗粒物监测指标。PM2.5 已经成为名副其实的隐形杀手!

(2) 水污染:1984 年,我国颁布的《中华人民共和国水污染防治法》中为“水污染”下了明确的定义,即水体因某种物质的介入,而导致其化学、物理、生物或者放射性等方面特征的改变,从而影响水的有效利用,危害人体健康或者破坏生态环境,造成水质恶化的现象称为水污染。水体在自然状态中,有一定的空气溶解到水中,是支持水中生物呼吸的主要来源,其中最重要的指数是溶解氧。外来物质进入水体后,可以被微生物分解,被溶解氧化,这都要消耗一定的溶解氧,称为水体的“自净能力”。如果外来物质太多,溶解氧被完全消耗,超过了水体的自净能力,使水的组成及其性状发生变化,从而使动、植物的生长条件恶化,人类生活和健康受到影响。造成水污染主要是人为的原因,人类的活动会使大量的工业、农业和生活废弃物排入水中,使水受到污染。

水污染可根据污染杂质的不同而主要分为化学性污染、物理性污染和生物性污染三大类。水污染对人体健康的危害是非常严重的,水中含有某些病原微生物,可引起疾病,使传染病蔓延；水中含有害、有毒物质如汞、砷、铅等，可直接或间接地危害人体，导致急、慢性中毒，诱发癌症等。世界上 80% 的疾病与水有关。伤寒、霍乱、胃肠炎、痢疾、传染性肝炎等均由水的不洁引起。

（3）噪音污染：凡是干扰人们正常休息、学习和工作，对人类生活和生产有妨碍的声音统称为噪音。噪声的显著特点：无污染物存在、不产生能量积累、时间有限、传播不远、振动源停止振动后噪声消失、不能集中治理。噪声来源于交通工具、工厂机器设备、建筑施工和人们的社会、家庭活动。如车辆的发动声、高音喇叭声、人为的吵闹声等。噪声对人类的危害是多方面的，其主要表现为对听力的损伤、睡眠干扰、情绪紊乱、降低工作和学习效率、影响休息和睡眠。长时间受噪音的干扰，可引起头痛、头晕、耳鸣、失眠等症状，严重者损害听力并引起神经系统、心血管系统、消化系统、内分泌系统的病变。

（4）辐射污染：辐射源有天然的和人工的两大类。天然的辐射源来自宇宙射线和水域、矿床中的射线。人工的辐射源主要是医用射线源、核武器试验产生的放射性沉降物以及原子能工业排放的各种放射性废物，各种家用电器如电脑、电话、无线通讯设备等形成的电磁辐射等。长期暴露在高强度的电磁场中，可能增加癌症发病的概率，也有可能引起人体染色体的畸变。这是因为人体生命活动包含一系列的生物电活动，这些生物电对环境的电磁辐射非常敏感，当人体接受电磁辐射时，体内分子会随着电磁场的转换快速运动，使体温升高，进而引起中枢神经和自主神经系统的功能障碍。即使吸收辐射不足以引起体温增高，也会对脑细胞产生影响，使大脑皮质细胞活动能力减弱，已形成的条件反射受到抑制。如果机体过多或过久地暴露于电磁辐射的环境中，可出现急性损害或慢性损害。受到电磁辐射污染，一般会出现头疼、失眠、记忆衰退、心律不齐等中枢神经的问题，也会出现皮肤病以及视力下降等现象。正处于生长发育阶段的儿童，神经系统和免疫系统尚未成熟，发育组织的生理活动十分活跃，所以更容易受到电磁辐射的伤害。在妊娠期内，辐射可致胚胎畸形或死胎。大剂量辐射可使人和生物在短时间内死亡。

（二）影响健康的社会环境因素

人类在改造自然、发展生产、创造文明的活动中结成不同的群体，建立了生产关系和社会关系。人生活在社会群体之中，有着生理、心理、社会各层次的需要。社会制度、经济状况、风俗习惯、文化背景及劳动条件等社会环境因素及其存在的差异，可导致人们产生不同的社会心理反应，从而影响身心健康。

1. 社会制度 不同的社会制度反映了不同的社会所有制和阶级关系，社会制度是人民健康的根本保障。在进步的社会制度下，政府重视卫生保健事业，投入卫生保健的措施增多和加强，人民的健康水平提高，平均寿命延长。这说明不同的社会制度对健康影响大不相同。

2. 社会经济 经济发展是提高人民健康水平的主要因素，也是发展卫生事业的物质基础。在发达国家，由于生产发展、科技进步，人们有一定的经济实力来改善生活、居住和卫生条件，使健康的需求得以保证。而在经济落后的国家，由于物质条件有限，人民生活只能求得温饱，卫生保健措施薄弱，难以满足健康需求。根据美国商务部 1997 年的统计结果显示，全球最长寿的前 10 名国家依次为日本、澳大利亚、加拿大、法国、西班牙、新加坡、希腊、以色列、意大利和瑞典，这些国家均为发达国家，人口平均寿命都超过了 78 岁。而全球人均寿命最短的国家是非洲地区的塞拉利昂，1997 年的平均寿命仅为 36.62 岁，比全球最长寿的日本人少了 40 岁。由此可见，经济状况对人体健康有直接的影响。

3. 文化背景 人类的卫生习惯、民族习俗与其文化背景有关，也是影响健康的一个因素。

不同的生活方式及不同的生活习惯，反映了一个国家、一个民族的文化素养，而某些饮食习惯则与当地的传统习俗有关。如某些地区人群喜食腌制的或熏制的食品，长期食用这些不健康的饮食易导致消化道肿瘤的发生。

4. 劳动条件　生产环境与人的健康关系密切。生产环境的安全、劳动强度的大小、工作程序安排的合理性以及劳动保护措施等，对人体的身心健康都有一定的影响。如煤矿工人，极易发生吸入性尘肺。

5. 人际关系　良好的人际关系、和谐的人际氛围有利于保持健康的心理环境，对疾病的预防、治疗和康复起到积极的作用；而不良的人际关系和氛围使人感到压抑、苦闷，久之产生心理问题而影响健康。

三、护理与环境的关系

保护和改善环境是人类为生存和健康而奋斗的一个重要目标。护理人员以保护生命、减轻病痛、预防疾病、促进健康为己任，必须掌握有关环境与健康的知识，为保护环境、促进健康发挥应有的作用。

1975 年国际护士会的政策声明中明确了护理专业与环境的关系。护士在环境保护方面的职责如下：

1. 帮助发现环境对人类的不良影响及有利影响。

2. 护士在与个人、家庭和社会集体接触的日常工作中，告知他们关于有隐形危害的化学制品类物品、有放射线的废物污染问题、最近的健康威胁情况，并指导其预防和减轻伤害。

3. 采取措施预防环境因素对健康所造成的威胁，同时教育个人、家庭及社会集体如何保护环境资源。

4. 与当地卫生部门共同协作，指出住宅区的污染对健康的威胁并提出解决方案。

5. 帮助社区处理环境卫生问题。

6. 参加研究和提供措施，以早期预防各种有害于环境的因素，研究如何改善生活和工作条件。

根据专业的要求，护士在临床护理中，应主动向患者及家属进行健康教育，促使人们养成良好的卫生习惯，消除各种危害健康的环境因素，创造有利于恢复健康的环境。

第二节　医院环境

医院是医务人员为患者提供医疗服务的场所。良好的医院环境有利于患者治疗、休养和康复。

一、医院环境的特性与要求

医院的环境应注重体现"以患者为中心"的人性化理念，不仅满足医疗、护理的功能，同时还应兼顾患者的舒适与安全，满足患者生理、心理、社会多方面的需求，以促进患者康复。良好的医院环境应具备以下特性：

（一）舒适的物理环境

患者的安全舒适首先来源于医院的物理环境，包括足够的空间、适宜的温度和湿度、良好的通风、柔和的光线、适宜的音响、清洁的环境等。医院的建筑设计与布局应科学合理,便于患者诊疗和医护人员工作且符合国家行业标准。医疗设备配置应齐全,满足治疗与护理任务需求。安全设施齐全,包括用电安全、火警安全系统、化学性和辐射线的防护设施等。

(二) 和谐的社会环境

以个体为基础,带动群体效应,是构建医院和谐社会环境的基础。从人的整体观出发,在为患者提供医疗卫生保健的同时,应提供生理、心理和社会方面的支持和帮助。医护人员应具备良好的医德医风,主动构建人际关系的和睦,重视心理护理,使患者在医院内感受温暖和得到安慰,满足患者尊重、爱与归属感等心理、社会需要。

(三) 安全的生物环境

医院是患者集中治疗的地方,因此存留着大量的病原微生物。在医院环境中,大部分患者的免疫功能都受到疾病严重影响,对各种感染性致病菌和条件致病菌普遍易感,且有部分患者本身是带有致病菌的感染源,如果没有严格控制感染的管理制度及措施,极易发生医院感染和感染性疾病的传播。为了减少医院感染的发生,保护患者和所有工作人员免受感染,医院必须建立医院感染监控体系,健全有关制度,采取预防措施,并严格落实,以确保生物环境的安全。

二、医院环境的调节与控制

医院环境是患者为了治疗暂时生活的空间,为了确保患者能获得安全、舒适的治疗性环境,必须创造一个良好的医院环境,即医院的社会环境、物理环境与生物环境在调节和控制下达到安全舒适的要求。

(一) 医院的物理环境

人与环境是相互作用的统一整体。医院物理环境因素影响着患者的身心舒适和治疗效果。因此,护理人员应努力为患者创造一个安静、整洁、温度和湿度适宜、通风和光线良好、美观而安全的疗养环境。

1. 空间 每一个人都需要一个适合其成长、发展和活动的空间。医院内不同病区的设置应根据收治不同年龄层次设计不同的风格、色彩。病室内床单位之间设置不能过密,保留适当的床间距,一般不得少于1 m。床与床之间应有隔帘遮挡,满足相对独立的隐私空间。幼儿需要一个类似游戏室的空间,成人需要休息室或会客室等场所,有的患者根据其病情需要可以安排单间居住。

2. 温度 适宜的病室温度为18～22 ℃。新生儿、老年科病室以及在擦浴时,室温应略高,以22～24 ℃为宜。在适宜的室温中,患者感到轻松、舒适、安宁,并减少消耗。室温过高时,影响体热的蒸发,干扰消化及呼吸功能,使人烦躁,影响体力的恢复。室温过低则因寒冷使人缩手缩脚,缺乏活力,并易着凉。病室应有温度计,以便观察和调节室温变化。寒冷的冬季,病室应采用取暖设备,酷热的夏季,可用电扇或空调。此外,根据季节和患者需要及时为患者增减衣服及被褥。

3. 湿度 适宜的病室湿度为50%～60%,湿度是空气中含水分的程度。病室湿度一般指相对湿度,即在一定温度下,单位体积的空气中所含有水蒸气的量与其达到饱和时含量的百分比。病室应有湿度计,以便观察和调节。湿度过高,蒸发减少,抑制出汗,使患者感觉潮湿、气闷,尿液排出量增加,对心脏病、肾脏疾病患者尤为不利。湿度过低,室内空气干燥,使人体水分蒸发增加,可引起干渴、咽痛、鼻出血等症状,对呼吸道疾患或气管切开的患者尤为不利。湿度过高时,可通风换气或使用去湿器进行调节。湿度过低时,夏季可在地上洒水;冬季可在暖气或火炉上放水槽、水壶等。

4. 通风 通风是采用机械性的空气流通方法减低室内空气污染,减少呼吸道疾病传播的有效措施。通风换气既可调节室内温湿度,又可使空气新鲜而增加患者的舒适感。污浊的空气因氧气不足,会使人出现烦躁、疲乏、头晕和食欲不振等,因此,病室应定时通风换气或安装空气调节器。有条件者可设立生物净化室(层流室)。在冬季,通风时间可根据温差和风力适当掌握,一般开窗 30 min 即可达到置换室内空气的目的,开窗时应注意不使对流风直吹患者,以免患者着凉。

5. 音响 音响是指声音存在的情况。适当的音响刺激使人们感到振奋,觉醒状态增强,而音响超过一定界限或出现令人不悦、烦躁的音响刺激便成为了噪音。根据我国环境保护部2008 年发布的《社会生活环境噪音排放标准》中规定,医院病房白天噪声应控制在 40dB 以下,夜间控制在 30dB 以下。噪声可造成人体的神经衰弱综合征、自主神经系统功能紊乱、血压升高、末梢血管痉挛、心律不齐、食欲不振、生殖能力下降、免疫力下降等。对患者来讲,不利于疾病的康复。医院噪音主要来源于各种医疗仪器使用时所发出的机械摩擦声和人员管理不善产生的喧闹声音,如在病区内大声喧哗、推行医疗护理用具、硬底鞋的穿着、开关门窗以及车、椅、床轴处锈涩而发出响声等。医院是特别安静区,对声源要加以控制。病室应建立安静制度,工作人员要做到"四轻":说话轻、走路轻、操作轻、关门轻。病室的门及桌椅应加橡胶垫,推车轮轴定时滴注润滑油,医务人员穿软底鞋或铺设防噪音地面设施,并向患者、家属、探视者做好宣传,以减少噪音的发生。

6. 光线 病室采光有自然光源及人工光源。自然的光照给患者在视觉上带来舒适、欢快和明朗的感觉,对康复有利。适当的日光照射可以促进皮肤血管扩张,增加皮肤和组织的营养供给,促进机体代谢和废物的排出。尤其在冬季,使人感到温暖舒适。日光中紫外线可促进机体内部合成维生素 D,并有强大的杀菌作用。因此,病室应经常开启门窗,使日光直接射入或协助患者到户外接受日光直接照射,以增进身心舒适感。人工光源主要用于夜间照明及保证特殊诊疗和护理操作的需要。护理人员应根据不同需要对光线进行调节,对特殊患者如先兆子痫、破伤风或眼部疾病的患者,应采取避光措施。在夜间应用壁灯或地灯照明,既可保证夜间巡视病情,又不会影响患者睡眠。

7. 装饰 医院中的装饰应符合患者诊疗、康复环境所需,同时也要考虑居家特点、科室收治患者的特点来装饰,减少患者心理的不适应、恐惧和焦虑。医院外部环境应以绿色的园林化装饰为主,室内的装饰应从人与健康的和谐关系的角度进行人性化设计。病室应整洁美观、陈设简单,桌椅摆放整齐划一。如儿科、妇科病区多采用暖色的粉色调,给人感觉温馨、舒畅,且粉色是幼儿期孩子心中的童话色调;外科多采用蓝色调,因为蓝色对人体有镇静作用,减少手术带来的恐惧和压力;内科多采用绿色调,象征着生命的勃勃生机,唤起患者抗击生命的意志力;高贵的紫色一般作为急诊科的装饰,给人以温存、缓解急躁的情绪、减少焦躁等。

(二)医院的社会环境

患病通常会伴有情绪及行为上的变化,如感到恐惧、焦虑、烦躁不安、抑郁、沮丧、孤独、依赖、缺乏自尊等。又因对医院环境、人员、规章制度等的陌生,以致加重不良的情绪反应。护理人员应主动架起沟通的桥梁,建立融洽的护患关系,创造和谐的医院氛围,帮助患者适应就医、住院环境,解除不良心理反应。

1. 护患关系 护患关系是护士与患者之间产生和发展的一种职业性、帮助性的人际关系。和谐的人际关系利于诊疗工作的开展和患者疾病的康复,构建和谐的人际关系,护士是主动者、实施者,护士在履行职业职责时,注意语言、行为举止、工作态度和情绪等,做到认真负责、一视同仁。一切从患者的利益出发,满足患者的身心需求,尊重患者的权利与人格。完善自身道德修养,营造自身高尚的品格。

2. 患者与他人的关系　除护患关系外,患者还需与病区内可能接触到的其他医务人员、同室的病友、病友的亲属之间建立和睦的人际关系。护士在建立患者群体关系的行为中,应积极引导患者主动协调病友之间的良好关系,提倡病友之间互相帮助、互相照顾,形成抗病信念的群体效应。此外,家属对患者的关爱和支持,对疾病的康复具有推动的作用。因此,护理人员在病友中,应积极调整患者与患者、患者与家属等之间的关系,调动一切资源,发挥各种支持系统的积极作用。从而调动患者就医、住院期间的乐观情绪,增强机体抗病能力,促进健康的恢复。

3. 医院规则　健全的规章制度可以保证医疗、护理工作的正常进行。有利于为患者创造良好的休息、疗养环境,更利于医院感染的预防和控制,使患者的住院生活安全、充实,从而达到尽快康复的目的。然而医院规则约束,难免对患者有一定的影响,如患者须遵从医生和护士的指导,不能完全按自己的意愿活动,因而产生压抑感;与外界接触减少,信息闭塞,思念亲人而产生孤寂、焦虑;需他人照顾的患者,由于缺少家属的陪伴,生活不便而加重心理负担等。

护理人员应根据患者的不同情况和适应能力,主动热情地给予帮助和指导。如对新入院患者及时介绍医院规则,使其尽快熟悉环境,建立良好的人际关系;对活动不便的患者,多巡视和询问,为其解决实际困难,只有得到患者的理解和配合,才可使患者尽快地适应有关规则而维持较好的身心状态。

（三）医院的生物环境

医院是患者集中的场所,也是各种致病菌集中的场所。各种病原体感染者、携带者、污染的医疗用品、人群的集中与流动等构成医院的生物环境。患者因疾病的感染及接受各种检查和治疗,破坏了人体的屏障系统,使其免疫功能有不同程度的下降,病原体容易通过各种环境媒介侵入机体而引起感染或再次感染。因此,制定有关医院生物环境的管理制度和采取有效的预防控制措施,减少医院感染的发生,确保医院生物环境的安全性,是医院环境的调节和控制的重要组成部分。

第三节　床单位的准备

床单位(bed unit)是医疗机构提供给患者使用的家具和设备。它是患者住院期间休息、睡眠、治疗和护理等活动的基本生活单位。保证床单位的安全、舒适、适用和耐用,满足患者身心需求,是护理工作者职责之一。

一、床单位的设置

每个床单位配备固定的设施包括病床、床上用品、床旁桌和椅、床头照明灯、呼叫装置、给氧装置、负压吸引装置及电源供电等设施(图 3-1)。

病床是病室的主要设备。卧床患者的休息、饮食、运动、治疗、护理等几乎全在病床上进行。因此,病床必须舒适、安全。

（一）病床种类

医院病床的种类繁多，最常用的有以下几种：

1. 钢丝床　床头、床尾可手动摇起，以调节患者体位。床脚装有小轮和刹车，便于移动和制动。

2. 木板/钢板床　骨科患者多用。在钢丝床上加一木板而成。

3. 电控多功能床　根据患者需要，通过电动控制的按钮调节床的高度、旋转角度及床头、床尾的倾斜角度，可为医护人员操作提供便利或为患者更换体位提供支撑。

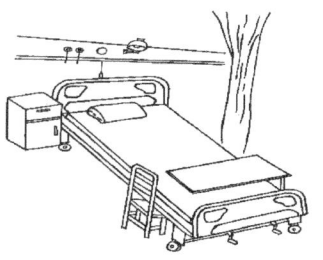

图 3-1　床单位设置

（二）病床及床上用品的规格

医院的病床及被服应按统一的规格制作，以保持病室环境整洁、便于诊疗护理工作的开展。

1. 病床　长 2 m，宽 0.9 m，高 0.6 m。

2. 床垫　长和宽与床的规格相同，厚 0.1 m，以棕丝、海绵、木棉等作垫芯，垫面选牢固的防滑布料制作，做到紧致、耐用。

3. 床褥　铺于床垫上面，长宽与床垫规格相同，一般用棉花作褥芯、棉布作褥面。

4. 大单　长 2.5 m，宽 1.8 m 的棉布制成。

5. 被套　长 2.3 m，宽 1.7 m 的棉布制成，尾端开口处钉有布带。

6. 棉胎　长 2.1 m，宽 1.6 m，可用棉花或中空棉制成。枕套：长 0.65 m，宽 0.45 m 的棉布制成。

7. 枕芯　长 0.6 m，宽 0.4 m，内装荞麦皮、木棉或中空棉制成，以棉布作枕面。

8. 橡胶单　长 0.85 m，宽 0.65 m 的橡胶单制成，两端各加白布 0.4 m。

9. 中单　长 1.7 m，宽 0.85 m 的棉布制成，或选用无纺布制成。

（三）铺床的要求

1. 预防交叉感染

（1）环境准备：铺床前应先评估病室环境是否适合操作，患者进餐或接受治疗时，应暂缓铺床，以免扬起灰尘影响患者。

（2）操作者准备：每铺一张床前、后均需消毒双手，以保护护患双方，避免交叉感染。

（3）污单处置：更换下来的污单应置于污袋内，以减少污染机会。

（4）动作轻巧：铺床过程或拆单时，动作幅度不宜过大，避免抖动、拍打等动作，以免菌尘随空气流动而传播。

2. 保护患者安全，增进舒适

（1）选用清洁干燥的床褥、床单。

（2）铺好的床单应平整、紧实、无皱褶。

（3）橡胶中单上必须加铺棉布中单。

（4）更换床单或为患者翻身时，不可采用抽拉方式取出污床单。

3. 遵循节力原则，安全操作

（1）操作时，身体尽量靠近病床，两腿分开稍屈膝，两脚前后或左右分开，以扩大支撑面，降低重心，增加稳定性。

（2）应用臂力，减少腕部用力，并保持手、臂的动作协调、连续。

（3）铺好一侧，再铺另一侧，先铺床头，后铺床尾，以减少行走距离。

（4）协助患者翻身时，注意使用大肌群做功，节省体力，避免扭伤。

4. 床铺安全、舒适、美观、适用和耐用

（1）铺床前应评估病床的功能状态。检查床的轴节有无损坏，连接之处是否紧密。如有问题修理后再使用，以免患者在使用中发生意外。

（2）铺床单、被套、枕套均应做到平、整、紧、美，保证患者使用后不皱褶。铺床完毕应整理床单位及周围环境，保持病室摆设整齐划一。

（3）根据患者需要和护理要求，准备患者适用床铺。

（四）床上用品的折叠方法

在铺床前应对床上用物实施有序折叠，以节时节力。具体折叠方法如下：

1. 大单　正面朝上，纵向对折 2 次后，边与中心线对齐，再横折 2 次（图 3-2）。

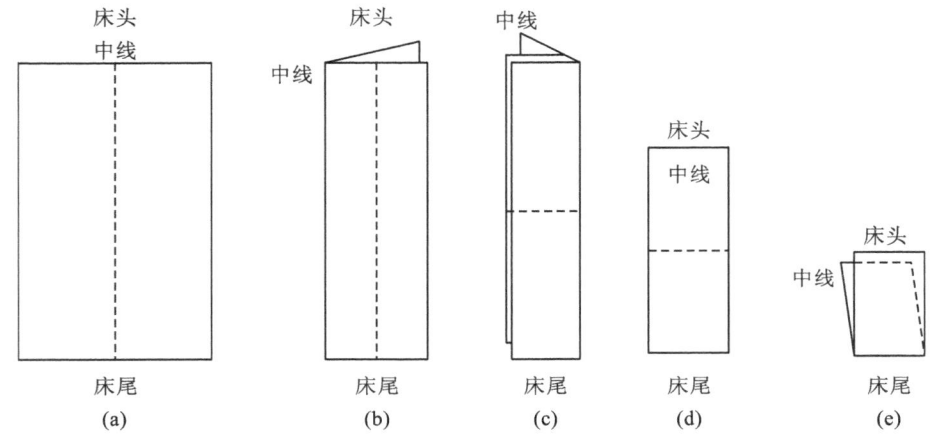

图 3-2　床单折叠法

2. 橡胶中单　正面向上，纵向对折 2 次后，边与中心线对齐，单层边向内再横折 1 次。

3. 布中单　同橡胶中单折叠法。

4. 被套　正面向外，有标识侧朝上，纵向对折 2 次后，边与中心线对齐，单层边向内再横折 2 次。

5. 棉胎　正面向上，两边向内折叠后，由被头向被尾"S"形折叠（图 3-3）。

6. 枕套　纵向对折，再横折。

二、铺床法

病室内的床单位物品摆放要统一，各类物品应保持整洁，并定时更换，遇有污染时应随时更换。铺好的床铺应达到舒适、安全、适用和耐用的目的。铺床时尽量遵循人体力学的原理，做到省时省力，减少躯体伤害。根据患者需要医院常见的铺床法有备用床、暂空床和麻醉床。

（一）备用床（closed bed）（图 3-4）。

【目的】

1. 保持病室整洁、美观。

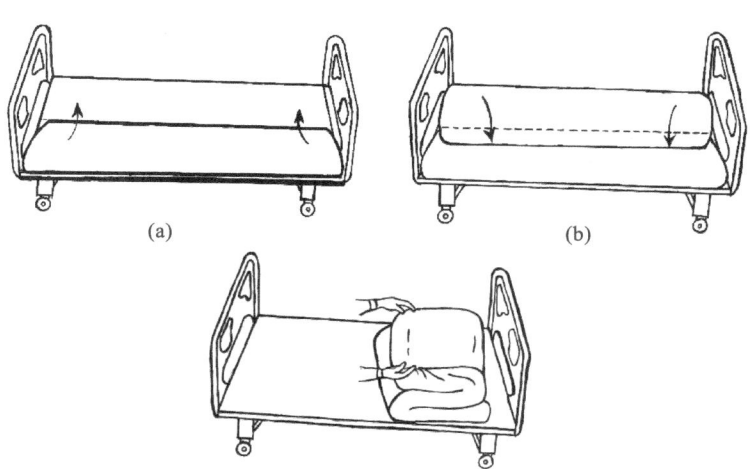

(a)

(b)

(c)

图 3-3 棉胎折叠法

2. 准备接收新患者。

【评估】

1. 床单位设施是否齐全,功能是否完好。

2. 床上用物是否齐全、整洁,规格是否符合床单位要求。

3. 床旁设施是否齐全、完好。

【计划】

1. 护士准备 衣帽整齐,洗手,戴口罩。

2. 用物准备 床、床垫、床褥、大单、被套、棉胎、枕套、枕芯、床刷。

3. 环境准备 环境整洁、通风,周围无患者治疗、进餐或休息。

【实施】见表 3-1。

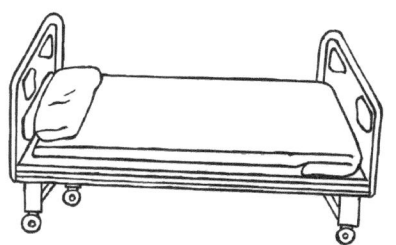

图 3-4 备用床

表 3-1 备用床铺法

操 作 步 骤	要 点 说 明
1. 备齐用物 将用物按操作顺序叠好备齐,置于护理车上,推车至床旁,多功能床应将脚轮固定,调整好床位的高度	• 便于操作 • 避免病床移动,便于操作
2. 移开桌椅 移开床旁桌距床缘 20 cm,移椅至床尾适当处	
3. 检查床垫 检查床垫是否潮湿,是否局部受压凹陷,必要时翻转床垫	
4. 铺平床褥 将床褥齐床头平放于床垫上,拉至床尾,展平床褥	• 床褥中线与床垫中心对齐
5. 紧铺床单 对齐中线,将床单置于床头近身侧,纵向展开至床尾,横向展开近侧后再展开对侧大单 铺床角:先床头后床尾的顺序铺角 (1)斜角法(45°角) 　　右手托床垫→左手绷紧床头边缘床单塞垫下→右手距床头约 30 cm 处提起床单边缘使其呈一等腰三角形→以床沿为界,将三角形分成上、下两部分,将下半三角披至垫下→再翻下上半三角塞至床垫下(图 3-5)	• 掌握节力原则,减少躯体损伤 • 中线对齐,床单达到平紧要求

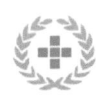

续表

操 作 步 骤	要 点 说 明
(2)直角法 　右手托床垫→左手绷紧床头边缘床单塞垫下→右手距床头约30 cm 　处提起床单边缘使其呈一等腰三角形→托垫→拉三角形底边中点 　垂直于床→将下垂的大单塞垫下(图3-6)同法铺好床尾,转至对侧, 　先床头后床尾同法铺好	
(3)床罩法 　将床单四角边距顶角左右边长15 cm处,沿边扎上松紧带,从床头 　套在棉褥和床垫下,拉向床尾套好即可	
(4)对角打结法 　将床单从床头对齐中线展开,先将床头单子掖在床垫下,在床垫下 　将左右两侧床单对角打结,同样方法打结床尾的床单	• 此法简单,且能保持床单的 　平整
6.套好被套 (1)"S"形被套铺法:被套展开方法同大单相同,开口向尾,在床尾将被 　套开口端上层打开掀开1/3处。送棉胎:被头朝向床头,将棉胎放 　于被尾开口处→送被头至被套顶端→先展开远身侧→再展开近身 　侧→至床尾由下层至上层依次拉平各层。系带:先系中间,再系两 　侧(图3-7)	• 便于放置棉胎 • 注意被头勿空虚或过于饱满 • 系带勿过紧过松
(2)卷筒式套被套法:被套正面向内,平铺于床上,开口向床尾;棉胎平 　铺于被套上,上缘齐被头;将床尾棉胎与被套上层卷自床头→开口 　处翻转→至床尾→系带	
7.折叠被筒　由被头开始,将棉被先对侧后近侧平床缘向内折成被筒, 　至床尾,将被筒向内折与床尾平齐	• 盖被平整,中线对齐
8.套好枕套　在床尾套好枕套并系带,置于床头棉被上,上齐床垫,开 　口背门	
9.移回桌椅　移回床旁桌椅	
10.整理用物　保持室内物品整齐、统一,洗手	• 防止交叉感染

【评价】
1. 遵循节力原则,护士操作轻巧、快捷。
2. 床单位整洁、美观,符合舒适、安全、实用、耐用的原则。
3. 床旁设施完好、齐全。

【注意事项】
1. 病室内有患者进餐、治疗或会客暂停铺床。
2. 科学安排操作流程和摆放铺床用物,减少不必要的走动和操作次数。
3. 操作中,做到轻巧、稳重,避免尘埃飞扬引起感染的传播。
4. 遵循节力原则,做好护理安全的防范。
5. 病室内物品统一放置,整齐划一,保持病室整洁。

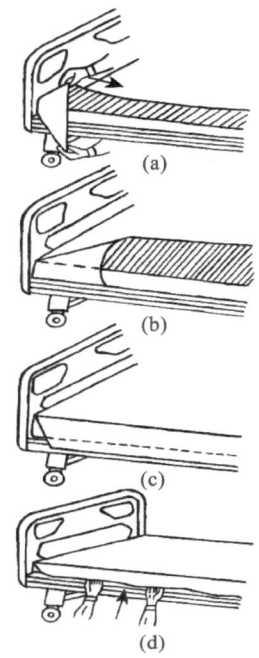

图 3-5 斜角床单铺法

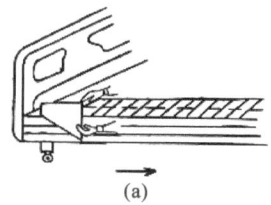

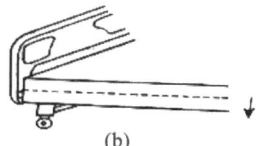

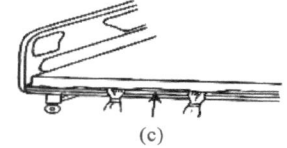

图 3-6 直角床单铺法

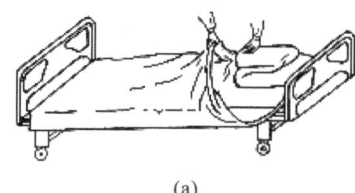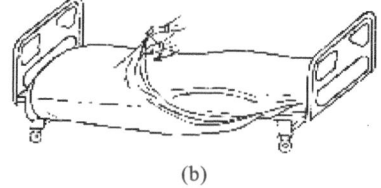

图 3-7 "S"形被套铺法

（二）暂空床（unoccupied bed）（图 3-8）

【目的】

1. 保持病室整洁、美观。

2. 供新入院、暂时离床活动的患者使用。

【计划】

1. 护士准备　衣帽整齐，洗手，戴口罩。

2. 用物准备　同备用床，按需准备橡胶单、中单或一次性中单。

3. 环境准备　同备用床。

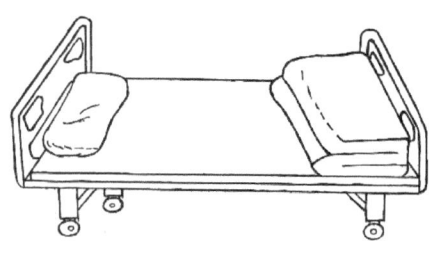

图 3-8 暂空床

【评估】

1. 床单位设施是否齐全，功能是否完好，用物是否整洁。

2. 新入院患者的诊断、病情、意识等，根据病情准备所需用物。

3. 患者离床活动的原因、病情、时间等，床上用物是否需要更换或添加。

【实施】见表 3-2。

表 3-2 暂空床铺法

操 作 步 骤	要 点 说 明
1~6.同备用床法	
7.折叠盖被 将棉被三折或四折于床尾	• 便于患者使用,保持病室整洁、统一、美观
8.铺橡胶单、中单 视患者所需准备。先铺橡胶单,后铺中单,其上端距床头 45~50 cm,连同橡胶单和中单一同塞于床垫下,余同备用床	• 保护被褥免受污染

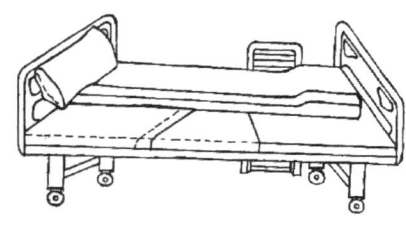

图 3-9 麻醉床

【评价】

1. 操作规范、熟练,动作轻巧。

2. 遵循节力原则,做到省时省力。

3. 用物准备满足患者所需。

4. 病床符合舒适、安全、实用、耐用的原则。

【注意事项】同备用床。

(三)麻醉床(anesthetic bed)(图 3-9)

【目的】

1. 便于接收和护理麻醉手术后的患者。

2. 保护床上用物不被血液或呕吐物污染。根据麻醉方法和手术部位不同,于不同之处铺橡胶单或中单,保护被褥不被切口的渗出液污染,同时防止术后呕吐物的污染。

3. 保证患者安全、舒适,预防并发症。

(1)麻醉床的枕头需横立于床头,以防麻醉恢复期患者躁动不安,撞击头部而受伤。

(2)去枕平卧头偏向一侧,防止术后呕吐物误吸,引起坠积性肺炎或窒息。

(3)预防低颅压综合征:对于腰麻或部分硬脊膜腔麻醉的患者,由于麻醉使脑脊液漏以及腰椎穿刺释放脑脊液,脑脊液自针孔流出蛛网膜下腔,可使脑室系统及蛛网膜下腔的脑脊液量减少,使脑脊液液垫作用减弱,脑组织下沉移位,牵扯颅底的痛觉敏感结构,如硬脑膜、动脉、静脉、神经等受牵拉所致术后低颅压,导致剧烈头痛。疼痛一般位于额部、枕部,与卧位有明显关系。当患者坐起或站立时头痛剧烈,而平卧或头低足高位时,疼痛减轻或消失。

【评估】

1. 床单位用物是否整洁、设施的性能是否完好。

2. 患者的诊断、病情、手术名称和麻醉种类。

3. 术后患者是否需要呼叫装置、氧气装置、吸引器等抢救或治疗、护理物品。

【计划】

1. 护士准备 衣帽整齐,洗手,戴口罩。

2. 用物准备 同备用床,按需准备橡胶单、中单或一次性中单。备麻醉护理盘:铺治疗巾于盘上,内置开口器、舌钳、压舌板、牙垫、治疗碗、镊子、吸氧管、吸痰管、纱布数块;治疗巾外置血压计、听诊器、弯盘、棉签、胶布、手电筒、护理记录单和笔。根据需要另备输液架、给氧装置、胃肠减压器、负压吸引器、引流袋、输液泵、微量泵等。

3. 环境准备 同备用床。

【实施】见表 3-3。

表 3-3　麻醉床铺法

操 作 步 骤	要 点 说 明
1～5.同备用床	
6.铺床单、橡胶单、中单　对齐中线将床单置于床头近身侧,纵向展开至床尾,再横向展开近身侧后远侧,同备用床铺好一侧床单,再铺一橡胶单及中单,上缘距床头 45～50 cm,另一橡胶单及中单根据需要铺床头或床尾,将两条橡胶单及中单一并塞入床垫下,转至对侧,同法依次铺妥各单	• 头、颈、胸部手术或全麻后铺于床头;下肢手术铺于床尾;其余只需铺手术部位即可 • 橡胶单上缘齐床头或下缘齐床,如需 2 块橡胶单、中单时,上层压住下层。以免患者肢体伸入两层内
7.套好被套　同备用床	
8.折叠被筒　同备用床折叠成被筒,将近侧床边棉被向内扇形三折于对侧床边,被尾向内折叠与床尾齐,被子开口向门	• 盖被三折边缘对齐,外侧边齐床缘,便于移动患者至床上
9.套好枕套　同备用床,将套好的枕头横立床头,开口背门	• 防止头部受伤
10.移回桌椅　移回床旁桌,移椅放对侧床尾,即盖被折叠处	• 便于移动患者至床上
11.放置麻醉盘　将准备好的麻醉护理盘放于床旁桌上,其他用物放妥善处	• 以备急救所需
12.整理用物　洗手	• 预防交叉感染

【评价】

1. 遵循节力原则,操作熟练、动作轻巧,省时省力完成操作。

2. 患者舒适、安全,无并发症发生。

3. 用物准备齐全,满足患者治疗、护理所需。

【注意事项】

1. 同备用床 1～4。

2. 麻醉床用物均应更换为洁净的用物,保证患者舒适,预防感染的发生。

3. 中单要遮盖橡胶单,以免橡胶单与患者皮肤接触引起不适。

4. 如需要铺设 2 块中单和橡胶单时,床铺上端的中单、橡胶单要压在下端的中单和橡胶单上,以防患者活动时,肢体伸入两层床单之间。

(李春卉)

思考题

1. 患者,男性,51 岁,在驾驶电瓶车时不慎摔倒,导致脾破裂,紧急入院手术治疗。请问:

(1) 接诊护士应如何准备床单位? 其目的是什么?

(2) 患者手术 15 天后出院,出院 5 天后,因丙型肝炎患者再次入院,是否发生了医院感染? 可能的原因是什么?

2. 患者,女性,68 岁,因脑出血昏迷入院,入院后病区护理人员发现患者喉头水肿,呼吸极

度困难,给予气管切开。请问:

(1)病室内环境的调节最应注意什么?

(2)说出环境调节的理由?

3. 患者,男性,21岁,因急性阑尾炎,于早晨 8:30 在腰麻下行阑尾切除术,手术顺利,于 10:00 返回病房。请问:

(1)接诊护士如何安排患者的体位?

(2)如何对患者家属进行此种体位的健康教育?

第四章　出入院患者的护理

1. 识记：

（1）能正确陈述患者出、入院护理工作的主要内容。

（2）能正确描述分级护理的分级标准及护理要点。

（3）能正确陈述舒适卧位的基本要求。

（4）能正确说出临床上常用卧位的适用范围及临床意义。

2. 理解：

（1）能正确理解下列概念：主动卧位、被动卧位、被迫卧位、分级护理。

（2）能正确理解卧位的分类方法。

3. 应用：

（1）能根据患者具体情况，判断其适用的护理级别并确定相应护理内容。

（2）能根据病情、治疗和患者的实际需要，运用正确的方法为其安置舒适卧位并辅助其变换卧位。

（3）能正确使用轮椅或平车护送不能行走、不能起床的患者，做到关爱患者、操作节力、确保患者安全和舒适。

　　门诊或急诊患者根据医生诊查，确定需要住院治疗时，需要办理入院手续。护理人员应掌握患者入院和出院护理的一般程序，按照整体护理的要求，对患者进行评估，了解患者的护理需求，并提供针对性的护理措施，使患者尽快适应环境，遵守医院规章制度，积极配合医疗护理工作，促进其康复。

第一节　患者入院的护理

 案例引导

　　患者，王某，女，48 岁，车祸后急诊入院。患者左下肢骨折，伤口出血不止，神志清楚，血压 85/67 mmHg，体温 37.5 ℃，收入骨科手术治疗。如果你是患者的责任护士，请完成以下任务：

（1）护理人员应如何对患者进行初步的护理？

（2）护理人员应采取什么级别的护理,如何护理?

入院护理(admission nursing)是指患者经门诊或急诊医生诊查后,因病情需要住院做进一步观察、检查和治疗时,经诊查医生建议并签发住院证,由护理人员为患者提供的一系列护理工作。

入院护理的目的:①协助患者了解和熟悉环境,使其尽快适应医院生活,消除紧张、焦虑等不良情绪;②观察并评估患者,拟定护理计划,满足患者的合理需求;③做好健康教育,满足患者对疾病知识的需求。

一、入院程序

入院程序是指门诊或急诊患者持医师签发的住院证,从办理入院手续至进入病区的全过程。

1. 办理入院手续　患者或家属持医生签发的住院证到住院处办理入院手续,如填写登记表格、缴纳住院保证金等,并由住院处护理人员登记入册。对急需手术的患者,可先手术,后补办入院手续。

2. 通知病区　住院处护理人员为患者办理完入院手续后,立即通知相关病区值班护理人员根据患者病情准备床单位,做好接纳新患者的准备工作。

3. 实施卫生处置　根据患者病情、自理能力及医院条件,进行适当的卫生处置,如沐浴、更衣等。对有头虱或体虱患者,应先行灭虱,再沐浴、更衣。传染病患者或疑似传染病患者应送隔离室处置。急、危、重症患者可酌情免浴。普通患者住院期间不需要的物品,可交家属带回或整理后带至病区。

4. 护送患者入病区　住院处护理人员根据患者病情可选用步行、轮椅或平车推送法护送患者入病区。护送时应注意安全和保暖,保证治疗的连续性,并根据病情安置合适的卧位。护送入病室后,与病区值班护理人员交接患者的病情、所采取或需继续的治疗护理措施、个人卫生情况及物品等。

二、入院患者初步护理

病区值班护理人员接到住院处通知后,立即根据患者病情准备床单位。将备用床改为暂空床,备齐患者所需用物;危、重患者应安置在危重病室,并根据情况加铺橡胶单和中单;急诊手术患者需改铺麻醉床。危、重患者和急诊手术患者需同时准备急救用物。

1. 一般患者的初步护理

（1）迎接新患者:护理人员以热情的态度迎接患者到指定病室床位,并妥善安置。向患者作自我介绍,说明护理人员将为其提供的服务及职责,并为患者介绍同室病友、协助患者上床休息等。在为患者护理时,以自己的行动和语言消除患者的不安情绪,增强患者的安全感和对护理人员的信任。

（2）入院指导:向患者及家属介绍病区环境,设备,规章制度,床单位、设备的使用方法及注意事项,主管医护人员等情况。

（3）通知医生:通知管床医生诊查患者,必要时协助其进行体检。

（4）为患者佩戴腕带标识,进行入院护理评估:向患者及家属说明佩戴腕带的目的及重要性,及时为患者测量生命体征(体温、脉搏、呼吸、血压)及体重,必要时测身高。根据首次护理评估单正确收集患者健康资料,并制订相应的护理计划。

（5）填写相关表格:如入院登记本、诊断卡(一览表卡)、床头(尾)卡,在体温单相应时间栏内正确记录入院时间、首次体温、脉搏、呼吸、血压和体重值。

（6）执行医嘱：及时准确执行入院医嘱和各项诊疗措施，需行相关辅助检查的患者应在医务人员陪同下进行。

（7）安排膳食：根据医嘱，通知营养室准备膳食。

（8）标本采集：对需留取大小便标本的患者及时发放采集容器，并说明留取的目的、方法、时间及注意事项，对入院当天未能采集血标本的患者做好宣教，班班交接，准确采血。

2. 急危重症患者的初步护理

（1）通知医生：接到住院处电话通知后，立即通知医生做好抢救准备。

（2）备好急救药物、设备和器材：如急救车、氧气、吸引器、输液器具等。

（3）安置患者：将患者安置在备好的危重病室或抢救室，为患者佩戴腕带标识。

（4）交接患者：与护送人员交接患者病情、治疗及物品等情况。对不能自理的患者（如意识不清、语言障碍、听力障碍等）或婴幼儿，需暂留陪送人员，以询问病史。

（5）配合救治：密切观察患者病情变化，积极配合医生进行抢救，并做好护理记录。

三、分级护理

分级护理（levels of care）是指患者在住院期间，医护人员根据患者病情和（或）自理能力进行评定而确定的护理级别。根据患者病情和（或）自理能力分为特级护理、一级护理、二级护理和三级护理四个级别。各护理级别的分级依据及相应的护理要点，见表 4-1。

表 4-1 各护理级别分级依据及护理要点

护理级别	分 级 依 据	护 理 要 点
特级护理	维持生命，实施抢救性治疗的重症患者 病情危重，随时可能发生病情变化需要进行监护、抢救的患者 各种复杂或大手术后，严重创伤或大面积烧伤患者	1. 严密观察患者病情变化，监测生命体征 2. 根据医嘱，正确实施治疗、给药措施 3. 根据医嘱，准确测量出入量 4. 根据患者病情，正确实施基础护理和专科护理，如口腔护理、压疮护理、气道护理及管路护理等，实施安全措施 5. 保持患者的舒适和功能体位 6. 实施床旁交接班
一级护理	病情趋向稳定的重症患者 病情不稳定或随时可能发生变化的患者 手术后或治疗期间需要严格卧床的患者 自理能力重度依赖的患者	1. 每小时巡视患者，观察患者病情变化 2. 根据患者病情，测量生命体征 3. 根据医嘱，正确实施治疗、给药措施 4. 根据患者病情，正确实施基础护理和专科护理，如口腔护理、压疮护理、气道护理及管路护理等，实施安全措施 5. 提供护理相关的健康指导
二级护理	病情趋于稳定或未明确诊断前，仍需要观察，且自理能力轻度依赖患者 病情稳定，仍需要卧床，且自理能力轻度依赖患者 病情稳定或处于康复期，且自理能力中度依赖的患者	1. 每 2 h 巡视患者，观察患者病情变化 2. 根据患者病情，测量生命体征 3. 根据医嘱，正确实施治疗、给药措施 4. 根据患者病情，正确实施护理措施和安全措施

续表

护理级别	分 级 依 据	护 理 要 点
三级护理	病情稳定或处于康复期,且自理能力轻度依赖或无须依赖的患者	1. 每 3 h 巡视患者,观察患者病情变化 2. 根据患者病情,测量生命体征 3. 根据医嘱,正确实施治疗、给药措施 4. 提供护理相关的健康指导

在临床护理实践中,为了更直观地了解患者的护理级别,及时观察患者病情和生命体征变化,做好基础护理及完成护理常规,以满足患者身心需要,通常在患者一览表的诊断卡和床头(尾)卡上,采用不同颜色的标识来区分护理级别。特级和一级护理用红色标识,二级护理用黄色标识,三级护理用绿色标识。

第二节　运送患者法

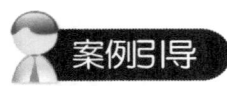

患者,张某,男,48 岁,62 kg。自述车祸后出现腰部剧烈疼痛,下肢感觉麻木、无力,大小便失禁。入院检查:患者神志清楚,生命体征平稳,怀疑腰椎骨折,需要去 CT 室做检查。请问:

1. 护理人员应选择哪种方法运送患者?

2. 护理人员在运送患者过程中应注意哪些问题?

在患者入院、接受检查或治疗、出院时,凡不能自行移动的患者均需护理人员根据其病情选用不同的运送工具,常用的有轮椅运送法(wheelchair transportation)、平车运送法(trolley transportation)和担架运送法(stretcher transportation)等运送患者。在运送时,护理人员应正确运用人体力学原理,减轻自身疲劳,避免发生职业性损伤;保证患者安全、舒适;做到省力节时,提高工作效率。

一、轮椅运送法

【目的】

1. 护送不能行走但能坐起的患者入院、出院、检查、治疗或室外活动。

2. 帮助患者离床活动,促进血液循环和体力恢复。

【评估】

1. 患者的年龄、意识状态、体重、病情、病变部位与躯体活动能力。

2. 患者对轮椅运送法的认识、理解、心理状态及合作程度。

3. 轮椅各配件性能是否良好。

4. 向患者及家属解释轮椅运送法的目的、方法、注意事项及配合要点。

【计划】

1. 护理人员准备　衣帽整洁,修剪指甲,洗手,戴口罩。

2. 用物准备　轮椅(性能良好),毛毯(根据季节酌情准备),别针,软枕(根据患者需要)。

3. 患者准备　了解轮椅运送的目的、注意事项及配合方法。

4. 环境准备　地面整洁、干燥、平坦、无障碍物,保证环境宽敞。

【实施】见表 4-2。

表 4-2　轮椅运送法

操 作 步 骤	要点与说明
1.检查核对　检查轮椅性能,推轮椅至患者床旁,核对患者姓名、床号	· 检查轮椅各部件性能,保证安全 · 确认患者
2.放置轮椅　使椅背与床尾平齐,椅面朝向床头,扳制动闸制动,翻起脚踏板	· 翻起脚踏板,便于患者入座 · 防止轮椅滑动
3.患者上轮椅前的准备	· 毛毯平铺于轮椅,上端高过患者颈部 15 cm 左右
(1)撤掉盖被,扶患者坐起,协助穿衣	· 询问、观察患者有无眩晕和不适 · 身体虚弱者,坐起后,应适应片刻,防止体位性低血压 · 寒冷季节注意患者保暖
(2)嘱患者手掌撑在床面上,双足垂于床缘,维持坐姿	· 方便患者下床
4.协助患者上轮椅	· 注意观察患者病情变化
(1)嘱患者双手置于护理人员肩上,护理人员双手环抱患者腰部,协助下床并转身,嘱患者扶住轮椅把手,坐入轮椅(图 4-1)	· 若病情允许,护理人员也可站于轮椅后面协助固定,请患者自行坐入 · 嘱患者尽量向后坐
(2)翻下脚踏板,协助患者双足置于脚踏板上	· 若用毛毯,则将上端围在患者颈部,别针固定;两侧围裹患者双臂,别针固定;再用剩余部分围裹上身、下肢、双足(图 4-2),避免患者受凉
(3)整理床单位,铺暂空床	
(4)观察患者,确定无不适后,放松制动闸,推患者至目的地	· 推行中随时注意病情变化 · 下坡时应减速,并嘱其抓紧扶手,保证安全 · 上坡或过门槛时,跷起前轮,使头、背部后倾,避免过大震动
5.协助患者下轮椅	
(1)推轮椅至床尾,椅背与床尾平齐,患者面向床头,固定车闸,翻起脚踏板	
(2)去除固定毛毯用别针	
(3)协助患者站起、转身、坐于床缘,脱去鞋、外衣,躺卧舒适,盖好盖被	· 防止患者摔倒
6.还原轮椅	· 便于其他患者使用

【评价】

1. 患者无病情改变,运送安全、顺利。

2. 患者主动配合。

3. 护理人员操作规范,动作轻稳、省力、协调。

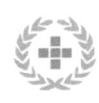

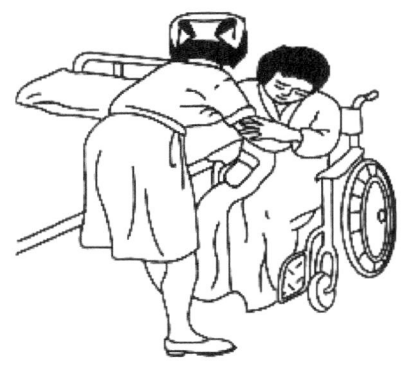

图 4-1　协助患者坐轮椅

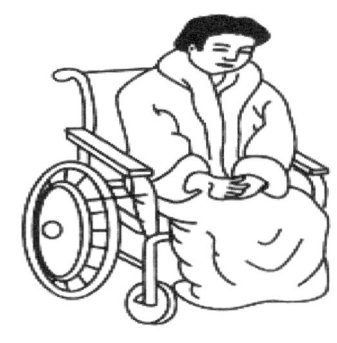

图 4-2　为患者包盖保暖

【注意事项】

1. 使用前首先检查轮椅性能,确保患者安全。

2. 根据室外温度适当增加衣服、毛毯等,以免患者受凉。

3. 运送过程中注意观察患者病情变化,告知患者如有不适,应立即告知护理人员,防止发生意外。

二、平车运送法

【目的】运送不能起床的患者入院,做各种检查、治疗、手术或转运。

【评估】

1. 患者的年龄、体重、病情与躯体活动能力及病变部位。

2. 患者对平车运送法的认识、心理状态、合作程度。

3. 平车性能是否良好。

4. 向患者及家属解释搬运的目的、方法、注意事项及配合要点。

【计划】

1. 护理人员准备　衣帽整洁,修剪指甲,洗手,戴口罩。

2. 患者准备　了解搬运的步骤及配合方法。

3. 用物准备　平车(各部件性能良好,车上置被单和橡胶单包好的垫子和枕头),带套的毛毯或棉被,按需准备木板、帆布中单。

4. 环境准备　环境宽敞,便于操作。

【实施】见表 4-3。

表 4-3　平车运送法

操 作 步 骤	要点与说明
1.检查与核对　检查平车性能,推平车至患者床旁, 核对患者姓名、床号	·检查各部件性能,保证安全
2.妥善安置患者身上的导管等	·避免导管脱落、受压、液体反流
3.搬运患者	·根据患者病情、体重,确定搬运方法
▲挪动法	·适用于能在床上配合的患者
(1)推平车至患者床旁,移开床旁桌椅,松开盖被	

续表

操作步骤	要点与说明
(2)推平车紧贴一侧床缘,大轮端位于床头,制动闸制动	• 平车紧贴床缘便于移动 • 患者头部枕于大轮端,因其转动次数少,可减轻运送途中的不适 • 制动平车,防止平车滑动
(3)协助患者按上身、臀部、下肢的顺序向平车移动,据病情需要为其安置舒适卧位	• 自平车回床时,协助其先移动下肢,再移动上肢
▲单人搬运法	• 适用于上肢活动自如,体重较轻的患者
(1)推平车至患者床旁,大轮端靠近床尾使平车与床成钝角,将制动闸止动	• 缩短搬运距离,节力
(2)松开盖被,协助患者穿好衣服	
(3)搬运者一臂自患者近侧腋下伸入对侧肩部,另一臂伸入对侧臀下;嘱患者双臂交叉依附于搬运者颈后;抱起患者(图4-3),稳步移动,将其轻放于平车中央,按患者病情选取卧位,盖好盖被	• 搬运者双下肢前后分开站立,扩大支撑面;略屈膝屈髋,降低重心,便于转身
▲二人或三人搬运法	• 适用于不能活动,体重较重的患者
(1)同单人搬运法步骤(1)~(2)	• 缩短搬运距离
(2)站位:甲、乙二人或甲、乙、丙三人站在患者同侧床旁,协助患者双手交叉于胸腹部	
①二人法分工:甲一手伸至患者头、颈、肩下方,另一手伸至患者腰部下方;乙一手伸至患者臀部下方,另一手伸至患者膝部下方,两人同时抬起患者至近侧床缘,稳步向平车移动(图4-4),将患者放于平车中央,按患者病情选取卧位,盖好盖被	• 搬运者甲应使患者头部处于较高位置,减轻不适 • 抬起患者时,应尽量使患者靠近搬运者身体,节力
②三人法分工:甲双手托住患者头、颈、肩部;乙双手托住患者背、腰、臀部;丙双手托住患者腘窝及小腿,三人同时抬起患者至近侧床缘,稳步向平车移动(图4-5),将患者放于平车中央,按患者病情选取卧位,盖好盖被	• 搬运者甲应使患者头部处于较高位置,减轻不适 • 搬运者用力一致,平稳移动,免受伤害
▲四人搬运法	• 适用于颈椎、腰椎骨折和病情较重的患者
(1)同挪动法步骤(1)~(2)	• 搬运骨折患者,平车上应放置木板,固定好骨折部位
(2)站位:甲、乙分别站于床头和床尾;丙、丁分别站于病床和平车的一侧	
(3)将帆布中单放于患者腰、臀部下方	• 便于抬起患者
(4)分工:甲托起患者的头、颈、肩部;乙托起患者的双足;其余二人抓住帆布兜或中单四角,由一人喊口令,四人合力同时抬起患者(图4-6),将其放于平车中央,按患者病情选取卧位,盖好盖被	• 搬运者应协调一致,搬运者甲应随时观察患者的病情变化 • 确保患者颈椎、脊柱始终在同一水平线 • 患者平卧于平车中央,避免碰撞

续表

操作步骤	要点与说明
4.整理床单位　铺暂空床	·保持病室整齐、美观
5.运送患者　松开制动闸,推患者至目的地	·推行时,护理人员应位于患者头侧,随时观察病情变化
	·推行中,平车小轮端在前,转弯灵活;车速适宜;上、下坡时,患者头部应位于高处,减轻不适,并嘱其抓紧扶手,保证安全
	·进、出门时,避免碰撞房门
	·保持输液管道、引流管道通畅
	·颅脑损伤、颌面部外伤以及昏迷患者,应将头偏向一侧,搬运颈椎损伤的患者时,头部应保持中立位

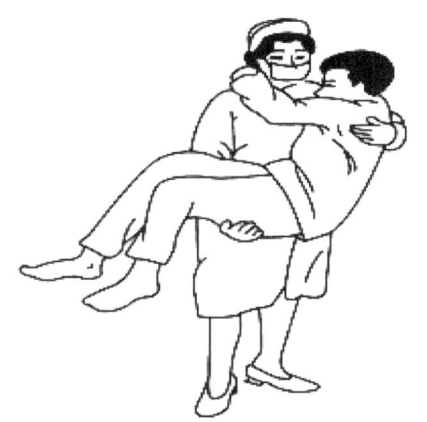

图 4-3　单人搬运法

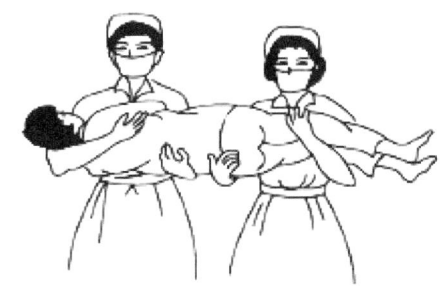

图 4-4　二人搬运法

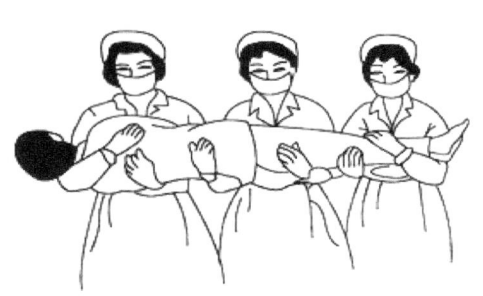

图 4-5　三人搬运法

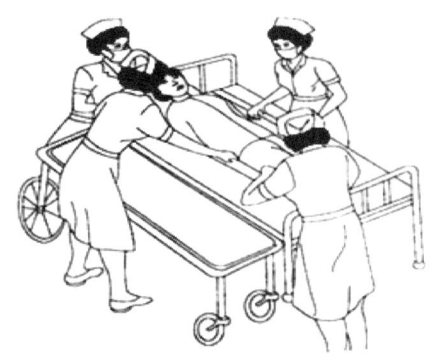

图 4-6　四人搬运法

【评价】

1.患者安全、舒适,持续性治疗未受影响。

2.护理人员正确运用人体力学原理,搬运动作规范、节力,多人协调一致。

【注意事项】

1. 操作前仔细评估患者的病情及活动能力,酌情准备用物并选择合适的搬运方法。如骨折患者应有木板垫于平车上,并将骨折部位固定稳妥;如为颈椎、腰椎骨折或病情较重的患者,应备有帆布兜或帆布中单。

2. 操作中正确运用人体力学原理,动作轻稳、准确,确保患者安全、舒适;同时防止护理人员发生职业性损伤。

3. 搬运过程中,注意患者的病情变化,避免造成损伤等并发症。

4. 保证患者的持续性治疗不受影响。

第三节　患者出院的护理

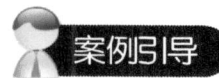案例引导

　　患者,王某,男,56 岁,患冠心病 5 年,近期频发心绞痛入院。经过一段时间的治疗,该患者病情稳定,医生开具出院医嘱。请问:

　　(1) 护理人员在患者出院当日应为患者做哪些工作?

　　(2) 患者出院后,护理人员应该如何处理患者用过的床单位?

　　出院护理(discharge nursing)是指患者经过住院期间的治疗和护理,病情好转、稳定、痊愈需出院或需转院(科),或不愿接受医生的建议而自动离院时,护理人员对其进行的一系列护理工作。

　　出院护理的目的:①对患者进行健康指导,协助其尽快适应原工作和生活,并能遵医嘱继续治疗或定期复诊;②指导患者及家属办理出院手续;③清洁、整理床单位,准备迎接新患者。

一、患者出院前的护理

当医生根据患者康复情况决定出院日期,开写出院医嘱后,护理人员应做好下列工作:

1. 通知患者及家属　根据出院医嘱,通知患者及家属出院日期,协助做好出院准备。

2. 进行健康教育　针对患者的康复状况,进行适时、恰当的健康教育,指导患者出院后在休息、饮食、用药、功能锻炼和定期复查等方面的注意事项。必要时可为患者或家属提供相关书面资料,便于掌握有关的护理知识和技能。

3. 做好心理护理　护理人员应注意观察患者的情绪变化,特别是病情无明显好转、转院、自动出院的患者,应给予针对性的安慰与鼓励,以减轻因离开医院所产生的恐惧与焦虑。自动出院的患者应在出院医嘱上注明"自动出院",并要求患者或家属签名认可。

4. 征求意见　征求患者及家属对医院医疗、护理等各项工作的意见和建议,以便不断提升医疗护理质量。

二、患者出院当日的护理

护理人员在患者出院当日应根据出院医嘱停止相关治疗并处各种医疗护理文件,协助患者或家属办理出院相关手续,整理病室及床单位。

1. 处理医疗护理文件

(1) 停止医嘱：用红笔在各种卡片如服药卡、治疗卡、饮食卡、护理卡或有关表格上填写"出院"字样，注明时间并签名。

(2) 登记出院：填写出院患者登记本。

(3) 填写出院护理记录单。

(4) 完善体温单：在体温单 40—42 ℃横线之间，相应出院日期和时间栏内，用红钢笔纵行填写出院时间。

2. 撤去卡片　撤去"患者一览表"上的诊断卡及床头(尾)卡。

3. 领取药品　遵医嘱到药房领取患者出院后需继续服用的药物，交与患者或家属并指导正确用药。

4. 清理物品　协助患者解除腕带标识，帮其整理用物，收回患者住院期间所借物品，并消毒处理，归还患者寄存的物品。

5. 护送患者　护理人员协助患者或家属办完出院手续后，根据患者病情采用不同方法护送患者出院。

三、患者出院后的处理

1. 床单位的处理　护理人员应在患者离开病室后整理床单位，以免撤被服时给患者带来心理上的不适。

(1) 撤去病床上的污被服，放入污衣袋。根据疾病种类决定清洗、消毒方法。

(2) 用消毒液擦拭床旁桌、椅及床。非一次性使用的痰杯、脸盆，需用消毒液浸泡。

(3) 用紫外线灯照射或使用臭氧机消毒床垫、床褥、棉胎、枕芯等，也可置于日光下暴晒。

(4) 传染性疾病患者用过物品需按传染病终末消毒法处理。

(5) 铺好备用床，准备迎接新患者。

2. 病室的处理　病室开窗通风，传染性疾病患者病室，亦按传染病终末消毒法处理。

3. 病历的处理　按要求整理病历，交病案室保存。

第四节　人体力学原理在护理操作中的运用

人体力学(human mechanics)是运用力学原理研究维持和掌握身体的平衡，以及人体从一种姿势转换为另一种姿势时身体如何有效协调的一门科学。正确的姿势有利于维持人体正常的生理功能，并且只需要消耗较少的能量，就能发挥较大的工作效能。

护理人员在执行各项护理操作时，正确运用人体力学原理，维持良好的姿势，可减轻自身肌肉紧张、疲劳及避免损伤，提高工作效率；同时，运用人体力学原理协助患者维持正确的姿势和体位，避免肌肉过度紧张，促进患者舒适，使患者早日康复。

一、常用的力学原理

(一) 杠杆作用

杠杆是利用直杆或曲杆在外力作用下绕杆上一固定点转动的一种简单机械。杠杆受力点称力点，固定点称支点，克服阻力(如重力)的点称阻力点。支点到动力作用线的垂直距离称为动力臂（力臂），支点到阻力作用线的垂直距离称阻力臂（重力臂）。当力臂大于重力臂时，可以省力；力臂小于重力臂时就费力；而支点在力点和阻力点之间时，可以改变用力方向。根据杠杆上的力点、支点和阻力点的相互位置不同，杠杆可分为三类：平衡杠杆、省力杠杆和速度杠杆。

1. 平衡杠杆 平衡杠杆是支点在力点和阻力点之间的杠杆。这类杠杆的动力臂与阻力臂等长，也可不等长。例如，人的头部在寰枕关节上进行低头和仰头的动作。寰椎为支点，支点前后各有一组肌群收缩时产生的力为作用力（F_1、F_2），头部重量为阻力（L）。当前部肌群产生的力（F_2）与阻力（L）的力矩之和与后部肌群产生的力（F_1）的力矩相等时，头部趋于平衡（图 4-7）。若前力矩大于后力矩时，则出现低头，如瞌睡时后部肌力松弛出现典型的间断低头现象。

2. 省力杠杆 省力杠杆是阻力点在力点和支点之间的杠杆。这类杠杆的动力臂总是比阻力臂长，所以省力。此杠杆在人体运动中不多见。例如，人踮脚站立时，脚尖是支点，脚跟后的肌肉收缩产生的力为作用力（F），体重（L）落在两者之间的距离上。由于动力臂较长，所以用较小的力就可以支撑体重（图 4-8）。

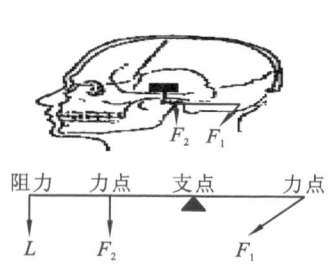

图 4-7　头部平衡杠杆作用
（L 为头的重量，F_1、F_2
为前后两组肌肉产生的作用力）

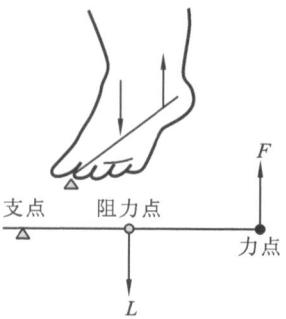

图 4-8　足部省力杠杆作用
（L 为体重，F 为足后跟肌肉收缩产生的作用力）

3. 速度杠杆 速度杠杆是力点在阻力点和支点之间的杠杆。这类杠杆的动力臂总是比阻力臂要短，虽然费力，但运动时动力臂通过的距离就短，从而获得较大的运动速度和范围。这类杠杆是人体最常见的杠杆运动。

（二）摩擦力

相互接触的两物体在接触面上发生的阻碍相对滑动的力为摩擦力。摩擦力的方向和运动的方向相反。摩擦力的大小取决于正压力的大小（即垂直于接触面的压力）和摩擦系数的大小。而摩擦系数的大小与接触面的材料、光洁度、干燥程度、相对运动的速度等有关，通常与接触面积的大小无关。摩擦力有三种。

1. 静摩擦力 相互接触的两物体，在外力的作用下，有滑动倾向时，所产生的阻碍物体开始运动的力称静摩擦力。如手杖下端加橡胶垫可增加摩擦系数，使静摩擦力增大，防止手杖滑动。

2. 滑动摩擦力 一个物体在另一个物体上滑动时，所产生的阻碍滑动的摩擦力称滑动摩擦力。在护理工作中，有时需要增大摩擦力，以防滑倒。如护理人员的工作鞋，为了防止滑倒，可在鞋底上多加鞋纹或使用摩擦系数大的材料来制作鞋底；有时则需要减少摩擦力，使物体比较轻易地沿着一个平面移动,如病床、轮椅、推车等的轮子定时加油,可以减少接触面的摩擦系数,方便推动使用。

3. **滚动摩擦力** 滚动摩擦力指一圆形物体在两物体上滚动时所受到的阻碍其滚动的力。摩擦力中滚动摩擦系数较小。如推动有轮子的床比推动没有轮子的床所需用的力量要小得多。

（三）平衡与稳定

为了使物体保持平衡,必须使作用于物体的一切外力相互平衡,也就是通过物体中心的各力的综合(合力)应等于零,并且不通过物体中心的各力矩的综合也等于零。人体局部平衡是整个人体平衡中不可缺少的一部分,而整个人体平衡也是通过各个局部平衡来实现的。物体或人体的平衡与稳定,是由其重量、支撑面的大小、重心的高低及重力线和支撑面边缘之间的距离决定的。

1. **物体的重量与稳定性成正比** 物体重量越大,稳定性越高。推倒一较重物体所用的力比推倒一较轻物体的力要大。在护理操作中,如要把患者移到椅子上坐时,应选择较重的椅子,因其稳定度大,安全。若为较轻的椅子,必须要有其他的力量支持椅子,如将椅子靠墙或扶住椅子的靠背。

2. **支撑面的大小与稳定性成正比** 支撑面是人或物体与地面接触的各支点的表面构成的,并且包括各支点之间的表面积。各支点之间的距离越大,物体的支撑面积越大。扩大支撑面可以增加人或物体的稳定度,如老年人站立或行走时,使用手杖可扩大支撑面,以增加稳定度;人体仰卧位比侧卧位稳定,就在于仰卧位的支撑面积大于侧卧位。支撑面小,则需要付出较大的肌肉拉力,以保持平衡,如用一只脚站立时,肌肉就必须用较大的拉力,才能维持人体的平衡稳定。

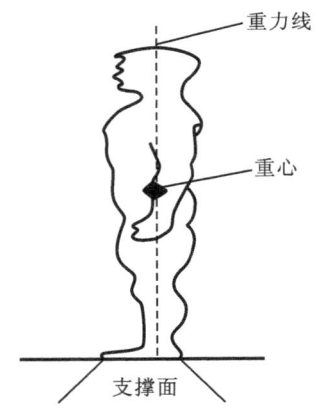

图 4-9　人直立时重心在骨盆中部

3. **物体的重心高度与稳定性成反比** 当物体的组成成分均匀时,重心位于它的几何中心。如物体的形状发生变化时,重心的位置也随之发生变化。人体重心的位置随着躯干和四肢的姿势改变而改变。在直立垂臂时,重心位于骨盆的第二骶椎前约 7 cm 处(图 4-9)。如把手臂举过头顶,重心随之升高;当身体下蹲时,重心下降,甚至吸气时膈肌下降,重心也会下降。人或物体的重心越低,稳定度越大。

4. **重力线必须通过支撑面才能保持人或物体的稳定** 重力线是指一条通过重心垂直于地面的线。竖直向下的重心与竖直向上的支持力,两者的大小相等、方向相反,且作用在一条直线上,即处于平衡状态。人体只有在重力线通过支撑面时,才能保持动态平衡。当人从座椅上站起来时,应该先将身体向前倾,一只脚向前移,使重力线落在扩大的支撑面内,这样可以平稳地站起来(图4-10)。如果没有掌握好姿势,重力线落在支撑面外,身体的重量将会产生一个回复力矩,使体弱者又回到原来的座位上。

（1）重力线落在支撑面外,身体向后落座的趋势,不易站起。

（2）重力线落在支撑面内,姿势正确。

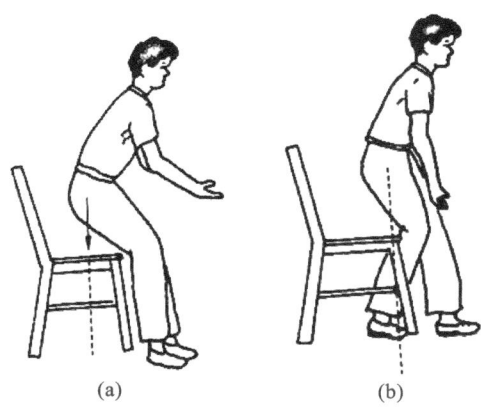

图 4-10　从坐位转为立位时,重力线改变情况

二、人体力学的应用

1. 扩大支撑面　护理人员在操作中,视情况两脚前后或左右分开,以扩大支撑面。协助患者变换体位时,应尽量扩大支撑面,如患者侧卧时,应两臂屈肘,一手放于枕旁,一手放于胸前,两腿前后分开,上腿弯曲在前,下腿稍伸直,以扩大支撑面,稳定患者的卧位。

2. 降低重心　护理人员在进行低平面操作(如铺床)时,双下肢随身体动作的方向前后或左右分开,以扩大支撑面,同时屈膝屈髋降低重心,重力线在支撑面内,利用重心的移动去操作,保持身体的稳定性。

3. 减少躯体重力线的偏离　护理人员在提物或搬运患者时,应尽量将物体或患者靠近身体;抱起或抬起患者移动时,应将患者靠近自己的身体,使重力线落在支撑面内。

4. 利用杠杆作用　护理人员操作时身体靠近操作物;两臂持物时,两肘应靠近身体两侧,上臂下垂,前臂和所持物体靠近身体,可缩短阻力臂而省力。若重物由一只手臂提拿,另一只手臂则向外伸展,以保持平衡。

5. 尽量使用大肌群或多肌群　护理人员在护理操作中,应尽量使用大肌肉或多肌群做功,避免局部用力,以减少疲劳。根据肌肉的生理特点,肌力的大小与肌纤维的数目及横断面积成正比,同样的重量被多束肌肉分散,不易疲劳。因此,在能使用躯干部和下肢肌肉的力量时,尽量避免只使用上肢的力量;能用整只手时,尽量不用单手指进行操作。如端治疗盘时,应将五指分开托住治疗盘并与手臂一起用力,由于多肌群用力,故不易疲劳。

6. 用最小量的肌力做功　用最小量的肌力做功可以使人减少不必要的能量消耗,从而较少疲劳。护理人员在移动重物时应注意平衡,有节律并计划好所要移动的位置和方向,以直线方向移动,并尽可能用推或拉代替提举动作,这样只需要克服重物本身的惯性。而提举一个物体时,必须克服地心引力,增加肌力做功。

将人体力学的原理正确运用到护理操作中,可以有效地减少护理工作中不必要的力的付出,起到省力的作用,从而提高工作效率。人体力学的原理能否在护理工作中正确、有效地运用,还有赖于护理人员经常有意识地去实践、体会,使之最终成为自己的习惯动作,从而提高工作效率,增加患者舒适度,促进患者康复。

(陈　丽)

思考题

1. 患者,王某,男,50岁,车祸外伤,意识不清,怀疑颈胸椎损伤。请问:

(1)从车祸现场把患者抬到救护车上,用什么搬运方法?在运送过程中需要注意什么?

(2)患者到达急诊科后,查体:血压62/40 mmHg,心率126次/分,脉搏细弱,表情淡漠,躁动不安,出冷汗。在医生到达前,值班护理人员应首先做什么?

(3)护理人员应对该患者提供哪个级别的护理?简述其护理要点。

2. 患者,钱某,男,45岁,医生诊断为胃溃疡。住院2周后,患者症状好转,病情稳定,医生同意出院。请问:

(1)在钱某出院前,护理人员需要做哪些护理工作?

(2)护理人员应对钱某做哪些出院指导?

第五章　舒适与安全

学习目标

1. 识记：

（1）能正确说出干扰患者舒适的因素。

（2）准确描述各种卧位的适用范围及临床意义。

（3）能正确叙述口腔护理、头发护理、皮肤护理、晨晚间护理的评估内容。

（4）能正确陈述特殊口腔护理、头发护理、皮肤护理的目的和操作注意事项。

（5）能正确说出常用的口腔护理溶液及其作用。

（6）能简述灭头虱、虮法的方法和步骤。

（7）能正确阐述晨晚间护理的目的和内容。

（8）能准确叙述压疮发生的原因、高危人群及易患部位。

（9）能正确陈述疼痛的常见原因和影响疼痛的因素。

（10）能正确复述保护具的适用范围和使用原则。

（11）能正确列举影响患者安全的因素和防范。

2. 理解：

（1）能用自己的语言解释下列的概念：舒适、被动卧位、主动卧位、被迫卧位、压疮、剪切力、疼痛、患者安全。

（2）能比较压疮各期的临床表现，根据各期特点正确识别压疮的临床分期，并说明各期的治疗和护理重点。

（3）能举例说明疼痛的性质特点。

3. 应用：

（1）能根据病情和治疗需要，运用解剖学、生理学及人体力学原理，为模拟患者安置卧位并能辅助其变换卧位，做到方法正确、动作轻柔，患者安全、舒适。

（2）能运用所学知识为患者进行口腔护理、头发护理、皮肤护理及晨晚间护理。

（3）能运用所学知识对患者进行各种清洁卫生的健康教育。

（4）能指导患者采取有效措施预防压疮的发生。

（5）根据压疮的分期采取相应的护理措施。

（6）能运用沟通技巧，较为准确地观察和评估患者疼痛的程度，并提供恰当的护理措施。

（7）能运用所学知识正确辨识导致常见患者安全问题的原因，并提出有效的预防和干预措施。

（8）能根据患者需要正确运用适当的保护具。

舒适与安全属于人类的基本需要之一,随着社会的进步和医疗卫生事业的发展,如何为患者提供一个舒适安全且具有人文关怀的环境,已经越来越受到人们的重视,保障患者的舒适与安全是护理工作的基本内容。当今医疗市场竞争日趋激烈,舒适与安全已成为患者就医最直接、最重要的标准之一。

第一节　舒　适　概　述

　　患者,女性,80 岁,因外伤致左髋部疼痛活动受限 2 h 入院,X 线显示左股骨颈骨折,测 T 37 ℃,R 21 次/分,P 90 次/分,BP 130/80 mmHg,医嘱予左下肢骨牵引治疗。请问:

　　(1) 护士应帮助患者采取哪种卧位?

　　(2) 如何促进患者的舒适?

　　当人体处于健康状态时,会主动调整机体的功能状态,来满足自己的舒适需求。当人体患病时,健康受到损害,舒适受到威胁,常处于不舒适的状态。护士在护理患者时,应通过密切观察,分析影响舒适的因素,有针对性地为患者提供轻松、安静的环境,加强生活护理,缓解患者疼痛,增进患者舒适,促进患者康复。

一、舒适的概念

　　舒适(comfort)是指处在轻松、安宁的环境状态下,个体所具有的身心健康、满意、没有疼痛、没有焦虑、轻松自在的自我感觉。当个体体力充沛、精神舒畅,感觉安全和完全放松,一切生理、心理需要都得到满足时,表明处于最高水平的舒适。

　　不舒适(discomfort)是指个体身心不健全或有缺陷、周围环境有不良刺激、对生活不满、身心负荷过重的一种感觉。当生理、心理需求不能得到满足时,舒适的程度则逐渐下降,直到被不舒适所替代。不舒适的表现有:烦躁不安、紧张焦虑、精神不振、消极失望、疲乏失眠、疼痛、难以坚持日常工作和学习。其中疼痛是不舒适中最严重的表现形式。

　　舒适和不舒适之间没有截然的分界线,个体每时每刻都处在舒适和不舒适之间的某一点上,并不断地变化着。而判断患者舒适与不舒适的程度,不能仅凭患者有无关于不舒适的主诉,还需要护士认真仔细地观察和评估。

▌知识链接▐

　　舒适护理的概念由美国护理学者 Kolcaba 于 1995 年首次提出。1998 年,台湾萧丰富提出了舒适护理模式,又称"萧氏双 C 护理模式",其主要思想是通过整体的、个体化的、创造性的、有效的护理活动,使人达到生理、心理、社会和心灵的最愉快的状态,或缩短、降低其不愉快的程度。生理舒适指身体的感觉,包括环境中的温度、湿度、光线、音响等带来的舒适。心理舒适指心理感觉,如满足感、安全感、尊重感等。社会舒适包括人际、家庭、学校、职业等社会关系带来的舒适。心灵舒适指宗教信仰方面带来的精神舒适。

　　资料来源:萧丰富.萧氏舒适护理模式.9 版.台湾:华杏出版社,1988.

二、影响舒适的原因

影响舒适的因素很多,主要包括身体因素、环境因素和心理-社会因素等。这些因素往往相互影响、相互关联。

(一)身体因素

1. 个人卫生 身体虚弱、长期卧床或昏迷的患者日常活动受限,生活不能自理,个人卫生状况不佳,如口臭、皮肤污垢、汗臭、瘙痒等可引起不适。

2. 姿势或体位不当 患者因疾病所致的强迫体位,肢体缺乏适当的支撑物;肌肉过度紧张或牵拉、关节过度屈曲或伸张以及局部长期受压等均可引起局部关节疲劳、麻木和疼痛等不适。

3. 保护具或矫形器械使用不当 如约束带或石膏、绷带、夹板过紧,使患者局部皮肤和肌肉受压,引起不适。

4. 疾病 由疾病引起的头晕、疼痛、咳嗽、呼吸困难、恶心、呕吐、腹胀等所引起的不舒适。

(二)环境因素

1. 物理环境 周围环境中的温度、湿度、色彩、光线、声音等的不适宜情况,如病室温度或湿度过高或过低,床垫的软硬度不当,床单潮湿、不平整或有破损,病室光线过强或过弱、通风不良、噪声过多等均会引起患者的不舒适感。

2. 社会环境 新入院患者易产生压抑、焦虑或不安全感等不舒适,是因为对医院医务人员、规章制度等感到陌生或不适应。

(三)心理-社会因素

1. 生活习惯改变 患者住院后饮食、起居等生活习惯发生改变,易产生压抑感,可出现不易入睡、易惊醒等适应不良现象。

2. 恐惧与焦虑 担心疾病造成的伤害、害怕治疗和检查可能引起的痛苦及对死亡的恐惧等会给患者带来心理压力,引起紧张、焦虑、失眠等心理不适。

3. 缺乏尊重与关心 因医护人员或家属的疏忽,对患者照顾与关心不够可引起患者心理不愉快;某些治疗护理活动中,患者身体暴露过多或缺少遮挡,可使患者感觉不被尊重,自尊心受挫引起不舒适感。

4. 缺乏支持系统 患者住院后与家人隔离或被亲朋好友忽视,缺乏经济支持等。

5. 角色适应不良 患者因担心家庭、孩子或工作等,出现角色适应不良,如角色行为冲突、角色行为紊乱等,往往使患者不能安心养病,影响健康。

三、增进舒适的方法

(一)促进身体舒适

1. 减轻或消除疾病带来的不舒适 根据不舒适的原因,有针对性地采取护理措施,设法减轻或消除不适,如为发热患者降温、为疼痛患者止痛、帮助尿潴留患者解除膀胱高度膨胀引起的不适等。控制疼痛是护理措施中最基本的措施之一。

2. 采取舒适体位 正确的体位不但能使患者感到舒适,还可以防止并发症的发生。护理人员应根据患者的具体情况,协助采取适宜的卧位。

3. 充足的休息和适当的活动 休息能使人消除疲劳,感到精力充沛、身心舒适,而睡眠是

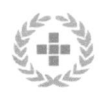

最好的休息方式。适当的活动不但可促进血液循环,防止一些并发症的发生,还可增强患者的自信心,有利于疾病的恢复。护理人员应根据患者的病情,合理安排休息与活动,以促进身体健康的恢复。

4. 均衡的营养　均衡的营养是维持和促进人体健康的必要条件。根据患者病情,并尊重患者饮食习惯,为其提供舒适的就餐环境和营养丰富、容易消化吸收的饮食,以促进患者身心愉悦。

5. 保持身体清洁　保持身体的清洁是每个人的需要,清洁可以使人感到舒适。重危患者,由于疾病的影响,不能准确、及时地反映其清洁方面的不舒适和需要,护士应根据患者的情况协助或完全替代其进行生活护理,做好身体清洁工作,使患者感到舒适。

（二）促进心理舒适

1. 充分了解患者的心理状况　心理舒适是一个人高层的需要,因每个人的文化程度、社会背景、个人经历、自我意识、价值观的不同而不同。护理人员只有充分了解患者的情况,才能提供适宜的个性化护理服务,提高患者的心理舒适度。

2. 有效沟通　护理人员应与患者之间建立一个良好的相互信任关系,采取有效的沟通方法与患者或家属进行沟通,使患者内心的不良情绪如苦闷、焦虑、恐惧等能得以宣泄,使情绪能得到有效的调整。如对存在恐惧心理的患者,护士首先应具体分析患者恐惧的原因,然后才能有针对性地进行心理护理。指导患者正确调节自己的情绪,从而建立一个舒适的心理环境。

（三）保证环境舒适

优良的环境能有效地促进舒适的程度,护理人员应努力为患者提供一个安静整洁、温度和湿度适宜、空气清新、采光合理的病室环境,让患者感觉安全、舒适。

（四）维持良好的社会关系

1. 建立良好的护患关系　良好的护患关系能使患者放松,调动积极的心理因素促进身心康复。

2. 建立良好的群体关系　患者与同病室的患者、患者的家属、医护人员等构成了一个群体,护理人员是这个群体关系的调节者,融洽和谐的相互关系既有利于患者的身心健康,又有利于提高患者的舒适度。

第二节　卧位与舒适

卧位(patient position)是指患者休息和适应医疗护理需要时采取的卧床姿势。正确的卧位可对增进患者舒适、预防并发症起到良好的作用。临床上常根据患者的病情与治疗的需要为之调整相应的卧位。护士在临床护理工作中应熟悉各种卧位的安置方法与安全要求,协助患者采取舒适、安全而正确的卧位,同时为患者定时更换卧位,以预防和减少并发症的发生。

一、卧位的分类

根据卧位的平衡性,可分为稳定性卧位和不稳定性卧位。卧位的平衡性与人体的支撑面、重量成正比,与重心高度成反比。在稳定性卧位(图 5-1)状态下,患者感到舒适、轻松。在不稳定性卧位(图 5-2)状态下,大量肌群肌肉紧张,易疲劳,患者感到不舒适。

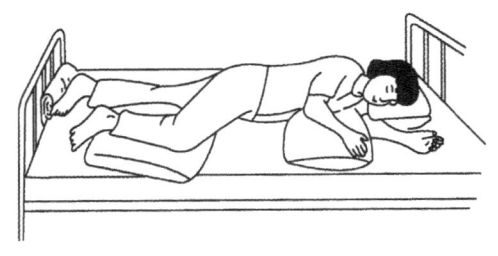

图 5-1　稳定性卧位

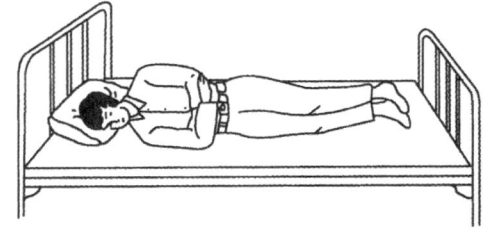

图 5-2　不稳定性卧位

按卧位的自主性可分为主动卧位、被动卧位和被迫卧位三种。

（1）主动卧位（active lying position）：指患者身体活动自如，可根据自己的意愿和习惯采取的最舒适的卧位，并能随机变换卧位，称主动卧位。见于病情较轻的患者、术前患者及恢复期患者。

（2）被动卧位（passive lying position）：指患者自己无力变换卧位时，卧于他人安置的卧位，称被动卧位。常见于极度衰弱或意识丧失的患者。

（3）被迫卧位（compelled lying position）：指患者的意识清晰，也有变换卧位的能力，但由于疾病的影响或治疗、检查的需要，被迫采取的卧位，称被迫卧位。如肺心病、重度哮喘急性发作的患者由于呼吸极度困难而被迫采取端坐位。

二、常用卧位

按卧位时身体的姿势，卧位可分为仰卧位、侧卧位、俯卧位、半坐卧位等。

（一）仰卧位（supine position）

仰卧位也称平卧位，患者仰卧，头下置一枕，两臂放于身体两侧，两腿自然放置。根据病情或治疗、检查等需要，仰卧位分为：

1. 去枕仰卧位

（1）姿势：去枕仰卧，头偏向一侧，两臂放于身体两侧，两腿自然放平，将枕头横置于床头（图 5-3）。

（2）适用范围：①昏迷或全身麻醉未清醒的患者，预防呕吐物被误吸入气管而引起窒息或肺部并发症；②椎管内麻醉或脊髓腔穿刺后的患者，预防因脑压减低引起的头痛。

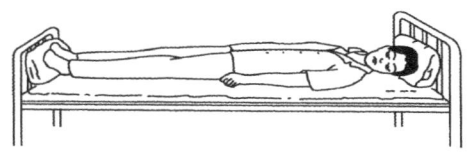

图 5-3　去枕仰卧位

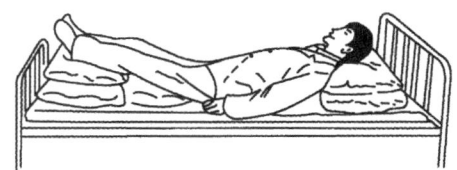

图 5-4　中凹卧位

2. 中凹卧位（休克卧位）

（1）姿势：用垫枕抬高患者的头胸部 10°～20°，抬高下肢约 30°（图 5-4）。

（2）适用范围：休克患者，因为抬高头胸部，有利于保持气道通畅，改善通气功能及缺氧症状；抬高下肢，有利于静脉血回流，增加心排出量，缓解休克症状。

3. 屈膝仰卧位

（1）姿势：患者平卧，头下放枕，两臂放于身体两侧，两膝屈起，稍向外分开（图 5-5）。检查

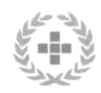

或操作时注意保暖及保护患者隐私。

（2）适用范围：胸腹部检查或行导尿术、会阴冲洗等，此卧位可放松腹肌，便于检查或暴露操作部位。

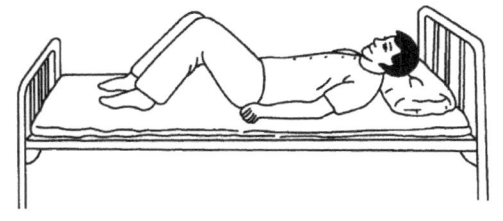

图 5-5 屈膝仰卧位

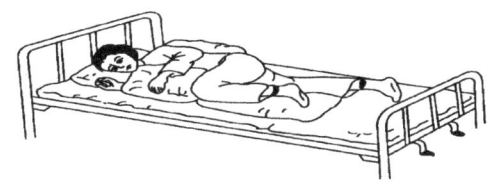

图 5-6 侧卧位

（二）侧卧位（lateral position）

1. 姿势　患者侧卧，臀部稍后移，两臂屈肘，一只手放于枕旁，另一只手放于胸前，下腿稍伸直，上腿弯曲（臀部肌内注射时，应上腿伸直，下腿弯曲，使被注射部位肌肉放松）。必要时，在后背、胸腹前和两膝之间放置软枕，扩大支撑面，稳定卧位，使患者舒适、安全（图5-6）。

2. 适用范围

（1）预防压疮的发生，与仰卧位交替，便于受压部位的擦洗和按摩，避免局部组织长期受压。

（2）灌肠、肛门检查、臀部肌内注射、配合胃肠镜检查等。

（3）对单侧肺部病变者，视病情采取患侧卧位或健侧卧位。

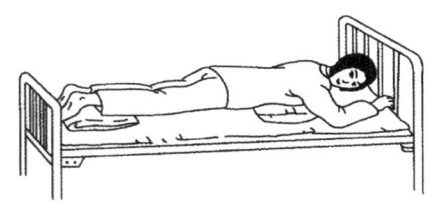

图 5-7 俯卧位

（三）俯卧位（prone position）

1. 姿势　患者俯卧，两臂屈肘放于头部两侧，两腿伸直，胸下、髋部及踝部各放一软枕，头偏向一侧（图5-7）。

2. 适用范围

（1）采取俯卧位可使腹腔容积增大，缓解胃肠胀气所致的腹痛。

（2）腰、背部检查或配合胰、胆管造影。

（3）脊椎手术后或腰、背、臀部有伤口，不能平卧或侧卧的患者。

（四）半坐卧位（fowler position 斜坡卧位）

1. 姿势　患者仰卧，先摇起床头或抬高床头支架 30°～50°，再摇高床尾支架或用大单裹住枕芯放于两膝下，将大单两端固定于床沿处，使下肢屈曲，以防患者下滑（图5-8）。放平时，先摇平床尾或放平膝下支架，后摇平床头或放平床头支架。危重患者采取半坐卧位时，臀下应放置海绵软垫或使用气垫床，防止局部受压而发生压疮。

2. 适用范围

（1）恢复期体质虚弱的患者采取半坐卧位，有利于向站立过渡。

（2）胸腔疾病、胸部创伤或心肺疾病患者：此卧位借助重力使膈肌下降，胸腔容积增大，减轻腹腔脏器对心肺的压力；因重力作用，部分血液滞留在下肢和盆腔脏器内，回心血量减少，减轻肺部淤血和心脏负担，有利于气体交换，改善呼吸困难，亦有利于脓液、血液及渗出液的引流。

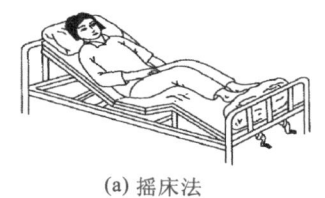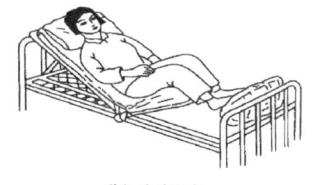

(a) 摇床法　　　　　　　(b) 支架法

图 5-8　半坐卧位

（3）某些面部及颈部手术后,采取半坐卧位可减少局部出血。

（4）腹腔、盆腔手术后或有炎症的患者:半坐卧位一方面可降低腹部切口缝合处的张力,缓解疼痛,有利于切口愈合;另一方面,腹腔腹膜抗感染性较强,吸收性较弱,故可防止炎症扩散和减少毒素的吸收,促使感染局限化和减少中毒反应。

（五）端坐卧位(sitting position)

1. 姿势　扶患者坐起,患者身体稍向前,床上放一跨床小桌,桌上放一软枕,可让患者伏桌休息。将床头摇起或抬高床头支架 70°～80°,背部放一软枕,膝下支架抬高 15°～20°,使患者能向后倚靠,必要时加床档,保证患者安全(图 5-9)。

2. 适用范围　左心衰竭、心包积液、支气管哮喘发作时,由于极度呼吸困难,患者被迫端坐。

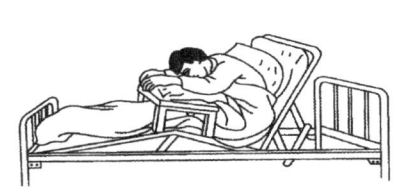

图 5-9　端坐卧位

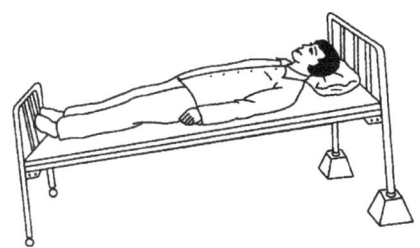

图 5-10　头高足低位

（六）头高足低位(dorsal elevated position)

1. 姿势　患者仰卧,床头用支托物垫高 15～30 cm 或根据病情而定,床尾横立一枕,以防足部触及床尾栏杆(图 5-10)。若为电动床可调节整个床面向床尾倾斜。

2. 适用范围

（1）颅脑手术后的患者。

（2）减轻颅内压,预防脑水肿。

（3）颈椎骨折患者做颅骨牵引时,用作反牵引力。

（七）头低足高位(trendelenburg position)

1. 姿势　患者仰卧,头偏向一侧,枕头横立于床头以防碰伤头部,床尾用支托物垫高 15～30 cm(图 5-11)。这种体位易使患者感到不适,不可长时间使用,颅内高压患者禁用。

2. 适用范围

（1）妊娠时胎膜早破,防止脐带脱垂。

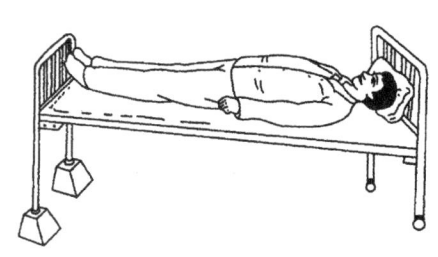

图 5-11　头低足高位

（2）肺部分泌物引流，使痰易于咳出。

（3）跟骨牵引或胫骨结节牵引时，利用人体重力作为反牵引力，防止下滑。

（4）十二指肠引流术，有利于胆汁引流。

（八）膝胸卧位（knee-chest position）

1. 姿势　患者跪卧，两小腿平放于床上，稍分开；大腿和床面垂直，胸贴床面，腹部悬空，臀部抬起，头转向一侧，两臂屈肘，放于头的两侧（图5-12）。若孕妇取此卧位矫正胎位时，应注意保暖，每次不应超过 15 min。

2. 适用范围

（1）肛门、直肠、乙状结肠镜检查或治疗。

（2）矫正子宫后倾或胎位不正。

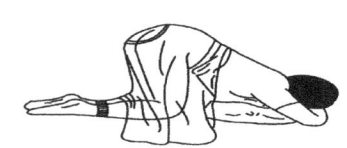

图 5-12　膝胸卧位

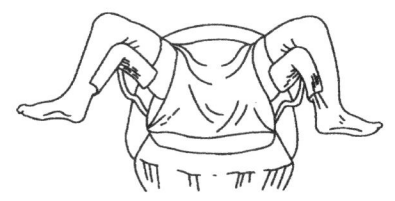

图 5-13　截石位

（九）截石位（lithotomy position）

1. 姿势　患者仰卧于检查台上，两腿分开，放在支腿架上，支腿架上放软垫，臀部齐床边，两手放在胸前或身体两侧（图5-13）。取此卧位时，应注意保暖。

2. 适用范围　会阴、肛门部位的检查、治疗或手术，如膀胱镜、妇产科检查或产妇分娩等。

三、变换卧位的方法

患者因疾病或治疗限制长期卧床，局部组织持续受压，血液循环障碍，易发生压疮；呼吸道分泌物不易咳出，易发生坠积性肺炎；同时容易出现便秘、肌肉萎缩、精神萎靡等，因此，护士应定时为患者变换卧位，以保持舒适和安全以及预防并发症发生。

（一）协助患者移向床头

【目的】协助滑向床尾而不能自行移动的患者移向床头，恢复舒适而安全的卧位。

【评估】

1. 患者评估　患者的病情、年龄、体重、治疗情况，心理状态及合作程度。

2. 环境评估　病室内的温度、光线等。

【计划】

1. 护士准备　衣帽整洁，洗手，视患者情况决定护理人员人数。

2. 患者准备　了解移向床头的目的、方法及配合事项。

3. 用物准备　根据病情准备好枕头等物品。

4. 环境准备　整洁、安静、温度适宜，光线充足，必要时进行遮挡。

【实施】见表 5-1。

表 5-1 协助患者移向床头

操 作 步 骤	要点与说明
1.核对 床号、姓名	• 确认、评估患者,使其建立安全感,取得合作
2.解释 向患者及家属解释操作的目的、过程及配合事项,说明操作要点	
3.固定 床脚轮	
4.安置 将各种导管及输液装置安置妥当,必要时将盖被折叠至床尾或一侧;视患者病情放平床头支架,枕横立于床头	• 避免导管脱落 • 避免撞伤患者
5.移动	
▲一人协助患者移向床头法(图 5-14)	
(1)协助患者仰卧屈膝,双手握住床头栏杆,也可搭在护士肩部或抓住床沿	• 适用于体重较轻,且生活能部分自理的患者
(2)护士靠近床侧,双腿适当分开,一手托住患者肩背部,另一手托住臀部	
(3)护士在托起患者的同时嘱患者两脚蹬床面,挺身上移	• 减少患者与床之间的摩擦力,避免组织损伤
▲二人协助患者移向床头方法	
(1)患者仰卧屈膝	• 适用于重症或体重较重的患者
(2)护士两人分别站于床的两侧,交叉托住患者颈肩部和臀部,或一人托住颈肩部及腰部,另一人托住臀部及腘窝部,两人同时抬起患者移向床头	• 不可拖拉,以免擦伤皮肤 • 患者的头部应予以支持
6.舒适安全 放回枕头,视病情需要支靠背架,协助患者取舒适卧位,整理床单位	

【评价】

1. 护患沟通有效,患者情绪稳定,愿意移向床头并积极配合。

2. 患者及家属能理解移向床头的目的,了解移向床头过程中的注意事项。

3. 能严格执行操作规程,无差错事故发生,动作协调平稳,患者安全、舒适。

【注意事项】

1. 护理人员应注意节力,如尽量让患者靠近护理人员,使重力线通过支撑面来保持平衡,缩短重力臂而省力。

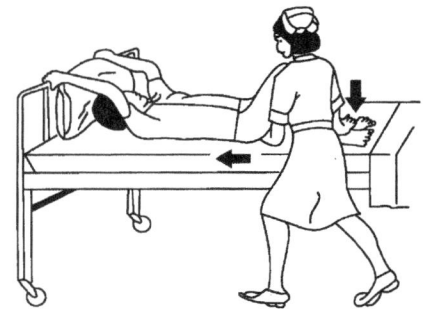

图 5-14 一人协助患者移向床头法

2. 移动患者时动作应轻稳,协调一致,不可拖拉,以免擦伤患者皮肤。

3. 若患者身上有各种导管或输液装置,应安置妥当。

（二）协助患者翻身侧卧

【目的】

1. 协助不能起床的患者更换卧位,促进患者安全、舒适。

2. 适应检查、治疗和护理的需要,如背部皮肤护理、更换床单或整理床单位等。

3. 减轻局部组织受压,预防压疮的发生;减少坠积性肺炎等并发症的发生。

【评估】

1. 患者评估 患者的病情、年龄、体重、治疗情况,心理状态及合作程度。

2. 环境评估 病室内的温度、光线等。

【计划】

1. 护士准备 衣帽整洁,洗手,视患者情况决定护理人员人数。

2. 患者准备 了解翻身侧卧的目的、方法及配合事项。

3. 用物准备 根据病情准备好枕头、床档等物品。

4. 环境准备 整洁、安静、温度适宜,光线充足,必要时进行遮挡。

【实施】见表5-2。

表 5-2 协助患者翻身侧卧

操 作 步 骤	要 点 说 明
1.核对 床号、姓名	
2.解释 向患者及家属解释操作的目的及有关注意事项	• 以取得患者合作
3.固定 床脚轮	
4.安置 将各种导管及输液装置安置妥当,必要时将盖被折叠至床尾或一侧	• 避免翻身时引起导管连接处脱落或扭曲受压
5.协助卧位 协助患者仰卧,两手放于腹部,两腿屈曲	
6.翻身	
▲一人协助患者翻身侧卧法(图5-15)	• 适用于体重较轻的患者
(1)将患者肩部、臀部移向护士侧床沿,再将患者双下肢移近护士侧床沿,协助或嘱患者屈膝	• 不可拖拉,以免擦破皮肤
(2)护士一手托肩,一手扶膝部,轻轻将患者转向对侧,使其背向护士	
▲二人协助患者翻身侧卧法(图5-16)	• 适用于体重较重或病情较重的患者
(1)两名护士站在床的同一侧,一人托住患者颈肩部和腰部,另一人拖住臀部和腘窝部,同时将患者稍抬起移向近侧	• 患者的头部应予以托扶 • 两人动作应协调平稳
(2)两人分别托扶患者的肩、腰部和臀、膝部,轻轻将患者转向对侧	• 扩大支撑面,确保患者卧位稳定、安全
7.舒适安全 按侧卧位的要求,在患者背部、胸前及两膝间放置软枕,使患者安全舒适;必要时使用床档	• 促进舒适,预防关节挛缩
8.检查安置 检查并安置患者肢体各关节处于功能位置;各种管道保持畅通	
9.记录交班 观察背部皮肤并进行护理,记录翻身时间及皮肤状况,做好交接班	

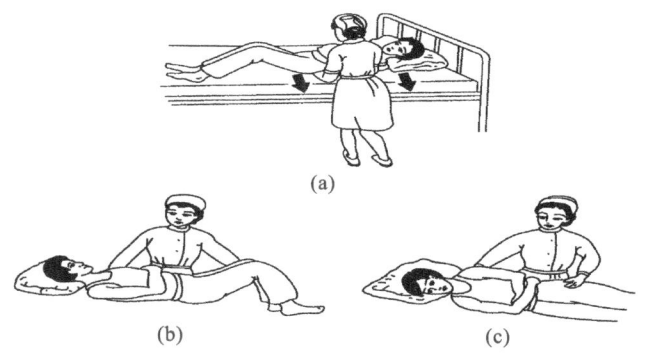

(a)

(b)　　　　　(c)

图 5-15　一人协助患者翻身侧卧法

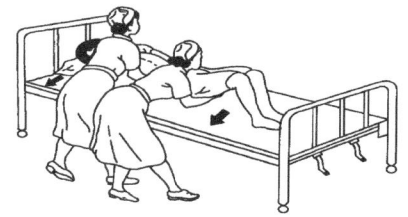

图 5-16　二人协助患者翻身侧卧法

【评价】

1. 护患沟通有效,患者情绪稳定,愿意翻身侧卧并积极配合。

2. 患者及家属能理解翻身侧卧的目的,了解翻身侧卧过程中的注意事项。

3. 能严格执行操作规程,无差错事故发生,动作协调平稳,患者卧位稳定、安全、舒适。

【注意事项】

1. 翻身时,护士应注意节力原则。如尽量让患者靠近护士,使重力线通过支撑面来保持平衡,缩短重力臂而省力。翻身时应注意为患者保暖并防止坠床。

2. 移动患者时动作应轻稳,协调一致,不可强行拖拉,以免擦伤。应将患者身体稍抬起再行翻身。翻身后,需要软枕垫好肢体,以维持舒适而安全的体位。

3. 轴线翻身法,要维持躯干的正常生理弯曲,以免加重脊柱骨折、脊髓损伤和关节脱位。

4. 根据患者病情及皮肤受压情况,确定翻身间隔的时间。如发现皮肤发红或破损应及时处理,酌情增加翻身次数,同时记录于翻身卡上,并做好交接班。

5. 若患者身上有各种导管或输液装置时,应将导管安置妥当,翻身后仔细检查导管是否有脱落、移位、扭曲、受压,以保持导管通畅。

6. 为特殊患者翻身时,应注意:①为手术患者翻身前应检查伤口敷料是否潮湿或脱落,如已脱落或被分泌物浸湿,应先更换辅料并固定妥当后再行翻身,翻身后注意伤口不可受压;②颈椎或颅骨牵引者,翻身时不可放松牵引,并使头、颈、躯干保持在同一水平位翻动;翻身后注意迁移方向、位置以及牵引力是否正确;③颅脑手术者,头部转动过剧可引起脑疝,导致患者突然死亡,故应卧于健侧或平卧;④石膏固定者,应注意翻身后患处位置及局部肢体的血运情况,防止受压。

第三节　清洁与舒适

案例引导

患者,王某,男,72 岁。因高血压脑出血住院,现处于昏迷状态,护士小张每日 2 次为其进行特殊口腔护理,请思考:

(1) 口腔护理目的是什么?

（2）口腔护理时应选用何种漱口液？

（3）在口腔护理时应注意什么？

清洁（cleaning）是指去除身体表面污垢,如分泌物、排泄物及其他有利于细菌生长繁殖的物质,以促进黏膜与皮肤血液循环,并维护黏膜与皮肤天然屏障功能,防止病原微生物侵袭。保持良好的清洁卫生是人类基本的生理需要之一,维持个体清洁卫生是确保个体舒适、安全及健康的重要保证。机体卫生状况不良会对个体的生理和心理产生负面影响。因此,为使患者在住院期间身心处于舒适状态,护士应及时评估患者的卫生状况,并根据患者自理能力、卫生需求及个人习惯协助患者进行卫生护理,确保患者清洁和舒适,预防感染和并发症发生。患者的清洁卫生内容包括口腔护理、头发护理、皮肤护理、晨晚间护理等。护士在为患者提供卫生护理时,通过与患者密切接触,有助于建立良好的护患关系;同时护理时应尽可能调动患者的自理能力,确保患者的独立性,保护隐私,尊重并促进患者身心舒适。

一、头发护理

头发属于皮肤的附属器,其分布、生长与营养和健康有密切关系。头发护理（hair care）是人们日常生活中清洁卫生的一项重要内容。健康的头发是有光泽、浓密适度、分布均匀、清洁无头屑。经常梳理和清洁头发,可及时清除头皮屑和灰尘,保持头发清洁、易梳理,而且能达到按摩头皮、促进头部血液循环、增进上皮细胞营养、促进头发生长、预防感染发生的目的。良好的头发外观对维护个人形象,保持良好心态、自尊及增强自信十分重要。因此当患者病重、生活自理能力下降时,护士应给予适当协助以维持头发清洁和健康,并做好头发健康与保养相关知识指导。目前常用的头发清洁的方法有床上梳头,床上洗头,灭头虱、虮法。

（一）床上梳头（combing hair in bed）

【目的】

1. 按摩头皮,促进头部血液循环,促进头发生长和代谢。

2. 去除头皮屑和污秽,保持头发清洁,减少感染机会。

3. 维护患者的自尊和自信,建立良好护患关系。

【评估】

1. 头发与头皮状况　观察头发分布、浓密程度、长度、颜色、韧性、脆性及清洁状况,注意观察头发有无光泽、发质是否粗糙及尾端有无分叉;观察头皮有无头皮屑、抓痕、擦伤及皮疹等情况,并询问患者头皮有无瘙痒。

2. 头发护理知识及自理情况　评估患者及家属对头发清洁护理相关知识的了解程度,患者自理能力。

3. 患者病情及治疗情况　评估是否存在因患病或治疗妨碍患者头发清洁的因素。

【计划】

1. 护士准备　衣帽整齐,修剪指甲,洗手,戴口罩。

2. 患者准备　了解梳头的目的、方法、注意事项,取得患者理解与支持。

3. 用物准备　治疗盘内备梳子、治疗巾、纸袋。必要时备发夹、橡皮圈、30％乙醇。治疗盘外备手消毒液。治疗车下层备生活垃圾桶和医用垃圾桶。

4. 环境准备　宽敞、明亮、无异味的环境。

【实施】见表 5-3。

表 5-3　床上梳头

操 作 步 骤	要 点 说 明
1.核对、解释　备齐用物,携至床旁,核对患者床号和姓名,解释操作目的	• 便于操作 • 确认患者
2.体位　根据病情协助患者取坐位或半坐卧位	• 若患者病情较重,可协助其取侧卧位或平卧位,头偏向一侧
3.铺治疗巾　坐位或半坐卧位患者,铺治疗巾于患者肩上;卧床患者铺治疗巾于枕头上	• 避免脱发和头皮屑掉落在床单上
4.梳头　将头发从中间分成两股,护士一手握一股头发,一手持梳子,由发根梳向发梢,同法梳理另一侧	
5.头部按摩　将手指合拢,指尖轻轻按在太阳穴上,以顺时针方向轻揉 6 次,再以逆时针方向轻揉 6 次,再将双手放在额头上以排列整齐的手指指腹,从眉心中线开始按压,顺序为:眉心、额头中线、头顶中线、百会穴按摩 10 次,向下在风池穴按揉 10 次,最后将双手十指微屈,由前额发际将头发梳往脑后	• 百会穴位于头顶中央;风池穴位于枕后发际凹陷处
6.编辫子　按摩后根据患者喜好,酌情将长发编辫或扎成束	• 发型尽可能符合患者的喜好;发辫不宜扎得太紧,以免引起疼痛
7.整理记录 (1)将脱落的头发置于纸袋中,撤去治疗巾 (2)协助患者取舒适卧位,整理床单位 (3)整理用物 (4)洗手 (5)记录	• 纸袋弃于生活垃圾桶内 • 促进患者舒适,保持病室整洁 • 减少致病菌传播 • 利于评价

【评价】

1．梳发时动作轻柔,患者感觉舒适。

2．患者头发清洁,外观整齐,心情愉悦。

3．操作过程中能有效进行护患沟通,满足患者身心需要。

【注意事项】

1．为患者进行头发护理过程中,应注意患者的个人喜好,尊重患者习惯。

2．勿用铁齿梳子,采用圆钝齿的梳子,烫发者或头发较多者可选用齿间较宽的梳子,以防损伤头皮。

3．床上梳发时,应每次梳一小束,逐渐由发梢梳向发根,避免牵拉疼痛,动作应轻柔。对于头发编成辫的患者,每天至少将发辫松开一次,经梳理后再编好。

4．头发梳理过程中,可用指腹按摩头皮,促进头部血液循环。

5．观察头皮及头发情况,发现头皮感染、头皮屑过多、有寄生虫时,应报告医生并给予处理。

（二）床上洗头（shampooing in bed）

在梳头过程中,若发现患者头皮屑过多,头皮油脂分泌过于旺盛,头发黏有各种污渍,应及时为患者清理并洗发,按摩头皮。

　　根据患者健康状况、年龄和体力,可采用多种方式为患者洗头。身体状况好的患者,可在浴室内采用淋浴方法洗头;不能淋浴的患者,可协助患者坐于轮椅上行床边洗头;对于长期卧床患者,应根据病情,每周给予床上洗头。患者如有头虱,需进行灭虱处理后再洗发。护士在实际工作中可根据医院的现有条件为患者进行床上洗头,如采用马蹄形垫、扣杯法或洗头车等方法。

【目的】

　　1. 清除头皮屑和污垢,减少感染机会。

　　2. 保持头发清洁,使患者舒适,促进身心健康。

　　3. 按摩头皮,促进血液微循环及头发生长代谢。

　　4. 维护患者自尊,增加患者自信,建立良好的护患关系。

【评估】

　　1. 患者的年龄、病情、意识情况,情况允许时方可进行操作。

　　2. 患者自理能力和头发情况,个人的卫生习惯,头发、头皮状态,有无头皮瘙痒、损伤及虱、虮传染等。

　　3. 患者的接受与配合程度。

【计划】

　　1. 护士准备　衣帽整齐,修剪指甲,洗手,戴口罩。

　　2. 患者准备　了解洗头的目的、方法、注意事项及配合要点。

　　3. 用物准备

　　(1) 治疗盘内备:橡胶单、浴巾、毛巾、别针、眼罩或纱布、棉球、量杯、洗发液、梳子。

　　(2) 治疗盘外备:橡胶马蹄形卷或自制马蹄形垫、水壶、污水桶、脸盆、手消毒液、电吹风。治疗车下层备生活垃圾桶和医用垃圾桶。扣杯式洗头发另备搪瓷杯、橡胶管。

　　4. 环境准备　移开床头桌椅,关好门窗,调节室温。

【实施】见表5-4。

表 5-4　床上洗头

操 作 步 骤	要 点 说 明
1.核对、解释　备齐用物,携至床旁,核对患者床号和姓名,向患者和家属解释洗头目的、方法、注意事项及配合要点	• 便于操作 • 确认患者
2.围毛巾　将衣领松开向内折,毛巾围于颈部并用别针固定	
3.铺橡胶单　铺橡胶单和浴巾于枕上	• 避免床单、枕头、盖被被水沾湿
4.体位 ▲马蹄形垫床上洗头法(图5-17) 　协助患者斜角仰卧,移枕于肩下,将马蹄形垫放置于患者后颈下,使患者颈部枕于马蹄形垫的突起处,马蹄形垫开口处下方接污水桶。患者屈膝,可垫枕于两膝下	• 如无马蹄形垫,可自制马蹄形卷代替 • 防止水倒流 • 用物需增加脸盆,搪瓷杯、毛巾2条 • 橡胶管内充满水,用血管钳夹紧,利用虹吸原理,将污水引入污水桶内

续表

操 作 步 骤	要 点 说 明
▲扣杯式床上洗头法(图 5-18) 协助患者取仰卧位,移枕于肩下,铺橡胶单和治疗巾于患者头部位置。取一脸盆,盆底放一条四折的毛巾,其上倒扣搪瓷杯,再垫一块四折的毛巾并外裹防水薄膜的毛巾。将患者头部枕于毛巾上,脸盆内置一橡胶管,下接污水桶	
▲洗头车床上洗头法(图 5-19) 将洗头车推至床旁,患者斜角仰卧,头部枕于洗头车的头托上,将接水盘置于患者头下	
5.保护眼耳 用棉球或耳塞塞好两耳,用眼罩或纱布遮盖双眼	• 操作中防止水流入耳及眼内
6.洗发 (1)试水温,患者确定水温合适后,充分湿润头发 (2)将洗发液均匀涂抹在患者的头发上,两手指腹揉搓头发和按摩头皮,方向由发际向头顶部。梳去脱落的头发,缠绕成团置于纸袋中,再用热水冲洗头发,直到洗净为止 (3)洗发毕,解下颌下毛巾包住头发,一手托住头部,一手撤去马蹄形垫或脸盆、接水管或移去洗头车 (4)摘除耳内棉球及眼罩,用毛巾擦干患者眼部,酌情使用护肤霜	• 确保水温合适(43～45 ℃,或者符合患者习惯) • 按摩可促进头部血液循环
7.擦干头发 协助患者卧于床中央,将枕头、橡胶单、大毛巾一并从肩下移至头部,用包头的毛巾揉搓头发,再用大毛巾擦干或用电吹风吹干,梳理成患者喜好的发型	• 及时擦干头发,避免患者受凉
8.整理记录 撤去用物,协助患者取舒适卧位,整理床单位,清理用物,洗手,记录	• 确保患者舒适、整洁 • 利于评价

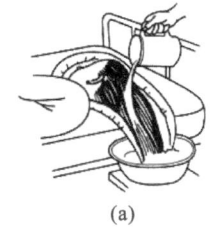 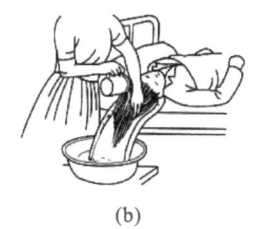

图 5-17 马蹄形垫床上洗头法

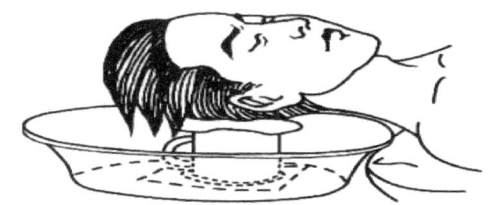

图 5-18 扣杯式床上洗头法

【评价】

1. 梳发时动作轻柔,患者感觉舒适。

2. 患者头发清洁,外观整齐,心情愉悦。

3. 操作过程中能有效进行护患沟通,满足患者身心需要。

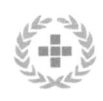

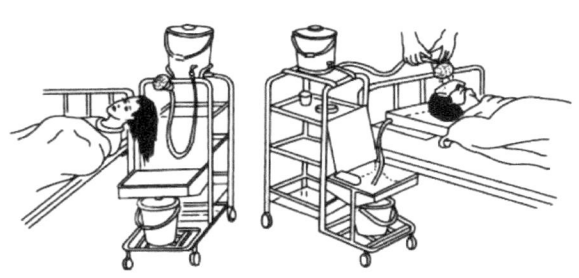

图 5-19 洗头车床上洗头法

【注意事项】

1. 注意保暖,同时避免水溅入眼、耳内。

2. 洗发时间不宜过久,以防头部充血和疲劳,引起不适。

3. 洗发过程中,随时观察病情变化,如面色、脉搏、呼吸等,有异常情况出现应立即停止操作,给予处理。

4. 病情危重和极度衰弱患者,不易洗发。

（三）灭虱、虮法

虱子是一类体型很小的昆虫,其产生与卫生不良、环境拥挤或接触感染者有关,可通过衣服、床单、梳子、刷子等进行传播,同时还可传播疾病,如流行性斑疹伤寒、回归热等。根据生长部位不同有不同的分类,在头部的叫头虱,生长在身体上的叫体虱,生长在阴部的叫阴虱。头虱存在于头发和头皮上,体小,呈卵圆形,浅灰色,其卵（虮）外观似头屑,实为固态颗粒,紧紧地黏在头发上不易去掉;体虱存在于衣物中;阴虱则存在于阴毛处。虱寄生于人体后可导致皮肤瘙痒,抓伤后引发感染。若发现患者感染虱、虮,应立即进行灭虱、虮处理。

【目的】

1. 消灭头虱、虮,使患者清洁、舒适。

2. 预防人群间相互传染和传播疾病。

【评估】

1. 患者的病情,对灭虱、虮处理的理解及配合程度。

2. 患者头发浓密、长短及头发上虱、虮的分布情况,有无头皮损伤。

3. 患者对头发清洁卫生知识的了解程度。

【计划】

1. 护士准备　修剪指甲,洗手,戴口罩,穿隔离衣。

2. 患者准备　了解灭虱、虮法的目的、方法、注意事项及配合要点。

3. 用物准备

（1）治疗盘内备:洗头用物、治疗巾 2～3 张、篦子（齿内嵌入少许棉花）、治疗碗（内盛灭虱药液）、纱布数块、塑料帽子、布口袋（可用枕套代替）、纸袋、清洁衣裤和被服。

（2）治疗盘外备:常用灭虱、虮药液、手消毒液。治疗车下层备生活垃圾桶和医用垃圾桶。

①30％含酸百部酊剂:取百部 30 g 放入瓶中,加 50％乙醇 100 mL,再加入纯乙酸 1 mL,盖严,48 h 后即可制成灭头虱、虮药。

②30％百部含酸煎剂:取百部 30 g,加水 500 mL 煮 30 min,以双层纱布过滤,挤出药液。将药渣再次加水 500 mL 煮 30 min,再以双层纱布过滤挤出药液。将两次煎得药液合并煎煮,

浓缩至 100 mL,冷却后加入纯乙酸 1 mL 或食醋 30 mL(纯乙酸 1 mL 相当于市售食醋 30 mL),即制得 30%百部含酸煎剂。

4.环境准备 安全、保暖、适当调节气温。

【实施】见表 5-5。

表 5-5 灭虱、虮法

操作步骤	要点说明
1.核对 备齐用物,携至床旁,核对患者床号和姓名,再次解释操作目的及配合方法,长发患者说服其剪短头发,剪下的头发用纸包裹焚烧	· 便于操作 · 确认患者
2.擦拭药液 按洗头法做好准备,将头发分成若干缕,用纱布蘸灭虱药液,按顺序擦遍头发,同时用手揉搓头发,使全部头发湿透	· 彻底发挥灭虱药的作用
3.戴帽子 包住头发	· 避免挥发,保证作用
4.篦虱、虮 约 24 h 后,取下帽子,用篦子去死虱、虮,清洗头发	· 如发现仍有活虱须重复用药
6.消毒 灭虱、虮完毕,为患者更换衣裤、被服,将污染物放入布袋口袋内,扎好袋口,按隔离原则处理	· 防止虱虮传播
7.整理记录 整理床单位,清理用物,除去篦子上的棉花,用火焚烧,将梳子和篦子消毒后用刷子刷净。洗手,记录	· 减少致病菌传播 · 利于评价

【评价】

1.虱、虮彻底灭除,无虱、虮传播。

2.患者无全身及局部反应。

3.患者掌握灭除虱、虮的方法。

【注意事项】

1.防止灭虱、虮的药液污染面部及眼睛,必要时面部盖毛巾。灭虱、虮过程中注意观察患者局部及全身反应。

2.严格执行消毒隔离制度,防止医院感染发生。

3.护士在操作过程中应注意保护自己。

二、口腔清洁护理

口腔由牙齿、牙龈、舌、颊、软腭及硬腭等组成,具有摄取、咀嚼和吞咽食物,以及发音、感觉、消化等重要功能。口腔中经常存在着大量的正常和致病的菌群,正常人通过每天饮水、进食、刷牙、漱口等活动可达到减少和清除致病菌的目的,因此一般情况下口腔不会出现异常。但当个体处于疾病状态时,机体的防御功能下降,有的患者还会出现进食及饮水障碍,导致口腔内致病菌大量繁殖,引起口腔卫生不洁,甚至出现口腔局部炎症和溃疡等。口腔出现健康问题时往往会导致患者的食欲减退下降、局部疼痛、影响营养物质消化和吸收及其他严重的合并症。同时口腔异味、龋齿和牙齿不整还会影响人的健康,而且会产生一定的心理障碍。由此可见,良好的口腔卫生可促进机体的健康和舒适。护士应认真评估患者的口腔卫生状况,指导患者重视并掌握正确的口腔清洁技术,从而完成日常口腔清洁活动,对于机体衰弱和存在功能障

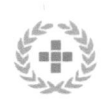

碍的患者,护士需根据其病情及自理能力,协助完成口腔护理(oral care)。

（一）口腔的健康指导

为减少龋齿的发生,正常人应在早晚及餐后养成良好的刷牙习惯。当口腔出现过度干燥时,鼓励患者多饮水,同时喝水也有利于清洁口腔,对患者的口腔清洁应给予以下指导。

1. 正确选择和使用口腔清洁用具　选择牙刷应尽量选用外形较小、表面平滑的尼龙毛刷,柔软的牙刷可刺激牙龈却不会损伤牙龈。牙刷应至少每隔三个月更换一次。选用无腐蚀性的牙膏,含氟药物牙膏具有抑制细菌生长、预防龋齿和治疗牙齿过敏的作用,可根据需要选用。牙膏一般不宜常用一种,应轮换使用。

2. 指导采用正确的刷牙方法　刷牙可清除食物残渣,有效减少牙齿表面与牙龈边缘的牙菌斑,且具有按摩牙龈的作用,有助于减少口腔环境中的致菌因素,一般早晨起床后、临睡前、每次餐后刷牙。刷牙时将牙刷的尖端轻轻放于牙齿周围的龈沟上,牙刷的刷毛与牙龈成 45°角,以快速的环形来回震颤,每次刷牙只刷 2～3 个牙齿,每刷完一个部位后,再刷相邻部位。对于前排牙齿的内面,可用牙刷毛面的尖端以环形震颤刷洗牙面,再反复刷洗牙齿的咬合面,刷完牙齿后,再刷舌面,以减少微生物的数量并清除食物残渣。协助患者刷牙时,可嘱伸出舌头,握紧牙刷柄并与舌面成直角,用较小的力量,先刷舌面尖端,再刷舌头两侧面,之后漱口,重复以上过程,直到口腔完全清洁为止。指导患者养成良好的卫生习惯,睡前不应进食对牙齿有刺激性或腐蚀性的食物(如糖类食物),以减少食物中糖类及碳水化合物的含量。

3. 正确使用牙线　刷牙不能彻底清除牙齿周围的牙菌斑和碎屑。使用牙线可清除牙间隙食物残渣,去除牙齿间的牙菌斑,预防牙周病。尼龙线、丝线、涤纶线均可作牙线,市售的专用牙签线更方便。建议每日剔牙两次,餐后立即进行效果更佳。

具体操作方法:将牙线两端分别缠于双手示指或中指,以拉锯式将其嵌入牙间隙。拉住牙线两端使其呈"O"形,滑动牙线至牙龈边缘,绷紧牙线,沿一侧牙面前后移动牙线以清洁牙齿侧面,然后用力弹出,再换另一侧,反复数次至牙面清洁或将嵌塞食物清除。使用牙线后,需彻底漱口以清除口腔内碎屑。操作中注意对牙齿侧面施加压力时,动作应轻盈,以免损伤牙龈。

（二）义齿的清洁与护理

牙齿缺损时,应合理佩戴义齿,可促进食物咀嚼,便于交谈,维持面部外观形象和正常的口腔功能。对佩戴义齿的患者应做好义齿的清洁和护理,并进行健康指导。

1. 装有义齿的患者,白天应佩戴义齿,以增进咀嚼功能,并保证有良好的面部外观。晚上将义齿取下,使牙床得到保养。不能自理者,由护士协助进行义齿护理,操作者洗手,带一次性手套,帮助患者先取上腭的义齿,后取下腭的义齿,将义齿洗净后存放于盛有冷开水的杯中浸泡,并在杯盖上注明患者的姓名和床号,放于床旁桌抽屉内,防止丢失和损坏。每天换水一次。义齿不能浸入热水中,也不能用乙醇等消毒液浸泡和擦拭消毒,以免变色、变形和老化。

2. 义齿容易积有食物残渣和碎屑,餐后应取下义齿进行清洗,其清洗方法与刷牙方法相同,每次取下义齿后,可用温水漱口,使用质软的尼龙小牙刷或纱布,刷洗口腔各处,包括舌面,清洗后协助患者带上义齿。

3. 鼓励患者使用义齿以维持正常功能,防止牙龈萎缩变形。佩戴义齿前保持义齿湿润,以减少摩擦。

（三）特殊口腔护理(special oral care)

特殊口腔护理是根据患者的病情和口腔情况,采用适合病情的口腔护理溶液,运用特殊的护理手段,为患者进行清洁口腔的一种方法,常用于高热、昏迷、危重、禁食、鼻饲、口腔疾患、术后和生活不能自理的患者。一般每日 2～3 次,如病情需要,可酌情增加次数。

【目的】

1. 保持口腔清洁、湿润、预防口腔感染及并发症。

2. 预防和减轻口腔异味,去除口臭和牙垢,促进食欲,保持口腔的正常功能。

3. 观察口腔黏膜、舌苔和特殊的口腔气味的改变,提供病情观察的动态信息。

【评估】

患者的年龄、病情、意识、自理能力、心理接受程度及配合程度。

【计划】

1. 患者准备　患者了解特殊口腔护理的意义,能积极配合。卧床患者根据病情可取半坐卧位或仰卧位,取仰卧位的患者头偏向一侧。

2. 护士准备　衣帽整洁,修剪指甲,洗手,戴口罩,熟悉口腔卫生的相关知识和特殊口腔护理的操作方法。

3. 用物准备

(1)治疗盘内备:治疗碗 2 个(一个盛漱口液浸湿的棉球,一个盛漱口溶液),平镊 1 把、弯血管钳 1 把、棉签、压舌板、吸水管。治疗巾外置:液状石蜡或唇膏,手电筒,弯盘,毛巾或治疗巾。根据需要备外用药,如新霉素、冰硼散、西瓜霜等。

(2)治疗盘外:口腔护理常用漱口溶液,见表 5-6,常用药物(西瓜霜、锡类散、新霉素、口腔薄膜、制霉菌素甘油、金霉素甘油等),手消毒液。治疗车下层备医用垃圾桶、生活垃圾筒。

表 5-6　口腔护理常用漱口液

溶液名称	浓度	作用及适用范围
生理盐水	0.9%	清洁口腔,预防感染
复方硼酸溶液(朵贝尔氏液)	1%～3%	轻度抑菌、除臭
过氧化氢溶液	1%～3%	防腐、防臭,适用于口腔感染有溃烂坏死组织者
碳酸氢钠溶液	1%～4%	属碱性溶液,适用于真菌感染
洗必泰溶液	0.02%	清洁口腔,广谱抗菌
呋喃西林溶液	0.02%	清洁口腔,广谱抗菌
醋酸溶液	0.1%	适用于绿脓杆菌感染
硼酸溶液	2%～3%	酸性防腐溶液,有抑制细菌作用
甲硝唑溶液	0.08%	适用于厌氧菌感染
中药漱口液(金银花、一枝黄花、野菊花)	—	清热、解毒、消肿、止血、抗菌

4. 环境准备　环境清洁,空气清新,无不良气味和不良视觉刺激,光线充足。

【实施】特殊口腔护理见表 5-7。

表 5-7　特殊口腔护理

操作步骤	要点说明
1.核对、解释　备齐用物,携至床旁,核对患者床号和姓名,再次解释操作目的及配合方法	·便于操作 ·确认患者

续表

操 作 步 骤	要 点 说 明
2.体位 协助患者侧卧或仰卧头,偏向一侧,面向护士	• 便于分泌物及多余水分从口腔内流出,防止反流造成误吸
3.铺巾置盘 铺治疗巾于患者颈下,置弯盘于患者口角旁	• 防止床单、枕头及患者衣服被浸湿
4.湿润口唇 弯盘置于口角旁,湿润口唇	• 防止口唇干裂者直接张口时破裂出血
5.漱口 协助患者用吸水管吸水漱口	• 有活动义齿者,取下义齿,浸泡在冷开水内
6.口腔评估 嘱患者张口,护士一手持手电筒,一手用压舌板轻轻撑开颊部(昏迷或牙关紧闭者用张口器撑开口腔协助张口)观察口腔有无出血、溃疡和特殊气味	• 长期应用抗生素、激素者,注意观察有无真菌感染;昏迷患者禁用漱口溶液漱口,以防误吸入呼吸道
7.擦拭	• 棉球不可过湿,以防患者将溶液吸入呼吸道
(1)嘱患者咬合上下齿,用压舌板轻轻撑开左侧颊部,用弯血管钳夹取棉球并稍拧干,纵向擦洗牙齿外侧面,从磨牙至门齿处。同法擦洗对侧	• 擦洗时,夹紧棉球,每次一个,防止棉球遗留在口腔内 • 擦洗顺序一般为先上后下,由内向外
(2)嘱患者张口,依次擦洗牙齿的上内侧面、上咬合面、下内侧面、下咬合面,再弧形擦洗颊部。同法擦洗对侧	• 擦洗动作宜轻稳,避免损伤黏膜及牙龈,勿触及软腭、咽部,以免引起恶心
(3)擦洗硬腭部,由内向外擦洗舌面,舌下周围	
8.再次漱口 擦洗完毕协助患者漱口,擦净面部及口唇	• 保持口腔清爽 • 有义齿者,协助其佩戴义齿
9.再次评估口腔口唇状况	• 再次观察口唇,酌情使用外用药
10.记录 撤去治疗巾,帮助患者取舒适卧位,整理床单位,洗手,记录	• 减少致病菌传播 • 利于评价

【评价】

1. 患者感觉舒适,口腔湿润无异味。

2. 口腔内无溃疡和感染,牙龈无出血。

3. 患者及家属知晓口腔清洁方面的知识和技能。

【注意事项】

1. 操作时动作要轻,特别是对凝血功能差的患者,防止碰伤黏膜及牙龈。

2. 昏迷患者禁漱口,需要张口器时,应从臼齿处放入,牙关紧闭者不可用暴力助其张口。

3. 擦洗口腔时需用弯止血钳夹紧棉球,每次一个,防止棉球遗留在口腔内。棉球不可过湿,以防患者将溶液吸入呼吸道。

4. 传染病患者的用物按消毒隔离原则处理。

三、皮肤清洁护理

皮肤是人体最大的器官,覆盖在人体表面。完整的皮肤有保护机体、调节体温、吸收、分泌、排泄及感觉等功能,具有天然的屏障保护作用,可避免微生物入侵。皮肤与其附属物构成皮肤系统。皮肤的结构由表皮、真皮和皮下组织构成,其间包含皮肤的附属器(毛发、指、趾甲、皮脂腺、大小汗腺)以及丰富的血管、淋巴管和神经。健康的皮肤温暖、柔软、不干燥、不油腻、肤色自然、无肿块、无丘疹等。对冷、热、触摸和针刺感觉良好。皮肤的新陈代谢迅速,其排泄的废物有皮脂、汗腺、脱落的表皮碎屑等,能与外界微生物及尘埃结合形成污垢,黏附于皮肤表面,如不及时清除,可刺激皮肤,造成皮肤瘙痒,降低皮肤抵抗力,以致破坏其屏障作用,成为微生物入侵的门户,造成各种感染。

皮肤的主要功能:①保护身体以抵抗物理、化学、生物的伤害,在内外环境间起到屏障保护作用;②调节体温,维持体液和电解质的平衡;③排泄水分与废物;④感受外界刺激,有冷、热、触、痛觉感觉器;⑤皮肤可以吸收紫外线,活化维生素 D。定期进行皮肤护理,可促进皮肤的血液循环,增强皮肤的排泄功能,维持机体皮肤的完整性。满足患者舒适、清洁的需要,预防感染和压疮等并发症。

(一)淋浴和沐浴(shower and tub bath)

病情较轻,有自理能力的患者可采用淋浴或盆浴。护士应根据患者的需要和病情选择洗浴的方式、时间与次数,并给予适当协助。

【目的】

1. 保持皮肤清洁,清除污垢,使患者舒适。

2. 促进血液循环,增强皮肤排泄功能,预防皮肤感染及压疮等并发症发生。

3. 观察身体皮肤异常变化,提供疾病信息,维持良好护患关系。

【评估】

1. 患者清洁习惯、病情状况、肢体活动能力及自理能力。

2. 患者皮肤情况,如皮肤清洁度,皮肤的颜色、湿润度、柔软度、厚度、弹性及气味等;皮肤感觉功能有无异常;皮肤有无水肿、破损、斑点、丘疹、水疱和硬结等改变。

3. 患者及家属对皮肤清洁知识的了解程度和要求。

【计划】

1. 护士准备 衣帽整齐,修剪指甲,洗手,戴口罩。

2. 患者准备 了解沐浴的目的,做好准备。沐浴须在进食 1 h 后进行,以免影响消化。

3. 用物准备 脸盆、毛巾、浴巾、洗发液、浴皂或浴液、清洁衣裤和防滑拖鞋。治疗车下层备生活垃圾桶和医用垃圾桶。

4. 环境准备 调节室温到 22 ℃以上,水温维持在 40~45 ℃,也可按患者习惯调节。

【实施】见表 5-8。

表 5-8 淋浴和沐浴

操作步骤	要点说明
1.备物 检查浴盆或浴室是否清洁,浴室放置防滑垫。协助患者准备洗浴用品和护肤用品。将用物放于浴盆或浴室内易取处	• 防止致病菌传播 • 防止患者在取用物时出现意外性跌倒
2.解释 协助患者入浴室。患者穿好浴衣和拖鞋。指导患者调节冷、热水开关及使用浴室呼叫器。患者进、出浴室时扶好安全把手。浴室勿锁门,将"正在使用"标记挂于浴室门外	• 防止患者出现意外性跌倒 • 避免患者受凉或意外性烫伤 • 防止患者滑倒或跌倒 • 发生意外时护士能及时入内
3.淋浴 患者沐浴时,护理人员应随时询问,确保患者安全	• 注意沐浴时间,时间过久应予询问 • 如患者晕厥,立即抬出,平卧保暖,通知医生配合处理

续表

操 作 步 骤	要 点 说 明
4.操作后处理 (1)沐浴后,特别是盆浴患者,应扶助出浴盆,防止滑倒 (2)观察患者沐浴后身体情况 (3)协助患者穿好清洁衣裤和拖鞋 (4)整理浴室及用物,洗手,记录	• 盆浴者浸泡时间不超过 20 min,浸泡过久易导致疲劳 • 保暖,防止受凉 • 减少致病菌传播 • 有利于评价

【评价】

1. 患者沐浴过程安全,无意外发生。

2. 沐浴后患者感到舒适、清洁、精神愉快。

【注意事项】

1. 浴室放置防滑垫,配备防滑拖鞋、安全扶手,防止滑倒跌伤。

2. 妊娠 7 个月以上孕妇禁用盆浴,创伤和患心脏病需卧床的患者,均不宜盆浴和淋浴。

3. 传染患者应根据病情、病种,按隔离原则进行沐浴。

4. 淋浴应该在进食 1 h 后进行,以免影响消化系统。

5. 做好急救准备,出现晕厥应立即给予就地抢救。

(二) 床上擦浴(bed bath)

床上擦浴适用于病情加重、长期卧床、制动或活动受限及身体衰弱而无法自行沐浴的患者。

【目的】

1~3.同淋浴和盆浴。

4. 观察患者一般情况,活动肢体,防止肌肉挛缩和关节僵硬等并发症发生。

【评估】

1. 患者清洁习惯、病情状况、肢体活动能力及自理能力。

2. 患者皮肤情况,如皮肤清洁度,皮肤的颜色、湿润度、柔软度、厚度、弹性及气味等;皮肤感觉功能有无异常;皮肤有无水肿、破损、斑点、丘疹、水疱和硬结等改变。

3. 患者及家属对皮肤清洁知识的了解程度和要求。

【计划】

1. 护士准备　衣帽整齐,修剪指甲,洗手,戴口罩。

2. 患者准备　病情稳定,全身状况较好。了解擦浴的目的,做好准备。

3. 用物准备　脸盆、毛巾、浴巾、洗发液、浴皂或浴液、清洁衣裤和防滑拖鞋。

(1) 治疗盘内备:浴巾 2 条、毛巾 2 条、浴皂、小剪刀、梳子、浴毯、50%乙醇、护肤用品(润肤剂、爽身粉)。

(2) 治疗盘外备:脸盆 2 个、水桶 2 个(一桶盛放 50~52 ℃热水,并按年龄、季节和患者习惯增减水温,另一桶接盛污水)、清洁衣裤和被服、手消毒液、便盆、便盆巾和屏风。治疗车下层备生活垃圾桶和医用垃圾桶。

4. 环境准备　调节室温到 24 ℃以上,关好门窗,拉上窗帘或使用屏风遮挡。

【实施】见表 5-9。

表 5-9 床上擦浴

操 作 步 骤	要 点 说 明
1.核对、解释 备齐用物携至床旁,将用物放于易取、稳妥处。核对患者并询问患者有无特殊用物需求	· 便于操作 · 确认患者
2.按需给予便器	· 温水擦浴时易引起患者排尿和排便反射 · 保暖,防止受凉
3.关闭门窗,屏风遮挡	· 保护患者隐私
4.体位 协助患者移近护士,取舒适卧位,并保持身体平衡	· 确保患者舒适,节省护士体力,减少肌肉紧张和疲劳
5.盖浴毯 根据病情放平床头及床尾支架,松开盖被,移至床尾。用浴毯遮盖患者	· 移去被盖可防止洗浴时弄脏或浸湿盖被 · 浴毯用于保护和维护患者隐私
6.备水 将脸盆和浴皂放于床旁桌上,倒入温水约2/3满	· 温水可促进患者身体舒适和肌肉放松,避免受凉
7.擦洗面部和颈部 (1)将一条浴巾铺于患者枕上,另一条浴巾盖于患者胸部。将毛巾叠成手套状,包于护士手上(图5-20)。将包好的毛巾放入水中,彻底浸湿 (2)先用温水擦洗患者眼部,由内眦至外眦,使用毛巾不同部位轻轻擦干眼部 (3)询问患者面部擦洗是否使用肥皂。按顺序洗净并擦干前额、面颊、鼻翼、耳后、下颌至颈部	· 避免擦浴时弄湿床单和盖被 · 毛巾折叠可保持擦浴时毛巾的温度,避免毛巾边缘过凉刺激患者皮肤 · 避免使用浴皂,以免引起眼部刺激症状 · 避免交叉感染 · 防止眼部分泌物进入鼻泪管 · 因面部皮肤比身体其他部位皮肤更容易暴露于外界,浴皂容易使面部皮肤干燥 · 注意擦净耳廓、耳后及皮肤皱褶处,除眼部外,其他部位一般采用清水和浴皂各擦洗一遍后,再用清水擦净及毛巾擦干的顺序擦洗
8.擦洗上肢和手 换毛巾、酌情更换热水,为患者脱下衣服,先脱健侧后脱患侧,将浴巾铺于一侧上肢下并遮盖好,一手托患者前臂及肘部,另一手包毛巾从上到下逐段擦洗至手腕,同法擦洗另一侧上肢,再洗双手。然后用清水擦净,浴巾擦干	· 充分暴露擦洗部位,便于擦浴 · 先脱健侧便于操作,避免患侧关节过度活动 · 擦洗时力量要足以刺激肌肉组织,促进皮肤血液循环 · 注意洗净腋窝等皮肤皱褶处
9.擦洗胸腹部 (1)根据需要换水,测试水温 (2)将浴巾盖于患者胸部,将浴毯向下折叠至患者脐部。护士一手掀起浴巾一边,用另一包有毛巾的手擦洗患者胸部。擦洗女性患者乳房时应环形用力,注意擦净乳房下皮肤皱褶处。必要时,可乳房抬起以擦洗皱褶处皮肤。彻底擦干胸部皮肤 (3)将浴巾纵向盖于患者胸、腹部。将浴毯向下折叠至会阴部。护士一手掀起浴巾一边,用另一包有毛巾的手擦洗患者腹部一侧,同法擦洗腹部另一侧。彻底擦干腹部皮肤	· 减少患者身体不必要的暴露,保护患者隐私 · 皮肤分泌物和污物易沉积于皱褶处。乳房下垂,皮肤摩擦后容易出现破损 · 擦洗过程中应保持浴巾盖于患者胸部,保护患者隐私并避免着凉 · 防止身体受凉,减少身体暴露 · 由于皮肤皱褶处潮湿、分泌物聚集,容易刺激皮肤,并导致皮肤破损,因此应注意洗净脐部和腹股沟处的皮肤皱褶 · 擦洗过程中保持浴巾盖于患者腹部。保护患者隐私

续表

操 作 步 骤	要 点 说 明
10.擦洗背部	
(1)协助患者取侧卧位,背向护士。将浴巾纵向铺于患者身下	• 暴露背部和臀部,便于擦洗 • 保暖,减少身体不必要暴露
(2)将浴毯盖于患者肩部和腿部	• 由于臀部和肛门部位皮肤皱褶处常有粪便,易于细菌滋生,因此要注意擦净臀部和肛门部位皮肤皱褶
(3)依次擦洗后颈部、背部至臀部	
(4)进行背部按摩(详见背部护理)	
(5)协助患者穿好清洁上衣。先穿对侧,后穿近侧;如有肢体外伤或活动障碍,应先穿患侧,后穿健侧	• 确保患者温暖舒适 • 先穿患侧可减少肢体关节活动,便于操作
(6)将浴毯盖于患者胸、腹部。换水	• 换水可防止微生物从肛门传播到会阴部
11.擦洗下肢、足部及会阴部	
(1)协助患者平卧	• 减少身体不必要暴露
(2)将浴毯撤至床中线处,盖于远侧腿部,确保遮盖会阴部位。将浴巾纵向铺于近侧腿部下面	• 由远心端向近心端擦洗可促进静脉回流
(3)依次擦洗踝部、膝关节、大腿,洗净后彻底擦干	
(4)移盆于足下,盆下垫浴巾	• 确保足部接触盆底,以保持稳定
(5)一手扶足盆,另一手将患者近侧足部两脚轻轻放于盆浸泡洗净,同法洗净另一只足部。根据情况修剪指(趾)甲,彻底擦干足部,若足部过于干燥,可使用润肤露。护士移至床对侧,同法擦洗近侧腿部和足部	• 浸泡可软化角质层 • 确保洗净趾间部位 • 润肤露可保持皮肤湿润,软化皮肤
(6)用浴巾盖好上肢和胸部,将浴毯盖好下肢,只保留会阴部位。洗净并擦干会阴部	• 保护患者隐私
12.梳头 协助患者取舒适体位,为患者梳头	• 维护患者个人形象
13.整理记录	
(1)整理床单位,按需更换床单	• 保证患者清洁舒适
(2)撤下屏风或拉开窗帘,酌情开窗通风	• 减少致病菌传播
(3)整理用物,洗手,记录	• 利于评价

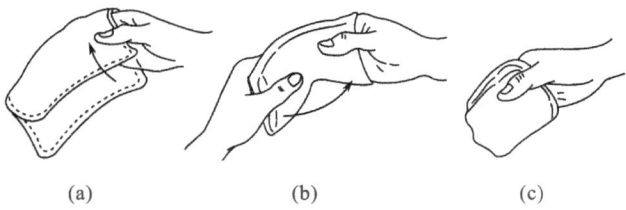

(a)   (b)   (c)

图 5-20　包毛巾法

【评价】

1. 患者擦浴过程安全,无意外发生。

2. 擦浴后患者感到舒适、清洁。

3. 患者具备必要的皮肤清洁与健康关系的知识。

【注意事项】

1. 擦浴时注意患者保暖,控制室温,随时调节水温,及时为患者盖好浴毯,天冷时可在被内操作。

2. 操作时动作敏捷、轻柔,减少翻动次数。通常于 15～30 min 内完成擦浴。

3. 擦浴过程中应注意观察患者病情变化及皮肤情况,如出现寒战、面色苍白、脉速等征象,应立即停止擦浴,并给予适当处理并做好记录。

4. 擦浴时注意保护患者隐私,尽可能减少暴露。

5. 擦浴过程中,注意遵循节力原则。

6. 擦浴过程中,注意保护伤口和管路,避免伤口受压、管路打折或扭曲。

(三)背部按摩(back massage)

患者沐浴后常常要进行背部按摩。背部按摩可以促进背部皮肤的血液循环,还可以观察患者皮肤有无破损,并加强护患沟通。行背部按摩前应先了解患者病情,确定有无背部按摩的禁忌证,如背部手术或肋骨骨折患者禁止进行背部按摩。

【目的】

1. 促进皮肤血液循环,预防压疮等并发症。

2. 观察患者一般情况,满足身心需要。

3. 放松背部肌肉,减轻疲劳与酸痛。

【评估】

1. 患者病情、意识状态、卧床时间、卧位、皮肤的完好状况等。

2. 患者肢体活动能力、自理能力。

3. 患者皮肤清洁程度,对预防压疮知识了解程度。

【计划】

1. 护士准备 衣帽整洁,修剪指甲,洗净双手,戴口罩。熟悉背部护理操作技术,向患者解释背部护理的重要性、目的和注意事项。

2. 患者准备 病情平稳,身体状况良好,能配合操作。

3. 用物准备 毛巾、浴巾、50%乙醇、脸盆(内盛 50～52 ℃温水)、手消毒液、屏风、清洁衣裤 1 套,必要时备便盆。

4. 环境准备 关闭门窗,调节病室温度在 24 ℃以上,拉上窗帘或使用屏风遮挡,保护隐私。

【实施】见表 5-10。

表 5-10 背部按摩

操 作 步 骤	要 点 说 明
1.核对、解释 备齐用物携至床旁,核对患者并询问患者有无特殊用物需求	• 便于操作 • 确认患者
2.备水 将盛有温水的脸盆置于床旁或桌椅上	
3.体位 协助患者取俯卧位或侧卧位,背向操作者	• 有利于背部按摩。保护患者隐私,利于患者放松
4.按摩 ▲俯卧位背部按摩 (1)铺浴巾:暴露患者背部、肩部、上肢及臀部,将身体其他部位用盖被盖好。将浴巾纵向铺于患者身下	• 减少不必要的身体暴露 • 防止浸湿床单

续表

操 作 步 骤	要 点 说 明
(2)清洁背部:用毛巾依次擦洗患者的颈部、肩部、背部及臀部	
(3)全背按摩:两手掌蘸少许50%乙醇,用手掌大小鱼际以环形方式按摩。从骶尾部开始,沿脊柱两侧向上按摩至肩部,按摩肩胛部时应用力轻;再从上臂沿背部两侧向下按摩至髂嵴部位(图5-21)。有节律地进行按摩数次	• 促进组织肌肉放松、皮肤血液循环 • 手勿离开皮肤,按摩至少持续3 min
(4)用拇指指腹蘸50%乙醇,由骶尾部开始沿脊柱旁按摩至肩部、颈部,再继续向下按摩至骶尾部	• 皮肤血液循环 • 按摩3～5 min
(5)用手掌大小鱼际蘸50%乙醇紧贴皮肤按摩其他受压处,按向心方向按摩,由轻至重,再由重至轻	• 过多乙醇可刺激皮肤
(6)背部轻叩3 min ▲侧卧位背部按摩	
(1)同俯卧位背部按摩(1)～(6) (2)协助患者转向另一侧卧位,按摩另一侧髋部	• 舒适卧位可增加背部按摩效果
5.更换衣服 用浴巾擦净背部乙醇,撤去浴巾后协助患者穿好衣服	• 过多乙醇可刺激皮肤
6.整理记录 协助患者取舒适卧位,整理用物和床单位,洗手,记录	• 减少致病菌传播 • 利于评价

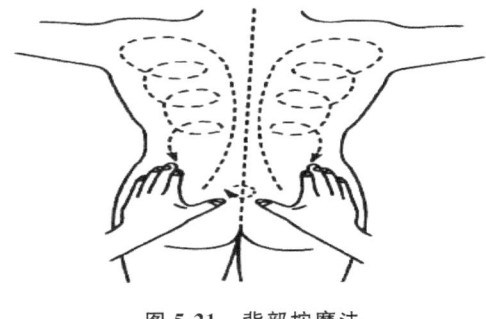

图 5-21 背部按摩法

【评价】

1. 患者背部皮肤清洁,背部肌肉酸痛感消失,感觉舒适。

2. 按摩过程中未发生受凉、皮肤损伤等情况。

3. 患者及家属掌握背部按摩知识及技能。

【注意事项】

1. 若局部出现压疮早期症状,按摩时不可在此处加压力以防皮肤破损,造成感染。用拇指腹部以环形动作在压疮边缘正常皮肤处向外按摩。

2. 背部护理中,可与患者进行交流,分散其注意力,使其感觉自然、舒适、减少心理压力。

3. 施力大小应适中,过小达不到效果,过大会损伤患者皮肤。

4. 护士在操作时,遵循人体力学原则,注意节时省力。

四、晨晚间护理

晨晚间护理(morning and evening care)是优质护理服务的重要组成内容,能充分体现"以患者为中心"的服务理念。晨晚间护理根据人们的生活习惯,满足患者日常清洁需要的护理措施。根据病情需要,为危重、昏迷、瘫痪、高热、大手术后或年老体弱等不能自理的患者,在晨间及晚间所进行的生活护理,称为晨晚间护理。护士根据病情指导或协助患者进行晨晚间护理。

（一）晨间护理（morning care）

当患者清晨醒来,应该进行晨间护理,它是基础护理的重要工作内容,一般在清晨诊疗工作前完成。晨间护理可以使患者身心舒适,心情愉快,也是密切观察病情和满足患者身心需要的重要途径,同时是增进护患关系的很好机会,特别是生活不能自理、病情较重的患者,护士应予以协助完成晨间护理。

【目的】

1. 使患者清洁,舒适,预防压疮及肺炎等并发症的发生。

2. 观察、了解病情,为诊断、治疗和护理计划的制订提供依据。

3. 进行心理护理及卫生宣传,满足患者心理需求,增进护患沟通。

4. 保持病室和病床位整洁、美观。

【评估】

1. 患者的病情、意识状态、心理反应、自理能力、合作程度及清洁需要。

2. 患者口腔情况（详见本节口腔清洁护理）。

3. 患者衣物及床单位的清洁程度及皮肤受压情况。

4. 患者是否需要便器。

【实施】

1. 向患者解释晨间护理的目的。

2. 根据病情协助患者排便、刷牙漱口（口腔护理）、洗脸、洗手、梳头、翻身,检查患者皮肤受压情况,进行背部护理等。

3. 按需要更换衣服、被套、大单等,整理床单位。

4. 检查各种管道的引流、固定及治疗完成情况。

5. 观察病情,进行晨间交流,了解患者夜间睡眠、疼痛及呼吸情况,肠功能恢复情况,以及活动能力等,进行心理护理和健康指导。

6. 酌情开窗通风,保持病室内空气新鲜。

（二）晚间护理

晚间护理（evening care）是晚间入睡前为患者提供的护理,以促进患者清洁、舒适地入睡。可减轻患者白天因诊治疾病所致的痛苦,同时还能了解患者的病情变化,鼓励其树立战胜疾病的信心,提供良好的夜间睡眠条件,使患者舒适入睡。

【目的】

1. 保持病室、病床整洁、空气清新,使患者清洁、舒适,易于入睡。

2. 观察、了解病情和患者心理需要,做好心理护理。

3. 预防压疮的发生。

【评估】

1. 患者的病情、心理反应、自理能力、合作程度及清洁需要。

2. 患者睡眠情况。

3. 患者口腔情况（见本章口腔清洁护理的评估）。

4. 患者衣物及床单位的清洁程度及皮肤受压情况。

5. 患者是否需要便器。

【实施】

1. 协助患者排便、刷牙、漱口(口腔护理)、洗脸、洗手、擦洗背部、热水泡脚,女患者给予会阴部清洁护理。

2. 检查患者皮肤受压情况,观察有无早期压疮,按摩背部和骨骼隆突部位。

3. 整理床单位,按需要更衣,整理被套、大单等,根据气温增减盖被,保持床单平整、紧贴、无皱褶。

4. 进行管道护理,检查导管有无扭曲或受压,妥善固定。

5. 酌情关闭门窗,保持病室安静,消除噪音,关大灯、开地灯,使病室、病区光线暗淡,创造良好的睡眠环境,夜间巡视时,护士要注意做到"四轻"(走路轻、说话轻、操作轻及关门轻)。

6. 经常巡视病房,观察病情,了解患者夜间睡眠情况。如患者因精神紧张、疼痛等原因不能入睡,遵医嘱予以处理。

第四节 压疮护理

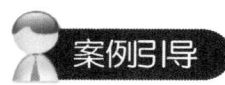

患者,陈某,男,58 岁,15 天前因车祸导致截瘫,大小便失禁。晨交班时护士检查发现其骶尾部皮肤破溃,创面红润有少量渗液,周围皮肤发红,请思考:

(1) 身体哪些部位容易发生压疮?

(2) 该患者压疮属于哪一期?

(3) 应该如何处理?

压疮是长期卧床患者或躯体移动障碍患者皮肤易出现的最严重问题,具有发病率高、病程发展快、难以治愈及治愈后易复发的特点,压疮是临床常见的并发症之一,一直是医疗护理领域的难题,是否发生压疮已经成为护理质量的评价指标,因此在护理工作中,压疮的预防与护理尤为重要。

一、压疮的概念

压疮(pressure ulcer)也称压力性溃疡,是指身体局部组织长期受压,血液循环障碍,局部组织持续缺血、缺氧、营养不良,致使皮肤失去正常功能而引起的组织破损和坏死。

压疮本身不是原发疾病,大多是原发疾病未经良好护理而造成的皮肤损伤。压疮的发生将给患者增加痛苦、加重病情、延长病程,严重者可引起败血症而危及患者生命。

二、压疮相关因素

压疮的形成是一个复杂的病理过程,是局部因素和全身因素综合作用所引起的皮肤组织的变形和坏死。

(一) 外源性因素

造成压疮的力学机制中,有三个主要物理力:垂直压力、摩擦力、剪切力。通常是 2~3 个力联合作用所导致皮肤受压、缺血、缺氧、抵抗力下降而损伤。

1. 垂直压力　对局部组织的持续性垂直压力(pressure)是导致压疮的最重要的因素。正常皮肤的毛细血管存在一定的压力(正常为16～32 mmHg),若超过其正常值即可阻断毛细血管对组织的灌流,造成组织缺氧、代谢废物排泄受阻,引起组织发生缺血、溃烂或坏死,甚至发生不可逆损害,导致压疮的发生。压疮形成与压力的强度和持续时间有密切关系。压力越大,持续时间越长,发生压疮的几率就越高。垂直压力常见于卧床、坐轮椅等长时间不改变体位者。

2. 摩擦力　摩擦力(friction)是两个物体接触,当发生向不同方向移动或相对移动时所形成的力即摩擦力。摩擦力作用于皮肤,会直接损伤皮肤的角质层而使皮肤屏障作用受限,病原微生物易于侵入皮肤。摩擦力主要来源于皮肤与衣服、裤或床单表面逆行的阻力摩擦(皱褶或渣屑),尤其是当床面部不平整时,皮肤受到的摩擦力会增加。患者在床上活动或坐轮椅时,皮肤随时都可能受到床单和轮椅坐垫表面的逆行阻力摩擦,导致局部皮肤升温,加快组织代谢,增加耗氧量,在组织受压缺血、缺氧的情况下,增加了压疮的易发性。

3. 剪切力　剪切力(shearing force)是因两层组织相邻表面间的滑行而产生进行性的相对移位所引起,与体位关系甚为密切。如当床头抬高而使患者身体下滑时,会产生剪切力,导致皮肤的供血障碍而发生压疮;半坐卧位时,骨骼及深层组织由于重力作用向下滑行,而皮肤及表层组织由于摩擦力的缘故仍停留在原位,从而导致两层组织间产生牵张而形成剪切力。剪切力发生时,因由筋膜下及肌肉内穿出供应皮肤的毛细血管被牵拉、扭曲、撕裂,阻断局部皮肤、皮下组织、肌层等全层组织的血液供应,引起血液循环障碍而发生深层组织坏死,形成剪切力性溃疡。一般来说,压疮的发生都是由以上2～3种力的共同作用而引起的,与力的大小和受力时间长短有关(图5-22)。

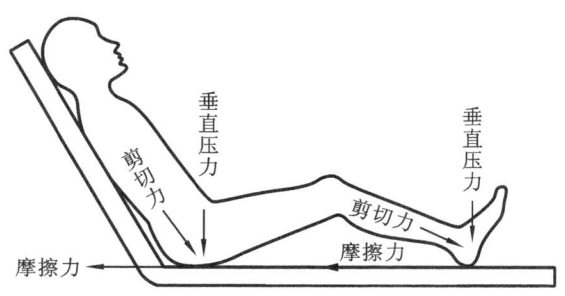

图 5-22　压疮发生的力学因素

4. 局部潮湿或排泄物刺激　汗液、尿液及各种渗出、引流液等物质的刺激使皮肤变得潮湿,被软化而抵抗力下降,影响皮肤的防御功能;尿液和粪便中化学物质的刺激作用使皮肤酸碱度改变,致使表皮角质层的保护能力下降,组织皮肤破溃,容易发生压疮。此外,皮肤潮湿会增加摩擦力,进而加重皮肤损伤。

（二）内源性因素

1. 全身营养不良或水肿　营养状况是影响压疮形成的重要因素。全身营养不良或水肿的患者皮肤较薄,抵抗力弱,受压后缺血、缺氧情况更为严重,很容易导致皮肤破损。

2. 年龄　老化过程导致皮肤在解剖结构、生理功能及免疫功能等方面出现衰退现象,表现为皮肤松弛干燥,缺乏弹性,皮下脂肪萎缩变薄,皮肤抵抗力下降,对外部环境反应迟钝,皮肤血流速度下降且血管脆性增加,最终导致皮肤易损性增加。

3. 急性应激因素　急性应激使机体对压力的敏感性增加,导致压疮发生率增高。此外,

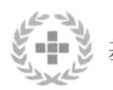

急性应激引起机体内代谢紊乱,应激激素大量释放,中枢神经系统和神经内分泌系统发生紊乱,机体内环境的稳定性被破坏,机体组织失去承压能力,从而导致压疮。

4. 体温　体温升高时,机体新陈代谢率增加,组织细胞对氧的需求量增加。加之局部组织受压,使已有的组织缺氧更加严重。因此,伴有高热的严重感染患者存在组织受压情况时,压疮发生几率升高。

5. 组织灌注状态　组织的血液供应和氧合作用是维持机体组织活力的关键。血管受压、血管收缩、血容量减少导致组织缺血;老年患者心脏功能减退,血管弹性减弱,心排出量减少,末梢循环功能减退,受压后更容易发生皮肤及皮下组织缺血、缺氧而导致压疮。

（三）其他因素

1. 矫形器械使用不当或机体活动感觉障碍　矫形器械使用不当的患者,如使用石膏绷带、夹板或牵引时,松紧不适宜,衬垫不当,使局部血液循环不良,导致组织缺血坏死,导致压疮发生;活动障碍多由神经损伤、手术麻醉或制动造成,自主活动能力减退或丧失使局部组织长期受压,血液循环障碍而发生压疮;感觉受损可造成机体对伤害性刺激反应障碍,保护性反射迟钝,长时间受压后局部组织坏死而导致压疮发生。

2. 药物作用　应用某些药物可促成压疮的形成。镇静催眠药使患者嗜睡,活动减少;镇痛药可导致患者对压力刺激或疼痛不敏感;血管收缩剂可使血管收缩,加重组织缺氧;类固醇类抗炎药可干扰组织对压力性损伤的炎症反应,掩盖压疮的临床表现。

三、压疮的病理生理变化

压疮的形成是复杂的病理过程,依据其损伤的程度可分为四期(图 5-23):

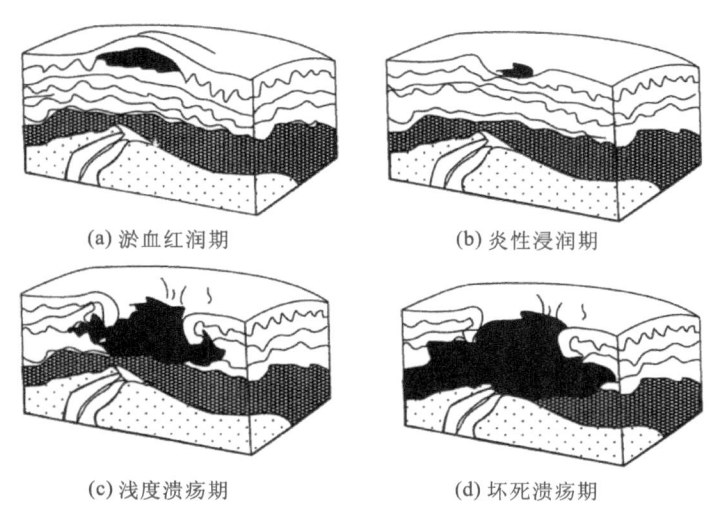

(a) 淤血红润期　　　　　　(b) 炎性浸润期

(c) 浅度溃疡期　　　　　　(d) 坏死溃疡期

图 5-23　压疮的病理分期

1. 淤血红润期（Ⅰ期）　又称Ⅰ度压疮。此期是压疮初期。身体局部组织受压,血液循环障碍。主要表现为受压部位的皮肤呈现红、肿、热、痛或麻木。判断标准为解除对该部位的压力 30 min 后,皮肤颜色仍不能恢复正常,此期皮肤的完整性未破坏,仅出现暂时性血液循环障碍,为可逆性改变,若及时去除致病原因,则可阻止压疮的发展。

2. 炎性浸润期（Ⅱ期）　又称Ⅱ度压疮。红肿部位继续受压,血液循环得不到改善,静脉回流受阻,局部静脉淤血,皮肤的表皮层、真皮层或二者发生损伤或坏死。受损皮肤呈紫红色,皮下有硬结。皮肤因水肿而变薄,并有炎性渗出,形成大小不一的水疱,水疱破溃后显露潮湿红润的创面,如不采取积极措施,压疮继续发展,此期患者感觉疼痛。此期若及时解除,改善血液循环,清洁创面,仍可防止压疮进一步发展。

3. 浅度溃疡期(Ⅲ期) 又称Ⅲ度压疮。全层皮肤破坏,可深及皮下组织和深层组织。表皮水疱逐渐扩大、破溃,真皮层疮面有黄色渗出液,感染后表面有脓液覆盖,致使浅层组织坏死,形成溃疡,疼痛感加重。

4. 坏死溃疡期(Ⅳ期) 又称Ⅳ度压疮。坏死组织侵入真皮下层和肌肉层,感染向周边及深部扩展,可深达骨面。坏死组织发黑,脓性分泌物增多,有臭味。严重者细菌及毒素侵入血液循环,可造成脓毒败血症,造成全身感染,危及患者生命。

一般情况下,压疮的发展是由浅到深、由轻到重的过程,但在一些特殊的病例中,也会出现例外。如个别急危重症的患者,可在 6～12 h 内迅速出现Ⅲ度压疮;而有些肥胖的患者,可能出现闭合性压疮,即内部组织已经坏死,但表皮完整。因此,护士应严密观察皮肤情况,以免贻误病情而造成严重后果。

> **▎知识链接▎**
>
> **美国国家压疮咨询委员会(NPUAP)2007 年压疮分期**
>
> 1. 可疑深部组织损伤期 局部组织完整,由于压力或剪切力造成皮下软组织损伤引起的局部皮肤呈紫色或黑紫色或有血疱,伴疼痛、局部硬结。
>
> 2. Ⅰ期压疮 皮肤完整、发红,与周围皮肤界限清楚,压之不退色,常局限于骨凸处。
>
> 3. Ⅱ期压疮 部分表皮缺损,皮肤表浅溃疡,基底呈粉红色,无结痂,也可为完整或破溃的水疱未深及深部组织。
>
> 4. Ⅲ期压疮 全层皮肤缺失,但肌肉、肌腱和骨骼尚未暴露,可有结痂、皮下隧道。
>
> 5. Ⅳ期压疮 全层皮肤缺失伴有肌肉、肌腱和骨骼的暴露,常有结痂和皮下隧道。
>
> 6. 不能分期压疮 全层皮肤缺失,伤口床被腐肉和焦痂覆盖,只有彻底清创后才能测量伤口的真正深度,否则无法分期。

四、压疮的预防与护理

(一)评估

1. 高危人群

(1)神经系统疾病患者:如昏迷、瘫痪者,其自主活动能力丧失及感觉障碍,长期卧床导致身体部分组织长期受压。

(2)老年患者:老化过程导致皮肤在解剖结构、生理功能及免疫功能等方面出现衰退现象,皮肤抵抗力下降,对外部环境反应迟钝,血流速度下降且血管脆性增加,导致皮肤易损性增加。

(3)肥胖患者:过重的机体使承重部位压力增加。

(4)体质衰弱、营养不良患者:受压处缺乏肌肉、脂肪组织保护。

(5)水肿患者:水肿降低皮肤抵抗力,并增加沉重部位压力。

(6)疼痛患者:为避免疼痛而处于强迫体位,机体活动减少。

(7) 使用矫形器械患者:石膏固定、牵引及应用夹板患者,身体活动受限。

(8) 大小便失禁患者:皮肤经常受到污物、潮湿的刺激。

(9) 发热患者:体温升高致排汗增多,汗液可刺激皮肤。

(10) 使用镇静剂患者:自主活动减少。

2. **危险因素** 护士可通过评分方式对患者发生压疮的危险因素进行定性和定量的综合分析,由此判断其发生压疮的危险程度。其目的在于筛查压疮发生的高危人群,并根据评估结果制定并采取有效的预防措施,减少或消除压疮发生的危险因素,从而降低压疮预防护理工作的盲目性和被动性,提高压疮预防工作的有效性和护理质量。常用的危险因素评估表包括 Braden 危险因素评估表、Norton 压疮风险评估量表、Waterlow 压疮风险评估量表及 Andersen 危险指标记分法等。

Braden 危险因素评估表是目前国内外用来预测压疮发生的较为常用的方法之一(表5-11),对压疮高危人群具有较好的预测效果,且评估简便易行。Braden 危险因素评估表的评估内容包括感觉、潮湿、活动力、移动力、营养、摩擦力和剪切力 6 个部分。总分值范围为 6～23 分,分值越少,提示发生压疮的危险性越高。评分≤12 分,属于高危患者,应积极采取相应护理措施,实施重点预防。

Norton 压疮风险评估量表(表5-12),也是公认的临床实践中常用的一种预测压疮风险的方法,特别适用于评估老年患者。其分值越少,发生压疮的危险性越高。评分≤14 分,提示容易发生压疮。

表 5-11 Braden 危险因素评估表

项目/分值	1分	2分	3分	4分
感觉:对压力相关不适的感受能力	完全受限	非常受限	轻度受限	未受损
潮湿:皮肤暴露于潮湿环境的程度	持续潮湿	潮湿	有时潮湿	很少潮湿
活动力:身体活动程度	卧床不起	坐位	偶尔行走	经常行走
移动力:改变和控制体位的能力	完全无法移动	严重受限	轻度受限	未受限
营养:日常食物摄取状态	非常差	可能缺乏	充足	丰富
摩擦力和剪切力	有问题	有潜在问题	无明显问题	—

表 5-12 Norton 压疮风险评估量表

项目/分值	4分	3分	2分	1分
身体状况	好	一般	差	极差
意识状态	清醒	淡漠	模糊	昏迷
活动情况	活动自如	扶助行走	能坐轮椅	卧床不起
运动情况	运动自如	轻度受限	严重受限	运动障碍
大小便失禁	未发生	偶尔发生	大便或小便失禁	二便均失禁

3. **易患部位** 压疮好发于受压及缺乏脂肪组织保护、无肌肉包裹或肌层较薄的骨骼隆突处,压疮发生的部位与卧位有着密切关系,受压点不同,好发部位亦不同(图5-24)。

坐位:最常发生于骶尾部。

仰卧位:常发生于枕骨粗隆、肩胛骨、肘部、脊椎体隆突处、骶尾部及足跟处。

侧卧位:常发生于耳廓、肩峰、肋骨、肘部、髋部、膝关节的内外侧及内外踝处。

俯卧位：常发生于面颊部、耳廓、肩部、女性乳房、男性生殖器、髂嵴、膝部及足尖处。

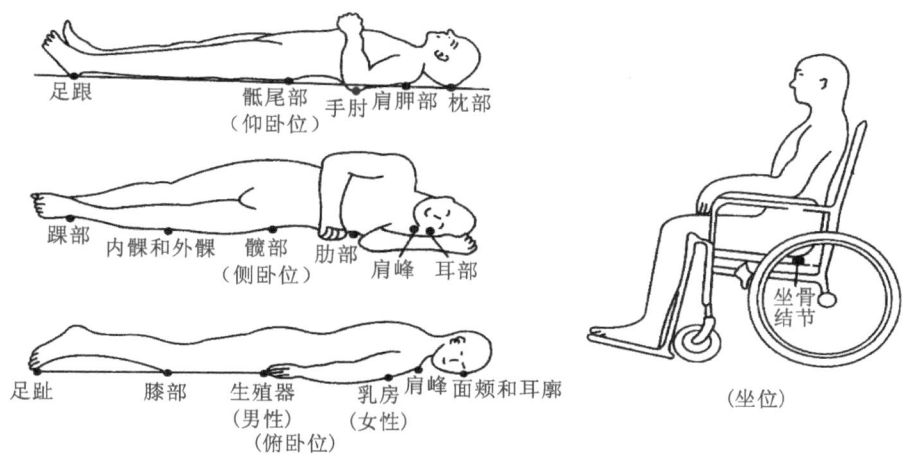

图 5-24 压疮的好发部位

（二）预防措施

通过精心科学的护理，绝大多数压疮是可以预防的。压疮预防的关键在于加强管理，消除危险因素。患者、家属及医护人员应定时观察易发生压疮的部位的皮肤情况，有无发红、缺血或皮肤破溃，采取适当的姿势、使用保护装置或减少危险的设备等。护士在工作中应加强评估，做到七勤：勤观察、勤翻身、勤按摩、勤擦洗、勤更换、勤整理、勤交代。采取针对性的措施，把压疮的发生率降至最低程度。

1. 避免局部组织长期受压

（1）经常更换卧位，间歇性解除局部组织承受的压力：经常翻身是长期卧床患者最简单、有效的解除压力的方法，可使骨隆突部位轮流承受身体重量，从而减少对组织的压力。应鼓励和协助卧床患者至少每 2 h 翻身一次，视病情及局部受压情况及时予以调整，必要时每小时翻身一次，并建立床头翻身记录卡（表 5-13），通过翻身记录卡各班人员可及时掌握患者翻身时间、卧位变化及皮肤情况。翻身时切忌推、拉、拖等动作，避免擦破皮肤。也可使用电动旋转床或翻转床来预防压疮，既可以较为轻便地帮助患者转换多种卧位，又可减轻护理人员的工作强度。

表 5-13 ××医院床头翻身记录卡

日期/时间	卧位	皮肤情况	执行者

（2）保护骨隆突处和支持身体空隙处：将患者体位安置妥当后，可在身体空隙处垫软枕、海绵垫或一些经特殊设计的垫褥，如交替充气式床垫、水褥、明胶床垫和羊皮垫等，可以使支持体重的面积加大且受力均匀，从而降低在骨隆突部位皮肤上所受的压力。床上支架通常用于

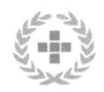

撑起盖被,减轻被褥对足部的压迫。

(3)正确使用石膏、绷带及夹板固定:肘垫应平整、松软适度,尤其要注意骨隆突部位的衬垫,仔细观察局部皮肤状况及肢端血运情况,如指(趾)甲颜色、温度的变化,认真听取患者的反映,如发现有石膏绷带过紧或凹凸不平,应立即通知医生及时调整。

(4)避免力学因素的综合作用:患者取半卧位时,床头抬高≤30°,支起膝下支架,在足底放置一块木垫,并屈髋30°,于腘窝下垫软枕,避免患者身体滑向床尾,以减轻剪切力和摩擦力。

2. 保护患者皮肤,避免局部不良刺激

(1)保持皮肤清洁干燥:高热患者出汗后及时擦干并更换衣裤和床单;大小便失禁的患者,及时用温水清洗会阴部和臀部并更换衣裤、床垫和床单。局部皮肤可以涂擦润滑剂,保护皮肤,有皮肤破溃者严禁使用。严禁让患者直接卧于橡胶单或塑料布上。

(2)保持床单和被褥清洁、干燥、平整,定期更换床单、被套,及时更换污湿的被单。

(3)不使用脱瓷的便器:使用便器时避免拖拉动作,可在便器边沿垫柔软的布垫,避免皮肤直接接触瓷面而造成损伤。

3. 促进皮肤血液循环　定期为患者进行温水擦浴,按摩受压局部骨隆突处或协助患者做关节活动等,促进血液循环,改善局部营养。

4. 改善机体营养状况　良好的营养是改善患者营养状况,促进创面愈合的重要条件。在病情允许的情况下,给予患者高蛋白、高维生素的饮食,并补充矿物质以增强机体抵抗力和组织修复能力。水肿患者应限制水和盐的摄入,脱水患者应及时补充水和电解质。

5. 鼓励患者活动　尽可能避免给患者使用约束带和镇静剂。在病情许可的情况下协助患者进行肢体功能练习,维持关节的活动性和肌肉张力。鼓励患者及早离床活动,促进静脉回流,起到预防压疮发生的作用。

6. 进行健康教育　通过健康教育使患者及家属了解自身皮肤状态及压疮的危害,了解活动及各项预防措施的重要意义,学会自行检查易发生压疮部位的皮肤状况,掌握预防压疮的知识和技能,如营养知识、减压装置的选择、翻身技巧及皮肤清洁技巧等,鼓励患者及家属有效参与或独立采取预防压疮的措施。

(三)护理措施

1. 淤血红润期(Ⅰ度压疮)　此期护理关键在于去除危险因素,避免压疮进一步发展。主要措施:增加翻身次数,避免局部继续受压;局部可使用半透膜敷料或水胶体敷料加以保护;此时皮肤已经受损,禁忌进行局部皮肤按摩;此外,应加强营养,改善患者的全身营养状况。

2. 炎性浸润期(Ⅱ度压疮)　此期护理重点在于保护创面,预防感染。除采取上述措施避免损伤继续发展之外,对未破的小水疱尽量减少摩擦,用无菌纱布包扎,防止破裂感染,促进水疱自行吸收;大水疱应消毒局部皮肤,用无菌注射器抽吸疱内液体后,再用无菌敷料包扎;水疱若已破溃,露出创面,则应消毒创面及创面周围皮肤,再用无菌敷料包扎。人工细胞生长膜是临床治疗压疮的一种新型生物制剂,涂于伤口表面后可形成一层透明膜,允许氧气透入,并对上皮细胞的生长有促进作用,可加速创面愈合(表5-14)。

表5-14　压疮伤口护理的药物及产品

名　称	使用方法	作　　用
思密达(粉)	外敷	保护创面,促进上皮与肉芽生长

续表

名称	使用方法	作　用
贝复剂	喷于患处或喷在湿纱布上敷于患处	促进毛细血管再生,改善局部循环,加速创面愈合
康惠尔敷料系列	贴于创面	创造出加速伤口愈合的湿性环境,使坏死组织水合,利于自溶性清创,促进伤口愈合
美肤康敷料系列	贴于创面	吸收渗液,维持伤口的潮湿,减少周围皮肤浸渍和再损伤,促进伤口愈合
安普贴薄膜	贴于创面	创造出加速伤口愈合的湿润环境,促进伤口愈合
人工细胞生长膜	涂于创面	形成透气透明膜,促进上皮生长
康复新液	浸湿纱布敷创面	利于血脉,养阴生肌

3. 浅度溃疡期(Ⅲ度压疮)　此期的护理重点为清洁伤口,去除坏死组织,处理伤口渗出液,促进肉芽组织生长,并预防和控制感染。基本方法:根据伤口类型选择伤口清洗液。创面无感染时多采用对组织无刺激的生理盐水进行冲洗;创面有感染时需根据创面细菌培养及药物敏感试验结果选择消毒液或抗菌液以达到抑菌或杀菌目的,从而控制感染和促进伤口愈合。如可选用 1:5000 呋喃西林溶液清洗创面;对于溃疡较深、引流不畅者,可用 3% 过氧化氢溶液冲洗,清除坏死组织,抑制厌氧菌生长。进行创面清创处理时需根据患者的病情和耐受性、局部伤口坏死组织情况和血液循环情况选择清创方式,如外科清创、机械性清创、自溶性清创、生物性清创及化学性清创,并于清创期间动态观察伤口渗液量、组织类型和面积的变化,根据渗出液特点,选择适当的敷料和换药频率。

此外,为控制感染和增加局部营养供给,可在创面处覆盖浸有抗生素溶液或白蛋白溶液的纱布,或涂上胶原酶油膏后,用无菌敷料包扎,均有较好效果。一些中药膏剂、散剂,具有清热解毒、活血化淤、去腐生肌的作用,有利于促进创面局部血液循环和组织生长,也可以应用于压疮的治疗。

4. 坏死溃疡期(Ⅳ度压疮)　此期护理除继续加强浅度溃疡期的治疗和护理措施外,采取清创术清除焦痂和腐肉,处理伤口潜行和窦道,保护暴露的骨骼、肌腱和肌肉。有窦道形成者选用高吸收性藻酸盐敷料填塞,有吸收渗液、止血、促进窦道愈合的作用。对深达骨质、保守治疗不佳或久治不愈的压疮可采用外科手术治疗,如手术修刮引流、植皮修补缺损或皮瓣移植术等。护士需加强围术期护理,如术后体位减压、密切观察皮瓣的血供情况和引流物的性状、加强皮肤护理、减少局部刺激等。对无法判断的压疮和怀疑深层组织损伤的压疮需进一步全面评估,采取必要的清创措施,根据组织损伤程度选择相应的护理方法。

压疮是全身、局部因素综合作用所引起的皮肤组织变性、坏死的病理过程。护士只有了解其病因和发生、发展规律,认识到压疮的危害性,掌握其防治技术才能自觉、有效地做好压疮防治工作,使压疮护理走向科学化、先进化、程序化和人性化。

第五节　疼 痛 护 理

每个人都体验过疼痛,疼痛是临床上最常见症状之一,如外伤、炎症性疼痛、神经性疼痛、肌肉痉挛性疼痛、癌症等,是患者最痛苦的感受,也是不舒适中最常见、最严重的表现形式。疼痛的发生,提示个体的健康受到威胁。疼痛与疾病的发生、发展与转归有着密切的联系,也是评价治疗与护理效果的重要临床表现之一。护士应掌握疼痛护理的知识,帮助患者避免疼痛,解除疼痛。

一、疼痛的概念

(一)疼痛的概念

疼痛(pain)是一种令人不快的感觉和情绪上的感受,伴随着现有的或潜在的组织损伤(1979 年,国际疼痛研究学会 IASP)。

疼痛有双重含义,痛觉和痛反应。痛觉是个体的主观知觉体验,痛反应是机体对疼痛刺激所产生的一系列生理、病理变化和心理变化,受个体的心理、性格、经验、情绪和文化背景的影响,如呼吸急促、血压升高、出汗、恶心呕吐、心理痛苦、焦虑和抑郁等。

(二)疼痛的分类

1. 临床分类　在临床护理中,单一性或混合性的疼痛都很常见。

(1)急性痛:突然发生,有明确的开始时间,持续时间较短,以数分钟、数小时或数天之内居多,用镇痛方法一般可以控制。

(2)慢性痛:疼痛持续 3 个月以上,具有持续性、顽固性和反复性的特点,临床上较难控制。

(3)癌痛:常为慢性疼痛。晚期癌症患者发生率为 60%～80%,其中 1/3 的患者为重度疼痛。癌症疼痛的原因:肿瘤侵犯所致;抗肿瘤治疗所致;与肿瘤相关的疼痛;非肿瘤或治疗所致。

2. 病理分类

(1)躯体性疼痛(身体或内脏):特点是刺激经正常路径传入,如果疼痛长期存在,可造成正常组织的损伤和潜在损伤,非阿片类和(或)阿片类治疗有效。可分为身体痛和内脏痛:前者可发生于骨、关节、肌肉、皮肤或结缔组织,性质常为剧痛或跳动性疼痛,且常可清楚定位;后者可发生于内脏器官,如胃肠道和胰腺。实质性脏器被膜病变(如肿瘤)引起的疼痛往往剧烈并定位清楚,空腔脏器病变(如梗阻)所致疼痛常定位不清,且多为间歇性绞痛。

(2)神经性疼痛:特点为感觉冲动经由异常的外周或中枢神经系统传入,治疗通常需要辅助性的止痛药。可分为中枢神经性疼痛和周围神经性疼痛,前者又可分为传入性疼痛和交感神经源性疼痛,如幻痛可能意味着周围神经系统受损;后者又可分为多元神经痛和单一神经痛,如糖尿病性神经病变、乙醇中毒所致营养性神经病变往往属于多元神经痛,三叉神经痛属于单一神经痛。

(三)疼痛的原因

1. 温度刺激　过高或过低的温度作用于体表,均会引起组织损伤。受伤的组织释放组胺等化学物质,刺激神经末梢导致疼痛。如高温可引起灼伤,低温会导致冻伤。

2. 化学刺激　化学物质如强酸、强碱,可直接刺激神经末梢,导致疼痛。化学灼伤还可使受损组织细胞释放化学物质,再次作用于痛觉感受器,使疼痛加剧。

3. 物理损伤　如刀切割、针刺、碰撞、身体组织受牵拉、肌肉受压和挛缩等,均可使局部组织受损,刺激神经末梢而引起疼痛。大部分物理损伤引起的缺血、淤血、炎症等都促使组织释放化学物质,而使疼痛加剧、疼痛时间延长。

4. 病理改变　疾病造成的体内某些管腔堵塞,组织缺血、缺氧,空腔脏器过度扩张,平滑肌痉挛或过度收缩,局部炎性浸润等均可引起疼痛。

5. 心理因素　心理状态不佳,如情绪紧张或低落、愤怒、悲痛、恐惧等都能引起局部血管收缩或扩张而导致疼痛。神经性疼痛常因心理因素引起。此外,疲劳、睡眠不足、用脑过度等可导致功能性头痛。

▌知识链接▐

疼 痛 学 说

1. 致痛释放学说　该学说认为,痛觉感受器是游离的神经末梢,当各种伤害性刺激作用于机体并达到一定程度时,可引起受损部位的组织释放某些致痛物质,如组胺、缓激肽、5-羟色胺、乙酰胆碱、H^+、K^+、前列腺素等,这些物质作用于痛觉感受器,产生痛觉冲动,并迅速沿传入神经传导至脊髓,再通过脊髓丘脑束和脊髓网状束上行,传至丘脑,投影到大脑皮质的一定部位而引起疼痛。

2. 闸门控制学说　该学说认为在脊髓后角、丘脑和边缘叶系统等部位有类似闸门的"装置",是一种调控疼痛冲动传输的闸。当 A-α 和 C 神经元起主要作用时,它们释放致痛 P 物质,有助于冲动通过闸门装置,个体就会感觉到疼痛;相反,当机械感受器、较粗的快速 A-β 神经元的作用为主时,会释放起抑制作用的神经递质,关闭闸门装置,个体就不感觉疼痛。内源性阿片类物质,如机体产生的天然止痛药——内啡肽,可沿下行神经通路释放,通过阻滞 P 物质的释放而关闭闸门装置。

（四）影响疼痛的因素

1. 年龄　个体对疼痛的敏感程度随年龄不同而不同。婴幼儿对疼痛的敏感程度低于成人,随着年龄的增长,对疼痛的敏感性也随之增强。老年人对疼痛的敏感性又随之下降。所以,在对不同年龄组患者进行护理时应注意其特殊性。

2. 社会文化背景　个体所生活的社会环境和多元文化的背景可影响其对疼痛的认知和评价,进而影响其对疼痛的反应。如生活在鼓励忍耐和推崇勇敢的文化背景中的患者,往往更能耐受疼痛。

3. 个人经历　个体对疼痛的注意程度会影响其对现存疼痛的反应。个体对任何单一刺激产生的疼痛都会受到以往类似疼痛体验的影响。如经历过手术疼痛的患者对再次手术的疼痛格外敏感。儿童对疼痛的体验取决于父母的态度,如父母对子女轻微外伤大惊小怪或泰然处之的态度,对子女成年后的疼痛体验有一定的影响。

4. 注意力　个体对疼痛的注意程度会影响其对疼痛的感受程度。当注意力高度集中于其他事物时,痛觉可以减轻甚至消失。例如,运动员在赛场上受伤而无明显痛觉,是由于其注意力高度集中于比赛。

5. 情绪　情绪可影响患者对疼痛的反应,积极的情绪可减轻疼痛,而消极的情绪可使疼痛加剧,如焦虑可使疼痛加剧,而疼痛又会增加焦虑的情绪。愉快的情绪则有减轻疼痛知觉的作用,在快乐或满足的情绪下,虽然承受了与忧虑时同样的伤害,但对疼痛的感觉却轻得多。

6. 疲乏　患者疲乏时,对疼痛的感觉加剧,耐受性降低,尤其是长期慢性疾病的患者尤为明显。当得到充足的睡眠与休息时,疼痛感觉减轻,反之则加剧。

7. 个体差异　对疼痛的耐受程度和表达方式常因个体性格的不同而有所不同。自控力及自尊心较强的人常能忍受疼痛;善于表达情感的患者对疼痛耐受性差。

8. 患者的支持系统　经历疼痛时如果有家属或朋友陪伴,可减少患者的孤独感和恐惧感,从而减轻疼痛。父母的陪伴对患儿尤为重要。

9. 治疗和护理因素　许多治疗及护理操作因素可引起或加剧患者的疼痛。护士对疼痛的理论及实践掌握不够或评估方法不当,可影响对疼痛的判断与处理;护士缺少必要的药理知识,过分担心药物的副作用或成瘾性,会使患者得不到必要的镇痛处理。

二、疼痛评估

疼痛评估是进行有效疼痛控制的首要环节,不仅可以判断疼痛是否存在,还有助于评价镇痛治疗的效果。护士应以整体的观点对疼痛患者进行个体化的评估,对疼痛的来源、程度、性质等方面做出综合的判断,才能保证对患者实施有效的疼痛护理。

(一)一般状况的评估

1. 患者的一般情况如性别、年龄、职业、临床诊断、病情和体格检查。
2. 过去疼痛的经历。
3. 身体运动情况,有无防卫性、保护性动作。
4. 思维感知过程和社交行为改变情况,如发泄行为、幻觉行为。

(二)疼痛程度的评估

运用描述疼痛咨询表(表 5-15)与患者沟通,明确以下几点。

表 5-15　描述疼痛咨询表

咨 询 问 题
1.您觉得是什么地方痛?
2.什么时候开始痛?
3.您觉得是怎样的痛?尖锐的痛?还是钝痛?抽痛?还是规律痛?
4.您的痛有多么严重或有多强烈?
5.什么可以缓解您的疼痛?
6.什么会让您觉得更痛?
7.您曾试过什么方法来缓解疼痛?哪些是有用的?哪些是无效的?
8.依据过去的经验,您若有疼痛时,您会怎么处理?
9.您的痛是一直持续的吗?若不是,一天或一星期痛几次?
10.每次疼痛持续多久?

1. 疼痛部位、性质。
2. 疼痛的时间。
3. 疼痛时患者的反应。
4. 疼痛对患者的影响。
5. 区分生理性疼痛和心理性疼痛。

6. 疼痛的分级 对疼痛的分级比较困难,主要是通过患者对疼痛体验的描述,带有一定的主观性。目前,对疼痛的分级主要有以下几种方法。

(1) 四级疼痛分级法:WHO 将疼痛分为四级,见表 5-16。

表 5-16 WHO 疼痛分级

分级	对疼痛体验的描述
0 级	无痛
1 级(轻度疼痛)	平卧时无疼痛,翻身咳嗽时有轻度疼痛,但可忍受,睡眠不受影响
2 级(中度疼痛)	静卧时疼痛明显,翻身咳嗽加剧,不能忍受,睡眠受干扰,要求用镇痛剂
3 级(重度疼痛)	静卧时疼痛剧烈,不能忍受,睡眠严重受干扰,需要用镇痛剂

(2) 评分法测量:

①文字描述评分法(verbal descriptors scale,VDS):把一条直线分成 5 等份,0＝无痛,1＝微痛,2＝中度疼痛,3＝重度疼痛,4＝剧痛,患者按照自身的疼痛程度选择合适的描述(图5-25)。

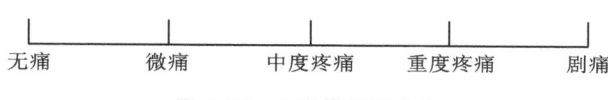

图 5-25 文字描述评分法

②数字评分法(numerical rating scales,NRS):与 VAS 相似,在一条直线上分段,按 0～10 分次序评估疼痛程度,0 分表示无痛,10 分表示剧痛,让患者按照自身的疼痛程度选择合适的描述。此方法适用于疼痛治疗前后效果测定对比(图 5-26)。

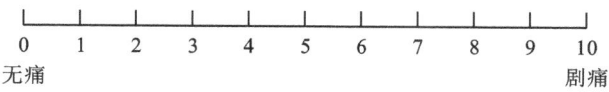

图 5-26 数字评分法

③视觉模拟评分法(visual analogue scale,VAS):划一条长 10 cm 直线,两端分别表示无痛和剧痛,让患者根据自我感觉画线记录,护士根据画线位置判定。0 表示无痛,轻度疼痛平均值为 2.57±1.04,中度疼痛平均值为 5.18±1.41,重度疼痛平均值为 8.41±1.35(图5-27)。此量表比上述两个量表更敏感,因为它可使患者完全自由地表达疼痛的严重程度。

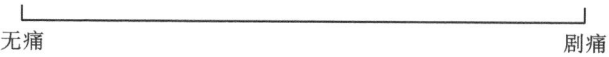

图 5-27 视觉模拟评分法

④面部表情量表法(faces pain scale-revised,FPS-R):适用范围:没有特定的年龄、文化背景要求及性别要求,各种急、慢性疼痛的患者,特别是老人、小儿以及表达能力丧失者适用。该法最初是为了评估儿童疼痛而设计的,后在使用中因其实用性逐步扩大了使用范围(图5-28)。它由 6 个脸谱组成,从微笑(代表不痛)到最后痛苦地哭泣(代表无法忍受的疼痛)。

⑤Prince-Henry 评分法:主要适用于胸腹大手术后或气管切开插管不能说话的患者,需要在术前训练患者用手势来表达疼痛程度。此法简单、可靠,临床使用方便。可分为 5 个等级,分别赋予 0～4 分的分值以评估疼痛程度(表 5-17)。

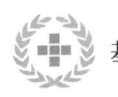

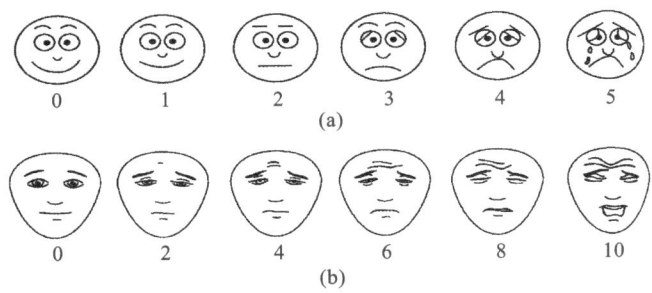

图 5-28　面部表情量表法

表 5-17　Prince-Henry 疼痛评分标准

分值	疼痛的程度
0 分	咳嗽时无疼痛
1 分	咳嗽时有疼痛发生
2 分	安静时无疼痛,但深呼吸时有疼痛发生
3 分	静息状态时即有疼痛,但较轻微,可忍受
4 分	静息状态时即有疼痛,并难以忍受

三、疼痛患者的护理措施

治疗疼痛的原则是尽早、适当地解除疼痛。早期的疼痛比较容易控制,疼痛时间越长,患者对疼痛的感受越深,最后越难以用药物解除。因此,一旦确定患者存在疼痛,应及时制订护理计划,采取措施减轻疼痛。

（一）消除或减少引起疼痛的原因,对症处理

应减少或消除引起疼痛的原因,解除疼痛的刺激源。对于外伤引起的疼痛,应先给予止血、包扎等处理,再行止痛措施。对于胸腹部手术后的伤口疼痛,在术前应对患者进行健康教育,指导患者有效咳嗽、深呼吸以及协助患者按压伤口等来缓解患者的疼痛。

（二）合理运用解除疼痛的方法

1. 药物止痛　最基本、最常用的止痛方法之一。护士应掌握药理知识,了解患者身体状况和有关疼痛治疗的情况,正确使用镇痛药物。

（1）药物治疗的原则:①在诊断未明确前不应随意使用镇痛药,以免掩盖真实的体征和症状,延误疾病的治疗;②对于慢性疼痛的患者,应掌握疼痛发作的规律,最好在疼痛发作前给药,这比疼痛发生后投药量小、给药效果好。同时,还应将护理活动安排在药物起效的时间段内,使患者容易接受;③疼痛缓解或停止时应立即停药,以减少和防止副作用和耐药性的产生。对于那些长期应用可致成瘾性的药物,更应慎重使用。

（2）三阶梯疗法（three steps analgesic therapy）:对于癌症疼痛的药物治疗,目前临床普遍推行 WHO 推荐的三阶梯疗法。其目的:根据疼痛程度,合理使用不同级别的止痛药物,以达到缓解疼痛和减少药物副作用的目的。其原则:按药效由弱至强使用药物;使用口服药;按时,联合服药;用药剂量个体化。大多数患者接受这种疗法后能达到满意止痛。其方法:①第一阶梯:主要针对轻度疼痛的患者。选用非阿片类药物、解热镇痛药、抗炎类药,如阿司匹林、

布洛芬、对乙酰氨基酚、吲哚美辛、萘普生等,酌情加用辅助药。主要给药途径是口服。②第二阶梯:主要应用于中度疼痛的患者,常用弱阿片类药物,如可卡因、氨酚待因、右旋丙氧酚、氧可酮和曲马多。除了可待因可以口服或肌内注射外,其他均为口服。③第三阶梯:主要用于重度和剧烈癌痛的患者。常用强阿片类药,如吗啡、哌替啶、美沙酮和二氢埃托啡。酌情加用辅助药。主要给药途径为口服和肌内注射。常用的辅助药:非甾体类抗炎药、抗焦虑药和抗抑郁药,如阿司匹林、地西泮、氯丙嗪和阿米替林。

(3)患者自控镇痛法:患者自控镇痛技术(patient controlled analgesia,PCA)是指当患者疼痛时,通过由计算机控制的微量泵主动向体内注射设定剂量的药物。此方法可满足不同患者、不同时刻、不同疼痛强度下的不同镇痛需求,并可使药物在体内持续保持最小镇痛药物浓度(minimum effective analgesic concentration,MEAC)。相比传统的大量低频给药法,PCA这种小量频繁给药的方式镇痛效果更好,也更加安全。

临床上使用的 PCA 泵主要有电子泵和一次性 PCA 泵。电子泵是装有电子计算机的容量性输液泵,其优点为能最大限度地满足个体镇痛要求,并可记录患者的使用情况,安全系数大。一次性 PCA 泵是利用机械弹性原理将储药囊内的药液以设定的稳定速度,恒定地输入患者体内,其优点为携带方便、轻巧,操作简单,价格低廉。

2. 针灸止痛 根据疼痛的部位,采用不同的穴位行针法或灸法,使人体经脉疏通、气血调和来达到止痛目的。针灸止痛疗效显著,尤其对于神经系统引起的疼痛,疗效甚至超过药物治疗,如对神经性头痛、坐骨神经痛等都能获得理想的治疗效果。外科某些手术也常用针刺麻醉止痛。

3. 物理止痛 应用冷热疗法可较好地减轻局部的疼痛;推拿、按摩和理疗(电疗、光疗、超声治疗、磁疗等方法)也是常用的物理止痛措施。

(三)疼痛的心理护理和行为治疗方法

1. 松弛术 松弛是身心解除紧张或应激的一种状态。成功的松弛可带来许多生理和行为的改变,如血压下降,脉搏和呼吸减慢,氧耗减少,肌肉紧张度减轻,代谢率降低,感觉平静和安宁等。冥想、瑜伽、念禅和渐进性放松运动等都是松弛技术。这些技术可应用于非急性不适的健康或疾病任何阶段。

2. 分散注意力 网状激动系统在接受充足的或过度的感觉输入时可阻断疼痛刺激的传导。因此,通过向患者提供愉快的刺激,可以使患者的注意力转向其他事物,从而减轻对疼痛的意识,甚至增加对疼痛的耐受性。这种方法最适用于持续几分钟的短促剧烈的疼痛。例如,护士可描述一个绿草荫荫、溪水潺潺、花香馥郁的情景,使患者对此投以更多的注意,从而减少对疼痛的关注。此外,大声地描述照片或图片、愉快地交谈、下棋和做游戏等都是分散注意力的方法。

3. 音乐疗法 音乐是一种有效的分散注意力的方法,研究显示,音乐对于减轻患者疼痛有很好的效果。通常应根据患者的喜好进行音乐种类的选择,如古典音乐或流行音乐等,且需持续听 15 min 才有治疗作用。

4. 生物反馈 生物反馈是一种行为治疗方法,此方法对缓解肌肉紧张和偏头痛具有较好效果。但学习使用这种方法可能需要几个星期的时间。操作时,告诉患者有关生理反应的信息(如血压或紧张)和对这些反应进行自主控制的训练方法以产生深部松弛的效应。

(四)促进患者舒适

促进舒适是减轻和解除疼痛的重要措施。如帮助患者取合适的体位、提供舒适整洁的床单位、保证良好的采光和通风、调节适宜的室内温度和湿度等，都是通过促进患者舒适，以减轻或解除疼痛。

（五）健康教育

根据患者的具体情况，选择相应的健康教育内容。一般应包括疼痛的机制、疼痛的原因、如何面对疼痛、减轻或解除疼痛的自助技巧等。

第六节　患者安全

保障患者安全是临床治疗护理的核心目标，也是衡量医疗护理质量的重要标准。WHO于2009年将患者安全（patient safety）定义为：将卫生保健相关的不必要的伤害减少到可接受的最低程度的风险控制过程。同时指出，这种可接受的最低程度的风险是指在医疗保健现有的、可获得的知识，资源和情景条件下经控制所能达到的水平。

一、影响安全的因素

1. 卫生系统因素　卫生系统因素是从宏观层面影响卫生服务继而影响患者安全的因素，包括卫生政策、法规、卫生体制等相关因素，如《护士条例》规定"医疗卫生机构配备护士的数量不得低于国务院卫生主管部门规定的护士配备标准"，为促进患者安全提供了人力保障的法律依据。2006年10月，中国医院协会在卫生部医政司的指导下首次颁布了《2007年患者安全目标》，为构建我国患者安全保障体系起到了积极的推动作用。

2. 医院管理因素　科学的医院管理是患者安全的有力保障，医院管理的疏忽会造成患者安全的损伤，甚至有时会造成患者安全群体性事件或不良影响。

（1）患者安全文化（patient safety culture）：患者安全文化是指医疗机构为实现患者安全而形成的员工共同的态度、信念、价值观及行为方式。患者安全文化的要素主要包括：对患者安全重要性的共同认识，对患者安全预防措施的信心，坦诚互信的广泛沟通，团队协作精神，信息通畅，学习型组织及机构，医院领导者的参与，对差错不可避免性的认识，主动查找医疗安全隐患，非惩罚性的不良事件报告分析制度。

医院的患者安全文化是患者安全的重要组织行为保障，通过具体的医院安全管理制度、行为规范、安全氛围等保障患者安全。如医院安排足够数量的医务人员从事临床一线工作，推行规范化管理制度和措施，组织医务人员进行患者安全的教育和培训，制定患者安全风险管理预案，开展医疗护理缺陷事故的非惩罚性报告和学习等。

（2）卫生产品、设备安全：医院必须实施严格的医药卫生产品相关管理制度，保障医药卫生产品的安全质量，这是保障患者安全的基本要求。如医院提供的药品、器材、设备必须达到基本的质量合格要求，以确保患者安全使用。

（3）医院工作环境设置：医院工作环境设置是保障患者安全的基础。如医院供应室的合理设置有利于医疗用品循环使用的安全；医院防滑地板、走廊扶手、卫生间防滑垫等可预防患者发生跌倒等安全意外。

3. 医护人员因素　医务人员是患者诊治和护理的直接实施者，医务人员对患者安全的认知和态度会直接影响其能否为患者提供安全的医疗护理行为。例如，护士在用药前进行严格、规范的患者身份核查有利于防范用药错误的发生。此外，医护人员的身心状态也会影响患者安全,如护士工作应激、疲乏、负性心理情绪等均有可能对患者安全造成不良影响。因此,医务人员必须努力保持良好的身心状态,充分重视患者安全,并严格执行诊疗规范以确保患者安全。

4. 患者因素　患者个体因素也可影响患者对安全的认知、态度和行为,继而影响患者安全,如患者的个人特点、病情、既往就医经历、对环境的熟悉度等。

5. 社会和文化因素　群众的健康意识、公众对医疗服务的预期、卫生资源的可及性、医疗经济负担、医患关系、护患关系等社会和文化因素也会对患者安全产生一定的影响。良好的医(护)患关系有利于医(护)患的合作,继而起到促进患者安全的作用。

二、常见的不安全因素及防范

医院中可能存在多种安全隐患,护理人员需要全面掌握这些因素,采取措施,有效防范,以确保患者的安全。

1. 物理性损伤及防范　物理性损伤是指由于不同的物理性因素导致患者不同的损伤,包括机械性、温度性、压力性及放射性损伤等。

(1) 机械性损伤:常见有跌伤、撞伤等损伤。跌倒和坠床是医院最常见的机械性损伤原因。其防范措施如下。

①昏迷、意识不清、躁动不安、精神失常、老年及婴幼儿患者容易发生坠床等意外,应根据患者情况使用床档或其他保护具加以防护。

②年老体弱、行动不便的患者行动时应给予搀扶或其他协助。患者可触及床边呼叫铃,确保其能及时请求帮助;必需物品放在患者易于取到的位置,以防取放物品时失去平衡而跌倒。

③病区地面要采取防滑地板,注意保持整洁、干燥,并且用醒目的颜色标示有台阶的地面;室内物品应放置稳固,移开或关闭暂时不需要的器械、通道等;进出口处应避免堆放杂物,保持病房通道和病房走廊无障碍物;走廊转弯处应有足够照明。

④病区走廊、浴室及卫生间应设置扶手,供患者行走不稳时扶持,并指导患者穿防滑鞋。浴室和卫生间应设置呼叫系统,以便患者在需要时寻求援助,必要时使用防滑垫。

⑤应用各种导管器械进行器械操作时,应遵守操作规程,动作轻柔,防止损伤患者皮肤黏膜;妥善固定导管,注意保持引流通畅。

⑥可活动的轮椅或担架也是导致患者跌倒的原因,应注意踩好刹车,予以制动。

(2) 温度性损伤:常见有热水袋、热水瓶所致的烫伤;冰袋、制冷袋所致的冻伤;各种电器如烤灯、高频电刀等所致的灼伤;易燃易爆品如氧气、乙醚及其他气体所致的各种烧伤等。其防范措施如下。

①护理人员在应用冷热疗法时应严格按照操作规程进行,注意听取患者的主诉及观察局部皮肤的变化,如有不适应及时处理。

②对于易燃易爆品应加强管理,并加强防火教育,制定防火措施,护理人员应熟练掌握各种灭火器的使用方法。指导患者及家属在无烟区禁止吸烟。

③医院内的电路及各种电气设备应定期进行检查维修。对患者自带的电器设备,如收音机、电剃须刀等,使用前应进行安全检查,并对患者进行安全用电的知识教育。

(3) 压力性损伤:常见有因长期受压所致的压疮;因高压氧舱治疗不当所致的气压伤;因石膏和夹板固定过紧形成的局部压疮等。其防范措施见具体章节。

(4) 放射性损伤:主要由放射性诊断或治疗引发,常见的有放射性皮炎、皮肤溃疡坏死,严重者可导致死亡。其防范措施如下。

①保持接受放射部位的皮肤清洁干燥,且防止皮肤破损,应避免一切物理性刺激(用力擦拭、瘙痒、摩擦、暴晒及紫外线照射等)和化学性刺激(外用刺激性药物、肥皂擦洗)等。

②正确掌握放射性治疗的剂量和时间。

③尽量减少患者不必要的身体暴露,保证照射区域标记的准确。

2. 化学性损伤及防范　化学性损伤通常是由于药物使用不当(如剂量过大、次数过多)、药物配伍不当,甚至用错药物引起。因此,护理人员应妥善、安全放置病室内的药物;熟悉各种药物应用知识,严格执行药物管理制度和给药原则;给药时,严格执行"三查七对",注意药物之间的配伍禁忌,及时观察患者用药的反应等;同时还应向患者及家属讲解安全用药的有关知识。

3. 生物性损伤及防范　生物性损伤包括微生物和昆虫对人体的伤害。病原微生物侵入人体后会诱发各种疾病,直接威胁患者的安全。护理人员应严格执行消毒隔离制度,严格遵守无菌技术操作规范,加强和完善各项护理措施。昆虫叮咬不仅严重影响患者的休息和睡眠,还可导致过敏性损伤,甚至传播疾病。因此护理人员应采取措施予以消灭,并加强防范。

4. 心理性损伤及防范　心理性损伤是由各种原因所致的情绪不稳、精神受到打击而引起。如患者对疾病的认识和态度、患者与周围人群的情感交流;医务人员对患者的行为和态度等均可影响患者的心理状态,甚至会导致患者心理损伤的发生。其防范措施如下。

(1) 护理人员应重视患者的心理护理,注意自身的行为举止,避免传递不良信息,以免造成患者对疾病治疗和康复等方面的误解而引起情绪波动,加重病情。

(2) 应以高品质的护理行为取得患者的信任,提高其治疗信心。

(3) 与患者建立良好的关系,并帮助患者与周围的人群建立和睦的人际关系。

(4) 注意对患者进行疾病知识的健康教育,引导患者用积极乐观的态度对待疾病。

三、保护具的应用

保护具(protective device)是为了防止高热、谵妄、昏迷、躁动及危重患者因虚弱、意识不清而发生坠床、撞伤、抓伤等意外,约束患者身体全部或某部位的活动,或者为保护受压部位而采取的必要措施,以达到维护患者安全、舒适及疾病治疗效果的目的。

【目的】

1. 防止小儿、高热、谵妄、昏迷、躁动及危重患者因虚弱、意识不清或其他原因而发生坠床、撞伤、抓伤、压疮等意外,确保患者安全。

2. 保证治疗和护理顺利的执行。

【评估】

1. 患者评估

(1) 一般情况(如年龄、性别)、病情、意识状态、治疗情况等。

(2) 局部皮肤有无摩擦破损及血液循环障碍等。

2. 用物评估　根据患者的病情选择合适的保护具。

3. 环境评估　宽敞、安静、隐私性。

【计划】

1. 护士准备　衣帽整齐,洗手,戴口罩。

2. 患者准备　向患者及家属解释保护具使用的目的、方法、注意事项及配合要点。

3. 用物准备

（1）床档、棉垫、支被架。

（2）各种约束带，如宽绷带、肩部约束带（用宽布制成，宽 8 cm，长 120 cm，一端制成袖筒）、膝部约束带（用宽布制成，宽 10 cm，长 250 cm，宽带中部相距 15 cm 处分别钉两条双头带）、尼龙搭扣约束带（用宽布和尼龙搭扣制成）。

4. 环境准备　环境安静整洁、室温适宜，必要时移开床旁桌、椅。

【实施】保护具使用法见表 5-18。

表 5-18　保护具使用法

操作步骤	要点说明
1. 核对、解释　携用物至床边，核对床号、姓名，并对患者予以解释，以取得配合	• 确认患者可以配合
2. 保护具的使用　根据病情选择合适的保护具	
▲床档的应用（图 5-29）	
（1）多功能床档：使用时插入两边床缘，不用时插于床尾	• 保护高热、谵妄、昏迷及危重患者等以防坠床
（2）半自动床档：可按需要升降，不用时固定在床缘两侧	
（3）木质床档：使用时将床档稳妥固定在床边两侧，进行护理时，将中间的活动门打开，护理结束，将门关闭	
▲约束带	• 用于保护躁动患者，限制其肢体及躯体的活动，避免自己或他人受到伤害
（1）宽绷带约束：用宽绷带打成双套结（图 5-30），套在衬垫包裹的手腕或踝部，稍微拉紧（图 5-31），然后将绷带系于床缘上	• 用于固定手腕或踝部 • 松紧以不使肢体脱出又不影响血液循环为宜 • 衬垫大小根据约束部位而定
（2）肩部约束带（图 5-32）：让患者肩部套上袖筒，两袖筒上的细带在胸前打结固定，把两条长带子系于床头（图 5-33）	• 用于固定肩部，以限制患者坐起 • 可用大单代替肩部约束带（图 5-34）
（3）膝部约束带（图 5-35）：将约束带横放于两膝上，两头带分别固定一侧膝关节，然后将宽带系于床缘上	• 固定膝部，限制患者下肢活动 • 可用大单代替膝部约束带（图 5-36）
（4）尼龙搭扣约束带（图 5-37）：将约束带放于关节处，对合约束带上的尼龙搭扣，松紧适宜，将细带系于床缘	• 固定手腕、上臂、膝部、踝部
（5）约束衣：（图 5-38）	
▲支被架的应用（图 5-39）	• 用于肢体瘫痪或极度衰弱者，防止盖被压迫肢体造成足下垂、压疮等并发症，可用于烧伤患者的暴露疗法需保暖时
3. 安置患者　协助患者取舒适卧位，整理床单位	• 告知患者及家属有关注意事项
4. 记录	• 记录有关内容

【评价】

1. 护患沟通有效，关爱患者，维护患者的自尊。

2. 操作有序，动作熟练。

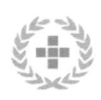

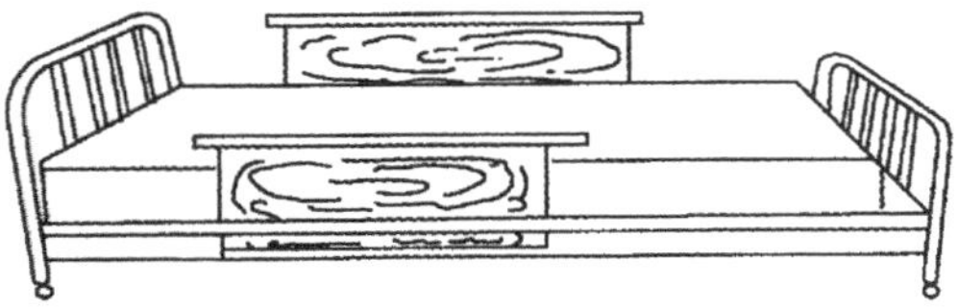

(a) 多功能床档 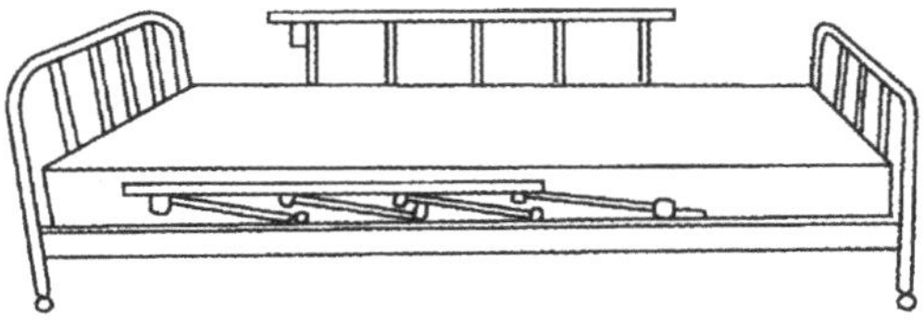　　　　　　　　　　　　(b) 半自动床档

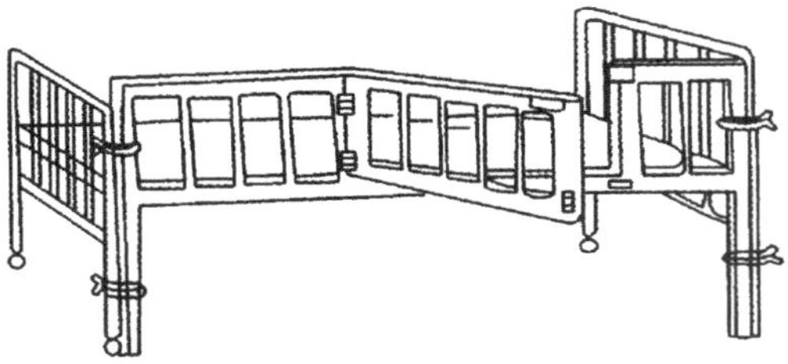

(c) 木杆床档

图 5-29　床档

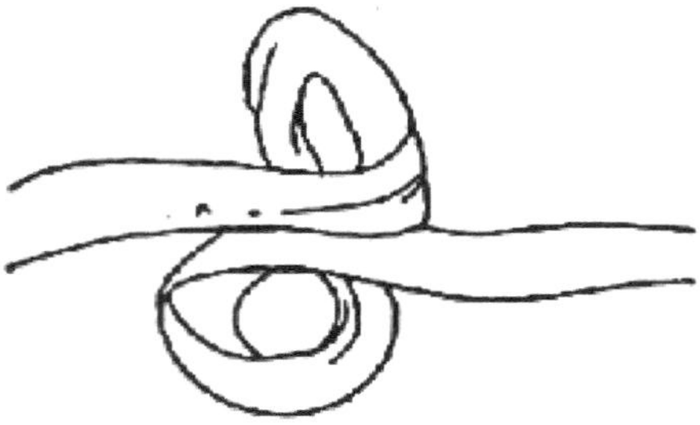

图 5-30　双套结

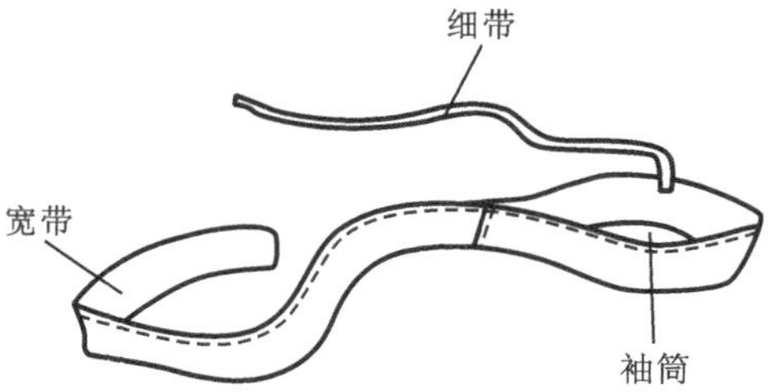

细带

宽带

袖筒

图 5-31　宽绷带约束法

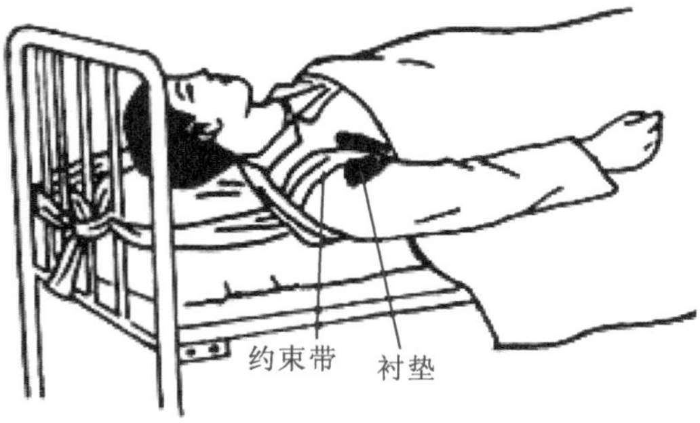

约束带　衬垫

图 5-32　肩部约束带

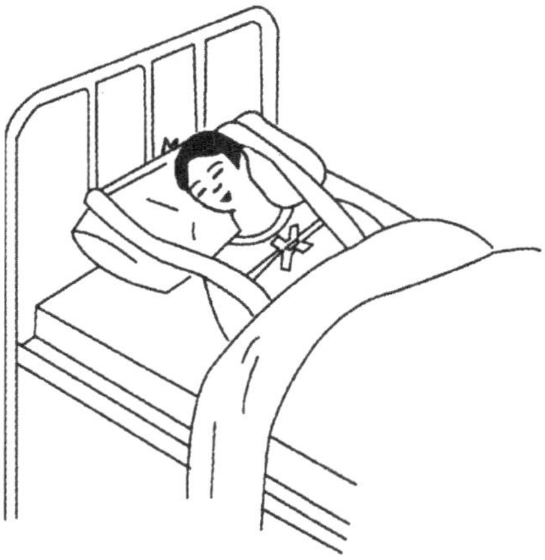

图 5-33　肩部约束带固定法

【注意事项】

1. 应向患者及家属说明使用保护具的原因、目的和方法,取得患者及家属同意及配合。

2. 保护性约束措施只能短期使用,使用时应保证肢体各关节处于功能位置,保证患者安全、舒适。

3. 使用约束带时,带下必须放置衬垫,松紧适宜,以能伸入 1~2 个手指为宜。应预防被

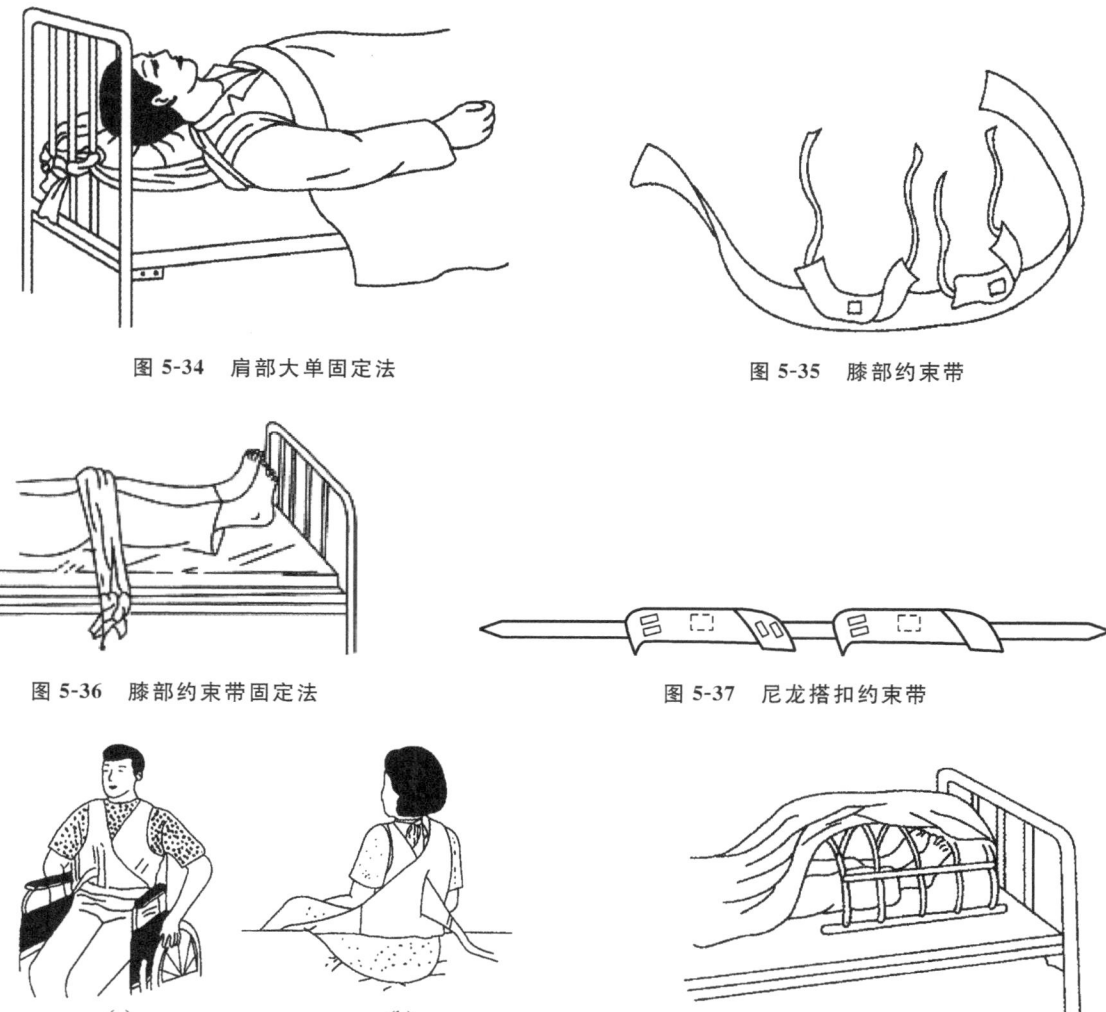

图 5-34　肩部大单固定法

图 5-35　膝部约束带

图 5-36　膝部约束带固定法

图 5-37　尼龙搭扣约束带

(a)　　　　　(b)

图 5-38　约束衣

图 5-39　支被架

约束部位发生血液循环障碍或皮肤破损。观察受约束肢体的末梢循环,每 15 min 1 次,每 2 h 放松约束带 1 次,及时协助患者翻身和进行皮肤护理。

4. 确定患者可随时与医护人员联系,如将呼叫对讲器放在患者手部可及之处,或有陪护人员监测其约束情况,以保障患者的安全。

5. 记录使用保护具的原因、目的、时间、每次观察结果、护理措施及解除约束的时间。

四、辅助器的应用

辅助器是为患者提供保持身体平衡与身体支持物的器材,是维护患者安全的护理措施之一。

【目的】协助身体残障或因疾病、年老而行动不便者进行活动,以保障患者的安全。

【评估】

1. 患者评估

(1) 一般情况(如年龄、性别)、病情等,对辅助器材使用方法的了解状况。

（2）身体残障的部位及程度。

2．用物评估　根据患者的病情选择合适的辅助器。

3．环境评估　安静、宽敞。

【计划】

1．护士准备　衣帽整齐,洗手,戴口罩。

2．用物准备　拐杖、手杖、助行器。

3．患者准备　向患者及家属解释辅助器使用的目的、方法、注意事项及配合要点。

4．环境准备　安静整洁、室温适宜、光照充足。

【实施】见表 5-19。

表 5-19　辅助器使用法

操 作 步 骤	要 点 说 明
1.核对、解释　携用物至床边,核对床号、姓名,并对患者予以解释,以取得配合	• 确认患者可以配合
2.保护具的使用　根据病情选择合适的辅助器	
▲拐杖的使用	• 适用于短期或长期残障者离床活动时
(1)选择拐杖:拐杖(图 5-40)最重要的是长度合适、安全稳妥。拐杖的长度包括腋垫和杖底橡胶垫。合适的拐杖长度为:使用者身高减去 40 cm,此外,拐杖底面应较宽并有较深的凹槽、具有弹性	
(2)患者的姿势:双肩放松,身体挺直站立,腋窝与拐杖顶垫间距 2～3 cm(2～3 指),拐杖底端侧离足跟 12～20 cm,握紧把手时手肘应弯曲(图 5-41)	
(3)协助行走	
两点式:同时出右拐和左脚,然后出左拐和右脚	
三点式:两拐杖和患肢同时伸出,然后再伸出健肢	• 此法为三点着地,为最安全步法
四点式:先出右拐杖,然后左脚跟上,接着出左拐杖,右脚再跟上	
跳跃式:先将两侧拐杖向前,然后将身体跳至两拐杖中间	• 此法行进较快,常为永久性残疾人使用
▲手杖的使用	• 适用于不能完全负重的残障者或老年人
(1)长度选择:肘部负重时能稍微弯曲,手柄适于抓握,弯曲部位与髋部同高,手握手柄时感觉舒适(图 5-42)	
(2)手杖的选择:手杖(图 5-43)有木制手杖和金属制手杖,木制手杖长短固定、不能调整,金属手杖可依身高来调整;手杖底端为单脚或四角,四角形的手杖比单脚型的支持力和支撑面积要大得多,因而更稳定,常用于步态较为不稳或地面较不平时。手杖底端的橡胶底垫应有吸力、弹性好、宽面、有凹槽,可加强手杖的摩擦力和稳定性,预防跌倒	
(3)协助行走:请患者用健侧手臂用力握住,辅助行走	
▲助行器的使用	• 适用于上肢健康、下肢功能较差的患者

续表

操 作 步 骤	要 点 说 明
（1）助行器选择：助行器有步行式助行器和轮式助行器。下肢功能轻度损害的患者选用步行式助行器，上、下肢功能均差的患者选用轮式助行器 （2）协助行走：步行式助行器（图 5-44）使用时需双手提起双侧扶手同时向前将其放于地面，然后双腿迈步跟上；轮式助行器（图 5-45）使用时直接推行即可移动，用力下压可刹车	
3.记录	·记录有关内容

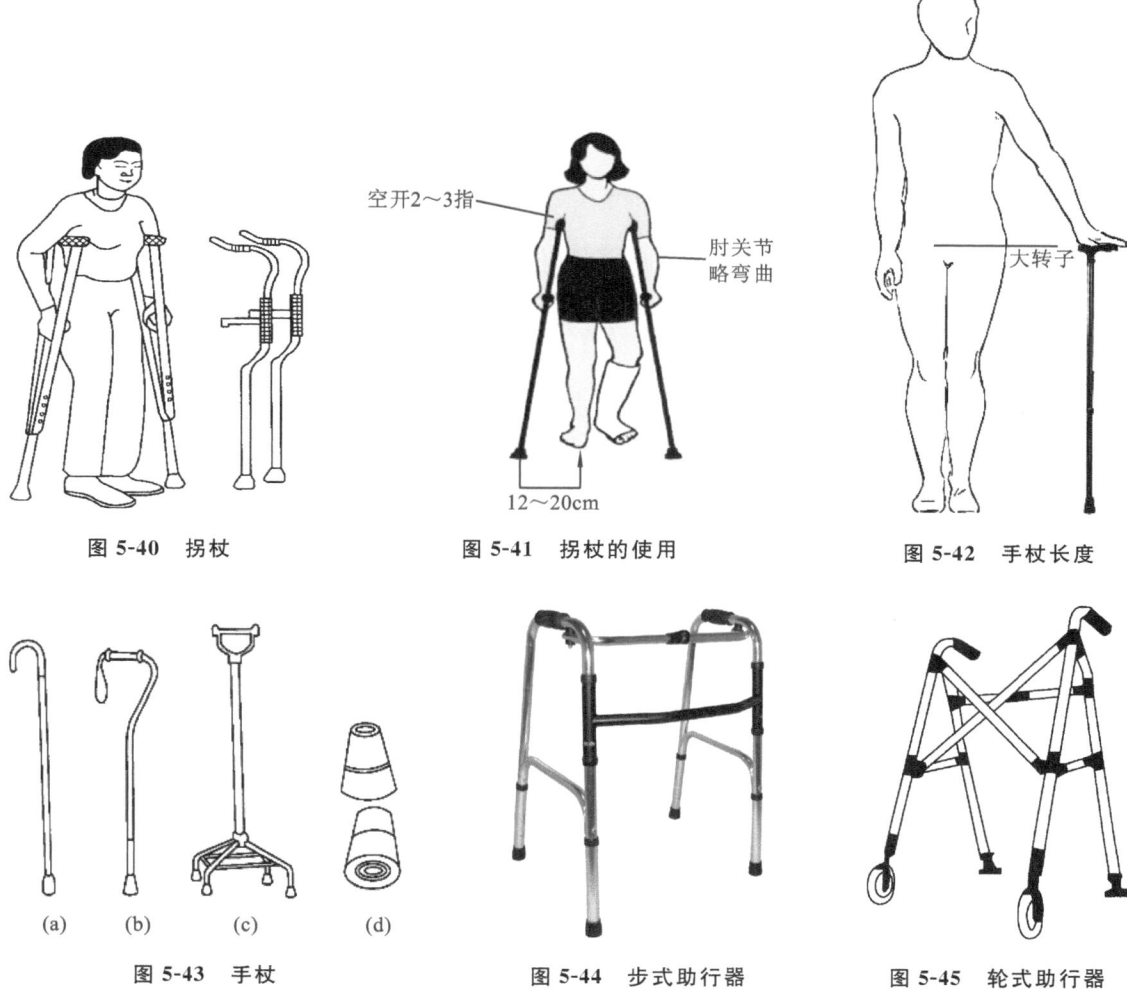

图 5-40 拐杖

空开2～3指
肘关节略弯曲
12～20cm
图 5-41 拐杖的使用

大转子
图 5-42 手杖长度

(a) (b) (c) (d)
图 5-43 手杖

图 5-44 步式助行器

图 5-45 轮式助行器

【评价】护患沟通有效，关爱患者，维护患者的自尊。

【注意事项】

1. 使用者应意识清楚，身体状态良好、稳定。

2. 使用者手臂、肩部或背部无伤痛，活动不受限制，否则会影响手臂的支撑力。

3. 正确选用辅助器。不合适的辅助器与错误的使用姿势可导致腋下受压而造成神经损伤、腋下和手掌挫伤及跌倒,还可引起背部肌肉劳损、酸痛。

4. 使用辅助器时,患者应穿着合脚、防滑的鞋子,衣服宽松、合身。

5. 选择较大的练习场地,避免拥挤和注意力分散,同时保持地面干燥,无移动的障碍物。

6. 调整拐杖或手杖后,应拧紧所有螺母,将橡胶底垫紧贴拐杖和手杖底端。经常检查辅助器底端,确定橡皮底垫的凹槽能产生足够的吸力与摩擦力,而且紧贴于辅助器的底端。

（杨晓玲　孙　健）

思考题

1. 什么是舒适?请列举舒适与不舒适的情形。

2. 相互练习、模拟各种卧位并说出感受,提出促进卧位舒适的措施。

3. 赵某,男,35 岁,因车祸导致颈椎骨折,右侧面部擦伤,经及时抢救,现已病情稳定,今日以行颅骨牵引治疗。请问:

(1) 护士应协助患者采取何种体位?对此卧位的姿势有何要求?

(2) 采取该卧位的目的是什么?

4. 导致压疮发生的内源性因素和外源性因素有哪些?

5. 身体哪些部位容易发生压疮?

6. 进行特殊口腔护理时,如果患者有义齿应该如何清洁和护理?

7. 晨晚间护理的主要内容有哪些?

8. 陈先生,76 岁,因高血压脑出血后长期卧床,大小便失禁,骶尾部皮肤呈紫红色,触之局部有硬结,有数个大小不等的水疱,请问该患者出现了什么并发症?属哪一分期?你将采取哪些护理措施防止压疮继续发展?

9. 疼痛的影响因素有哪些?

10. 王某,女,60 岁,患肝癌晚期住院,主诉静卧时疼痛难忍,不能忍受,睡眠受打扰,要求用镇痛药。如何评估其疼痛程度?请问:

(1) 按 WHO 的疼痛分级标准评估该患者,其疼痛为哪一级?

(2) 可采取哪些护理措施缓解患者的疼痛?

(3) 如果该患者需要用第二阶段镇痛药,请至少列出 2 个代表性药物。

11. 影响患者安全的因素有哪些?

12. 孙女士,68 岁,身高 165 cm,体重 60 kg,冠心病 15 年,糖尿病 12 年,"风湿性关节炎"行"右膝关节置换术"后第三天,请分析该患者可能存在哪些安全问题?如何预防患者损伤?

第六章　休息与活动

学习目标

1. 识记：
(1) 能正确描述睡眠各时相的特点。
(2) 能正确陈述常见睡眠障碍的特点。
2. 理解：
(1) 能正确解释休息的概念和增进休息的条件。
(2) 能正确判断影响睡眠的因素。
(3) 能正确理解活动的意义。
(4) 能正确判断影响活动的因素及活动受限对机体的影响。
(5) 能正确、全面地进行患者活动的评估。
3. 应用：
(1) 能采取适当的护理措施协助患者休息。
(2) 能采取有效的护理措施促进患者的睡眠。
(3) 能采取恰当、有效的护理措施协助患者活动。

　　休息与活动是人类最基本的生理需要，是维持人体健康的必要条件。正常健康人适当的休息与活动可以消除疲劳、提高应对压力的能力、促进身心健康；患者适当的休息与活动可促进疾病的康复，预防各种并发症的发生。因此，护理人员应掌握休息与活动的意义、条件及方法，为患者营造一个良好的休息与活动的环境，满足患者的身心需要，促进疾病康复。

第一节　休息概述

案例引导

　　患者，李某，69岁，心衰入院。患者平时睡眠尚可，入院三天后主诉睡眠不好。护士询问后，患者主诉，环境陌生，病室内有时不熄灯，晨起操作多，抽血，测血压，开门声太大。请问：
　　(1) 患者目前的主要问题是什么？
　　(2) 护士应采取哪些护理措施帮助患者解决该问题？

每个人都有休息的需要,休息是维持人类身体健康的必要条件,对疾病的康复也起着十分重要的作用。有效地休息对维护健康的意义:①减轻或消除疲劳,促进体力和精力的恢复;②促进机体正常的生长发育;③维持机体的生物节律性。在患病期间,休息显得更为重要。休息可以减少能量的消耗,促进蛋白质的合成及组织修复,帮助缩短病程,促进机体康复。

一、休息的概念

休息(rest)指通过改变当前的活动方式,使人从生理和心理上得到松弛,消除或减轻疲劳,恢复精力的过程。"休息"意味着身心感到平静、宽慰和放松。休息的具体形式包括体力上、脑力上、心理上的休息,并不单纯指人体处于睡眠和静止状态。无论采取何种方式,只要达到缓解疲劳、减轻压力、促进身心舒适和精力恢复的目的,就是有效的、科学的休息。

二、增进休息的条件

(一)生理方面

生理上的舒适是保证有效休息的重要条件。患者身体方面出现异常、不适或休息环境不良都会直接影响休息的方式和质量。护理人员应为患者提供舒适的体位、解除或控制明显的疼痛、协助搞好个人卫生,并保持病室适宜的温度及湿度,努力营造休息所需要的良好环境。

(二)心理方面

个体的心理和情绪状态同样会影响休息的质量。要得到良好的休息,须心理上放松,保持情绪稳定。住院期间,患者由于多种原因而产生焦虑、忧郁、烦躁、沮丧、依赖等,都会影响休息。因此,护理人员要耐心地与患者沟通和交流,了解患者存在的心理问题,恰当地运用专业知识和技能,帮助患者达到心境平和的状态。

(三)睡眠方面

睡眠的数量和质量是影响休息的两个重要因素。不同个体对睡眠时间的需要不同,但都有最低限度的睡眠时数,满足了一定的睡眠时数,才能得到真正的休息。否则常会出现易怒、精神紧张并伴有全身疲劳。住院期间,各种原因导致的睡眠数量的不足或质量的下降,都会影响患者的休息和疾病的康复。

第二节　睡　　眠

睡眠(sleep)是一种周期发生的知觉的特殊状态,由不同时相组成,对周围环境可相对的不做出反应。睡眠是休息的一种重要形式,人的一生中大约有三分之一的时间要用在睡眠上。睡眠可以使人的精力和体力得到恢复,使睡眠后保持良好的觉醒状态。

一、睡眠的生理

(一)睡眠的发生机制

睡眠由睡眠中枢控制。睡眠中枢位于脑干尾端,睡眠中枢向上传导冲动作用于大脑皮层(或称上行抑制系统),与控制醒觉状态的脑干网状结构上行激动系统的作用产生拮抗,从而调节睡眠与觉醒的相互转化。研究发现,睡眠时有中枢神经介质的参与,脑干尾端的刺激性病变可引起过度睡眠,而破坏性病变可引起睡眠减少。

（二）睡眠的生理特点

睡眠是一种周期现象,一般每 24 h 为一个循环周期。当人在睡眠时,身体的活动、感觉、知觉等减退。自主神经功能可出现一系列改变,如呼吸变慢、心率减慢、血压下降、瞳孔缩小、尿量减少、代谢率降低、胃液分泌增多、唾液分泌减少、发汗增强等。

（三）睡眠的时相

根据对睡眠发展过程中脑电图（EEG）、眼电图（EOG）和肌电图（EMG）的检测,发现睡眠是由两种不同的时相状态所构成:一是脑电波呈现同步化慢波的时相,称为慢波睡眠（slow wave sleep,SWS）,又称正相睡眠（OS）或非快速眼球运动睡眠（NREM sleep）;二是脑电波呈现去同步化快波的时相,称为快波睡眠（fast wave sleep,FWS）,又称异相睡眠（PS）或快速眼球运动（REM）睡眠。睡眠过程两个时相互相交替,一般从慢波睡眠开始。两种睡眠时相状态均可直接转为觉醒状态,但在觉醒状态下,一般只能进入慢波睡眠而不能进入快波睡眠。

1. 慢波睡眠　第Ⅰ时相的睡眠在所有睡眠时相中是入睡最浅并认为是从清醒到入睡的过渡阶段。该期脑电图（EEG）显示的一些特点与清醒时相同。此期睡眠可分为四期:入睡期、浅睡期、熟睡期、深睡期。

（1）入睡期（Ⅰ期）:此期为清醒与睡眠之间的过渡时期,只维持几分钟,是所有睡眠期中睡得最浅的一期,易被唤醒。脑电波呈低电位 α 节律,8～12 次/秒,节律不均,生理活动开始减缓,生命体征与新陈代谢逐渐变慢,全身肌肉开始松弛。

（2）浅睡期（Ⅱ期）:此期仍可听到声音,仍易被唤醒,脑电波为宽大的梭状波,14～16 次/秒,呼吸、心跳变慢,体温下降,肌肉进一步放松。此期一般持续 10～20 min。

（3）熟睡期（Ⅲ期）:此期肌肉完全放松,脑电波呈现梭状波与 δ 波相交替,生命体征下降,但仍然规则,身体很少移动,很难被唤醒。此期一般持续 15～30 min。

（4）深睡期（Ⅳ期）:此期身体完全松弛且无任何活动,极难被唤醒。脑电波为慢而高的 δ 波,1～2 次/秒。基础代谢率进一步下降,体内生长激素分泌增多,人体组织愈合加快。夜尿和梦游都发生于此期。此期一般持续 15～30 min。

2. 快波睡眠　睡眠特点是眼球快速转动,脑电图活跃,与清醒极为相似,而肌电图反映肌张力极低,出现这种静止状态是由于脑干中的特有神经元过度极化的缘故。与慢波睡眠相比,各种感觉进一步减退,唤醒阈提高,骨骼肌反射和肌肉紧张度进一步减退,可有间断的阵发性表现,如眼球快速运动、部分躯体抽动、血压升高、心率加快且不规则等。在快波睡眠中,脑的耗氧量增加,脑血流量增多且脑内蛋白质合成加快,但生长激素分泌减少。做梦是快波睡眠的特征之一,充满感情色彩的梦境可以舒缓精神压力,让人们面对内心深处的事情和感受,因此最好不要在此期打断睡眠。此外,快波睡眠与幼儿神经系统的成熟有密切的关系,有利于建立新的突触联系,能够促进学习记忆和精力的恢复。睡眠各阶段的变化,见表 6-1。

表 6-1　睡眠各阶段的变化

项目	非速动眼阶段睡眠（NREM）	速动眼阶段睡眠（REM）
脑电图	第Ⅰ期　低电压 α 节律,8～12 次/秒	去同步化快波
	第Ⅱ期　宽大的梭状波,14～16 次/秒	
	第Ⅲ期　梭状波与 δ 波相交替	

续表

项目	非速动眼阶段睡眠（NREM）	速动眼阶段睡眠（REM）
生理变化	第Ⅳ期　慢而高的δ波,1～2次／秒 呼吸、心率减慢且规则,血压、体温下降,肌肉渐渐松弛,感觉功能减退	感觉功能进一步减退,肌肉张力进一步减弱。有间断的阵发性表现:心输出量增加,血压升高,呼吸加快且不规则,心率加快
眼球运动	慢的眼球运动或没有	阵发性的眼球快速运动
合成代谢	人体组织愈合加快	蛋白质合成加快
生长激素	分泌增加	分泌减少
其他	第四期发生夜尿或梦游	做梦
功能	有利于个体体力的恢复	有利于个体精力的恢复

（四）睡眠的周期

人的睡眠是周期发生的。在成人 6～8 h 的睡眠中,由 4～6 个睡眠时相周期所构成。每个睡眠时相周期为 60～120 min 不等（平均为 90 min）。这一过程总是从慢波睡眠第一期开始,然后经第二期、第三期、第四期之后,再返回慢波睡眠的第三期到第二期,再进入快波睡眠,当快波睡眠完成后,再回到慢波睡眠的第二期,如此周而复始（图 6-1）。

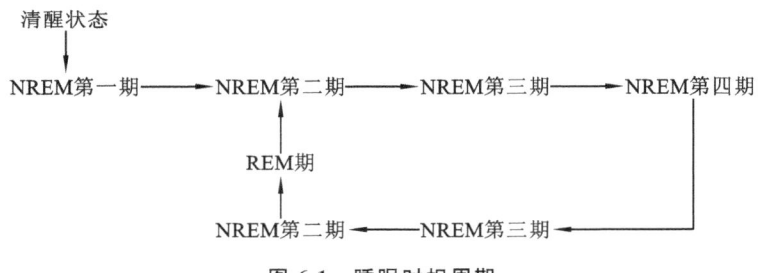

图 6-1　睡眠时相周期

正常睡眠时,在入睡后最初 20～30 min,从慢波睡眠的入睡期进入浅睡期和中度睡眠期,再经深度睡眠期返回中度睡眠期和浅睡期,再从浅睡期进入快波睡眠期,大约持续 10 min 后,又进入浅睡期。每一时相所用的时间也会发生变化,刚入睡时,慢波睡眠的中度和深度睡眠占 90 min,快波睡眠持续不超过 30 min;进入深夜,快波睡眠会延长到 60 min,而慢波睡眠的中度和深度睡眠时间则会相应地缩短。越接近睡眠后期,快波睡眠持续时间越长。睡眠周期在白天小睡时也会出现,但各期睡眠时间长短依小睡的时间而定。上午小睡,是后半夜睡眠的延续,快波睡眠所占的比例较大;下午小睡,慢波睡眠所占的比例增大,会影响晚上睡眠时慢波睡眠时间的长短。

二、影响睡眠的因素

1. 生理因素

（1）年龄:通常个体睡眠的需要与年龄成反比。新生儿 24 h 中大多处于睡眠状态,1 周以后为 16～20 h;婴儿为 14～15 h;幼儿为 12～14 h;学龄儿童为 10～12 h;青少年为 8～9 h;成人一般为 7~8 h;50 岁以上平均 7 h。

(2) 内分泌变化:内分泌的变化会影响睡眠。妇女经期普遍感到疲劳,希望增加睡眠补充体力。绝经期女性由于内分泌的变化会引起睡眠紊乱,激素补充疗法可改善睡眠状况。

(3) 疲劳:适度的疲劳有助于入睡,但是过度疲劳反而会使入睡困难,通常需要 3~5 天才能恢复。

(4) 昼夜性节律:昼夜性节律是指人体依据内在的生物性规律,在 24 h 内规律地运行的活动。昼夜性节律同步化是指要维持机体处于最佳的功能状态,必须将休息与活动的时间安排与昼夜性节律相同。习惯于清醒和活动的时间内试图睡眠,或是习惯于睡眠的时间内活动,则会造成"昼夜性节律去同步化"或称之为"节律移位"。住院患者由于治疗、各项检查活动和护理,不可避免地会干扰原有的睡眠习惯,发生"去同步化"。当睡眠规律改变时,人体就会发生"再同化"来适应新的睡眠形态,重新获得同步化的时间通常要 3 天以上,同时会伴随倦怠和不适。

(5) 个人习惯:睡前的一些习惯如洗热水澡、喝牛奶、阅读报纸、听轻音乐等均有助于睡眠。如果这些习惯被改变或阻碍进行,就可能影响睡眠。

2. 病理因素 几乎所有的疾病都会干扰原有的睡眠形态,影响睡眠的正常节律。如高血压、心脏病、疼痛、腹胀、饥饿、恶心、呼吸不畅等,都会引起睡眠活动的改变。

3. 心理因素 由疾病的压力或者其他生活中的矛盾和困难所造成的恐惧、焦虑、喜悦、悲哀、激动、紧张等都会影响睡眠。此外,患有精神分裂症、恐惧症、强迫症等精神疾病的患者,常常处于过度的觉醒状态。

4. 环境因素 环境也是影响睡眠的主要因素之一。大多数人在陌生的环境下难以入睡。患者入院后,床铺不舒适以及病室内的光线、音响、气味、医护工作的干扰等,都会影响其睡眠情况。主要为快波睡眠减少,入睡时间延长,觉醒次数增加等。

5. 其他 药物、一些食物的摄入、各种对身心的强烈刺激、生活方式等也会影响到睡眠。

三、常见的睡眠障碍

睡眠障碍(sleep disorder)是指睡眠量和质的异常,或在睡眠时出现某些临床症状,也包括影响入睡或保持正常睡眠能力的障碍以及异常的睡眠相关行为。睡眠障碍包括器质性睡眠障碍和非器质性睡眠障碍。非器质性睡眠障碍包括睡眠失调(失眠、嗜睡和睡眠觉醒节律障碍)和睡眠失常(睡行症、睡惊和梦魇)。

1. 失眠 睡眠障碍中最常见的一种,指患者对睡眠时间和(或)质量不满足,并影响白天社会功能的一种主观体验。主要表现为难以入睡、难以维持睡眠状态(易醒、多梦、睡不深)和早醒。依据引起失眠的原因不同,可将失眠分为原发性失眠和继发性失眠。原发性失眠,即失眠症;继发性失眠是由心理、生理或环境因素引起的短暂失眠。

2. 发作性睡眠 发作性睡眠是指不可抗拒的突发性的睡眠,并伴有猝倒症、睡眠瘫痪和入睡幻觉,是一种特殊的睡眠障碍。特点是不能控制的短时间嗜睡,发作时患者可由清醒状态进入快波睡眠,睡眠与正常睡眠相似,脑电波亦呈正常的睡眠波形。一般睡眠程度不深,易唤醒,但醒后又入睡。一天可发作数次至数十次不等。猝倒症是发作性睡眠最危险的并发症,在发作性睡眠的人中约有 70% 的人会出现,表现为肌张力突然部分或全部的失去,导致严重的跌伤;约有 25% 的人在发作性睡眠时出现生动的、充满色彩的幻觉和幻听。发作过后,患者常感到精力得到恢复。

3. **睡眠过度** 表现为过多的睡眠,可持续几小时或几天,难以唤醒。可发生于脑外伤、脑血管病变和脑瘤患者,也可见于糖尿病、镇静药过量,还可见于严重的忧郁、焦虑等心理疾病,通过睡眠患者逃避日常生活的紧张和压力。

4. **睡眠性呼吸暂停** 以睡眠中呼吸反复停顿为特征的一组综合征,每次停顿≥10 s,通常每小时停顿次数>20次。分为中枢性呼吸暂停和阻塞性呼吸暂停两种类型。表现为时醒时睡,并伴有动脉血氧饱和度降低、低氧血症、高血压及肺动脉高压。中枢性呼吸暂停是中枢神经系统功能不良造成的,见于颅脑损伤、药物中毒等。阻塞性呼吸暂停则出现在严重的、频繁的、用力的打鼾或喘息之后,见于呼吸道病变、肥胖等。睡眠性呼吸暂停是心血管疾病的危险因素之一,与高血压之间存在因果关系。

5. **睡眠剥夺** 睡眠剥夺是睡眠时间和睡眠时相的减少和损失,是许多人尚未认识到的一种常见公共健康问题,其唯一的应对措施是恢复性睡眠。目前的研究发现,有1/3或1/3以上的人因睡眠剥夺而罹患嗜睡。根据对睡眠时间及时相剥夺程度不同将睡眠剥夺分为总睡眠剥夺、部分睡眠剥夺、选择性睡眠剥夺和睡眠片段。

6. **梦游症** 又称夜游症、梦行症或睡行症,常发生于NREM睡眠的第Ⅲ、Ⅳ期。在梦游期间,全身功能是清醒时的最低水平,患者下床后呈朦胧状态,可走动,甚至能完成一些复杂的动作,然后继续上床入睡,醒后对梦游过程不能回忆。多见于儿童,以男性多见,病因尚不明确,研究发现与遗传、性格和神经失调有关系。

7. **梦魇** 从夜间睡眠或午睡中惊醒,能清晰和详细地回忆强烈恐惧的梦境,这些梦境通常危及生存、安全或自尊。一般发生于睡眠的后半夜。一旦从恐怖的梦境中惊醒,患者能迅速恢复定向和完全苏醒,并感到非常痛苦。

8. **睡惊** 主要表现为睡眠中突然惊叫、哭喊,伴有惊恐表情和动作,以及心率增快、呼吸急促、出汗、瞳孔扩大等自主神经兴奋症状。通常在夜间睡眠后较短时间内发作,每次发作持续1～10 min。发作后对发作时的体验完全遗忘。

9. **遗尿** 遗尿指5岁以上的儿童仍不能控制排尿,在日间或夜间反复出现不自主的排尿。多发生于NREM第Ⅳ期,与大脑未发育完善有关,睡眠前饮水过多或过度兴奋也可诱发。

> **▌知识链接▐**
>
> #### 失眠症的诊断标准
>
> 　[症状标准] ①几乎以失眠为唯一的症状,包括难以入睡、睡眠不深、多梦、早醒,或醒后不易再睡、醒后不适感、疲乏,或白天困倦等;②具有失眠和极度关注失眠结果的优势观念。
>
> 　[严重标准] 对睡眠数量、质量的不满引起明显的苦恼或社会功能受损。
>
> 　[病程标准] 至少每周发生3次,并至少已1个月。
>
> 　[排除标准] 排除躯体疾病或精神障碍症状导致的继发性失眠。
>
> 　[说明] 如果失眠是某种躯体疾病或精神障碍(如神经衰弱、抑郁症)症状的一个组成部分,不另诊断为失眠症。
>
> —— 中国精神障碍分类与诊断标准第3版(CCMD-3)

四、增进睡眠的护理措施

住院患者的睡眠受到如接受各种检查、治疗和护理等因素影响,不可避免地会干扰他们原有的睡眠习惯,使患者出现睡眠节律改变及睡眠质量改变。住院患者睡眠质量的影响主要表现为:①睡眠剥夺:入睡时间延长、睡眠次数增多、睡眠持续时间缩短、总睡眠时数减少,尤其是快波睡眠减少导致异相睡眠的减少。长期睡眠减少,导致身体疲劳,机体活动不协调,心理状况不佳,严重者会发生神经官能症及精神障碍。②睡眠中断:睡眠时相转换次数增多,不能保证睡眠的连续性。造成交感神经和副交感神经刺激的改变,尤其在快波睡眠期间,易出现严重的心律失常。快波睡眠的突然中止会造成心室纤颤并影响正常的呼吸功能。③诱发补偿现象:当慢波睡眠的第Ⅲ、Ⅳ期和快波睡眠减少时,会在下一个睡眠周期中得到补偿,特别是慢波睡眠的第Ⅳ期优先得到补偿,同时分泌大量生长激素,弥补因觉醒时间增加造成的能量消耗。但快波睡眠不足时症状更加严重,患者会出现知觉、人格方面的紊乱。因此,护理人员应积极采取各种有效措施,满足患者的睡眠需要,促进疾病康复。

1. 评估患者睡眠情况 评估患者睡眠的状态,收集相关的资料,如通常一天睡几个小时、几点入睡、多长时间能入睡、睡前有无特殊习惯、入睡后是否易醒、有无午睡习惯、晨起后觉得体力和精力恢复如何等,并了解以往是否有过睡眠失调的健康问题。此外,要评估患者此次罹病、治疗及用药是否对睡眠有影响。

2. 满足患者的身体舒适的需要 采取一切有效措施,减少患者不适与痛苦,促进患者自然入睡。做好晚间护理,帮助患者采取舒适卧位。对于肌肉紧张的患者,可采取变换体位、按摩、保暖以及睡前温水沐浴等措施。对于主诉疼痛的患者,应根据医嘱酌情给予镇痛剂。

3. 减轻患者的心理压力 愉快的心情有助于睡眠,焦虑、恐惧等情绪会影响睡眠。护士根据对患者的评估,应用交谈法和观察法的技巧,及时发现和了解患者的心理需要,帮助患者消除恐惧和疑虑,恢复平静、稳定的情绪,建立对治疗的信心。还可指导患者做一些放松活动来促进睡眠。

4. 创造良好的睡眠环境 控制病区的温度、湿度、光线及声音,尽量满足患者的寝前习惯。室温适宜,一般冬季为 18~22 ℃,夏季为 25 ℃左右。湿度以 50%~60%为宜。保持床铺安全、舒适、清洁、干燥,棉被厚薄适宜。护士要有计划地安排工作,避免治疗和护理工作过多地干扰患者休息。护士应做到“四轻”,即说话轻、走路轻、操作轻、开关门轻。尽量避免或减少对患者视、嗅、听、触等感觉器官不良的各种刺激。

5. 合理使用药物 对使用安眠药的患者,护士必须掌握安眠药的种类、性能、应用方法、对睡眠的影响及副作用,并注意观察患者在服药期间的睡眠情况及身心反应,及时报告医生予以处理。目前常用的安眠药有苯二氮䓬类、巴比妥类及其他(如水合氯醛、唑吡坦等)。

6. 健康教育 与患者一起分析和讨论有关休息和睡眠的问题,使其了解睡眠对身心康复的重要意义。鼓励并协助患者建立良好的睡眠习惯和规律的生活方式,如白天进行适当的活动并不要过多睡眠,睡前不能吃得过饱,饮水不宜过多、不喝浓茶和咖啡、睡前进食少量易消化的食物或热饮料(如热牛奶)。每天无论睡眠质量如何,也要按规定的时间起床,从而使一天的生理节奏得以强化。

7. 睡眠中的特殊问题的处理 对发作性睡眠的患者,选择药物治疗。护士应指导患者学会自我保护,注意发作前兆,告诫患者禁止从事驾车、高空、水上作业等工作,避免发生危险;对梦游症的患者,应采取将室内危险物品移开、锁门等各种防护措施,避免发生危险;对于睡眠呼吸暂停的患者,指导其采取正确的睡眠姿势,以保证呼吸道通畅。

第三节 活 动

一、活动的意义

活动是人的基本需要之一,人们通过穿衣、行走、进食、排泄等活动来满足基本生理需要;通过身体活动来维持呼吸、循环、消化及骨骼肌肉的正常功能;通过思维活动维持意识和智力的发展;通过学习和工作满足自我实现的需要。活动对维持健康的意义表现在以下三个方面:①有利于促进血液循环:适当的活动可以促进血液循环,提高机体氧合能力,增强心肺功能,同时还可以促进消化、预防褥疮及便秘等的发生。②有利于保持良好的肌张力:适当的活动可以增加运动系统的强度和耐力,保持关节的弹性和灵活性,增强全身活动的协调性,控制体重,避免肥胖。③有利于缓解心理压力:适当的活动能促进身心放松,有助于睡眠,并能减慢老化过程和慢性疾病的发生。对患者而言,进行适当的活动,还可以预防并发症的发生,促进康复。

二、影响活动的因素

对患者而言,由于疾病带来的疼痛与不适,以及运动系统及支配其血管、神经的结构或功能完整性受损,均会影响正常的活动功能。

1. 疼痛 许多疾病所带来的疼痛会限制患者活动。最常见的是手术后,患者因刀口疼痛而主动或被动地减少活动;类风湿性关节炎的患者,常因疼痛造成关节活动范围缩小。

2. 损伤 关节、骨骼、肌肉的损伤,如骨折、扭伤等都会导致受伤的肢体活动受限。

3. 运动系统结构改变 机体的先天畸形或残障等,直接或间接地限制了正常运动。另外,由疾病造成的关节肿胀、增生、变形等会影响机体的活动。

4. 神经系统受损 可造成暂时性或永久性的运动功能障碍。如重症肌无力、脑血栓所致的瘫痪、脊椎受损等患者都会出现较明显的活动受限,甚至不能活动。

5. 营养状况 由于疾病造成的严重营养不良、虚弱无力的患者,因不能提供身体活动所需的能量而导致活动受限。反之,过度肥胖的患者也会出现身体活动受限。

6. 心理因素 心理极度忧郁者和某些精神病患者,在思维异常的同时伴有活动明显减少。

7. 治疗需要 因治疗的需要,某些患者需要限制其活动。如躁动患者或会伤害自己及他人者,须使用保护具加以约束;急性心肌梗死急性期的患者须绝对卧床休息,以减少心脏负荷,而限制了活动。

三、活动受限对机体的影响

活动受限指身体的活动力或任何一部分的活动由于某些原因而受到限制。活动受限对全身各大系统都会带来影响,还会给患者带来一定的心理问题。

1. 对皮肤的影响 长期卧床不活动的患者,皮肤出现的最严重的问题是形成压疮。

2. 对骨骼和肌肉组织的影响 对某些患者来说,限制活动的范围和强度是必要的,但如果骨骼、关节和肌肉组织长期处于活动受限的状态,则会导致下列情况出现:①腰背痛;②肌张力减弱、肌肉萎缩;③骨质疏松、骨骼变形,严重时发生骨折;④关节僵硬或萎缩,出现垂足、垂腕(图 6-2)和髋关节外旋等。

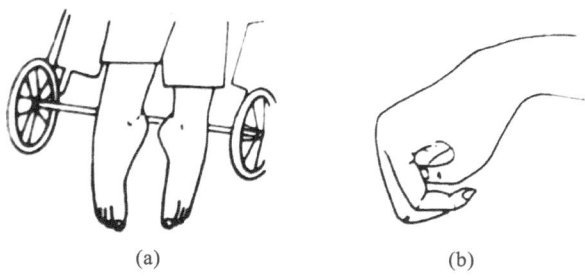

(a)   (b)

图 6-2 垂足、垂腕

3. 对心血管系统的影响

(1) 体位性低血压(postural hypotension):患者从卧位到坐位或直立时,或长时间站立出现血压突然下降超过 20 mmHg,并伴有头昏、头晕、视力模糊、乏力、恶心等表现。长期卧床的患者,第一次起床时会出现体位性低血压的表现。原因一是由于长期卧床导致肌肉无力;二是患者长期卧床,血液循环量下降,头部供血不足,突然直立时,小动脉尚未收缩,造成血压的突然下降。

(2) 静脉血栓(venous thrombosis):静脉的一种急性非化脓性炎症,并伴有继发性血管腔内血栓形成的疾病。病变主要累及四肢浅静脉或下肢深静脉。其形成的主要原因是静脉血流滞缓和血液高凝状态。长期卧床的患者还会出现血容量不足,血液中血浆部分的减少比血细胞部分的减少要多,致血液黏滞度增加,血流速度减慢;因腿部肌肉收缩不够,致静脉内血流速度下降。上述情况同时发生时,就会形成血栓。血栓形成最主要的危险在于栓子脱落栓塞于肺部血管,导致肺动脉栓塞。因此,对大手术后、产后或慢性疾病需长期卧床者,应鼓励其在床上进行下肢的主动活动,以增加小腿静脉回流。

4. 对呼吸系统的影响　长期卧床导致呼吸系统的两大并发症是坠积性肺炎和二氧化碳潴留。原因是患者长期卧床,肺底部长期处于充血、淤血状态,扩张受限,使有效通气减少,影响气体的正常交换,导致二氧化碳潴留,严重时会出现呼吸性酸中毒。此外,长期卧床患者大多处于衰竭状态,呼吸运动减弱,无力进行有效的深呼吸,加之患者无力咳嗽,不能将痰液咳出,这种情况如果不及时处理,会导致坠积性肺炎的发生。因此,对长期卧床的患者要定时翻身、拍背,保持呼吸道通畅和肺正常的通气功能,避免并发症的发生。

5. 对消化系统的影响　因活动量的减少和疾病的消耗,患者常出现食欲下降、厌食,导致营养物质摄入减少,甚至导致严重营养不良。长期卧床还会导致胃肠蠕动减慢,加之患者摄入的纤维和水分减少,患者常出现便秘,严重的便秘可导致粪便嵌塞。

6. 对泌尿系统的影响　长期卧床可导致排尿困难、尿潴留、结石、感染等。平卧时排尿姿势的改变,影响正常的排尿活动,出现排尿困难,甚至形成尿潴留。同时,由于机体活动减少,尿液中钙磷浓度增加,加之伴有尿潴留,进而可形成泌尿道结石。另外,由于尿液潴留,尿液对尿道的冲洗功能减弱,大量细菌繁殖,由尿道口上行到膀胱、输尿管和肾,造成泌尿道感染。

7. 对心理社会方面的影响　长期卧床,患者往往会出现恐惧、焦虑、失眠、自尊的改变、愤怒、挫折感等心理社会方面的问题。某些制动患者,易出现情绪波动,甚至会在行为上处于敌对好斗的状态;还有一些患者则变得胆怯畏缩或出现定向力障碍,不能辨别时间和地点。

四、患者活动的评估

患者活动量的减少,对疾病恢复有一定的益处,但同时也会给机体带来不利影响,可能导致多系统并发症,加重原有疾病。因此,指导患者进行适当活动,在疾病康复、减少疾病并发症方面具有重要意义。护士在指导活动前,应明确评估的重点,评估的方法,评估的内容以及根据患者实际情况制订相应的活动计划。

1. 评估的重点　患者活动的评估重点包括:日常生活活动;个体化需要;活动耐力;影响患者活动的主要因素;活动受限对患者的主要影响。

2. 评估的方法　评估的方法包括:问诊、体格检查、辅助检查,综合判断患者的活动需要和活动能力。

3. 评估的内容

(1)患者的一般资料:包括年龄、性别、文化程度、职业等。在制订活动计划时,应全面考虑以上因素,选择适合患者的活动方式,提高护理措施的针对性。

(2)心肺功能状态:活动前应评估患者血压、心率、呼吸等指标,根据心肺功能确定活动负荷量的安全范围,避免不恰当的活动加重原有疾病。

(3)骨骼肌肉状态:肌力是指肌肉的收缩力量,通过机体收缩特定肌肉群的能力来判断肌力的分级:

①0级:完全瘫痪、肌力完全丧失。

②1级:可见肌肉轻微收缩但无肢体活动。

③2级:肢体可移动位置但不能抬起。

④3级:肢体能抬离但不能对抗阻力。

⑤4级:能做对抗阻力的运动,但肌力减弱。

⑥5级:肌力正常。

(4)关节功能状态:通过患者自己移动关节的主动运动和护士协助移动关节的被动运动,观察关节是否有肿胀、僵硬、变形,关节活动范围有无受限,活动时关节有无声响或疼痛、不适等症状。

(5)机体活动能力:通过观察患者日常活动的完成情况进行综合评价。机体活动功能分为 5 级:

①0级:完全能独立,可自由活动。

②1级:需要使用设备或器械。

③2级:需要他人的帮助、监护和教育。

④3级:既需要帮助,也需要设备和器械。

⑤4级:完全不能独立,不能参加活动。

(6)活动耐力:指个体对活动与运动的生理和心理耐受力。

(7)目前患者情况:疾病的性质和严重程度决定机体活动受限的程度。全面的评估有助于合理安排患者的活动量及活动方式。除评估患者疾病外,还应考虑疾病治疗方案对运动的特殊要求,正确处理肢体活动与制动的关系,制订合理的护理计划。

(8)社会心理情况:心理状况对活动的完成具有重要影响。评估患者的心理状态,帮助患者保持愉快心情以及对活动的兴趣,是完成高质量活动的必要条件。教育家属给予患者充分的理解和支持,帮助患者建立广泛的社会支持系统,也是完成护理计划的重要方面。

五、协助患者活动

根据患者的年龄、身心发育特点和病情选择适宜的活动方式是促进康复的重要环节。

1. 选择合适的卧位 患者卧床时,应选择舒适、稳定、全身尽可能放松的体位,以减少肌肉和关节紧张。

2. 保持脊柱生理弯曲 长期卧床的患者,由于脊柱及周围肌肉的损伤变形,失去正常的生理弯曲及功能,会出现局部疼痛、肌肉僵硬等症状。因此,应注意保护患者的颈部及腰部。如病情允许,应经常变换卧位,同时指导患者进行腰背肌的锻炼,以保持肌肉和关节的功能。

3. 预防压疮 长期卧床是发生压疮的重要原因。如不采取积极有效的预防措施,患者受压部位则会出现压疮。因此,护士应定时为患者更换卧位,活动和按摩受压部位,避免压疮的发生。

4. 维持关节的活动性 关节活动范围(range of motion,ROM)又称关节活动度,是指关节运动时所通过的运动弧。关节活动度练习(range of motion exercises)简称 ROM 练习,是指根据每一特定关节可活动的范围,通过应用主动或被动的练习,维持关节正常的活动度,恢复和改善关节功能的锻炼方法。由个体独立完成的称为主动性 ROM 练习;依靠护理人员完成的称为被动性 ROM 练习。ROM 练习须遵循反复性、多次性、持续性的原则。一般每天应做 2～3 次 ROM 练习,由被动性练习逐渐过渡到主动性练习。以下为被动性 ROM 练习的操作方法。

(1)让患者采取自然放松的姿势,面向操作者,并尽量靠近。操作者在完成每个关节的活动时,需观察患者的反应,注意省力,当抬起患者的手脚时,操作者应移动自己的重心,尽量用腿部的力量,以减少疲劳。

(2)依次对每个关节做屈、伸、内收、外展、内旋、外旋等运动,对比两侧关节活动情况,了解各关节的活动形式和范围。肩关节和膝关节的活动范围见图 6-3、图 6-4。

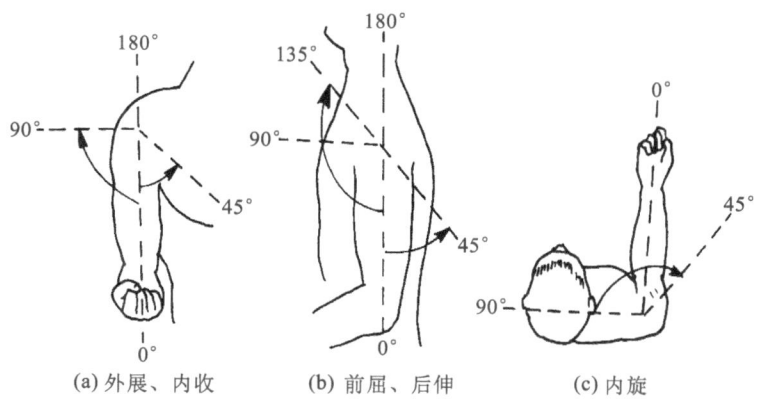

(a) 外展、内收　　(b) 前屈、后伸　　(c) 内旋

图 6-3　肩关节的活动范围

(3)操作时关节应予以支托,以手成环状或用支架支撑关节远端的肢体(图 6-5)。

(4)每个关节每次可有节律地做 5～10 次完整的 ROM 练习,当出现疼痛、痉挛或抵抗反应时,应停止操作。

(5)急性关节炎、肌腱断裂、骨折、关节脱位等患者进行 ROM 练习时,应与医生商量,以免进一步损伤;若患者有严重心脏疾病,应慎重进行运动,防止发生意外。

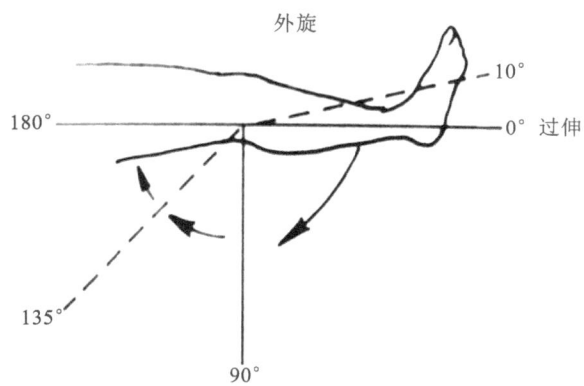

图 6-4　膝关节的活动范围

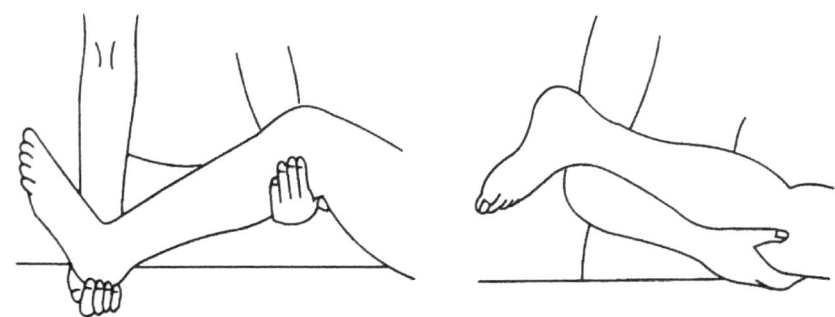

图 6-5　以手成环状或用支架支托腿部

（6）运动结束后,测量生命体征,协助患者采取舒适的卧位,整理床单位。

（7）记录每日运动的项目、次数、时间以及关节活动度的变化。

5. 肌肉练习

（1）等长运动(isometric exercises)：又称静力运动,即可增加肌肉的张力而不改变肌肉的长度的练习,不伴有明显的关节运动。如膝关节完全伸直定位后,做股四头肌的收缩、松弛运动。适用于肢体被固定、存在关节损伤或炎症等情况。临床上常用的方法是"tens"法,即肌肉等长收缩 10 s 后休息 10 s,重复 10 次为 1 组练习,每次训练做 10 组。

（2）等张运动(isotonic exercises)：又称动力运动,即肌肉长度改变因而肢体活动,伴有大幅度关节运动。适用于各种原因引起的肌肉萎缩或肌力减退,但关节制动者禁用。等张练习可遵循大负荷、少重复次数、快速引起疲劳的原则进行,也可采用"渐进抗阻练习法",逐渐增加肌肉阻力进行练习,即先找出 10RM 的重量(测定肌肉连续做 10 次运动的最大负荷),分三组循序渐进地采用 1/2、3/4 和完全的 10RM 进行运动练习,每组各做 10 次抗阻练习,每组运动的间隔休息时间一般为 1 min(也可根据锻炼者的体力而定),每日练习 1 次,每周复测 10RM值,以调整负荷重量。

进行肌肉锻炼时应注意以下几点：

①运动效果和运动者的主观努力密切相关,应使患者充分理解、合作并掌握运动要领。

②严格掌握运动的量和频率,使每次运动达到肌肉适度疲劳,不应引起明显疼痛。每次运动后有适当间歇让肌肉充分放松和复原,一般每日 1 次或隔日 1 次。

③运动前后应做充分的准备及放松运动,避免出现肌肉损伤。

④若锻炼中出现严重疼痛、不适,或伴有血压、脉搏、呼吸、意识、情绪等变化,应及时停止锻炼,并报告医生给予必要的处理。

⑤肌肉等长收缩能引起升压反应及增加心血管负荷。有高血压、冠心病或其他心血管病的患者慎做肌力运动,严重者禁做肌力练习。

6. 协助患者进行室外活动　室外活动有助于改善患者情绪。病情允许的情况下,护理人员应协助患者借助拐杖、轮椅等进行适当的室外活动。

(顾琳琳)

思考题

患者,杨某,35 岁,多发性子宫肌瘤切除术后第 2 天,医生建议其下床活动,但患者因身体虚弱、畏惧刀口疼痛不愿意下床活动。请问:

(1)护士应如何帮助患者接受建议?

(2)护士应采取哪些措施协助患者活动?

第七章 预防与控制医院感染

学 习 目 标

1. 识记:

(1) 医院感染的概念、分类及主要原因。

(2) 医院常用消毒灭菌方法及注意事项。

(3) 医院消毒供应中心的工作内容及流程。

(4) 无菌技术的概念。

(5) 隔离的概念及种类。

(6) 无菌技术的基本操作原则及隔离原则。

2. 理解:

(1) 医院感染的形成、医院感染的主要原因。

(2) 干热消毒灭菌法与湿热消毒灭菌法的区别。

(3) 医院常用化学消毒灭菌剂的种类、适用范围、使用方法及注意事项。

(4) 洗手、卫生手消毒及外科手消毒的区别。

(5) 医院常用消毒灭菌物品的保养及保存。

(6) 无菌技术及隔离技术操作的注意事项。

3. 应用:

(1) 预防与控制医院感染的措施。

(2) 医院常用消毒灭菌技术。

(3) 洗手、卫生手消毒及外科手消毒技术。

(4) 无菌操作基本技术及各种常用隔离技术。

世界卫生组织(WHO)提出,清洁、消毒、灭菌、无菌技术、隔离技术、合理使用抗生素、消毒和灭菌效果的监测等是有效预防和控制医院感染的关键措施,这些措施与护理工作密切相关。因此,每一位护士都应严格地遵守及执行医院管理的制度和规范,正确掌握预防和控制医院感染的相关知识,严格执行预防与控制医院感染的各项技术。

第一节 医院感染

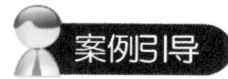 案例引导

患者,张某,女性,38岁,因腹泻、呕吐1天来院就诊,以"腹泻待诊"收入观察室。次日,该患者被初步诊断为急性细菌性痢疾转入隔离病室。3天后,与张某曾同住观察室的几位患者也同样出现了该疾病症状,并被初步诊断为急性细菌性痢疾。

请问:

(1)观察室的其他患者所患的疾病是否属于医院感染?

(2)对接触性、传染性疾病应采取何种隔离方式?

(3)接触此类患者应采取哪些隔离措施?

(4)此类患者使用过的物品应如何处理?

医院是患者聚集的场所,也是病原微生物相对集中、易感人群较多的地方,这些因素为疾病的传播提供了外部条件。对于抵抗力低下的患者,在微生物集中的环境里活动,时刻都面临遭受医院感染的危险。随着医学的发展,在医疗活动中,侵入性操作增多,激素或免疫抑制剂、抗生素的大量使用,接受化疗、放疗后的患者免疫机能下降等因素,都会导致医院感染机会增加。医院感染的发生,严重威胁着患者的安全,影响医疗护理质量,因此应提高医务人员对医院感染的认识,健全医院感染管理机构及管理制度,加强对医院感染的控制和监测。

一、医院感染的概念及分类

(一)医院感染的概念

医院感染(nosocomial infections)又称医院获得性感染(hospital acquired infections, HAI),指任何人员在医院活动期间,遭受病原体侵袭而引起的任何诊断明确的感染或疾病。医院感染是指在医院内获得的感染,包括在住院期间发生的感染和在医院内获得,出院后发生的感染;但不包括入院时已存在的感染。医院工作人员在医院内获得的感染也属医院感染。

(二)医院感染的分类

1. 按照病原体的来源分类 按感染源不同,医院感染分为内源性感染和外源性感染。

(1)内源性感染(endogenous infections):又称自身感染(autogenous infections),病原体是寄居在患者体内或体表的正常菌群或条件致病菌,在正常情况下,它们对人体无感染力,并不致病,当在其机体免疫功能低下、正常菌群移位时引起的感染。

(2)外源性感染(exogenous infections):又称交叉感染(cross infections),病原体来自患者体外。通过患者与患者、患者与工作人员之间的直接感染,或通过媒介,如空气、水、医疗器械等使病原微生物传播的间接感染。

2. 根据病原体的种类分类 可将医院感染分为细菌感染、真菌感染、病毒感染、支原体感染、衣原体感染及原虫感染等,其中以细菌感染最为常见。每一类感染又可根据病原体的具体名称分类,如耐甲氧西林的金黄色葡萄球菌感染、柯萨奇病毒感染、肺炎支原体感染、铜绿假单胞菌感染、阿米巴原虫感染、沙眼衣原体感染、白假丝酵母菌感染等。

3. 根据感染发生的部位分类 人体全身各系统、各器官、各组织均可发生医院感染。

（1）呼吸系统感染：如上呼吸道感染、下呼吸道感染等。

（2）腹部与消化系统感染：如感染性腹泻、肝炎、腹腔感染等。

（3）泌尿系统感染：如肾盂肾炎、膀胱炎、尿道炎等。

（4）运动系统感染：如关节感染、骨髓炎、感染性肌炎等。

（5）神经系统感染：如颅内感染、椎管内脓肿等。

（6）循环系统感染：如心肌炎、心内膜炎、心包炎等。

（7）血液系统感染：如输血相关性肝炎、血管相关性感染等。

（8）生殖系统感染：如前列腺炎、阴道炎等。

（9）皮肤与软组织感染：如压疮感染、疖、坏死性筋膜炎、乳腺炎等。

（10）其他部位感染：如口腔炎、中耳炎、结膜炎等。

二、引起医院感染的主要因素

（1）医院管理机构及管理制度不健全，医务人员对医院内感染的重要性认识不足，管理制度执行不力。

（2）病原体来源广泛，环境污染严重：医院是各种病原体汇集的场所，医院的卫生设施不完善或污染物处理不当，则会增加感染的机会。

（3）易感人群增多：住院患者中慢性疾病、恶性疾病、老年患者比例增加；某些治疗方法如化疗、放疗等可降低患者的感染防御能力。

（4）抗生素的使用不合理：抗生素的广泛使用和滥用，使细菌产生耐药性，并可改变人体内正常菌群的生态状况，使内源性感染增多。

（5）介入性诊疗手段增多：如各种导管、内镜、穿刺针的使用，在进行介入操作时，若违反无菌操作原则，可把外界的微生物导入体内，同时介入操作本身对皮肤黏膜的损伤也增加了感染的几率。

（6）医院环境布局不符合卫生学的要求，隔离措施和隔离设施不健全，如通风条件不良等。

三、医院感染的形成

医院感染必须具备的三个基本条件，即感染源、传播途径、易感宿主。三个条件同时存在并相互联系，就构成了感染链。

（一）感染源

感染源（source of infection）是指病原微生物生存、繁殖及排出的场所或宿主（人或动物）。医院感染中主要的感染源如下。

（1）已感染的患者：已感染的患者是最重要的感染源。病原微生物来自于患者感染部位的脓液、分泌物，且往往具有耐药性，容易在另一易感宿主体内定植。

（2）病原携带者：病原携带者体内病原微生物不断生长繁殖并经常排出体外，是另一主要的感染源。常见于患者、患者家属、探视者和工作人员。

（3）患者自身正常菌群：人体特定部位如皮肤、胃肠道、上呼吸道及口腔黏膜等处寄生的正常菌群，在一定条件下可致自身感染或传播给他人。

（4）医院环境：医院特殊的环境，包括环境潮湿，病房中的设施、食物、垃圾及器械等用物，容易受各种病原微生物的污染而成为感染源，从而引起传播、感染。

（二）传播途径

传播途径（modes of transmission）是指病原微生物从感染源传播到易感宿主的途径和方式。主要的传播途径如下。

1. 接触传播（contact transmission） 医院感染的主要感染途径。①直接接触传播：已感染的患者直接接触易感宿主，将病原微生物传给易感宿主。如母婴间疱疹病毒、沙眼衣原体等的感染。②间接接触传播：通过媒介将病原体传递给易感宿主。如医护人员的手、水、食物及污染的医疗器械、物品等都是常见的感染媒介。

2. 空气传播（airborne transmission） 以空气为媒介，带有病原微生物的微粒（5 μm）随空气流动导致疾病的传播。如飞沫、菌尘等，因其能长时间在空气中浮游，能长距离传播疾病。如开放性肺结核患者排出的结核杆菌就是通过空气传播给易感人群。

3. 飞沫传播（droplet transmission） 一种特殊形式的接触感染。一方面在患者咳嗽、打喷嚏、谈笑时，可从其口腔、鼻腔喷出许多带有病原体的飞沫液滴；另一方面，医务人员在进行某些诊疗操作时也可产生许多液滴，由于这些液滴较大（>5 μm），在空气中悬浮时间不长，只有当易感者和感染源近距离接触时才可能发生感染。如猩红热、白喉、麻疹、急性传染性非典型肺炎（SARS）、流行性脑脊髓膜炎等疾病主要通过飞沫感染。

4. 医源性感染 因各种诊疗活动所致的医院感染。常经污染的诊疗器械和设备、血液及血制品、输液制品、药品及药液、一次性使用无菌医疗用品等发生的感染。

（三）易感宿主

易感宿主（susceptible host）是指对感染性疾病缺乏免疫力而易感染的人。将易感宿主作为一个总体，称易感人群。医院的易感者包括：①婴幼儿及老年人；②机体免疫功能严重受损或接受免疫抑制剂治疗者；③各种慢性疾病和营养不良者；④不合理使用抗生素和激素治疗者；⑤接受各种侵入性操作者；⑥手术时间长和住院时间长者；⑦精神状态差者。

四、常见的医院感染

1. 肺部感染 肺部感染常发生在一些对机体防御机能有严重影响的慢性疾病患者，如癌症、白血病、慢性阻塞性肺炎，或行气管切开术、安置气管导管等患者。其发生率在医院感染中占 23.3%～42%。

2. 尿路感染 患者在入院时没有尿路感染的症状，而在其住院期间 24 h 后出现症状，据统计，尿路感染的发生率在医院感染中占 20.8%～31.7%，66%～86%尿路感染的发生与导尿管的使用有关。

3. 创口感染 创口感染包括外科手术及外伤性事件中的创口感染，判断创口感染主要看创口及附近组织有无炎性反应或出现脓液，更确切是细菌培养。据统计，创口感染发生率在医院感染中约占 25%。

4. 病毒性肝炎 病毒性肝炎不仅在健康人中可以传染，在患者中更容易传染。病毒性肝炎可分为甲型、乙型、丙型、丁型、戊型五种。

5. 皮肤及其他部位感染 患者在住院期间发生皮肤或皮下组织化脓、各种皮炎、褥疮感染、菌血症、静脉导管及针头穿刺部位感染、子宫内膜感染、腹内感染等。

五、医院感染的预防与控制

为保障医疗安全、提高医疗质量，各级各类医院应将医院感染管理纳入医院日常管理工作中,建立医院感染管理责任制,制定并落实医院感染管理的规章制度和工作规范,严格执行有关技术操作规范,有效预防和控制医院感染,防止传染病病原体、耐药菌、条件致病菌及其他病原微生物的传播。

(一)建立医院感染管理机构,加强三级监控

医院感染管理机构应有独立完整的体系,住院床位总数在100张以上的医院通常设置三级管理机构,即医院感染管理委员会、医院感染管理科、各科室医院感染管理小组;住院床位总数在100张以下的医院应当指定分管医院感染管理工作的部门,其他医疗机构应当有医院感染管理专(兼)职人员。

在医院感染管理委员会的领导下,建立层次分明的三级医院感染护理管理体系:一级管理——病区科主任、护士长和兼职监控医生、护士;二级管理——专科护士长;三级管理——医务部部长、护理部主任,同时为医院感染管理委员会的副主任。加强医院感染管理,做到预防为主,及时发现、及时汇报、及时处理。

(二)健全医院感染各项规章制度,依法管理医院感染

依照国家卫生行政部门颁发的法律法规、规范及标准来健全医院感染各项管理制度,建立和完善医院感染监测网络,建立健全医院感染暴发流行应急处理预案,做好医院感染的预防、日常管理和处理。发现医院感染病例或疑似病例,及时进行病原学检查及药敏试验,查找感染源、感染途径,控制蔓延,积极治疗患者,隔离其他患者,并及时、准确地报告感染管理科,协助调查。发现法定传染病,按《传染病防治法》有关规定报告。

(三)落实医院感染管理措施,阻断感染链

严格执行消毒技术规范、隔离技术规范,切实做到控制感染源、切断传播途径、保护易感人群,加强对重点部门、重点环节、高危人群及主要感染部位的感染管理。

具体措施主要包括:二级以上医院必须建立规范合格的感染性疾病科;加强重点部门如ICU、手术室、母婴同室病房、血液透析室、腔镜中心、介入室、消毒供应室、导管室、门诊和急诊室等的消毒隔离;做好清洁、消毒、灭菌及其效果监测;加强抗菌药物临床使用和耐药菌监测管理;开展无菌技术、洗手技术、隔离技术的监督监测;加强重点环节的监测如各种内镜、牙钻、接触血及血制品的医疗器械、医院污水、污物的处理等;严格执行探视与陪护制度、对易感人群实施保护性隔离;加强主要感染部位如呼吸道、手术切口等的感染管理。

(四)加强医院感染知识的培训,督促各级人员自觉预防与控制医院感染

重视医院感染管理学科的建设,建立医院感染专业人员岗位规范化培训和考核制度,及时引入医院感染防控的新理念,提高医院感染专业人员的业务技术水平。医务人员应当掌握与本职工作相关的医院感染预防与控制方面的知识,落实医院感染管理规章制度、工作规范和要求,严格执行标准预防制度,重视职业暴露的防护。工作人员应当掌握有关预防和控制医院感染的基础卫生学和消毒隔离知识,并在工作中正确运用。培训内容如下。

(1)加强预防与控制医院感染的意识教育及其相关知识的培训。

(2)教育医务人员严格执行技术操作规程等医院感染管理的各项规章制度,正确进行各项技术操作。

(3)若发现医院感染病例,应如实填表报告。发现医院感染有流行趋势时,及时报告给医院感染管理科。

(4)教育医务人员遵守标准预防,做好双向防护。把任何患者的血液、体液、分泌物、排泄

物等均视为有传染性并加以防范,根据需要戴乳胶手套、口罩、防护眼镜,穿隔离衣,既要防止疾病从患者传至医务人员,又要防止疾病从医务人员传至患者。

(5)培训锐利器具和废弃物的安全处置方法(详见第十二章护士职业防护)。

（五）医院环境设施布局合理

医院建筑、环境布局合理,有利于消毒隔离。凡是与患者直接接触的科室均应设置物品"处置室",其目的是将患者接触过的物品先消毒,达到无害化后再进一步处理。处置室的设施有自来水、浸泡、熏蒸、三氧机等装置和暂时储存消毒后物品的储存柜。

▌知识链接▐

医院感染"零宽容"

医院感染严重影响医疗质量,时刻威胁患者生命安全。2007年6月第34届美国感染控制年会(APIC)发出呼吁,要求对医院感染"零宽容"。

"零宽容"是指决不宽容,毫不宽恕。"零宽容"理念要求医院感染管理中不再认为医院感染有某一基准发病率,在日常工作中对待每一例医院感染均要认为不该发生,即使发生也要追根问底,了解原因,朝零发病率方向努力。

应用"零宽容"理念加强医院感染管理要求全体医务人员:①充分认识到医院感染是严重影响医疗质量、时刻威胁患者生命安全的临床难题,也是重大的医院管理难题;②树立良好的职业道德,严格遵循手卫生、加强医疗安全;③推动循证医学的理论在医院感染监测、预防与控制中的应用;④在标准预防的基础上,实施针对不同传播途径的预防;⑤加强多学科合作的医学模式;⑥逐步营造医院感染"零宽容"的理念和环境,全方位、大幅度控制医院感染的危险因素。

第二节 清洁、消毒、灭菌

清洁、消毒、灭菌是预防和控制医院感染的重要措施之一。医院消毒灭菌的质量是评价医院医疗服务质量、医院内部管理水平、预防和控制医源性感染能力的尺度,是减少医院感染和医疗事故发生的关键,对保证在医院内活动人员的生命安全起着重要作用。

一、概念

1. 清洁(cleaning) 清洁是指用物理方法清除物体表面上的污秽及部分微生物的过程。其目的是去除和减少微生物,并非杀灭微生物。适用于医院地面、墙壁、家具、医疗护理用品等物体表面的处理。

2. 消毒(disinfection) 消毒是指用物理、化学或生物的方法清除或杀灭物体上除细菌芽胞以外的所有病原微生物的过程。生物消毒法主要是采用具有体外杀菌作用的生物制品如生物酶类、微生物制品、天然植物提取物等作为消毒剂进行消毒的方法。

3. 灭菌(sterilization) 灭菌是指用物理或化学方法清除或杀灭物体上一切微生物,包括致病和非致病微生物以及细菌的芽胞的过程。

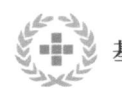

二、消毒、灭菌的方法

常用消毒灭菌方法有两大类：物理消毒灭菌法和化学消毒灭菌法。

（一）物理消毒灭菌法

物理消毒灭菌法是利用热力或光照的物理因素作用于病原微生物，使其蛋白质凝固、变性，酶失去活性，从而达到消毒灭菌的方法。常用的方法有热力消毒灭菌法、辐射消毒灭菌法、电离辐射灭菌法、微波消毒灭菌法、生物净化法等。

1. 热力消毒灭菌法（heat disinfection and heat sterilization） 热力消毒灭菌法是利用热力使微生物的蛋白质凝固变性，酶失去活性，核酸、细胞壁和细胞膜被破坏，从而导致其死亡。分干热法和湿热法两类。干热消毒灭菌法是通过空气导热，传热较慢，传导性差，所需时间长、温度高，容易使物品碳化，仅适用于耐高热不耐湿的物品；湿热消毒灭菌法是通过水、水蒸气和潜热作用于微生物，导热、传热快，穿透力强。其与干热消毒灭菌法相比，所需时间短，温度低。

1）干热消毒灭菌法：常用的有燃烧法和干烤法。

（1）燃烧法（burning sterilization）：一种简单、迅速、彻底的灭菌方法。

适用范围：常用于污染的废弃物、病理标本、带脓性分泌物的纸张和敷料、特殊感染（如破伤风、气性坏疽、铜绿假单胞菌感染）的敷料等的处理，也适用于实验室接种环的消毒灭菌；某些金属器械、搪瓷类物品急用或无条件用其他方法灭菌时也可采用燃烧法。

方法：①对废弃物可直接在焚烧炉内焚毁；②培养用的试管或烧瓶，当开启或关闭塞子时，将试管（瓶）口或塞子，在火焰上来回旋转2～3次，实验室接种环也如此法烧灼，避免污染；金属器械在火焰上烧灼20 s；③搪瓷类容器可倒入少量95%乙醇，慢慢转动容器，使乙醇分布均匀，然后点火燃烧至熄灭。

注意事项：①远离易燃、易爆物品，如氧气、乙醇、汽油等；②在燃烧过程中，不得添加乙醇，以免引起烧伤或火灾；③贵重器械及锐利刀剪，禁用此法灭菌，以免锋刃变钝或器械损坏。

（2）干烤法（dry-heat sterilization）：用特制密闭烤箱进行消毒灭菌，其热力传播与穿透主要靠热空气对流和介质的传导，灭菌效果可靠。

适用范围：用于高温下不损坏、不变质、不蒸发物品的灭菌，如玻璃器皿、油脂、粉剂和金属制品等的灭菌。干烤灭菌所需的温度与时间，应根据消毒灭菌的物品及烤箱的类型来确定，一般情况下，温度150～160 ℃，烤1～2 h，温度低，所需时间应延长。

注意事项：①物品干热灭菌前应洗净，以免造成灭菌失败或污物碳化；②玻璃器皿灭菌前除应洗净外还应干燥；③灭菌时物品勿与烤箱箱底及四壁接触；④在灭菌的过程中不能打开烤箱或重新放入物品；⑤灭菌后要待温度降到40 ℃以下再开箱，以防止炸裂；⑥物品包装不宜过大、过多，装箱不超过箱高的2/3。

2）湿热消毒灭菌法：常用的有煮沸消毒法、高压蒸汽灭菌法。

（1）煮沸消毒法（boiling disinfection）：一种应用最早的简单、经济消毒方法之一。

适用范围：适用于耐湿、耐高温的物品，如金属、搪瓷、玻璃和橡胶类等。

方法：消毒前必须将物品刷洗干净，消毒时应将物品全部浸没在水中，然后加热煮沸，从水沸后开始计时，经5～10 min达到消毒效果，即杀灭细菌繁殖体。煮沸消毒时，还可在水中加入增效剂以提高消毒效果，如煮沸金属器皿时，将碳酸氢钠加入水中，配成1%～2%的浓度时，沸点可达到105 ℃，除增强杀菌作用外，还有去污防锈的作用。

注意事项：①煮沸消毒前，先将物品洗净放入水中，水面应至少高于物品最高处3 cm，煮锅加盖煮沸;②玻璃类物品用纱布包好,应在冷水或温水时放入;③橡胶类物品用纱布包裹,待水沸后放入,3～5 min 后取出;④器械的轴节及容器的盖需打开,大小相同的碗、盆不能重叠,空腔导管需先在腔内灌水,以使物品各面都能与水接触;⑤若中途需加入物品,则在第二次水沸后重新计时;⑥在高原地区气压低、沸点低,应适当延长煮沸时间,海拔每增高 300 m,延长煮沸时间 2 min;消毒后的物品应及时取出,放于无菌容器内备用。

(2)高压蒸汽灭菌法(autoclave sterilization):利用高温、高压及饱和蒸汽的高热所释放的潜热灭菌,是在各医院最常用的一种灭菌法,也是热力消毒灭菌中效果最可靠的一种灭菌法。主要用于各类器械、敷料、搪瓷、橡胶、耐高温玻璃制品及溶液等耐高温、耐高压、耐潮湿物品的灭菌。高压蒸汽灭菌器分两大类:下排气式压力蒸汽灭菌器(手提式、卧式)和预真空压力蒸汽灭菌器(预真空、脉动真空)。

下排气式压力蒸汽灭菌器:利用重力置换的原理,使热蒸汽在灭菌器中从上而下,将冷空气由下排气孔排出,冷空气排出后,使蒸汽在密闭的灭菌器中达到饱和状态。当压力在102.9～137.3 kPa 时,温度可达 121～126 ℃,15～30 min 即可达到灭菌目的。

下排气式压力蒸汽灭菌器又包括手提式和卧式之分。手提式压力蒸汽灭菌器为一金属圆筒,分内外两层,盖上有放气阀、安全阀和压力表(图 7-1)。使用方法为:在隔层内加一定量的水,放入所需灭菌物品后加盖旋紧,锅下加热;打开放气阀排尽锅内冷空气后(水沸后 10～15 min)关闭放气阀,继续加热;待压力升至 102.9 kPa,保持原压 20～30 min 后,关闭热源;打开放气阀,待压力降至"0"时,慢慢启盖,取出灭菌物品。切勿突然开盖,因冷空气大量进入,蒸汽凝成水滴,易使物品潮湿,玻璃物品骤然降温则易发生爆裂。此灭菌器便于携带,使用简易,适合基层医疗单位使用。卧式压力蒸汽灭菌器:灭菌器的结构原理同手提式压力蒸汽灭菌器,但其由输入蒸汽供给热源(图 7-2)。灭菌柜室容量较大,可供医院批量物品的灭菌,操作人员须取得专业资格证才能上岗。

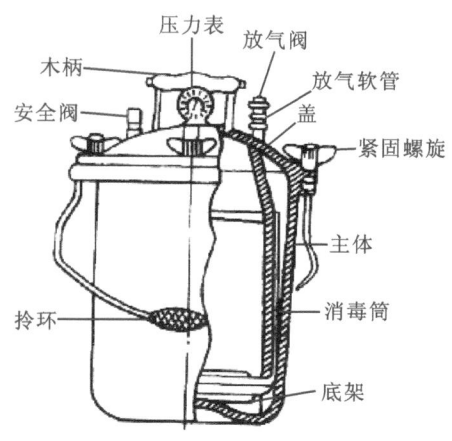

图 7-1 手提式压力蒸汽灭菌器

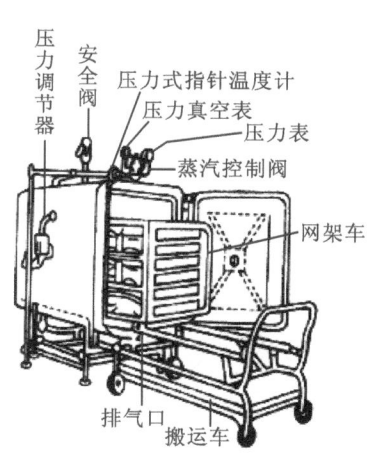

图 7-2 卧式压力蒸汽灭菌器

预真空压力蒸汽灭菌器:利用机械抽真空的方法,使灭菌柜室内先形成 2.0～2.7 kPa 的负压,再输入蒸汽,使蒸汽在负压吸引下迅速透到物品内部进行灭菌(图 7-3)。当压力在205.8 kPa 时,温度可达 132 ℃,5～10 min 即可灭菌。预真空压力蒸汽灭菌器其结构除压力蒸汽灭菌器的装置外另设有真空泵。其作用原理是在灭菌前先抽出灭菌器内冷空气,形成负压,再输入蒸汽,在负压吸引下蒸汽迅速透入物品,灭菌时间达到后,抽真空使灭菌物品迅速干燥。根

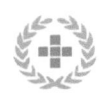

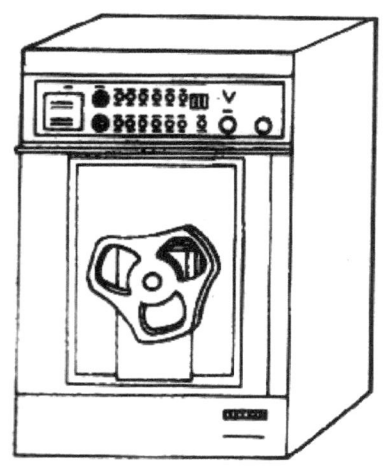

图 7-3 预真空压力蒸汽灭菌器

据一次性或多次抽真空的不同,分为预真空和脉动真空两种,脉动真空者因多次抽真空,空气排出更彻底,效果更可靠。

注意事项:①灭菌包不宜过大,体积不超过 30 cm×30 cm×25 cm,重量不超过 5 kg;②灭菌包放置合理,放置时各包之间留有空隙,以便于蒸汽流通、渗入包裹中央,排气时蒸汽迅速逸出,且保持物品干燥;③盛装物品的容器有孔,必要时将容器盖打开以利于蒸汽进入,布类物品放于金属、搪瓷类物品之上,以免蒸汽遇冷凝成水珠,使包布潮湿,阻碍蒸汽进入灭菌包;④随时观察压力及温度情况;⑤待被灭菌物品干燥后才能取出备用;⑥注意灭菌效果的监测;⑦大型灭菌器的操作人员要经过专业训练合格才能上岗。

效果监测:是评价压力灭菌器运转是否正常,消毒灭菌效果是否达标的手段。监测方法有物理、化学、生物监测 3 种方法。①物理监测:用 150 ℃ 或 200 ℃ 的留点温度计。使用前将温度计水银柱甩至 50 ℃ 以下,放入待灭菌的物品包内,灭菌后检视其读数是否达到灭菌温度。②化学监测:利用化学指示剂在一定温度、时间、饱和蒸汽的条件下变色的特点,观察判断灭菌效果。常用化学指示胶带法,如 3M 胶带(图 7-4),使用时将其粘贴于待灭菌物品包外;也可选用指示卡,如 132 指示卡,将其放在标准实验包的中央部位;经一个灭菌周期后,将指示带(卡)的颜色及性状与标准合格色块比较以判断灭菌质量是否合格。③生物监测:是最可靠的监测法。利用对热耐受力较强的非致病性嗜热脂肪杆菌芽胞为检测菌株,制成菌纸片,将封入纸袋内的菌纸片放在标准实验包的中央,经一个灭菌周期后,用无菌镊取出菌纸片,放入培养基中,置 56 ℃ 温箱中培养 2～7 天,观察培养基颜色变化,如保持原色泽不变,为灭菌合格。

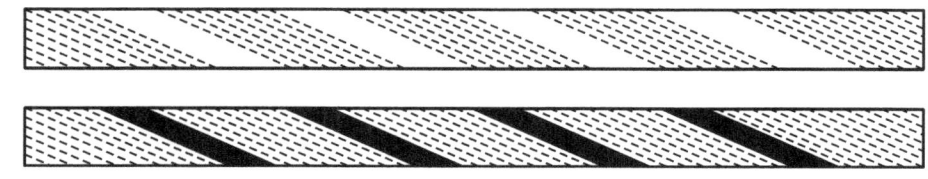

图 7-4 化学消毒指示 3M 胶带

2. 辐射消毒灭菌法 主要利用紫外线的杀菌作用,使菌体蛋白质发生光解、变性而致细菌死亡。对杆菌杀菌力强,对球菌较弱,对真菌则更弱;生长期的细菌对辐射敏感;对芽胞敏感性差。光照消毒法一般只适用于空气和物品表面的消毒。常用辐射消毒灭菌法有日光暴晒法、紫外线灯管消毒法、臭氧灭菌消毒法等。

1) 日光暴晒法:由于日光具有热、干燥和紫外线的作用,有一定的杀菌力。常用于床垫、毛毯、衣服、书籍、纸币、票据等物品的消毒。由于紫外线的穿透力弱,消毒时,应将物品放在阳光直射下暴晒 6 h,定时翻动,一般每 2 h 翻动 1 次,使物品各面均能受到日光照射,以达到消毒的目的。

2) 紫外线灯管消毒法:紫外线灯管是特制的低压汞石英灯管,通电后汞气化放电产生紫外线。杀菌作用最强的波段为 250～270 nm,一般认为具有最大杀菌作用的波长为 253.7

nm。常用的紫外线灯管有 15 W、20 W、30 W、40 W 四种。分悬吊式和移动式两种。

（1）杀菌作用机制：①作用于微生物的 DNA，使菌体 DNA 失去转换能力而死亡；②破坏菌体蛋白质中的氨基酸，使菌体蛋白光解变性；③降低菌体内氧化酶的活性；④使空气中的氧电离产生具有极强杀菌作用的臭氧。

（2）适用范围：由于紫外线消毒法经济、方便、安全，被广泛用于空气、物体表面等的消毒处理。

（3）使用方法：①空气消毒：消毒前应做好室内清洁（紫外线易被空气中的悬浮粒子吸收），关闭门窗，停止人员走动；每 10 m² 安装 30 W 紫外线灯管一支，有效距离不超过 2 m，照射时间为 30～60 min。②物品消毒：紫外线穿透力差，消毒时应将物品摊开或挂起，使其表面直接受到照射，最好用移动式，有效距离为 25～60 cm，最远不超过 1 m，照射时间不少于 30 min。

（4）注意事项：①保持灯管清洁，灯管表面应每周用 95％乙醇棉球擦拭 1 次；②紫外线消毒时，应关闭门窗，房间内应保持清洁干燥、适宜的温度和湿度，一般适宜的温度为 20～40 ℃，适宜的湿度为 40％～60％；③消毒时间应当从灯亮 5～7 min 后开始计时（由于紫外线是氧发生电离产生臭氧的时间需要 5～7 min），关灯后如需再开启，应间歇 3～4 min 再开启；④紫外线消毒后应开窗通风；⑤有效保护，紫外线对眼睛和皮肤有刺激作用，照射过程中产生的臭氧对人体不利，故照射时人应离开房间，必要时戴防护镜、穿防护衣，防止引起眼炎或皮炎；⑥定期（3～6 个月）检测灯管照射强度，若强度≤70 μW/cm² 时应予更换，或使用部门建立使用时间登记卡，凡使用时间超过 1000 h，则应更换；⑦定时监测消毒效果。

3）臭氧灭菌消毒法：灭菌灯内装有臭氧发生管，在电场作用下，将空气中的氧气转换成高纯臭氧。

（1）作用原理：主要依靠其强大的氧化作用杀菌，可杀灭细菌繁殖体和芽孢、真菌、病毒，并可破坏肉毒杆菌毒素等。

（2）适用范围：该法主要用于空气消毒、物品表面消毒。

（3）使用方法：使用灭菌灯时，应关闭门窗，消毒时间根据臭氧浓度而定，采用 30 mg/m³ 浓度，作用时间为 15 min 或采用 5～10 mg/m³ 浓度，作用时间为 30 min，以保证消毒效果。

（4）注意事项：①国家规定大气中臭氧的允许浓度为 0.2 mg/m³，超过该浓度对人体有害，消毒时人员需离开现场，消毒结束至少 30 min 后，人员方能进入；②臭氧为强氧化剂，浓度越高对物品损坏越重，可使铜片出现绿色锈斑，橡胶老化、弹性降低，以致变脆、断裂，使织物漂白退色，因此，应做好医用设备及物品的保护；③温度、相对湿度、有机物、pH 值、水的混浊度、水的色度等可影响臭氧的杀菌作用，消毒时房间内应保持清洁干燥、适宜的温度和湿度，一般适宜的温度为 20～40 ℃，适宜的湿度为 40％～60％。

3. 电离辐射灭菌法（ionizing radiation）　利用放射性核素⁶⁰Co 发射高能 γ 射线或电子加速器产生高能电子束进行辐射灭菌。因电离辐射灭菌是在常温下进行的，故又称"冷灭菌"。此法穿透力强，杀菌效果可靠，适用于不耐热的物品灭菌，如橡胶、塑料、高分子聚合物（一次性注射器、输液器、聚乙烯心瓣膜等）、生物医学制品及精密医疗器械等。

4. 微波消毒灭菌法（microwave disinfection）　微波是一种频率高、波长短的超高频电磁波，其穿透力强，可穿透布类、玻璃、纸、塑料、陶瓷等物质。

（1）作用原理：在电磁波的高频交流电场中，物品中的极性分子发生极化，进行高速运动，并频繁改变方向，互相摩擦，使温度迅速上升，达到消毒灭菌的作用。

（2）适用范围：常用于食物及餐具的处理、医疗药品和耐热非金属材料器械的消毒灭菌处理。

（3）注意事项：①微波对人体有一定的伤害,应避免小剂量长期接触或大剂量照射;②微波无法穿透金属面,故不能以铁罐等容器盛放消毒物品;③禁用搪瓷类容器盛放物品消毒,以免损坏搪瓷类容器。

5. 生物净化法（层流净化法） 生物净化法是在送风口安装高效过滤器,使空气通过空隙小于 $0.2\sim0.5~\mu m$ 的过滤器以垂直或水平两种气流呈流线状流入室内,再以等速流过房间后从回风口流出,使室内产生的尘埃或微生物随气流方向排出房间,使空气中细菌总数≤10 cfu/cm³,空气的洁净度可达到 99.98%。

（1）适用范围：主要用于手术室、器官移植病室、烧伤病室、无菌药物制剂室和 ICU 等。

（2）注意事项：①对净化系统设备注意日常维护保养;②定期更换过滤板,以免细菌长期积聚黏附在过滤板上。

6. 等离子体灭菌（plasma sterilization） 等离子体灭菌是近几年发展起来的,引起人们关注的一种灭菌方法。

（1）作用原理：用氧化氮气或氧、氮、氩等混合气体,在特制的容器内进行辉光放电,产生低温等离子体进行灭菌。

（2）适用范围：主要用于一次性使用注射器、导管等医疗物品的灭菌。

（3）优点：无毒性残留,所需灭菌时间短,低热,不损坏所灭菌的材料。

（二）化学消毒灭菌法（chemical sterilization and disinfection）

化学消毒灭菌法是利用化学药物抑制微生物的生长、繁殖或杀灭微生物的方法。

1. 化学消毒灭菌法作用的原理 利用化学药物渗透到菌体内,使菌体蛋白质凝固变性或酶蛋白失去活性,而致微生物代谢障碍;或破坏细胞膜的结构,改变其通透性,使细胞破裂溶解,从而达到消毒、灭菌的作用。

2. 适用范围 凡不适用于热力消毒灭菌和不怕湿的物品都可以选用化学消毒灭菌法,如对人的皮肤、黏膜、排泄物及周围环境与光学仪器,金属锐器和某些塑料制品的消毒。

3. 化学消毒剂的种类 化学消毒剂的种类繁多,应根据消毒对象、要达到的消毒水平以及可能影响消毒效果的因素选择最适宜、最有效的消毒剂。不同的消毒剂效力不同。

（1）高效：能杀灭一切微生物,包括细菌芽胞。如醛类、过氧乙酸、环氧乙烷、过氧化氢、含溴消毒剂等。另外,高浓度的碘、含氯消毒剂属高效消毒剂。

（2）中效：能杀灭细菌繁殖体、结核杆菌、真菌、病毒,但不能杀灭芽胞。如醇类、酚类。另外,低浓度的碘、含氯消毒剂属中效消毒剂。

（3）低效：能杀灭细菌繁殖体、部分真菌、亲脂性病毒,但不能杀灭结核杆菌、亲水性病毒和芽胞。如氯己定、苯扎溴铵等。

4. 化学消毒剂的使用原则

（1）根据物品的性能和各种微生物的特性,选择适合的消毒剂。

（2）严格掌握消毒剂的有效浓度、浸泡消毒时间及使用方法。

（3）消毒剂应定期更换,易挥发的要加盖,定期检测、调整浓度,以保证消毒效果。

（4）需浸泡消毒的物品必须先洗净擦干,全部浸没在消毒液内,并打开物品的轴节或套盖,管腔内要灌满药液。

（5）为保证消毒效果,消毒液中不能放置纱布、棉花等物品,因这类物品可吸附消毒剂而降低消毒效力。

（6）为避免消毒剂刺激人体组织,浸泡消毒后的物品应在使用前用无菌生理盐水冲净,气体消毒后的物品应待气体散发后使用。

5. 化学消毒剂的使用方法

（1）浸泡法（immersion）:将被消毒的物品洗净、擦干后浸没在消毒液内,按规定的浓度与时间进行浸泡的方法。浸泡法适用于大多数物品、器械,如用 2%的戊二醛消毒体温计等。

（2）擦拭法（rubbing）:用容易溶于水、穿透力强、发挥作用快、无显著刺激性的消毒剂擦拭被污染物体的表面或进行皮肤、黏膜消毒的方法。如用 0.5%的碘伏消毒皮肤,0.2%～0.5%的过氧乙酸擦拭污染物体的表面等。

（3）喷雾法（mobilization）:用喷雾器将标准浓度的化学消毒剂均匀地喷洒于空气中或物体表面,达到消毒作用的方法。喷洒顺序宜先上后下,先左后右,使物品表面全部湿润为度。如用 2%过氧乙酸喷洒密闭空间。

（4）熏蒸法（fumigation）:将气体灭菌剂,或消毒灭菌剂加热或加入氧化剂,使其呈气体状进行消毒的方法。如用环氧乙烷气体在密闭的灭菌器内,对被污染的物品进行灭菌、用 0.5%～1%的过氧乙酸溶液加热熏蒸,密闭门窗 2 h 进行空气消毒。

6. 常用化学消毒剂（表 7-1）。

表 7-1　常用化学消毒剂

消毒剂名称	消毒效力	作用原理	适用范围及使用方法	注 意 事 项
戊二醛 （glutaraldehyde）	高效	与菌体蛋白质发生氧化反应,使之灭活;能杀灭细菌、真菌、芽胞和病毒	①适用于不耐热的医疗器械和精密仪器的消毒灭菌 ②2%戊二醛加入 0.3%碳酸氢钠成为碱性戊二醛,用于浸泡不耐高温器械、内镜等,消毒需 30～60 min,灭菌需 10 h ③2%酸性戊二醛用于肝炎病毒污染物的浸泡、擦拭,消毒浸泡需 30 min	①每周更换消毒液 1 次 ②浸泡金属物品时,应加 0.5%亚硝酸钠作为防锈剂 ③为防止其稳定性降低,戊二醛应现配现用 ④灭菌后的物品,在使用前应用无菌蒸馏水冲洗 ⑤对眼睛、皮肤、黏膜有刺激性,应注意防护
过氧乙酸 （peracetic acid）	高效	能产生新生态氧,将菌体蛋白质氧化,使细菌死亡;能杀灭细菌、芽胞、真菌和病毒	①适用于一般物体表面、食品用工具和设备、空气及耐腐蚀医疗器械的消毒灭菌 ②常用浸泡法、擦拭法、喷洒法 ③一般物品表面消毒:用 0.1%～0.2%溶液喷洒或浸泡 30 min。食品用工具、设备消毒:0.05%溶液（500 mg/L）喷洒或浸泡 10 min。空气消毒:用 0.2%过氧乙酸喷雾 60 min 或 15%溶液按 7 mL/m³ 加热熏蒸 1～2 h。耐腐蚀医疗器械的高水平消毒:0.5%过氧乙酸冲洗 10 min	①对金属有腐蚀性 ②稳定性差,易分解,需现配现用。配制时忌与碱或有机物相混合 ③浓溶液有刺激性和腐蚀性,配制时要戴口罩和橡胶手套,若溅入眼内或皮肤上,立即用清水冲洗 ④存放于阴凉避光处,以防高温引起爆炸

续表

消毒剂名称	消毒效力	作用原理	适用范围及使用方法	注 意 事 项
二氧化氯 （chlorine dioxide）	高效	是一种强氧化剂，广谱、高效、速效，是较含氯消毒剂更安全的新型消毒剂	①对肝炎病毒和结核杆菌污染物的消毒：用 500 mg/L 二氧化氯浸泡 30 min。对细菌芽胞的污染物：用 1000 mg/L 二氧化氯浸泡 30 min ②一般物品污染表面擦拭、喷洒时，用 500 mg/L，作用 30 min。肝炎病毒和结核杆菌污染表面，用 1000 mg/L，作用 60 min ③饮用水消毒：剂量为 5 mg/L，作用 5 min	①二氧化氯活化液不稳定，应现配现用 ②配制时忌与碱或有机物相混合 ③对金属有腐蚀性，消毒后应迅速冲净
环氧乙烷 （ethylene oxide）	高效	①低温为液态，超过 10.8 ℃ 为气态，为气体灭菌剂 ②与菌体蛋白结合，使酶代谢受阻而死亡 ③能杀灭细菌、真菌、病毒和芽胞	①穿透力强，对消毒物品无损伤。适用于精密仪器、医疗器械、书籍、皮毛、棉、化纤、塑料制品、陶瓷、金属、橡胶类制品、一次性使用的诊疗用品 ②少量物品可放入环氧乙烷灭菌柜内，它能自动调节温度至 55～60 ℃，相对湿度 60%～80%，投药量 0.8～1.2 kg/m³ 而进行灭菌，需 6 h	①因其易燃易爆，且具有一定毒性，消毒时应严格遵守操作程序 ②为防止爆炸，应存放在阴凉通风、无火源、无静电处；储存温度不可超过 400 ℃ ③物品灭菌后，应清除环氧乙烷残留量后方可使用 ④禁用于食品、液体等的灭菌
含氯消毒剂 （chlorine disinfectant） 液氯、漂白粉、漂白粉精、次氯酸钠、二氯异氰尿酸钠（优氯净）	中、高效	在水溶液中释放有效氯，破坏细菌酶的活性而致死亡；能杀灭各种致病菌、病毒和芽孢	①餐具、便器消毒：用含有效氯 500 mg/L 溶液，作用 30 min 以上 ②擦拭和喷洒地面、墙壁及物品表面：用含有效氯 1000～2000 mg/L，作用 30 min 以上 ③消毒排泄物消毒：用漂白粉干粉，按粪便的 1/5 量加入后搅拌放置 2～6 h，尿液 100 mL 加漂白粉 1 g，放置 1 h；也可用 30000～50000 mg/L 含氯消毒剂按粪便量的 2 倍加入搅匀放置 2 h	①消毒剂保存在密闭容器内，置于阴凉、干燥、通风处，减少有效氯的丧失 ②配制的性质不稳定，应现配现用，且 3 天换一次消毒液 ③配制溶液时应按测定的有效氯含量计算校正后取量 ④次氯酸钠应用冷水稀释 ⑤有腐蚀及漂白作用，不宜用于金属制品、有色衣服及油漆家具的消毒

续表

消毒剂名称	消毒效力	作用原理	适用范围及使用方法	注意事项
碘酊 (iodine tincture)	中效	碘可直接卤化蛋白质,使其变形而死。能杀灭细菌、真菌和病毒	①皮肤消毒:用2%碘酊作用1 min后用75%的乙醇脱碘 ②脐带断端:用2.5%的碘酊消毒,待干后用75%乙醇脱碘 ③小件医用器具擦拭、浸泡消毒:用2%碘酊作用2 min后,浸于75%的乙醇内脱碘	①碘酊中的碘在室温下易挥发,应密闭保存 ②因其对金属有腐蚀性,不可用于金属器械的消毒 ③对伤口及黏膜有刺激性,用时注意创面情况及碘酊浓度 ④脓、血等有机物的存在可降低其消毒效果
乙醇 (alcohol)	中效	使菌体蛋白凝固变性,但对肝炎病毒和芽胞无效	①皮肤消毒:用70%~75%的乙醇 ②燃烧灭菌:用95%的乙醇 ③适用于物品表面及某些医疗器械的消毒	①易挥发,应加盖保存,定期测定,保持有效浓度 ②易燃,应存放于阴凉避火处 ③有刺激性,不宜用于创面的消毒 ④浓度过高或过低均影响杀菌效果
碘伏(聚维酮碘) (povidone iodine)	中效	破坏细菌胞膜的通透性,使蛋白漏出或与酶起碘化反应使之失活;能杀灭细菌、病毒等	①外科洗手擦拭:用0.25%~5%有效碘溶液,擦拭3 min ②体温计消毒:用0.1%有效碘溶液,浸泡30 min后用冷开水冲净擦干备用 ③黏膜及创面消毒:用0.05%~0.1%溶液,作用3~5 min ④手术、注射部位皮肤消毒:用0.5%~1%有效碘溶液,擦拭2遍,作用2 min	①碘伏稀释后稳定性差,宜现用现配 ②避光密闭保存,放于阴凉处 ③脓血等有机物可降低其杀菌效果 ④对二价金属制品有腐蚀性,不作相应金属制品的消毒 ⑤皮肤消毒后不需乙醇脱碘
苯扎溴铵 (新洁尔灭) (benzalkonium bromide)	低效	能杀灭细菌繁殖体、真菌和病毒,对消毒物品无损害	①黏膜消毒:用0.05%溶液 ②皮肤消毒:用0.1%~0.2%溶液,也可用于喷洒、浸泡、擦拭污染物品,作用时间30 min	①为阳离子表面活性剂,勿与阴离子表面活性剂如肥皂等合用 ②低效消毒剂,不能用作灭菌器械保存液 ③应现配现用 ④对铝制品有破坏作用,不可用铝制品盛装

续表

消毒剂名称	消毒效力	作用原理	适用范围及使用方法	注 意 事 项
双氯苯双胍乙烷（洗必泰）（chlorhexidine/hibitane）	低效	能破坏菌体胞膜的酶活性，使胞质膜破裂；对繁殖体有较强的杀菌作用，但不能杀灭芽胞、分枝杆菌及病毒	①0.5%洗必泰乙醇溶液浸泡洗手，需1～2 min；外科洗手需3 min，皮肤消毒，涂擦2遍，作用2 min ②0.05%～0.1%水溶液用于阴道、膀胱或伤口、黏膜创面冲洗，至冲洗液变清为止	①洗必泰是阳离子表面活性剂，勿与肥皂等阴离子表面活性剂混用 ②有机物降低其杀菌效果，冲洗消毒时，若创面脓液过多，应先尽量去除并延长冲洗时间

▌知识链接▐

酸性氧化电位水

酸性氧化电位水是指将经过软化处理的自来水中加入低浓度的氯化钠（溶液浓度小于0.1%），在有离子隔膜式电解槽中电解后，从阳极一侧生成的具有高氧化还原电位，低浓度有效氯的酸性水溶液即称为酸性氧化电位水。

酸性氧化电位水是一种新型环保高效消毒剂，具有使用简单，作用快速、无毒副作用，经济环保等特点。它的有效氯含量为50～70 mg/L；生成物为次氯酸、盐酸、氯气、过氧化氢、氧气、活性OH。具有很强的杀菌能力，对MRSA、大肠杆菌、真菌、病毒、细菌芽胞等均有杀灭作用，杀菌作用相当于次氯酸钠的10～20倍。

酸性氧化电位水已被广泛地应用于医疗器械及物品、食品、餐具及手的消毒。如可应用于医院的内窥镜室、牙科、口腔科、创伤外科、泌尿科、妇产科等的器械、物品的消毒。还可应用于食品及农副产品加工行业，可对生长中的蔬菜瓜果进行消毒，用流动浸泡的方式对生产线上的食品、蔬菜等消毒。对手清洁消毒时，用酸性氧化电位水冲洗15 s即可达到消毒合格的要求。

三、医院清洁、消毒、灭菌工作

医院清洁、消毒、灭菌工作是指根据一定的规范、原则对医院环境、各类用品、患者分泌物及排泄物等进行消毒处理的过程，其目的是尽最大可能地减少医院感染的发生。

（一）消毒、灭菌方法的分类

根据消毒因子的浓度、强度、作用时间和对微生物的杀灭能力，可将消毒灭菌方法分为四个作用水平。

1. 灭菌法　可杀灭一切微生物以达到灭菌水平的方法。包括干热消毒灭菌法、高压蒸汽灭菌法、电离辐射灭菌法等物理灭菌法以及用戊二醛、环氧乙烷、甲醛、过氧乙酸、过氧化氢等灭菌剂进行的化学灭菌法。

2. 高水平消毒法　可杀灭一切细菌繁殖体（包括结核分枝杆菌）、病毒、真菌及其孢子和绝大多数细菌芽胞的消毒方法，包括上述的灭菌法以及臭氧消毒法、紫外线消毒法、部分含氯消毒剂和一些复配的化学消毒剂等进行消毒的方法。

3. 中水平消毒法 可杀灭和清除细菌芽胞以外的各种病原微生物的消毒方法。包括煮沸消毒法、流通蒸汽消毒法以及碘类、醇类、复方氯己定、复方季铵盐类消毒剂等进行消毒的方法。

4. 低水平消毒法 只能杀灭细菌繁殖体(结核分枝杆菌除外)和亲脂病毒的消毒方法。包括通风换气、冲洗等机械除菌法和苯扎溴铵、氯己定、金属离子消毒剂等化学消毒方法。

(二)选择消毒、灭菌方法的原则

医院清洁、消毒、灭菌工作应严格遵守消毒程序,通常遵循先清洗后消毒灭菌的程序;但是被朊毒体、气性坏疽及原因不明的突发传染性病原体污染的诊疗器械、器具和物品应先消毒,再按常规清洗消毒灭菌。

1. 根据医院用品的危险性选择消毒、灭菌的方法 医院用品的危险性是指物品污染后对人体造成危害的程度,通常分为三类。

(1)高度危险性物品:指穿过皮肤、黏膜而进入无菌的组织或器官内部的器械,或与破损的组织、皮肤黏膜密切接触的器材和用品。如手术器械、注射器、注射的药物和液体、血液和血液制品、透析器、脏器移植物、导尿管、膀胱镜等。高度危险性物品必须选用灭菌法以杀灭一切微生物。

(2)中度危险性物品:指仅和皮肤、黏膜相接触,而不进入无菌组织内的物品。如体温表、压舌板、呼吸机管道、胃肠道内镜、气管镜、喉镜、避孕环等。中度危险性物品一般情况下达到消毒即可,要求致病性微生物不得检出。通常根据不同要求选择中水平消毒法或高水平消毒法。

(3)低度危险性物品:指不进入人体组织、不接触黏膜,仅直接或间接地和健康无损的皮肤相接触的物品。这类物品虽有微生物污染,但一般情况下无害,只有当受到一定量致病菌污染时才造成危害,包括生活卫生用品和患者、医务人员生活和工作环境中的物品。如毛巾、面盆、痰盂(杯)、地面、墙面、桌面、床面、被褥、一般诊断用品(听诊器、血压计等)等。低度危险性物品一般可用低水平消毒法或只做一般的清洁处理即可,但如存在病原微生物污染,必须针对所污染的病原微生物种类选择有效的消毒方法。

2. 根据污染微生物的特性选择消毒、灭菌的方法 依据污染微生物种类、数量及其对消毒因子的敏感性选择消毒、灭菌方法。

(1)对受到致病性芽胞、真菌孢子和抵抗力强、危险程度大的病毒污染的物品,选用灭菌法或高水平消毒法。

(2)对受到致病性细菌、真菌、亲水病毒、螺旋体、支原体、衣原体污染的物品,选用中水平以上的消毒法。

(3)对受到一般细菌和亲脂病毒污染的物品,可选用中水平或低水平消毒法。

(4)消毒物品存在较多有机物或微生物污染特别严重时,应加大消毒剂的剂量并延长消毒时间。

3. 根据消毒物品的性质选择消毒、灭菌的方法 既要保护物品不被破坏,又要使消毒方法易于发挥作用。

(1)耐热、耐湿物品和器材,应首选高压蒸汽灭菌法;耐高温的玻璃器材、油剂类和干粉类可选用干热灭菌法。

(2)怕热、忌湿和贵重物品,可选择环氧乙烷气体或低温甲醛蒸汽消毒、灭菌。

(3)金属器械的浸泡灭菌,应选择腐蚀性小的灭菌剂,同时注意防锈。

（4）物品表面消毒时，应考虑到表面性质：光滑表面可选择紫外线消毒器近距离照射，或用化学消毒剂擦拭；多孔材料表面可选择喷雾消毒法。

四、医院日常的清洁、消毒、灭菌

清洁、消毒、灭菌工作贯穿于医院日常的诊疗护理活动和卫生处理工作中，主要包括医院环境的清洁消毒、患者日常用品的消毒、皮肤黏膜的消毒、器械物品的清洁消毒灭菌以及医院污物污水的处理等。

（一）预防性消毒和疫源性消毒

根据有无明确感染源，医院消毒分为预防性消毒和疫源性消毒。

1. 预防性消毒（preventive disinfection） 预防性消毒指在未发现明确感染源的情况下，为预防感染的发生对可能受到病原微生物污染的物品和场所进行的消毒。例如，医院的医疗器械灭菌，诊疗用品的消毒，餐具的消毒和一般患者住院期间和出院后进行的消毒等。

2. 疫源性消毒（disinfection of epidemic focus） 疫源性消毒指对医院内存在着或曾经存在着感染性疾病传染源的场所进行的消毒，包括随时消毒和终末消毒。①随时消毒（concurrent disinfection）指对医院存在的疫源地内的传染源在住院期间进行的病室或床边消毒，随时杀灭或清除由感染源排出的病原微生物，应根据病情做到"三分开"、"六消毒"（分居室、分饮食、分生活用具；消毒分泌物或排泄物、消毒生活用具、消毒双手、消毒衣服和床单、消毒患者居室、消毒生活用水和污物）。②终末消毒（terminal disinfection）指传染源离开疫源地后进行的彻底的消毒。如医院内的感染症患者出院、转院或死亡后对其住过的病室及污染物品进行的消毒。应根据消毒对象及其污染情况选择适宜的消毒方法，消毒人员应做好充分的准备工作并加强自我防护。

（二）环境消毒

医院环境常被患者、隐性感染者或带菌者排出的病原微生物所污染，成为感染的媒介。因此，医院环境的清洁与消毒是控制医院感染的基础。医院环境要清洁，无低洼积水、蚊蝇孳生地，及时清除垃圾，做到无灰尘、无蛛网、无蚊蝇、窗明几净，环境和物品表面的消毒符合规范。

1. 环境空气消毒 从空气消毒的角度可将医院环境分为四类，可采用的空气消毒方法如下。①Ⅰ类环境，包括层流洁净手术室、层流洁净病房和无菌药物制剂室等，要求空气中的菌落总数≤10 cfu/m³，且未检出致病菌。采用层流通风法使空气净化。②Ⅱ类环境，包括普通手术室、产房、婴儿室、早产儿室、普通保护性隔离室、烧伤病区、重症监护病区等，要求空气中的菌落总数≤200 cfu/m³，且未检出致病菌。采用低臭氧紫外线灯制备的循环风紫外线空气消毒器或静电吸附式空气消毒器进行空气消毒，循环风量（m³/h）必须达到房间体积的 8 倍以上。Ⅱ类环境均为有人房间，必须采用对人无毒无害，且可连续消毒的方法。③Ⅲ类环境，包括儿科病区、妇产科检查室、治疗室、注射室、换药室、急诊室、化验室、各类普通病区和诊室等，要求空气中的菌落总数≤500 cfu/m³，且未检出致病菌。除可采用Ⅱ类环境中的空气消毒方法外，还可应用臭氧、紫外线灯、化学消毒剂熏蒸或喷雾、中草药空气消毒剂喷雾等空气消毒方法，消毒时要求人离开房间。④Ⅳ类环境包括传染病科及病区，可采用Ⅲ类环境中的空气消毒方法。

2. 环境和物品表面消毒 医疗环境中的各种物体表面的消毒要符合细菌学检测要求。根据规定要求，Ⅰ类、Ⅱ类环境物品表面的细菌总数≤5 cfu/m³，不得检出金黄色葡萄球菌、大肠埃希菌及铜绿假单胞菌,母婴同室、早产儿室、婴儿室、新生儿及儿科病区的物品表面不得检出沙门菌;Ⅲ、Ⅳ类环境物品表面的细菌总数分别要求≤10 cfu/m³、≤15 cfu/m³,均不得检出金黄色葡萄球菌及大肠埃希菌。消毒方法包括:①地面消毒:如无明显污染,可每日 1~2 次湿式清扫以清除地面的污秽和部分微生物;如受病原微生物污染,选择一定浓度的含氯消毒剂或过氧乙酸进行湿拖擦洗或喷洒地面。②墙面消毒:通常不需常规消毒;如受到病原微生物污染,可用一定浓度的含氯消毒剂或过氧乙酸喷洒或擦拭,墙面消毒高度一般为 2~2.5 m。③病室内各类物品表面消毒:如床头柜、桌子、凳子等一般用清洁湿抹布或蘸取消毒液的抹布每日擦拭 2 次;如受到病原微生物污染可用一定浓度的含氯消毒剂或过氧乙酸喷洒或擦拭,还可用紫外线灯照射消毒。④病室床单位消毒:包括病床、毯子、棉胎、枕芯、床垫、床单等,可用紫外线灯照射消毒或床单位臭氧消毒器消毒。⑤其他物品表面消毒:如病历夹、门把手、水龙头、洗手池、面盆、门窗、便池等一般每天用洁净水擦抹刷洗处理,保持清洁;如受到病原微生物污染,可根据物品性质选择化学消毒剂喷洒或擦拭消毒。另外,Ⅲ类环境中的治疗室、注射室、换药室、化验室的各种物体表面及台面等需每日用含氯消毒剂擦拭,湿拖把拖地。

(三)被服类消毒

被服类消毒包括全院患者的衣服和被单、医务人员的工作服帽和值班被服的清洗消毒,主要在洗衣房进行。每个病区应有 3 个衣被收集袋,分别收放有明显污染的患者衣被、一般患者衣被及医务人员的工作服帽、值班被服。一次性使用衣被收集袋用后焚烧;非一次性使用者采用不同的清洗、消毒方法:

1. 一般患者的衣被如床单、病员服等用洗涤液,70 ℃以上热水(化纤衣被 40~50 ℃)在洗衣机中清洗 25 min,再用清水漂洗。

2. 感染患者的被服应专机洗涤,用 1%~2%洗涤剂于 90 ℃以上洗 30 min 或 70 ℃含有效氯 500 mg/L 的消毒洗衣粉溶液洗涤 30~60 min,然后用清水漂净。烈性传染病患者的衣服应先用高压蒸汽灭菌后,再送洗衣房洗涤或烧毁。

3. 患者的污染衣被应先去除有机物,然后按感染患者的被服处理;婴儿衣被应单独洗涤;工作人员的工作服及值班被服应与患者的被服分机或分批清洗消毒。

4. 另外,还应注意加强工作人员的防护以及衣被的收集袋、接送车、洗衣机、洗衣房、被服室等的消毒。

(四)饮水、茶具、餐具和卫生洁具等消毒

1. 饮水符合国家饮用水标准,细菌总数<100 个/毫升,大肠埃希菌数<3 个/1000 毫升。

2. 患者日常使用的茶具、餐具要严格执行一洗、二涮、三冲、四消毒、五保洁的工作程序,消毒处理后要求清洁、干爽、无油垢、不油腻、无污物,不得检出大肠埃希菌、致病菌和乙肝表面抗原。

3. 痰杯、便器等分泌物和排泄物盛具以及抹布、拖把等洁具应按照污染程度及其潜在危险性,采用清洁或消毒处理。

(五)皮肤和黏膜消毒

皮肤和黏膜是人体的防御屏障,其表面有一定数量的微生物,其中有一些是致病性微生物或条件致病菌。对皮肤和黏膜进行消毒时应注意:

1. 医务人员应加强手卫生,以有效避免交叉感染。

2. 患者皮肤、黏膜的消毒应根据不同的部位、病原微生物污染的情况选择相应的消毒剂

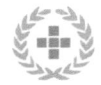

和消毒方法。

（六）器械物品的清洁、消毒、灭菌

医疗器械及其他物品是导致医院感染的重要途径之一，必须严格执行医疗器械、器具的消毒技术规范，并达到以下要求：

1. 进入人体组织、无菌器官的医疗器械、器具和物品必须达到灭菌水平。

2. 接触皮肤黏膜的医疗器械、器具和物品必须达到消毒水平。

3. 各种用于注射、穿刺、采血等有创操作的医疗器具必须一用一灭菌。疑似或确诊朊毒体、气性坏疽及突发原因不明的传染病病原体感染者宜选用一次性诊疗器械、器具和物品，使用后进行双层密闭封装焚烧处理。

4. 可重复使用的污染器械、器具及物品应双层密闭封装后由消毒供应中心单独回收并处理。普通患者污染的可重复使用诊疗器械、器具和物品与一次性使用物品分开放置。

5. 可重复使用的应直接放置于封闭容器内，由消毒供应中心回收、清洗消毒与灭菌；一次性使用的不得重复使用。

6. 灭菌后的器械物品不得检出任何微生物，消毒时要求不得检出致病性微生物，对试验微生物的杀灭率≤99.9%，对自然污染的微生物杀灭率≥90%；如使用化学消毒剂消毒灭菌，应定期检测消毒液中的有效成分，使用中的消毒液染菌量≤100 cfu/mL，致病性微生物不得检出；消毒后的内镜，细菌总数在≤20 cfu/件，致病性微生物不得检出。

（七）医院污物、污水的处理

1. 医院污物的处理　医院污物主要指：①医疗垃圾：在诊疗、卫生处理过程中产生的废弃物，包括感染性废物、病理性废物、损伤性废物、药物性废物、化学性废物等五类。②生活垃圾：指患者生活过程中产生的排泄物及垃圾，包括剩余饭菜、果皮、果核、罐头盒、饮料瓶、手纸、各种包装纸、粪、尿等排泄物。建立严格的污物入袋制度，通常设置黑、黄、红三种颜色的污物袋，要求黑色袋装生活垃圾，黄色袋装医用垃圾，红色袋装放射性垃圾，损伤性废物置于医疗废物专用的黄色锐器盒内。垃圾袋需坚韧耐用，不漏水。可燃性污物应密闭运送，及时焚烧；非可燃性污物应按要求分别处理以防止污染扩散。

2. 医院污水的处理　医院污水指排入医院化粪池的污水和粪便，包括医疗污水、生活污水和地面雨水。医院污水经预处理和消毒后，最终排入城市下水道网络，污泥供作农田肥料，如不加强管理，可能会含有各种病原微生物和有害物质，将造成环境污染和社会公害。所以医院应建立集中污水处理系统并按污水种类分别进行排放，排放质量应符合《污水综合排放标准》。综合医院的感染病区和普通病区的污水应实行分流，分别进行消毒处理。

知识链接

物品特殊污染的处理

1. 甲紫污渍用乙醇或草酸溶液擦拭。

2. 陈旧血迹用过氧化氢溶液擦拭后洗净。

3. 碘酊污渍用乙醇擦拭。

4. 墨水污渍用肥皂、清水洗，不能洗净时用稀盐酸或草酸溶液清洗，也可用氨水或过氧化氢溶液退色。

5. 高锰酸钾污渍用维生素 C 溶液洗涤或用 0.2%～0.5%过氧乙酸溶液浸泡后清洗。

6. 铁锈污渍浸入 1%热草酸溶液中，再用清水洗，也可用热醋酸浸洗。

第三节 消毒供应中心

消毒供应中心是医院的一个组成部分，它既是向全院提供各种无菌器材、敷料和其他无菌物品的保障科室，又是预防和减少医院感染发生的重要科室。其工作质量直接影响患者的生命安危和医疗护理质量。

一、消毒供应中心的设置与布局

（一）消毒供应中心的设置

消毒供应中心应成为相对独立的区域，设在靠近临床科室的位置。要求周围环境清洁，无污染源，并有净化及污水排放设施，室内采光、通风良好，地面、墙面光滑，便于冲洗，形成一个相对独立的区域。建筑面积设计应与医院规模相适应，以每张病床 0.7～0.9 m² 设定建筑面积。各工作区域（地面、墙壁、服装）应采取明确色标标识。

（二）消毒供应中心的布局

消毒供应中心布局呈通过式，由"污"到"净"的流水作业进行排布，污染区→清洁区→无菌区单向流程，不交叉。设空气净化调节装置，采取正压送风方式，以保证空气洁净。灭菌区→清洁区→污染区各室压差 5～10 Pa，洁净区压差高于污染区。

（三）消毒供应中心的划分

1. 生活办公区 设更衣室、办公室、会议室、计算机室等。
2. 污染区 包括负责接收临床使用后的物品，并进行分类、清洗、消毒处理的区域。
3. 清洁区 包括检查、打包、灭菌区。
4. 无菌区 包括无菌物品储存、发放区。
5. 一般工作区 包括器械库、被服库、敷料库。
6. 两工作区之间设缓冲区 在此洗手、更鞋、更衣室。

（四）消毒供应中心配套设施

医院应根据消毒中心的规模、工作量，合理配置相关设备及配套设施，设备、设施应符合国家相关标准的规定。三级医院应配置全自动清洗机、超声清洗机、高压气水枪、预真空型压力蒸汽灭菌器、低温灭菌器、干热灭菌器、打包封口机、包布检测设施等。

二、消毒供应中心工作内容和工作流程

消毒供应中心（室）主要负责对医疗用品、医疗器械进行回收，分类，清洗和消毒，干燥、检查与保养，包装，装载、灭菌及卸载，储存与发放，相关监测及一次性使用医疗物品保存管理等。消毒供应中心标准工作流程分为以下七个环节。

（一）回收

消毒供应中心应对临床使用过的需重复使用的诊疗器械、器具和物品集中进行回收；被朊毒体、气性坏疽及突发原因不明的传染病病原体污染的诊疗器械、器具和物品，使用者应双层封闭包装并标明感染性疾病名称，由消毒供应中心单独回收处理。应采用封闭式回收，避免反复装卸；不应在诊疗场所对污染的诊疗器械、器具和物品进行清点，回收工具每次使用后清洗、消毒，干燥备用。回收流程如下。

1. 器械、物品使用后，科室及时清除明显的污物（流水冲洗），避免干燥，封闭暂存。

2. 供应中心工作人员定时、按照规定的路线、使用专用封闭式回收车（或箱）回收至供应中心内。

3. 回供应中心后，与清洗人员交接物品数量，避免在科室清点、核对污染器械和物品，减少交叉感染。

4. 每次回收后，清洁消毒回收车（或箱），干燥存放。

5. 使用后的一次性物品和医疗废物不得回收到消毒供应中心再转运处理。

（二）分类

该步骤包含清查、核实和分类。清点由 2 人共同完成并做回收记录，清点、核查和记录后，使用转运车将物品转运至去污区的分类台上备处理。分类要求如下。

1. 按个人防护要求着装，与回收人员交接回收的物品数量。

2. 根据器械的不同材质、性状、精密程度、污染状况进行分类。

3. 损伤性废物投入到锐器盒内，感染性废物投入黄色污物袋内。

（三）清洗和消毒

清洗和消毒是灭菌前准备的一个重要环节。

1. 清洗方法包括机械清洗和手工清洗。机械清洗适用于大部分常规器械的清洗；耐热、耐湿的器械、物品宜采用机械清洗方法；手工清洗适用于精密、复杂器械的清洗和有机物污染较重器械的初步处理；精密器械的清洗应遵循生产厂家提供的使用说明或指导手册。

2. 手工清洗基本流程　预洗（冲洗）→清洗（洗涤）→漂洗→终末漂洗。

3. 清洗后的器械、器具和物品应进行消毒处理。

4. 首选热力消毒，也可采用 75％乙醇、酸性氧化电位水或其他国家许可的消毒药液进行消毒。

（四）干燥、检查与保养

1. 干燥　根据物品性质使用干燥设备进行干燥处理；无干燥设备及不耐热的器械、器具和物品使用消毒低纤维絮擦布进行干燥处理；管腔类器械使用压力气枪或 95％乙醇进行干燥处理；不应使用自然干燥法进行干燥。

2. 检查　使用目测或带光源放大镜对干燥后的每件器械、器具和物品进行检查，要求器械表面及关节、齿牙处光洁无锈，无血渍、无水垢，功能完好无损毁；带电源器械还应进行绝缘性能的安全检查。

3. 保养　器械保养时根据不同特性分类处理，如橡胶类物品应防粘连、防老化；玻璃类物品避免碰撞、骤冷骤热；金属类器械使用润滑剂防锈，不损坏锐利刀剪的锋刃；布类物品防霉、防火、防虫蛀等。

（五）包装

包装的目的是屏蔽细菌以防止物品灭菌后的再污染，包括装配、包装、封包、注明标识等步骤。器械与敷料应分室包装，包装要求如下。

1. 包装前应依据器械装配技术规程，核对器械的种类、规格和数量，拆卸的器械应组装。

2. 手术器械应摆放在篮筐或有孔盘中配套包装；盆、盘、碗等单独包装；轴节类器械不应完全锁扣；尖锐器械应加保护套，管道类应避免90°弯曲并防止受压变形；有盖的器皿应开盖；摆放的物品应隔开，朝向一致；管腔类物品应盘绕放置并保持管腔通畅。

3. 纺织品包装材料应无破损无污渍，一用一清洗；新包布脱浆后使用，无纺布及纸塑袋应一次性使用。

4. 开放式的储槽不应用于灭菌物品的包装；硬质容器的使用遵循操作说明。

5. 灭菌物品通常采用密封式包装，如是单独包装的器械，可使用一层纸袋、纸塑袋等包装；灭菌手术器械采用闭合式包装，2层包装材料分2次包装。

6. 灭菌包外设有灭菌化学指示物；高度危险性物品包内放置化学指示物；如果透过包装材料可以直接观察包内灭菌化学指示物的颜色变化，则不放置包外灭菌化学指示物。

7. 使用专用胶带或医用热封机封包，应保持闭合完好性，胶带长度与灭菌包体积、重量相适宜，松紧适度；纸塑袋、纸袋等密封包其密封宽度应多≥6 mm，包内器械距包装袋封口≥2.5 cm；硬质容器应设置安全闭锁装置；无菌屏障完整性破坏时应可识别。

8. 灭菌物品包装的标识应注明物品名称、数量、灭菌日期、失效日期、包装者等内容。

（六）装载、灭菌及卸载

根据物品的性质选择适宜、有效的灭菌方法，按照不同的灭菌器要求装载灭菌包，放置方法恰当。

1. 装载 预真空、脉动真空压力蒸汽灭菌器的最大装载量不超过柜室容积的90%，预真空和脉动真空压力蒸汽灭菌器的最小装载量不小于柜室容积的10%和5%，以防止"小装量效应"。装载时标识应注明灭菌时间、灭菌器编号、灭菌批次、科室名称、灭菌包种类等，标识应具有追溯性。装载要求：①同类物品同锅灭菌，不同类物品同锅灭菌时，敷料包放上层、金属包放下层。易产生水滴物品尽量放下层。②装载时使用专用灭菌篮筐，不能堆放，包与包间隔至少2 cm。③手术器械盘应平放，织物包应竖放，手术盆应斜放。④纸塑包装材料的物品应竖放在篮筐内或架子上。

2. 灭菌 灭菌的方法有高压蒸汽灭菌、干热灭菌、低温灭菌（环氧乙烷灭菌、过氧化氢等离子体灭菌等）。①高压蒸汽灭菌：适用于耐高温、耐高湿的器械和物品，液体、油脂、粉剂、膏剂忌用高压蒸汽灭菌，所有拟灭菌物品需进行彻底的清洗，以免影响灭菌效果，按要求进行灭菌器效能检测，包括工艺、化学和生物监测以及 B-D 试验。②干热灭菌适用于耐高温、不耐高湿的器械和物品，油剂、粉剂的厚度<0.6 cm，凡士林纱布的厚度<1.3 cm，物品的体积<10 cm×10 cm×20 cm。③低温灭菌包括环氧乙烷灭菌、过氧化氢等离子体灭菌和低温甲醛灭菌，适用于不耐高温、不耐高湿的器械和物品。

3. 卸载 灭菌后按要求卸载，并等待物品冷却，检查包外化学指示物变色情况以及包装的完整性和干燥情况。卸载要求：①高压蒸汽灭菌物品取出后放置于远离空调或空气入口的地方冷却；②检查灭菌物品包装的完整性、干燥情况，及时关闭启闭式容器筛孔；③检查化学指示胶带的色泽，未达到要求或可疑时应重新灭菌；④灭菌包掉地上或误放不洁处应视为污染。

（七）储存与发放

1. 储存　储存灭菌后物品应分类、分架存放于无菌物品存放区。物品放置应固定位置、设置标识，定期检查、盘点、记录，在有效期内发放。无菌物品的储存条件：①清洁、干燥、温度在 25 ℃以下，相对湿度＜70%；②物品必须存放在洁净的柜内或架上，离地面 20～25 cm、离墙面 5～10 cm、距天花板 50 cm。无菌物品的有效期：①棉布类包装的无菌物品达到环境标准时有效期为 14 天（未达到环境标准时为 7 天）；②医用皱纹纸的有效期为 6 个月；③纸塑包装的有效期为 6 个月；④无纺布包装的有效期为 6 个月。已灭菌与未灭菌物品要严格分开放置。

2. 发放　发放时有专人专窗或者按照规定线路由专人、专车或容器加防尘罩去临床科室发放。接触无菌物品前应先洗手或手消毒，无菌物品的发放遵循先进先出的原则，确认无菌物品的有效性，发放记录应具有可追溯性。发放无菌物品的运送工具应每日清洁处理，干燥存放，有污染时应消毒处理，发出的过期灭菌物品必须重新进行清洗包装和灭菌，发送至临床时，必须使用专用的车或容器，采取密闭运送。运送工具保持清洁，洁污分开。

（八）相关监测

消毒供应中心应安排人员专门负责质量监测，根据《消毒技术规范》及《医院消毒供应中心清洗消毒及灭菌效果监测标准》等定期对清洁剂、消毒剂、洗涤用水、润滑剂、包装材料等进行质量检查，定期进行监测材料的质量检查，对清洗消毒器、超声清洗器、灭菌器等进行日常清洁和检查，根据灭菌器的类型对灭菌效果分别进行检查。

（九）一次性使用医疗用品保存管理

目前临床上已普遍使用一次性无菌医疗物品，其在无菌、无致热原、经检查合格后，在有效期内一次性使用。供应室一般可根据医院内各科室的需要，分类、分型号、定基数发放一次性使用的医疗器具。各科室使用后，供应室应将已废弃并经过初步消毒处理的一次性使用器具按定数回收，再经毁形和无害化处理后，由当地疾控中心认可的部门将其再利用或集中送入焚烧炉焚烧。

三、常用物品的保养

医院内有很多反复使用的物品和器具、为了延长使用期限，应做好这些用品的保养。

1. 搪瓷类　搪瓷类器具耐用、易清洁，但使用中要注意保护瓷面，轻拿轻放，不要碰撞，避免与强酸、强碱接触，勿与粗糙物摩擦，以防脱瓷生锈。

2. 玻璃类　玻璃类物品要轻拿轻放，防止磕碰，可放在纸盒中或用软纸包裹存放，避免骤冷骤热，以防突然破裂。

3. 橡胶类　橡胶类制品遇热变软变形，遇冷变硬易断，接触挥发性液体或酸碱物质会被侵蚀变质，防止与锐利物品相碰会被刺破，所以应防止这些情况的出现。橡胶单用后洗净、消毒后撒上滑石粉保存；橡胶袋清洁消毒后倒挂晾干，吹入少量空气后旋紧塞子；橡胶导管晾干后舒展放置，防止过度扭曲。

4. 金属器械类　金属器械主要是注意防锈。对暂时不用的金属制品，洗净晾干后应涂油保护，以防锈蚀；锐利器械要与其他器械分别放置，用棉花包裹刃面，以防碰撞损伤锋刃口。

5. 布类及毛织品　患者的被服多为棉织品，存放时应注意防霉、防火、防刺破；毛毯等毛织品存放时应放置防虫蛀的制品，并勤晾晒。

第四节　手　卫　生

在临床实践中,医务人员的双手在各种诊疗、护理工作中是接触患者最多的,如不加强手卫生就会直接或间接地导致医院感染的发生。为保障患者安全、提高医疗质量,防止交叉感染,医院应加强医务人员手卫生的规范化管理,提高医务人员手卫生的依从性。

一、概述

(一)基本概念

1. 手卫生(hand hygiene)　手卫生是医务人员洗手、卫生手消毒和外科手消毒的总称。

2. 洗手(hand washing)　洗手指医务人员用肥皂(或皂液)和流动水洗手,去除手部皮肤污垢、碎屑和部分致病菌的过程。

3. 卫生手消毒(antiseptic handrubbing)　卫生手消毒指医务人员用速干手消毒剂揉搓双手,以减少手部暂居菌的过程。

4. 外科手消毒(surgical hand antisepsis)　外科手消毒指外科手术前医务人员用肥皂(或皂液)和流动水洗手,再用手消毒剂清除或者杀灭手部暂居菌和减少常居菌的过程。使用的手消毒剂可具有持续抗菌活性。

(二)手卫生的管理

《医务人员手卫生规范》是医疗机构在医疗活动中管理和规范医务人员手卫生的行动指南。

1. 制定管理制度　手卫生是控制医院感染的重要措施,长期的临床实践表明,机械的手部皮肤清洁是减少手部细菌行之有效的重要方法。所以医院应制定相应的手卫生管理制度,并严格执行。

2. 配备必要设施　医院应在财力与物力上大力支持手卫生工作,配备有效、便捷、合乎要求的手卫生设施,为医务人员执行手卫生措施提供必要条件。

3. 定期开展培训　医疗机构应定期开展广泛地手卫生培训,培训形式和内容应根据培训对象不同而调整,使广大医务人员掌握必要的手卫生知识和技能,提高其无菌观念和自我保护意识,保证手卫生的效果。

4. 加强监督指导　医疗机构应加强对临床、医技部门及其他部门人员的手卫生监督,包括对手卫生设施的管理、对医务人员的指导与监督,提高医务人员手卫生的依从性。

5. 开展效果监测　应加强手卫生效果的监测,每季度对手术室、产房、导管室、层流洁净病房、骨髓移植病房、器官移植病房、重症监护病房、新生儿室、母婴室、血液透析病房、烧伤病房、感染疾病科、口腔科(门诊及病房)等部门工作的医务人员进行手消毒效果监测;当怀疑医院感染暴发与医务人员手卫生有关时,应及时进行监测,并进行相应的致病微生物检测。卫生手消毒后,监测的细菌菌落数$\leqslant 10 \text{ cfu/cm}^2$;外科手消毒后,监测的细菌菌落数$\leqslant 5 \text{ cfu/cm}^2$。

(三)手卫生设施

1. 洗手与卫生手消毒设施　手卫生设施的设置应方便医务人员,并且符合国家相关

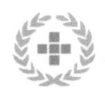

规定。

（1）流动水洗手设施：水龙头应位于洗手池的适当位置，开关最好为非手触式。手术室、产房、导管室、层流洁净病房、骨髓移植病房、器官移植病房、重症监护病房、新生儿室、母婴室、血液透析病房、烧伤病房、感染疾病科、口腔科（门诊及病房）、消毒供应中心等重点部门必须配备非手触式水龙头；有条件的医疗机构在诊疗区域均宜配备非手触式水龙头。

（2）清洁剂：如肥皂、皂液或含杀菌成分的洗手液，另备盛放清洁剂的容器。要求固体肥皂保持清洁与干燥，皂液或洗手液有混浊或变色时及时更换，盛放皂液的容器宜为一次性使用，重复使用的容器需每周清洁与消毒。

（3）干手物品：如擦手纸、干毛巾或干手机，另备盛放擦手纸或干毛巾的容器。如用干毛巾，需一用一消毒。

（4）速干手消毒剂：含有醇类和护肤成分的手消毒剂，如乙醇、异丙醇、氯己定、碘伏等，剂型包括水剂、凝胶和泡沫型。手消毒剂应为符合国家有关规定的产品，医务人员有良好的接受性，宜使用一次性包装，并且无异味、无刺激性。

2. 外科手消毒设施

（1）洗手池：洗手池设置在手术间附近，水池大小、高矮适宜，能防止洗手水溅出，池面应光滑无死角且易于清洁，并每日清洁与消毒。洗手池及水龙头的数量应根据手术间的数量设置，水龙头的数量应不少于手术间的数量，水龙头开关应为非手触式。

（2）清洁用品：包括清洁剂、清洁指甲用物、手卫生的揉搓用品等。手刷的刷毛应柔软，定期检查，及时剔除不合格手刷，并且要一用一灭菌。

（3）手消毒剂：应取得卫生部卫生许可批件，在有效期内使用。以免冲洗手消毒剂为主，消毒后不需用水冲洗。手消毒剂的出液器应采用非手触式。消毒剂宜采用一次性包装，重复使用的消毒剂容器应每周清洁与消毒。

（4）干手物品：清洁毛巾、无菌巾。均应一人一用，用后清洁、灭菌；盛装毛巾的容器应每次清洗、灭菌。

（5）其他：计时装置、洗手流程及说明图。

二、洗手

有效的洗手可清除手上99％以上的各种暂住菌，是防止医院感染传播最重要的措施之一。

【目的】清除手部皮肤污垢和大部分暂住菌，切断通过手传播感染的途径。

【评估】操作者手污染程度、准备进行的操作项目、患者的病种及病情。

【计划】

1. 护士准备　衣帽整洁，修剪指甲，取下手表、饰物，卷袖过肘。

2. 用物准备　流动水洗手设施、清洁剂、干手物品，必要时备护手液或直接备速干手消毒剂。

3. 环境准备　清洁、宽敞。

【实施】见表7-2。

表 7-2 洗手法

操 作 步 骤	要 点 说 明
1.准备 打开水龙头,调节合适水流和水温	• 水龙头最好是感应式或用肘、脚踏、膝控制的开关
2.湿手 在流动水下,使双手充分淋湿	• 水流不可过大以防溅湿工作服 • 水温适当,太热或太冷会使皮肤干燥
3.涂剂 关上水龙头并取清洁剂均匀涂抹至整个手掌、手背、手指和指缝	
4.洗手 认真揉搓双手至少 15 s,具体揉搓步骤见图 7-5:①掌心相对,手指并拢相互揉搓;②掌心对手背沿指缝相互揉搓,交换进行;③掌心相对,双手交叉指缝相互揉搓;④弯曲手指,使关节在另一掌心旋转揉搓,交换进行;⑤一手握另一手大拇指旋转揉搓,交换进行;⑥五个手指尖并拢在另一掌心中旋转揉搓,交换进行	• 注意清洗双手所有皮肤,包括指背、指尖和指缝 • 必要时增加手腕的清洗,要求握住手腕回旋揉搓手腕部及腕上 10 cm,交换进行
5.冲净 打开水龙头,在流动水下彻底冲净双手	• 流动水可避免污水沾污双手 • 冲净双手时注意指尖向下
6.干手 关闭水龙头,以擦手纸或毛巾擦干双手或在干手机下烘干双手;必要时取护手液护肤	• 干手巾应保持清洁干燥,一用一消毒

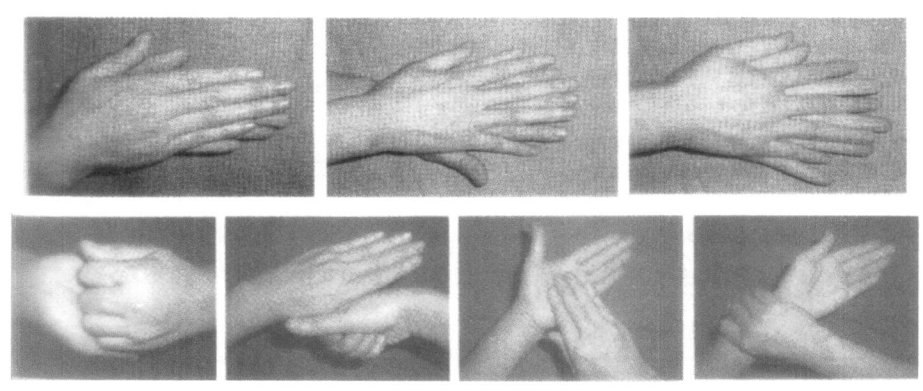

图 7-5 七步洗手法

【评价】

1. 操作程序正确,手的各部位均洗到、冲净。

2. 未浸湿工作服,周围环境未受污染。

3. 洗手后,手上未检出病原微生物。

【注意事项】

1. 当手部有血液或其他体液等肉眼可见污染时,应用清洁剂和流动水洗手;当手部没有肉眼可见污染时可用速干手消毒剂消毒双手代替洗手,揉搓方法与洗手方法相同。

2. 洗手方法正确,尤其要认真清洗指背、指尖、指缝和指关节等易污染部位。

3. 注意调节合适的水温、水流,避免污染周围环境。

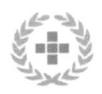

4. 洗手指征:①直接接触每个患者前后;②从同一患者身体的污染部位移动到清洁部位时;③接触患者黏膜、破损皮肤或伤口前后;④接触患者血液、体液 分泌物、排泄物、伤口敷料等之后;⑤接触患者周围环境及物品后;⑥穿脱隔离衣前后,脱手套之后;⑦进行无菌操作、接触清洁、无菌物品之前,⑧处理药物或配餐前。

三、卫生手消毒

医务人员接触污染物品或感染患者后,手常被大量细菌污染,仅一般洗手尚不能达到预防交叉感染的要求,必须在洗手后再进行卫生手消毒。

【目的】清除致病性微生物,预防感染与交叉感染,避免污染无菌物品和清洁物品。

【评估】手的污染程度、准备进行的操作、患者的病种及病情。

【计划】

1. 护士准备 衣帽整洁、修剪指甲,取下手表、饰物,卷袖过肘。

2. 环境准备 清洁、宽敞。

3. 用物准备 流动水洗手设施、清洁剂、干手物品、速干手消毒剂。

【实施】见表 7-3。

表 7-3 卫生手消毒法

操 作 步 骤	要 点 说 明
1.洗手 按洗手步骤洗手并保持手的干燥	· 符合洗手的要求与要点
2.涂剂 取速干手消毒剂于掌心,均匀涂抹至整个手掌、手背、手指和指缝,必要时增加手腕及腕上 10 cm	· 消毒剂要求:作用速度快、不损伤皮肤、不引起过敏反应
3.揉搓 按照揉搓洗手的步骤揉搓双手,直至手部干燥	· 保证消毒剂完全覆盖手部皮肤 · 揉搓时间不少于 15 s
4.干手	· 自然干燥

【评价】

1. 消毒后手离开消毒液时未触及容器边缘。

2. 卫生学检测洗手达标。

【注意事项】

1. 涂抹速干手消毒剂揉搓双手时方法正确,注意手的各个部位都须揉搓到。

2. 医务人员在下列情况下应先洗手,然后进行手消毒:①接触患者的血液、体液和分泌物后;②接触被传染性致病微生物污染的物品后;③直接为传染病患者进行检查、治疗、护理后;④处理传染病患者污物之后。

四、外科手消毒

为保证手术效果,减少医院感染,外科手术前医务人员必须在洗手后再进行外科手消毒。

【目的】清除指甲、手部、前臂的污物和暂居菌,将常居菌减少到最低程度。抑制微生物的快速再生。

【评估】手的污染程度、准备进行的操作、患者的病种及病情。

【计划】

1. 护士准备 衣帽整洁、修剪指甲,取下手表、饰物,卷袖过肘。

2．环境准备　清洁、宽敞。

3．用物准备　洗手池、清洁用品、手消毒剂、干手物品、计时装置、洗手流程及说明图等。

【实施】见表 7-4。

表 7-4　外科手消毒法

操 作 步 骤	要 点 说 明
1.准备　摘除手部饰物,修剪指甲	• 手部饰物包括手镯、戒指、假指甲 • 指甲长度不能超过指尖,甲缘平整
2.洗手　调节水流,湿润双手,取适量的清洁剂揉搓并刷洗双手、前臂和上臂下 1/3	• 特别注意使用毛刷清洁指甲下的污垢和手部皮肤的皱褶处 • 揉搓用品应每人使用后消毒或者一次性使用;清洁指甲用品应每日清洁与消毒
3.冲净　流动水冲洗双手、前臂和上臂下 1/3	• 始终保持双手位于胸前并高于肘部
4.干手　使用干手物品擦干双手、前臂和上臂下 1/3	
5.消毒	
▲免冲洗手消毒法 (1)涂剂手消毒剂:取适量的免冲洗手消毒剂涂抹至双手的每个部位、前臂和上臂下 1/3	• 每个部位均需涂抹到手消毒剂 • 手消毒剂的取液量、揉搓时间及使用方法遵循产品的使用说明
(2)揉搓自干:认真揉搓直至手消毒剂干燥	
▲冲洗手消毒法 (1)涂剂揉搓:取适量的手消毒剂涂抹至双手的每个部位、前臂和上臂下 1/3,认真揉搓 2～6 min	• 每个部位均需涂抹到手消毒剂 • 手消毒剂的取液量、揉搓时间及使用方法遵循产品的使用说明
(2)流水冲净:流水冲净双手、前臂和上臂下 1/3	• 水由手部流向肘部
(3)按序擦干:用无菌巾彻底擦干双手、前臂和上臂下 1/3	• 无菌巾擦干顺序:手、前臂、上臂下 1/3

【评价】

1．消毒后手离开消毒液时未触及容器边缘。

2．卫生学检测洗手达标。

【注意事项】

1．外科手消毒应遵循的原则:①先洗手,后消毒;②不同患者手术之间、手套破损或手被污染时,应重新进行外科手消毒。

2．在整个手消毒过程中始终保持双手位于胸前并高于肘部。

3．涂抹手消毒剂并揉搓、流水冲洗、无菌巾擦干等都应从手部开始,然后再向前臂、上臂下 1/3 进行。

4．用后的清洁指甲用品、揉搓用品如海绵、手刷等,应放到指定的容器中;揉搓用品应每人使用后消毒或者一次性使用;清洁指甲用品应每日清洁与消毒。

5．术后摘除外科手套后,应用肥皂(皂液)清洁双手。

> **知识链接**
>
> ### 全球洗手日
>
> 　　仅用水洗手是世界范围内常见的实践活动,效率远远低于加用肥皂或洗手液洗手。正确的洗手需要用肥皂或洗手液和仅仅少量的水。只要正确使用,所有的肥皂或洗手液均能有效地去除导致疾病的病菌,正确洗手被认为是最价廉、最简单的健康干预。
>
> 　　2008 年促进用肥皂洗手公私伙伴组织(PPPHW)发起"全球洗手日"活动倡议,号召世界各国从 2008 年起,每年 10 月 15 日开展用肥皂洗手活动。
>
> 　　此活动旨在培养并支持全球和区域用肥皂洗手的文化,关注各个国家的洗手状况,加大对用肥皂或洗手液洗手好处的宣传。联合国儿童基金会积极推动以儿童参与为主体的洗手运动,号召人们一起用行动唤醒每个人正确洗手,用肥皂或洗手液洗手,预防疾病的健康意识;促使人们改善卫生行为,尤其是教导孩子们从小养成良好的卫生态度和习惯;倡导政府和社区改善环境卫生包括洗手设施。

第五节　无　菌　技　术

一、无菌技术的概念

　　无菌技术是预防医院感染的一项基础的、重要的技术,其操作规程是根据科学原则制定的。每个医护人员都必须熟练掌握无菌技术并严格遵守相关原则,如果违反任何一个环节,都将直接影响到医疗、护理质量,威胁到患者的安全。

　　1. 无菌技术(aseptic technique)　无菌技术指在医疗、护理操作过程中,防止一切微生物侵入人体和防止无菌物品、无菌区域被污染的操作技术和管理方法。

　　2. 无菌物品(aseptic supply)　无菌物品指通过物理或化学方法灭菌处理后,保持无菌状态的物品。

　　3. 非无菌物品(nonaseptic supply)　非无菌物品指未经灭菌处理或已经灭菌处理后又被污染的物品。

　　4. 无菌区(aseptic area)　无菌区指经灭菌处理且未被污染的区域。

　　5. 非无菌区(nonaseptic area)　非无菌区指未经灭菌处理或已经灭菌处理后又被污染的区域。

二、无菌技术操作的基本原则

(一)无菌技术操作前的准备原则

　　1. 环境准备　无菌操作环境应干燥、清洁、宽敞、定期消毒。无菌操作前 30 min 通风和停止清扫、整理工作,并尽量减少人员走动、避免尘埃飞扬;治疗室应每日用紫外线灯照射或臭氧灭菌灯消毒一次。

　　2. 工作人员准备　无菌操作前,工作人员要修剪指甲、洗手,戴好帽子、口罩,必要时穿无菌衣、戴无菌手套;明确无菌区、非无菌区,分清无菌物品、有菌物品。

（二）无菌技术操作中应遵守的原则

1. 保护无菌区　操作时,操作者身体与无菌区应保持一定距离;操作者的手臂应在操作台面及腰部以上、肩以下,也不可跨越无菌区;不可面对无菌区讲话、咳嗽、打喷嚏。

2. 正确取用无菌物品　取无菌物品时应使用无菌持物钳,未经消毒的手或物品不可接触无菌物品;取放无菌物品时,操作者应面向无菌区;无菌物品一经取出,即使未用,也不可放回无菌容器或无菌包内;一套无菌物品只供一位患者使用一次,以防交叉感染。

3. 正确处理污染物品　如无菌物品已被污染或疑有污染,应予更换并重新灭菌。

（三）无菌物品的存放原则

1. 非无菌物品应远离无菌区;无菌物品与非无菌物品必须分开放置,并且有明显标识。

2. 无菌物品应保持无菌状态,不可暴露于空气中,应存放于无菌包或无菌容器中;无菌包外需标明物品名称、灭菌日期,物品按有效期先后顺序摆放;无菌包的有效期一般为7天,过期或受潮应重新灭菌。

三、无菌技术操作法

（一）无菌持物钳的使用法

无菌持物钳是专门用于夹取或传递无菌物品的器械。

1. 无菌持物钳的种类(图7-6)

（1）卵圆钳:有直头和弯头两种,可用于夹取刀、剪、钳、镊、弯盘、治疗碗等无菌物品。不能用于夹取较重物品。

（2）三叉钳:用于夹取较大或较重物品,如盆、盒、瓶、罐。

（3）镊子:用于夹取棉球、棉签、针头、注射器、敷料、缝针等小物品。

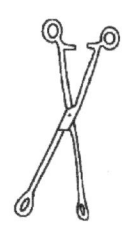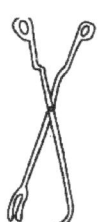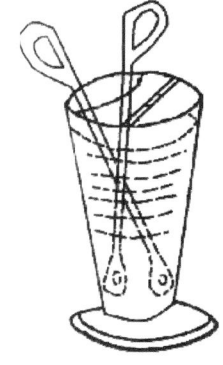

图7-6　无菌持物钳的种类　　　图7-7　无菌持物钳浸泡在消毒液中

2. 无菌持物钳的存放

（1）干燥保存法:将盛有无菌持物钳的无菌干燥容器保存于无菌包内,集中治疗前开包,每4h更换一次。

（2）湿式保存法:①无菌持物钳经高压灭菌后存放于盛有消毒液的无菌罐内。容器的深度与持物钳的长度比例合适;②消毒液应浸没无菌持物钳轴节上2～3cm或镊子长度的1/2(图7-7);③每个容器只能放置1把无菌持物钳;④无菌持物钳和存放容器应定期消毒灭菌。一般病房可每周清洁、消毒灭菌2次。同时更换消毒液。手术室、门诊换药室、注射室等使用

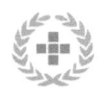

频繁较高的科室,应每日进行清洁、消毒灭菌。

【目的】用于取放和传递无菌物品。

【评估】

1. 操作环境是否清洁、宽敞、安全,操作台面是否清洁、干燥。

2. 根据所需夹取物品的种类选择合适的持物钳。

3. 无菌持物钳是否合理存放。

【计划】

1. 护士准备　着装整洁规范,修剪指甲,洗手,戴口罩。

2. 用物准备　无菌持物钳、无菌泡镊筒,所需夹取或传递的无菌物品。

3. 环境准备　操作环境整洁、宽敞、安全,操作台面清洁、干燥。

【实施】见表7-5。

表 7-5　无菌持物钳使用法

操 作 步 骤	要 点 说 明
1.查对　检查并核对名称、灭菌有效期及标识	· 确保在灭菌有效期内使用
2.取钳　打开放有无菌持物钳的容器盖,掌心向下,持无菌持物钳上 1/3 处,闭合持物钳钳端,并将钳移至容器中央,保持无菌持物钳钳端闭合向下,垂直取出,在容器上方滴尽消毒液后再使用,关闭容器盖(图 7-8)	· 不可从盖孔中取放无菌持物钳(镊),以防止钳端触及容器口边缘及液面以上的容器内壁,造成污染;避免消毒液倒流至钳(镊)柄后再流下而污染无菌部分
3.使用　保持钳端向下取物,无菌持物钳只能在操作者的腰以上、肩以下、操作台面以上范围内移动,不可过高或过低	· 不可倒转向上,以免消毒液倒流造成污染;防止在视线以外造成污染
4.放钳　使用无菌持物钳后,将闭合钳端放入容器内,并打开钳端浸泡消毒备用	· 用后立即放回容器中,使钳端与消毒液充分接触,以保持无菌,避免钳端触及容器口及液面以上内壁

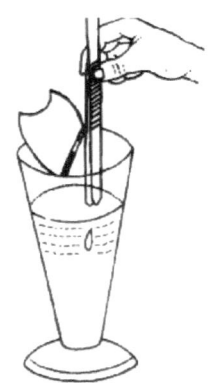

图 7-8　使用无菌持物钳

【评价】

1. 操作者着装整洁规范,洗手,戴口罩。

2. 取放无菌持物钳时,未被污染。

3. 使用时钳端始终向下。

4. 取放物品完毕后,及时将无菌持物钳放入盛放容器内。

【注意事项】

1. 无菌持物钳不能用于夹取非无菌物品、换药及消毒皮肤,以防被污染;也不能用于夹取油纱布,防止油黏附于钳端而影响消毒效果。

2. 使用无菌持物钳时,手不可污染无菌持物钳的浸泡部分,以防被污染。

3. 无菌持物钳应就地取出使用,如到远处夹取无菌物品,应将无菌持物钳连同盛放容器一同搬移。

4. 无菌持物钳一旦污染或疑有污染时,不得再使用或放回容器内,应重新灭菌后使用。

（二）无菌容器使用法

无菌容器是指用于放置无菌物品并保持其无菌状态的容器。常用的无菌容器包括有盖无菌容器和无盖无菌容器两类。有盖无菌容器如无菌盒、无菌罐等，无盖无菌容器如无菌盘、无菌治疗碗等。

【目的】盛放无菌物品并保持无菌状态。

【评估】

1. 操作环境是否整洁、宽敞、安全，操作台面是否清洁、干燥。

2. 根据操作目的准备合适的无菌容器，根据需要在无菌容器内放置治疗碗、弯盘、棉球、敷料等。

3. 无菌容器及容器内放置的物品是否在无菌有效期内。

【计划】

1. 护士准备　着装整洁，修剪指甲，洗手，戴口罩。

2. 用物准备　无菌持物钳，有盖无菌容器（无菌储槽、无菌罐等）内放置治疗碗、敷料、棉球等，无盖无菌容器如无菌盘、无菌治疗碗等。

3. 环境准备　操作环境整洁、宽敞、安全，操作台面清洁、干燥、平坦。

【实施】见表7-6。

表 7-6　无菌容器使用法

操 作 步 骤	要 点 说 明
1. 查对　检查并核对无菌容器的名称、灭菌有效期及标识	• 确保在灭菌有效期内使用
2. 开盖　打开无菌容器盖，平移离开容器上方，盖内面向上置于稳妥处或持盖于手中（图7-9）	• 不得在容器上方翻转容器盖，以防灰尘落入无菌容器中造成污染，注意手不可触及盖的内面及边缘，防止污染盖内面
3. 取物　用无菌持物钳从无菌容器中垂直夹取无菌物品	• 无菌持物钳及物品不可触及容器边缘
4. 关盖　取毕无菌物品立即将容器盖翻转，使内面向下，由近向远或从一侧向另一侧盖严	• 避免容器内物品在空气中暴露过久，造成污染，防止盖容器时跨越无菌区
5. 手持无菌容器　手持无菌容器（如无菌治疗碗）时，应托住容器的底部（图7-10）	• 手不可触及容器的边缘及内面

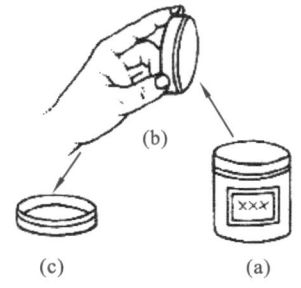

图 7-9　打开无菌容器法

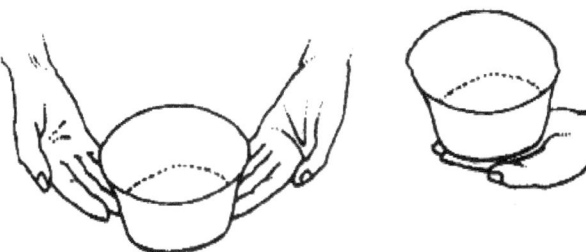

图 7-10　手持无菌容器法

【评价】

1. 操作者的衣帽整洁，洗手，戴口罩。

2. 非无菌物品未触及无菌容器盖的内面及任何无菌区域。

3. 手指未触及容器的边缘、内面及任何无菌区域。

4. 及时盖严无菌容器。

【注意事项】

1. 夹取无菌容器内物品时,无菌持物钳及无菌物品不可触及容器的边缘。

2. 从无菌容器内取出的无菌物品,即使未使用,也不得放回无菌容器。

3. 从无菌容器取出无菌物品后,应立即加盖。

4. 无菌容器应定期灭菌;一经打开,未被污染时 24 h 内有效,并记录开启的日期及具体时间。

（三）无菌包使用法

无菌包是指用无菌包布包裹无菌物品,使无菌物品在规定时间内保持无菌状态的包裹,供无菌操作使用。

【目的】保持包内物品在一定时间内处于无菌状态,以供无菌操作时使用。

【评估】

1. 操作环境是否整洁、宽敞,安全,操作台面是否清洁、干燥、平坦。

2. 根据操作目的准备合适的无菌包(图 7-11),内放无菌治疗巾、敷料、器械等。

3. 无菌包及其内放置的物品是否在有效期内。

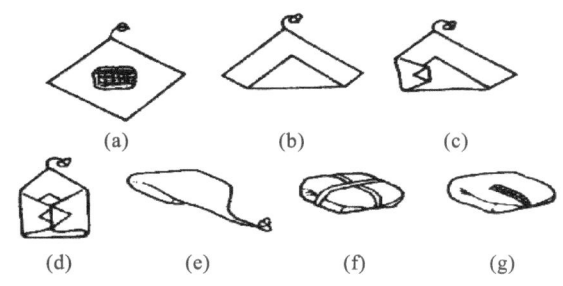

图 7-11　无菌包包扎法

【计划】

1. 护士准备　着装整洁规范,修剪指甲,洗手,戴口罩。

2. 用物准备　盛有无菌持物钳的无菌罐、无菌包 1(内置放无菌治疗巾、敷料等)、无菌包 2(内置治疗碗)、笔、标签。

3. 环境准备　操作环境整洁、宽敞、安全,操作台面清洁、干燥、平坦。

【实施】见表 7-7。

表 7-7　无菌包使用法

操作步骤	要点说明
1. 查对　检查并核对无菌包的名称、灭菌有效期及标识,有无潮湿或破损;查对盛有无菌持物钳的无菌罐的灭菌有效期及标识	• 确保在灭菌有效期内使用 • 一般灭菌物品有效期一般为 7 天,如标签模糊、过期或包布破损、潮湿,则不可使用
2. 根据取出包内物品的量使用无菌包	
▲取出包内部分物品	

续表

操作步骤	要点说明
（1）放置：将无菌包平放在清洁、干燥、平坦的操作台上	• 因潮湿环境可使包布受湿而造成包内物品污染
（2）开包：打开系带或粘贴条，打开无菌包外角，再揭开左右两角，最后打开内角	• 开包时，手只能接触四角外面，不可触及包布内面
（3）取物：用无菌持物钳取出无菌物品，放在事先备好的无菌区域内	• 避免跨越无菌区
（4）回包：如包布内物品一次未用完，则按原折痕包好	• 横行缠绕包扎（一字节）表示此包已经开过
（5）记录：注明开包日期及具体时间	
▲取出包内所有物品	
（1）开包：将无菌包托在手上打开，另一手抓住包布四角并捏住	• 包内物品在未被污染时有效期为24 h
（2）放物：稳妥地将包内物品放在事先备好的无菌区域或无菌容器内（图7-12）	• 投放时，手托包布使无菌面朝向无菌区
（3）整理：将包布折叠放妥	
▲一次性无菌物品开包法	
（1）核对：核对无菌物品名称、灭菌日期、封包有无破损漏气	• 封包如有破损、漏气现象或物品过期等禁止使用
（2）根据各种不同的无菌物品规范要求：①开启、取物：一次性无菌注射器、输液器封包在封包特制的标记处用手撕开。②无菌敷料、导管包：用拇指和示指揭开封包双面黏合层，暴露物品后，用无菌持物钳夹取	• 严格按照无菌操作原则的要求开启，避免无菌物品触及封包口边缘，防止无菌物品被污染

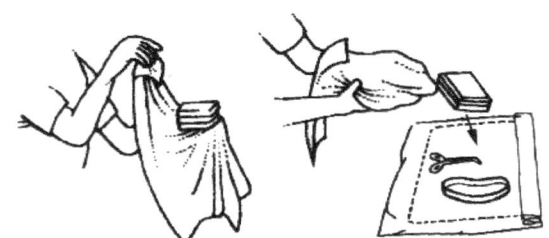

图 7-12 取出所有无菌物品放入无菌区方法

【评价】

1. 包扎无菌包的方法正确，松紧适宜。
2. 打开或还原无菌包时，手及非无菌物品未触及包布内面和无菌物品。
3. 操作时手臂及非无菌物品未跨越无菌区。
4. 开包日期及具体时间记录准确。

【注意事项】

1. 若无菌包内物品被污染、疑似污染或无菌包被浸湿，须重新灭菌。
2. 若无菌包包布破损、包裹松散，包内物品均应重新灭菌。

（四）无菌盘的铺法

【目的】将无菌治疗巾铺在洁净、干燥的治疗盘内,形成无菌区,放置无菌物品供使用(图 7-13、图 7-14)。

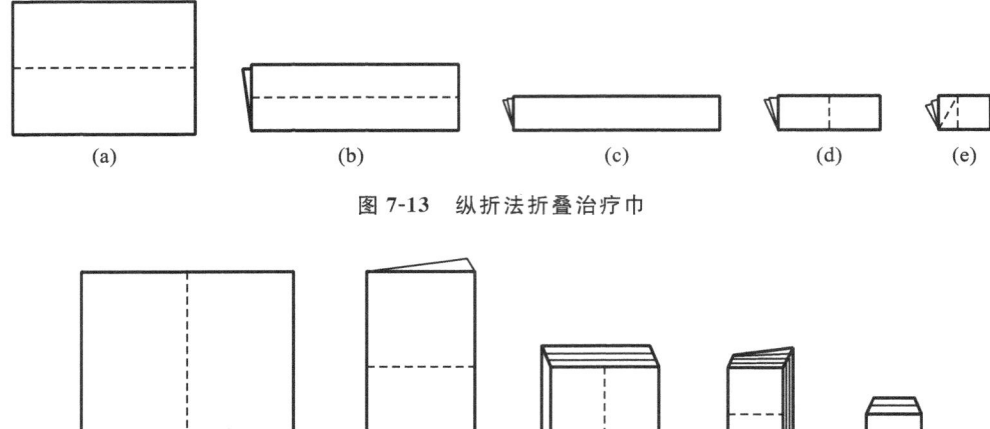

(a)　　　　(b)　　　　(c)　　　　(d)　　　　(e)

图 7-13　纵折法折叠治疗巾

(a)　　　　(b)　　　　(c)　　　　(d)　　　　(e)

图 7-14　横折法折叠治疗巾

【评估】

1. 操作环境是否整洁、宽敞、安全,操作台面是否清洁、干燥、平坦。

2. 根据操作目的准备用物。

3. 无菌物品是否符合要求。

【计划】

1. 护士准备　着装整洁规范,修剪指甲,洗手,戴口罩。

2. 用物准备　无菌持物钳、无菌包(包内放无菌治疗巾)、无菌物品(如治疗碗、纱布、棉球、镊子等)及容器、治疗盘、弯盘、笔、标签。

3. 环境准备　操作环境整洁、宽敞、安全,操作台面清洁、干燥、平坦。

【实施】见表 7-8。

表 7-8　无菌盘的铺法

操 作 步 骤	要 点 说 明
1.查对　检查并核对无菌包的名称、灭菌有效期及标识,有无潮湿或破损;查对盛有无菌持物钳的无菌罐的灭菌有效期及标识	• 确保在灭菌有效期内使用 • 灭菌物品有效期一般为 7 天,如标签模糊、过期或包布破损、潮湿,则不可使用 • 如包内治疗巾未用完,则按原折痕包好,横形包扎,并注明开包日期及具体时间
2.取巾　打开无菌包,用无菌持物钳从无菌包中取出一张治疗巾置于治疗盘内	
3.铺无菌盘(图 7-15) ▲单层底铺盘法	

续表

操 作 步 骤	要 点 说 明
(1)铺巾:双手捏住无菌治疗巾上层外面两角,轻轻抖开,将其双折平铺于治疗盘中,将上层扇形折叠至对侧,开口向外 (2)放物:将无菌物品放入无菌治疗巾内面构成的无菌区内 (3)覆盖:双手捏住反折治疗巾两角的外面向下覆盖,将无菌治疗巾边缘对齐,开口处向上反折两次,两侧边缘向下反折一次,露出治疗盘的边缘	• 无菌治疗巾内面构成无菌区,手、衣袖、其他非无菌物品等不可触及治疗巾的内面,也不可跨越无菌区 • 保持盘内无菌物品不被污染 • 避免跨越无菌区
▲双层底铺盘法 (1)铺巾:双手捏住无菌治疗巾上层外面两角,轻轻抖开,双层底放在下层,上层呈扇形折叠,开口向外 (2)放物:将无菌物品放入无菌治疗巾内面构成的无菌区内 (3)覆盖:双手捏住反折治疗巾两角的外面向下覆盖,将无菌治疗巾边缘对齐,开口处向上反折两次,两侧边缘向下反折一次,露出治疗盘的边缘	• 要点说明同上
4.记录 注明铺盘名称及时间 5.处理 妥善处理用物	• 铺好的无菌盘 4 h 内有效

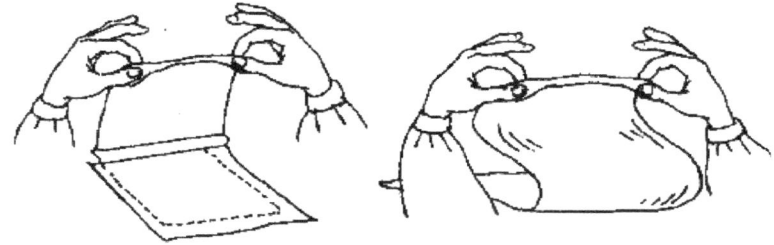

(a) 单层底治疗巾铺盘法   (b) 双层底治疗巾铺盘法

图 7-15 铺无菌盘法

【评价】

1. 无菌物品及无菌区无污染。

2. 无菌巾内物品按要求放置有序,便于使用。

【注意事项】

1. 铺无菌盘的区域应保持清洁、干燥,避免无菌巾潮湿污染。

2. 操作时非无菌物品及操作者身体应与无菌盘保持适当的距离,不可触及无菌面,不可跨越无菌区。

3. 已铺好的无菌盘应尽早使用。

（五）无菌溶液的取用法

【目的】取出无菌溶液,保持无菌溶液的无菌状态,供临床诊疗、护理使用。

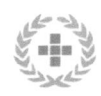

【评估】

1. 操作环境是否整洁、宽敞、安全,操作台面是否清洁、干燥、平坦。

2. 根据操作目的准备无菌溶液。

3. 无菌溶液是否在有效期内。

【计划】

1. 护士准备　着装整洁,修剪指甲,洗手,戴口罩。

2. 用物准备　瓶装无菌溶液、盛放倒出无菌溶液的无菌容器、纱布、启瓶器、消毒液(如碘伏)、棉签、弯盘、泡镊筒、无菌持物钳、笔。

3. 环境准备　操作环境整洁、宽敞、安全,操作台面清洁、干燥。

【实施】见表7-9。

表 7-9　无菌溶液取用法

操作步骤	要点说明
1.清洁　取盛有无菌溶液的密封瓶,清洁密封瓶	
2.查对　检查并核对无菌溶液的名称、浓度、剂量及有效期;瓶盖有无松动;瓶颈、瓶体有无裂痕;查看液体有无沉淀、变色、混浊及絮状物等	• 确定无菌溶液质量可靠方可使用
3.开瓶　核对无误后,开启瓶盖	
4.取液　用一手拇指和示指从瓶签侧拉出瓶塞,另一手持瓶,从瓶签对侧处倒出少量液体于弯盘中冲洗瓶口,再由原处倒出无菌溶液至无菌容器中(图7-16)	• 拉出瓶塞时手不得接触瓶口 • 倒液时标签朝向手心,以防液体沾湿瓶签影响查对,冲洗瓶口保证所取溶液的无菌,倒液时,勿使瓶口接触容器边缘,已倒出的溶液不可再倒回瓶内
5.盖塞　倒毕,再由瓶签对侧处将瓶塞半盖于瓶口(瓶塞被手持拿处暂不塞进瓶内),用碘伏消毒瓶塞被手持拿处后,再塞进瓶内盖好	• 防止无菌溶液被污染
6.记录　如无菌溶液未取完,应在瓶签上注开瓶日期及具体时间	• 已开启的溶液瓶内的无菌溶液,可保存24 h
7.整理　妥善处理用物	

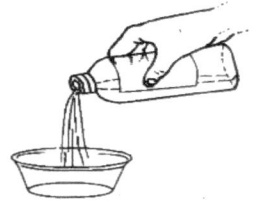

图 7-16　取无菌溶液法

【评价】

1. 取出的溶液及剩余在瓶内的溶液均未被污染。

2. 瓶签未浸湿,瓶口未污染,液体未溅到操作台面。

【注意事项】

1. 检查瓶装溶液质量时要倒转瓶体并振荡液体,对光检查。

2. 拉出瓶塞时手不可触及瓶口及瓶塞插入瓶颈部分。

3. 倒溶液时瓶口不可触及无菌容器,也不能将无菌敷料堵塞瓶口或伸入瓶内蘸取溶液。

4. 已倒出的溶液即使未使用也不得倒回瓶内。

(六)无菌手套的使用方法

在进行手术、导尿、穿刺等医疗护理无菌技术操作及接触患者破损皮肤、黏膜、体液时,为确保无菌效果及防止操作者被感染,操作者应戴无菌手套。

【目的】预防病原微生物通过医务人员的手传播疾病和污染环境,确保医疗护理操作的无菌效果及防止操作者被感染。

【评估】

1. 操作环境是否整洁、宽敞、安全,操作台面是否清洁、干燥、平坦。

2. 根据需要选择合适的手套。

3. 无菌手套号码是否合适、是否在有效期内。

【计划】

1. 护士准备　着装整洁,修剪指甲,洗手,戴口罩。

2. 用物准备　无菌手套包(袋)、弯盘。

3. 环境准备　操作环境整洁、宽敞、安全,操作台面清洁、干燥。

【实施】见表 7-10。

表 7-10　无菌手套使用法

操　作　步　骤	要 点 说 明
1. 查对　检查并核对手套号码、灭菌有效日期及手套袋包装是否完整、干燥	• 根据操作者的手的大小,选择大小合适的无菌手套
2. 开袋　将无菌手套袋放在清洁、干燥的台面上打开,摊开手套袋,取出滑石粉包,均匀涂擦双手	• 避免手套被污染 • 避免在手套袋上方涂擦滑石粉,防止滑石粉落在手套袋及手套上
3. 取、戴手套 ▲分次取、戴手套法 (1)一手掀起手套袋开口处外层,另一手捏住一只手套的反折部分(手套内面)取出手套,对准五指戴上(图7-17(a)) (2)未戴手套的手掀起另一只袋口外层,再以已戴好手套的手指插入另一只手套的反折内面(手套外面),取出手套,同法戴好(图 7-17(b)~(e))	• 戴手套时,防止手套外面(无菌面)被未戴手套的手和非无菌的物品污染
▲一次取、戴手套法 (1)一次性提取法:两手同时掀开手套袋开口处外层,分别捏住两只手套的反折部分(手套内面),取出手套(图 7-18(a)) (2)将两手套五指对准,先戴一只手,再以已戴好手套的手指插入另一只手套的反折内面(手套外面)戴好(图7-18(b)~(d))	• 同分次取、戴手套法
4. 调整　双手对合交叉调整手套位置,检查手套是否漏气,然后将手套的反折扣套在工作衣袖外面	• 调整手套位置,便于操作
5. 冲洗　用灭菌用水冲净手套外面的滑石粉	
6. 脱手套　操作完毕,一手捏住另一手套的外口脱下,将手套的内面翻在外面;脱下手套的手,伸入另一只手套的内口向下翻转将其脱下	• 避免将滑石粉带入患者伤口或体内 • 避免手套污染面接触到手
7. 整理　按要求整理用物并处理	• 将使用过的手套弃于医疗垃圾袋内

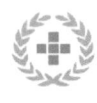

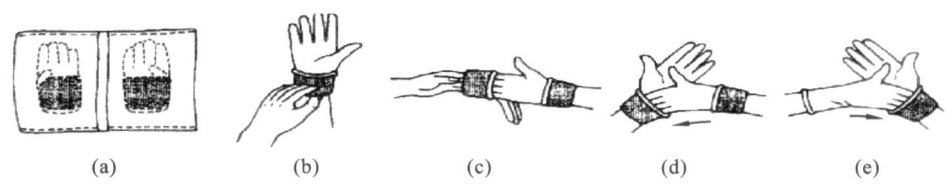

图 7-17　分次取、戴手套法

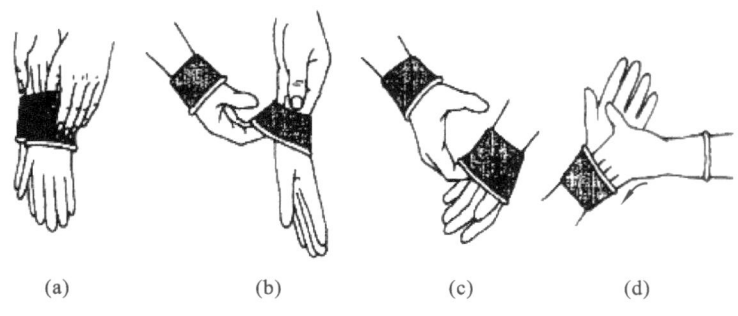

图 7-18　一次取、戴手套法

【评价】

1. 戴无菌手套时无菌手套未污染。

2. 戴脱手套时,未强力拉扯,手套无破损。

【注意事项】

1. 戴手套时,未戴手套的手不可接触无菌手套的外面,已戴手套的手不可触及未戴手套的手及手套的内面。

2. 戴手套后,如发现手套破损、不慎污染或疑似污染,应立即更换。

3. 戴手套后,手臂应保持在腰以上、肩以下范围内活动。

4. 脱手套时应翻转脱下,不可用强力拉扯手套的手指部。

5. 纸包装手套按说明涂擦滑石粉。

第六节　隔 离 技 术

隔离(isolation)是采用各种技术、方法,防止病原体从患者及携带者传播给他人的措施。通过隔离可以切断感染链,将传染源、高度易感人群安置在指定地点,暂时避免和周围人群接触,防止病原微生物在患者、工作人员及媒介物中扩散。隔离是预防医院感染的重要措施之一,医院建筑设计应符合卫生学要求,布局合理,具备隔离预防的功能。在隔离工作中,护理人员应自觉遵守隔离制度,严格遵循隔离原则,认真执行隔离术,同时加强隔离知识教育,使出入医院的所有人员理解隔离的意义并能主动配合隔离工作。

一、基本概念

1. 清洁区(cleaning area)　清洁区指进行呼吸道传染病诊治的病区中不易受到患者血液、体液和病原微生物等物质污染及传染病患者不应进入的区域。包括医务人员的值班室、卫生间、男女更衣室、浴室以及储物间、配餐间等。

2. 潜在污染区（potentially contaminated area） 也称半污染区，指进行呼吸道传染病诊治的病区中位于清洁区与污染区之间，有可能被患者血液、体液和病原微生物等物质污染的区域。包括医务人员的办公室、治疗室、护士站，患者用后的物品、医疗器械等的处理室，内走廊等。

3. 污染区（contaminated area） 污染区指进行呼吸道传染病诊治的病区中传染病患者和疑似传染病患者接受诊疗的区域，包括被其血液、体液、分泌物、排泄物污染物品暂存和处理的场所，如病室、处置室、污物间，以及患者入院、出院处理室等。

4. 两通道（two passages） 两通道指进行呼吸道传染病诊治的病区中的医务人员通道和患者通道。医务人员通道、出入口设在清洁区一端，患者通道、出入口设在污染区一端。

5. 缓冲间（buffer room） 缓冲间指进行呼吸道传染病诊治的病区中清洁区与潜在污染区之间、潜在污染区与污染区之间设立的两侧均有门的小室，为医务人员的准备间。

6. 负压病区（negative pressure ward） 也称负压病室（negative pressure room），指通过特殊通风装置，使病区（病室）的空气由清洁区向污染区流动，使病区（病室）内的压力低于室外压力。负压病区（病室）排出的空气需经处理，确保对环境无害。

7. 标准预防（standard precaution） 标准预防指基于患者的血液、体液、分泌物（不包括汗液）、非完整皮肤和黏膜均可能含有感染性因子的原则，针对医院所有患者和医务人员采取的一组预防感染措施。

二、隔离原则

（一）一般消毒隔离

1. 对工作人员的要求

（1）工作人员进入隔离室前的准备：应按规定戴口罩、帽子、穿隔离衣，必要时更换隔离鞋；评估治疗、护理操作所需用物，在穿隔离衣前，必须将所需的物品备齐，各种治疗、护理操作应有计划并集中执行，以减少穿、脱隔离衣和洗手的次数。

（2）工作人员进入隔离室后的要求：只能在规定范围内活动。一切治疗、护理操作必须严格遵守隔离规程，避免污染其他物品及环境。

（3）工作人员离开隔离室的要求：离开隔离室时要脱隔离衣、鞋。每接触一位患者或污染物品后，必须消毒双手。

2. 对患者的隔离要求

（1）患者接触过的物品或落地的物品应视为污染物，消毒后方可给他人使用，以免引起交叉感染。

（2）患者的衣物、信件、钱币等经熏蒸消毒后才能交家人带回或流通。

（3）患者的排泄物、分泌物、呕吐物须按规定消毒处理后方可排放。

3. 病室管理要求

（1）病室每日进行空气消毒，可用紫外线照射或消毒液喷雾；每日晨间护理后，用消毒液擦拭床及床旁桌椅；需送出病区处理的物品，置污物袋内，密封保存、运送，袋外必须有明显标记。

（2）对可重复使用的物品，至供应室后应先消毒灭菌，然后清洗，再消毒灭菌。

4. 心理护理及健康教育

（1）评估患者的心理状况，经常关心患者，加强与患者沟通，满足其合理需要，解除患者因隔离而产生的恐惧、孤独、自卑等心理反应。

（2）向患者及家属宣传、解释有关传染病知识,使其自觉地严格遵守隔离要求和制度。

5. 解除隔离的条件　传染性分泌物三次培养结果均为阴性或已渡过隔离期,医生开出医嘱后,方可解除隔离。

（二）终末消毒处理

终末消毒处理是指对出院、转科或死亡患者及其所住病室、用物、医疗器械等进行消毒处理。实施终末处理的护理人员仍需防护。

1. 患者的终末处理

（1）患者出院或转科前应沐浴、更换清洁衣服,个人用物须消毒后方可带出。

（2）若患者死亡,须用中效以上消毒液擦拭或喷洒尸体,并用浸透消毒液的棉球填塞口、鼻、耳、阴道、肛门等孔道,对有伤口的更换敷料,尸体用一次性尸单包裹,送传染科太平间。死者衣服及有明显脓、血、分泌物污染的衣物一并焚烧。

2. 病室环境及物品终末处理

（1）关闭病室门窗,打开床旁桌抽屉,摊开棉被,竖起床垫,用消毒液熏蒸,熏蒸后打开门窗换气。

（2）家具用消毒液擦拭,地面用消毒液喷洒。

（3）体温计用消毒液浸泡,血压计及听诊器送熏蒸箱消毒,被服类消毒处理后再清洗;床垫、棉被、枕芯可暴晒或用紫外线消毒。

三、隔离种类及措施

目前,隔离预防主要是在标准预防的基础上,实施两大类隔离:一是基于传染源特点切断疾病传播途径的隔离预防,二是基于保护易感人群的隔离预防。

（一）基于传染源特点切断疾病传播途径的隔离预防

确认的感染性病原微生物的传播途径主要有三种:接触传播、空气传播和飞沫传播。通过多种传播途径传播的感染性疾病应联合应用多种隔离预防措施。

1. 接触传播的隔离预防　指对确诊或可疑感染了经接触传播的疾病如肠道感染、多重耐药菌的感染、皮肤感染等采取的隔离预防。在标准预防的基础上,隔离措施还有:

（1）隔离病室使用蓝色隔离标识。

（2）限制患者的活动范围,根据感染疾病类型确定入住单人隔离室,还是同病种感染者同室隔离。原则上禁止探陪,若探视者需要进入隔离室,应采取相应的隔离措施。

（3）减少患者的转运,如需要转时,应采取有效措施,减少对其他患者、医务人员和环境表面的污染。

（4）进入隔离室前必须戴好口罩、帽子,从事可能污染工作服的操作时,应穿隔离衣;离开病室前,脱下隔离衣,按要求悬挂,每年更换清洗消毒;或使用一次性隔离衣,用后按医疗废物管理要求进行处置。接触甲类传染病应按要求穿脱、处置防护服。

（5）接触隔离患者的血液、体液、分泌物、排泄物等物质时,应戴手套;离开隔离病室前、接触污染物品后应脱下手套,洗手和(或)手消毒。手上有伤口时应戴双层手套。

（6）患者接触过的一切物品,如被单、衣物、换药器械等均应先灭菌,然后再进行清洁、消毒、灭菌。被患者污染的敷料应装袋标记后送焚烧处理。

2. 空气传播的隔离预防 指对经空气传播的呼吸道传染疾病如肺结核、水痘等采取的隔离预防。在标准预防的基础上,隔离措施还有:

（1）隔离病室使用黄色隔离标识。

（2）相同病原引起感染的患者可同居一室,通向走道的门窗须关闭。有条件时尽量使隔离病室远离其他病室或使用负压病室。无条件收治时,应尽快转送至有条件收治呼吸道传染病的医疗机构进行治疗,并注意转运过程中医务人员的防护。

（3）当患者病情容许时,应戴外科口罩,定期更换,并限制其他活动范围。同时为患者准备专用的痰杯,口鼻分泌物需经消毒处理后方可丢弃。被患者污染的敷料应装袋标记后焚烧或做消毒—清洁—消毒处理。

（4）严格空气消毒。

（5）医务人员严格按照区域流程,在不同的区域,穿戴不同的防护用品,离开时按照要求摘脱,并正确处理使用后的物品。

（6）进入确诊或可疑传染病患者病房时,应戴帽子、医用防护口罩;进行可能产生喷溅的诊疗操作时,应戴防护目镜或防护口罩,穿防护服,当接触患者及其血液、体液、分泌物、排泄物等物质时应戴手套。

3. 飞沫传播的隔离防护 对经飞沫传播的疾病如百日咳、流行性感冒、病毒性腮腺炎等采取的隔离防护。在标准预防的基础上,隔离措施还有:

（1）隔离病室使用粉色隔离标识。

（2）同空气传播的隔离预防的第（2）、（3）条。

（3）患者之间、患者与探视者之间距离在 1 m 以上,探视者应戴外科口罩。

（4）加强通风或进行空气消毒。

（5）医务人员严格按照区域流程,在不同的区域,穿戴不同的防护用品,离开时按要求摘脱,并正确处理使用后的物品。

（6）与患者近距离（1 m 以内）接触时,应戴帽子、医用防护口罩;进行可能产生喷溅的诊疗操作时,应戴护目镜或防护面罩,穿防护服;当接触患者及其血液、体液、分泌物、排泄物时应戴手套。

4. 其他传播途径的疾病的隔离预防 应根据疾病的特性,采取相应的隔离与防护措施。

（二）基于保护易感人群的隔离预防

保护性隔离:以保护易感人群作为制定措施的主要依据而采取的隔离,也称反向隔离,适用于抵抗力低下或极易感染的患者,如严重烧伤、早产儿、白血病、脏器移植及免疫缺陷等患者。其隔离的主要措施如下。

1. 设专用隔离室 患者应住单间病室隔离,室外悬挂明显的隔离标识。病室内空气应保持正压通风,定时换气;地面、家具等均应每天严格消毒。

2. 进出隔离室要求 凡进入病室内人员,应穿戴灭菌后的隔离衣、帽子、口罩、手套及拖鞋;未经消毒处理的物品不可带入隔离区域;接触患者前、后及护理另一位患者前均应洗手。

3. 污物处理 患者的引流物、排泄物、被其血液及体液污染的物品,应及时分装密闭,标记后送指定地点。

4. 探视要求 凡患呼吸道疾病者或咽部带菌者,包括工作人员,均应避免接触患者;原则上不予探视,探视者需要进入隔离室时应采取相应的隔离措施。

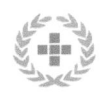

四、隔离技术基本操作方法

为保护医务人员和患者,避免感染和交叉感染,应加强手卫生,根据情况使用帽子、口罩、手套、鞋套、护目镜、防护面罩、防水围裙、隔离衣、防护服等防护用品。

(一)帽子、口罩的使用

各种类型的口罩、面罩及护目镜可单独使用或组合使用,以提供屏蔽保护,防止感染性血液、体液溅到医护人员眼睛、口腔及鼻腔黏膜。

【目的】

1. 帽子　防止工作人员的头发、头屑散落污染无菌物品,防止灰尘及病原微生物附着头发上造成污染或被污染。

2. 口罩　保护患者和工作人员,避免互相传播,减少感染和交叉感染的发生,防止飞沫污染无菌物品、伤口或清洁食物等。

【评估】患者病种及病情、采取的隔离种类。

【计划】

1. 护士准备　着装整洁、修剪指甲、洗手。

2. 用物准备　口罩、帽子、污物袋。

3. 环境准备　整洁、宽敞。

【实施】见表 7-11。

表 7-11　戴帽子、口罩

操 作 步 骤	要点与说明
1.洗手	• 按七步骤洗手法洗手
2.戴帽子　帽子要遮住全部头发	• 帽子大小合适,能遮护全部头发
3.戴口罩(图 7-19)	• 根据用途及佩戴者脸型、大小选择口罩,口罩要求干燥、无破损、无污渍
▲戴纱布口罩　将口罩罩住鼻、口及下巴,口罩下方带子系于颈后,上方带子系于头顶中部	
▲戴外科口罩	• 如系带是耳套式,分别将系带系于左右耳后
(1)将口罩罩住鼻、口及下巴,口罩下方带子系于颈后,上方带子系于头顶中部	
(2)将双手指尖放在鼻夹上,从中间位置开始,用手指向内按压,并逐步向两侧移动,根据鼻梁形状塑造鼻夹	
(3)调整系带的松紧度,检查闭合性	• 确保不漏气
▲戴医用防护口罩	
(1)一手托住口罩,有鼻夹的一面背向外将口罩罩住鼻、口及下巴,鼻夹部位向上紧贴面部	
(2)用另一手将下方系带拉过头顶,放在颈后双耳下	
(3)将上方系带拉过头顶中部	
(4)将双手指尖放在金属鼻夹上,从中间位置开始,用手指向内按鼻夹,并分别向两侧移动和按压,根据鼻梁的形状塑造鼻夹	• 不应一只手按压鼻夹
(5)检查:将双手完全盖住口罩,快速呼气,检查密合性,如有漏气应调整鼻夹位置	• 应调整到不漏气为止

续表

操作步骤	要点与说明
4.脱口罩 洗手后取下口罩,先解开下面的系带,再解开上面的系带,用手指捏住系带将口罩丢入医疗垃圾袋内	• 如是一次性帽子、口罩,脱下后放入污物袋;如是布制帽子或纱布口罩,每日更换,清洗消毒
5.脱帽子 洗手后取下帽子	• 不要接触口罩前面(污染面)

【评价】

1. 戴帽子、口罩方法正确。

2. 取下口罩方法正确,放置妥当。

3. 帽子、口罩清洁、干燥,未被污染。

【注意事项】

1. 传染病区不宜戴燕帽,不可用污染的手接触口罩及工作帽。

2. 戴上口罩后,避免咳嗽和不必要的谈话。

3. 每次接触严密隔离患者,应立即更换;使用中如有污染和潮湿,也应立即更换。

4. 戴一次性口罩时,应将口罩的防水层戴在外面,吸水层戴在内面。

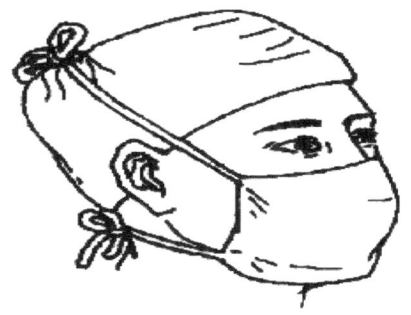

图 7-19 戴口罩、帽子法

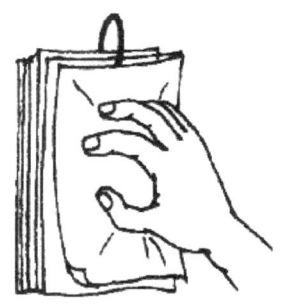

图 7-20 避污纸使用法

(二)避污纸的使用法

避污纸是备用的清洁纸片,在拿取物品或做简单隔离操作时使用,如开关门窗、开关水龙头、收取污染的药杯等,使用避污纸可保持物品或双手不被污染,以免多次消毒手。取避污纸时应从页面抓取,不可掀页撕取(图 7-20)。避污纸用后丢入垃圾桶,集中焚烧处理。

(三)护目镜、防护面罩的使用

护目镜能防止患者的血液、体液等具有感染性物质溅入人体眼部,防护面罩能防止患者的血液、体液等具有感染性物质溅到人体面部。下列情况下应使用护目镜或防护面罩进行诊疗、护理操作:①可能发生患者血液、体液、分泌物等喷溅时;②近距离接触飞沫传播的传染病患者时;③为呼吸道传染病患者进行气管切开、气管插管等近距离操作,发生患者血液、体液、分泌物喷溅时,应使用全面型防护面罩。

戴护目镜、防护面罩前应检查有无破损,佩戴装置有无松脱;佩戴后应调节舒适度;摘下护目镜、防护面罩时应捏住靠头或耳朵的一边,放入医疗垃圾袋内,如需重复使用,放入回收容器内,以便清洁、消毒。

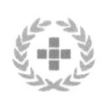

（四）鞋套、防水围裙的使用

鞋套应具有良好的防水性能，并一次性使用。应在规定区域内穿鞋套，离开该区域时应及时脱掉放入医疗垃圾袋内；发现鞋套破损应及时更换。一般从潜在污染区进入污染区时和从缓冲间进入负压病室时应穿鞋套。

防水围裙主要用于可能受到患者的血液、体液、分泌物及其他污染物质喷溅、进行医疗器械的清洗时，分为两种：①重复使用的围裙，每班使用后应及时清洗与消毒，遇有破损或渗透时，应及时更换；②一次性使用的围裙，应一次性使用，受到污染时应及时更换。

（五）穿、脱隔离衣法

【目的】保护工作人员和患者，防止病原微生物传播，避免感染和交叉感染。

【评估】

1. 患者病情、治疗、护理及隔离种类及措施，穿隔离衣的环境。

2. 在下列情况下需使用隔离衣：

（1）护理患者有可能被传染性分泌物、渗出物、排泄物、呕吐物污染时。

（2）进入易引起播散的感染性疾病隔离室时，如水痘患者病室。

（3）护理免疫力低下的患者时，如护理器官移植患者、大面积烧伤患者、早产儿等。

【计划】

1. 护士准备　穿好工作服，洗手、戴口罩，戴隔离帽，取下手表，卷袖过肘（冬季卷过前臂中段）。

2. 用物准备　隔离衣、挂衣架、手消毒用物或无菌肥皂液、手刷及洗手设备、干毛巾、污物袋。

3. 环境准备　符合隔离要求、宽敞，物品摆放合理。

【实施】见表 7-12。

表 7-12　穿脱隔离衣

操 作 步 骤	要 点 说 明
▲穿隔离衣（图 7-21） 1. 取衣　评估、检查隔离衣，手持衣领取下隔离衣，清洁面朝向自己，双手将衣领的两端向外折，露出肩袖内口	• 评估隔离种类，选择隔离衣型号，选择宽敞的环境，适于操作，避免污染，穿隔离衣前应将物品准备齐全
2. 穿袖　一手持衣领，另一只手伸入袖内，举起手臂，将衣袖穿好，换手持衣领，依上法穿好另一只衣袖，举双手将衣袖抖上，露出手腕	• 隔离衣长短合适，需完全遮盖内层工作服，并完好无破损 • 衣领及内面为清洁面，手不可触及隔离衣的污染面
3. 系领　双手持衣领前面中央，顺衣领边缘向后将领扣（带）扣（系）好	• 衣袖勿触及衣领、帽子面部和颈部
4. 系袖口　系好或扣好左右两袖口	• 此时手已污染
5. 系腰带　自一侧衣缝腰带下约 5 cm 处将隔离衣向前拉，见到衣边捏住外侧，再依同法将另一边捏住。两手在背后将隔离衣的后开口边对齐，一边向另一边折叠，将腰带在背后左右交换，然后到前面系一活结	• 手不可触及清洁面 • 衣边对齐时，内面对内面，并保持折叠不松散 • 穿好隔离衣后只能在规定的范围活动，不允许进入清洁区

续表

操 作 步 骤	要 点 说 明
▲脱隔离衣(图 7-22) 1. 解腰带　解开腰带,在前面打一活结 2. 袖口　解开袖口,将衣袖轻轻上拉,在肘部或前臂将衣袖向内塞入工作服袖内 3. 洗手　消毒刷洗双手或消毒双手,擦干或烘干 4. 解领口　解开领口系带或领扣 5. 脱衣袖　一手伸入另一侧衣袖内拉下袖口过手,用衣袖遮盖的手捏住另一手隔离衣的外面,将袖子拉下过手;两手在袖管内轮换脱袖,逐渐退至肩部,双手持衣领,将隔离衣边缘对齐折好 6. 挂衣　双手持衣领将隔离衣挂在衣钩上,如隔离衣不再穿用或需更换,则将清洁面向外折叠放入污衣袋内	• 明确脱隔离衣的区域划分 • 避免袖口污染隔离衣的清洁面,塞入衣袖时,不得露出工作服 • 洗手时,不可沾湿隔离衣,隔离衣也不得污染洗手设备 • 保持工作帽、衣领、面部不被污染 • 衣袖不可污染手及手臂 • 注意保持衣领清洁

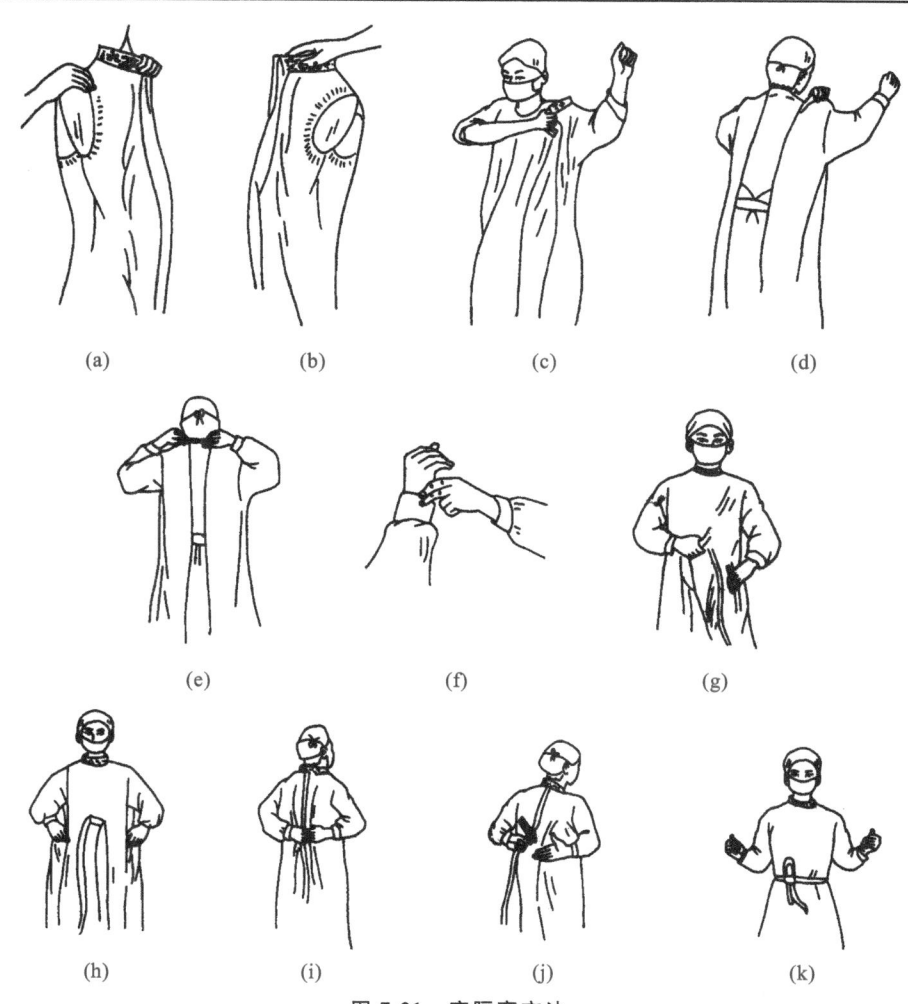

(a)　　　　　(b)　　　　　(c)　　　　　(d)

(e)　　　　　(f)　　　　　(g)

(h)　　　　　(i)　　　　　(j)　　　　　(k)

图 7-21　穿隔离衣法

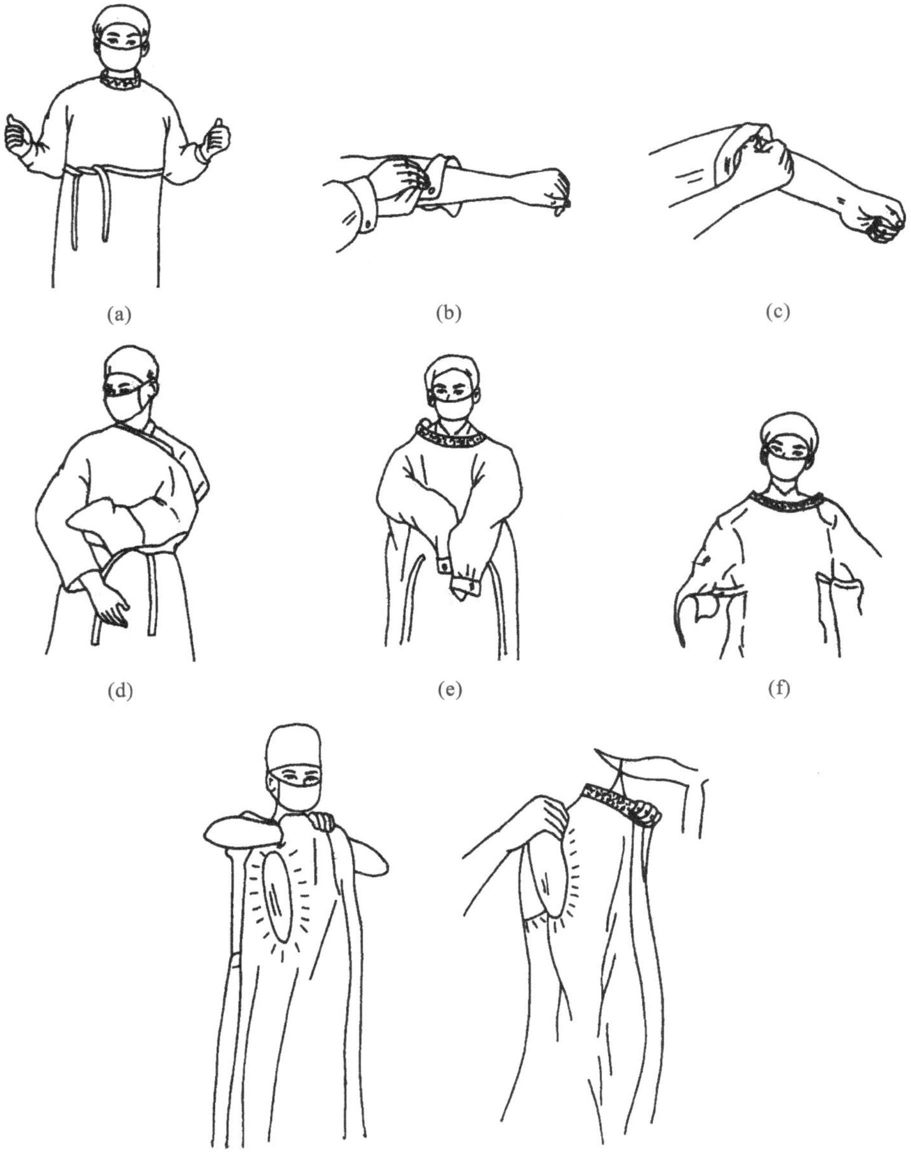

(a)　　　　　　　　　　(b)　　　　　　　　　　(c)

(d)　　　　　　　　　　(e)　　　　　　　　　　(f)

(g)　　　　　　　　　　(h)

图 7-22　脱隔离衣法

【评价】

1. 隔离衣长短合适。

2. 遵守隔离消毒原则,穿脱隔离衣未被溅湿、未被污染。

3. 隔离衣未污染清洁物品及周围环境。

【注意事项】

1. 穿隔离衣前应评估操作中所需物品并做好准备。

2. 必须分清隔离衣的清洁面和污染面,穿时保证不污染衣领及清洁面。

3. 穿隔离衣后,只限在规定区域内活动,不得进入清洁区。

4. 洗手时,隔离衣不得污染洗手设备,也不得浸湿隔离衣,如隔离衣被浸湿,不能再用。

5. 挂隔离衣时,若在半污染区,隔离衣清洁面朝向外,不得将污染面外露;若在污染区,污染面朝外,不得清洁面外露;隔离衣不能挂在清洁区。

▌ **知识链接** ▌

负压隔离病区

　　负压隔离病区是指在特殊的装置之下,病区内的气压低于病区外的气压,外面的新鲜空气可以流进病区,病区内被患者污染过的空气通过专门的通道处理后排放。适用于经空气传播疾病患者的隔离。

　　建筑布局:应设病室及缓冲间,通过缓冲间与病区走廊相连。病室采用负压通风,上送风、下排风;病室内送风口应远离排风口,排风口应置于病床床头附近,排风口下缘靠近地面,但应高于地面10 cm,病室门窗保持关闭。病室内设置独立卫生间,有流动水洗手和卫浴设施。配备室内对讲设备。

　　隔离要求:送风应经过初、中效过滤处理,排风应经过高效过滤处理,每小时换气6次以上。应保障通风系统正常运转,做好设备日常保养。病室的气压宜为—30 Pa,缓冲间的气压宜为—15 Pa。一间负压病室宜安排一个患者,无条件时可安排同种呼吸道感染疾病患者,并限制患者到本病室外活动。患者出院所带物品应消毒处理。

（蒲　敏）

思考题

　　1. 李先生,52岁,不明原因高热1周,实验室检查人类免疫缺陷病毒(HIV)阳性,诊断为"艾滋病"。请问:

　　(1) 对该患者应采用何种隔离?

　　(2) 护理操作中应遵守哪些隔离原则?

　　(3) 其隔离措施有哪些?

　　(4) 对该患者使用过的用物应怎样处理?

　　(5) 该患者出院后,其住过的病室应怎样处理?

　　2. 张女士,51岁,因晚餐进食辛辣饮食后出现脐周疼痛10余小时,转移到右下腹疼痛2 h,呕吐1次,来院就诊。入院时 T38.2 ℃,P98次/分,R22次/分。查体:发现腹肌紧张,右下腹压痛、反跳痛明显。血常规示"白细胞计数增加,中性粒细胞增多",诊断为"急性阑尾炎"。拟急诊在全麻下行"阑尾切除术"。请问:

　　(1) 为该患者行该手术治疗的手术器械应采取什么方法进行灭菌? 灭菌注意事项有哪些?

　　(2) 进行该手术的手术室环境属于医院环境的哪一类? 如何进行手术室环境消毒?

　　(3) 手术医生及洗手护士在术前应怎样进行手消毒?

　　(4) 如何为该患者术后换药铺无菌盘? 在无菌操作过程中应遵循哪些原则? 其注意事项有哪些?

第八章 生命体征的评估与护理

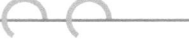

学 习 目 标

1. 识记：

(1) 准确阐述下列概念：体温过高、体温过低、稽留热、弛张热、间歇热、不规则热、心动过速、心动过缓、间歇脉、脉搏短绌、洪脉、细脉、交替脉、水冲脉、奇脉、高血压、低血压、呼吸增快、呼吸减慢、深度呼吸、潮式呼吸、间断呼吸。

(2) 正确陈述体温、脉搏、呼吸、血压的正常值。

(3) 正确描述体温过高、体温过低以及脉搏、呼吸、血压异常的护理。

2. 理解：

(1) 准确判断异常体温、脉搏、呼吸、血压。

(2) 说出体温、脉搏、呼吸、血压的生理变化。

(3) 描述测量体温、脉搏、呼吸、血压的注意事项。

(4) 能正确归纳清理呼吸道分泌物的方法。

3. 应用：

(1) 能运用所学知识，为体位过高的患者制订护理措施。

(2) 能为患者实施正确的氧气疗法和吸痰法。

(3) 能熟练掌握体温、脉搏、呼吸、血压的测量方法。

生命体征(vital signs)是体温、脉搏、呼吸、血压的总称，是机体内在活动的一种客观反映。正常情况下生命体征相对稳定，但在病理情况下，其变化极其敏感。因此，生命体征是衡量机体身心状况的有效指标。护士可通过对患者生命体征的观察与测量，了解疾病的发生、发展和转归，为预防、诊断、治疗疾病和护理计划的制订提供可靠依据，所以生命体征的观察与测量具有极其重要的临床意义。

第一节 体温的评估与护理

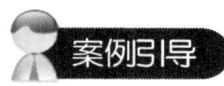
案例引导

患者，张某，女性，45岁，近一周体温持续在 39.0 ℃以上，24 h 波动在 1.0 ℃以上，但最低温度仍高于正常水平。脉搏 100 次/分，呼吸 24 次/分，神志清楚，面色潮红，口唇干裂，食欲差。

请写出：

(1) 患者属于哪种热型？

(2) 可采取哪些护理措施？

(3) 物理降温后体温下降至 38.5 ℃，如何绘制到体温单上？

机体体温分为体核温度和体表温度。体核温度是指身体内部(胸腔、腹腔和中枢神经)的温度，其特点是相对稳定且较体表温度高，即为通常所指的体温(body temperature)。体表温度是指皮肤表面的温度，又称皮肤温度。由于受环境温度和衣着厚薄的影响，体表温度低于体核温度。通常医学上所说的体温是指机体深部的平均温度。

一、正常体温及生理性变化

(一) 体温的产生及调节

1. 体温的产生　体温是由三大营养物质(碳水化合物、脂肪、蛋白质)氧化分解而产生。三大营养物质在体内氧化分解产生的能量，50%左右迅速转化成热能以维持体温，并不断地散发到体外，其余的能量转移到三磷酸腺苷(ATP)的高能磷酸键中，供机体利用，最终仍转化为热能散发到体外。

2. 产热与散热　人体以化学方式产热，产热的主要部位是肝脏和骨骼肌。安静状态下，主要由内脏器官代谢产热，约占总热量的56%，其中肝脏产热最多；活动状态下，主要由骨骼肌的收缩产热，占总热量的90%。使产热增加的因素有进食、寒战、强烈的情绪反应、交感神经兴奋、甲状腺激素分泌增加、环境温度增高等；相反，禁食、肌肉活动的减少等会使产热减少。

人体以物理方式散热，散热的途径有皮肤、呼吸道和排泄。皮肤是主要的散热器官，占总散热量的70%，呼吸道散热占29%，排泄散热占1%。人体的散热方式主要有四种：辐射、传导、对流、蒸发。

(1) 辐射：人体以热射线的形式经皮肤表面向周围散发热量的方式，是人体安静状态下处于气温较低环境中主要的散热方式，约占总散热量的60%。影响辐射散热的主要因素包括皮肤与环境的温度差和有效的辐射面积等。临床护理工作中在炎热的夏季或为中暑的患者采取降低室温的措施，就是利用辐射原理。

(2) 传导：机体的热量直接传递给与它接触的温度较低的物体的一种散热方式。影响传导散热的因素有物体接触面积、温差的大小及物体导热的性能。由于水的导热性能好，临床上常采用冰袋、冰帽、冰湿敷为高热患者物理降温，就是利用传导散热的原理。

(3) 对流：通过气体或液体的流动交换热量的散热方式，是传导散热的一种特殊形式。影响对流散热的因素有气体或液体流动速度和温差大小，风速越大、温差越大，散热越多。临床工作中开窗通风就是利用对流原理。

(4) 蒸发：从液体变为气体的过程中吸收体热的一种散热方式。人体的呼吸道、口腔黏膜及皮肤随时都在进行蒸发散热。当环境温度等于或高于人体皮肤温度时，蒸发是主要的散热方式。影响蒸发散热的主要因素有环境温度和湿度。临床护理工作中对高热患者采用乙醇或温水拭浴的方法，就是利用其蒸发的作用达到降温的目的。

3. 体温的调节　正常情况下，通过体温调节人体的产热与散热保持动态平衡，所以人体有相对恒定的体温。体温调节分为生理性体温调节和行为性体温调节两类。

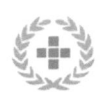

生理性体温调节也称自主性调节。它是指在下丘脑的体温调节中枢的控制下,机体受内外环境温度的刺激,通过一系列的生理反应,调节机体的产热和散热,从而将体温维持在相对稳定的水平。行为性体温调节是人类有意识的行为活动,主要通过机体在不同环境温度下的姿势改变和行为活动来进行调节,如天冷时人体增加衣服或蜷曲四肢和身体来保暖。行为性体温调节是建立在自主性体温调节基础上的,人们通常意义上所说的体温调节指的就是自主性体温调节。自主性体温调节的主要方式如下:

(1)温度感受器:温度感受器分为外周温度感受器和中枢温度感受器。①外周温度感受器:为游离神经末梢,分布于皮肤、黏膜和内脏中,包括冷感受器和热感受器,它们分别可将冷或热的信息传向中枢。②中枢温度感受器:指存在于中枢神经系统内的对温度变化敏感的神经元,分布于下丘脑、脑干网状系统、脊髓等部位,包括热敏神经元和冷敏神经元,同样可将热或冷的刺激传入中枢。

(2)体温调节中枢:体温调节中枢位于下丘脑,视前区-下丘脑前部是体温调节中枢整合的关键部位。来自机体各方面的温度变化信息在下丘脑得到整合后,通过如下两条途径来调节机体的体温平衡。①通过交感神经系统控制血管舒缩反应或汗腺的分泌,从而影响散热过程;②通过躯体运动神经改变骨骼肌的活动(如战栗、肌紧张)及通过甲状腺和肾上腺髓质分泌活动的改变影响产热过程。

(二)正常体温及生理性变化

1. 正常体温　正常体温并不是一个固定的数值,而是在正常范围内有一定的波动。体温以摄氏温度(℃)和华氏温度(℉)来表示,两者换算公式为:

$$1\ ℃=(1\ ℉-32)\times 5/9 \qquad 1\ ℉=1\ ℃\times 9/5+32$$

由于体核温度不易测试,临床上测量体温常以口腔、腋下和直肠温度为标准。在三种测量方法中,直肠温度最接近人体深部温度,但在日常护理工作中,口腔和腋下温度的测量更为方便常用。正常体温的范围,见表8-1。

表 8-1　成人体温正常范围及平均值

部位	正常范围/(℃)	平均值/(℃)
腋窝	36.0～37.0	36.5
口腔	36.3～37.2	37.0
直肠	36.5～37.7	37.5

2. 生理性变化　人体的体温并不是固定不变的,而是受许多生理因素的影响,在一定的范围内波动,波动的幅度一般不超过0.5～1.0 ℃。影响体温的主要生理因素如下。

(1)昼夜:正常人的体温在24 h内呈周期性变化,与机体的昼夜活动规律有关。一般清晨2—6时体温较低,白昼开始活动后逐渐升高,下午1—6时体温最高。

(2)年龄:由于基础代谢水平不同,不同年龄阶段的人体温也不同。儿童新陈代谢旺盛,体温略高于成人;老年人代谢率低,体温略低于成年人。新生儿尤其是早产儿,因体温调节中枢尚未发育完善,调节体温的能力差,其体温容易受环境温度的影响而变化,因此对新生儿应加强防寒保暖护理。

(3)性别:一般来说,女性比男性的皮下脂肪厚,维持体热能力强,所以女性体温比同龄且体型差不多的男性约高0.3 ℃。另外,成年女性的基础体温还随月经周期而出现规律性变化,即在排卵前体温较低,至排卵日最低,排卵后体温又逐渐上升。体温的这种规律性变化与血中孕激素水平周期性变化有关,即在排卵后由于孕激素水平上升,体温会升高 0.2~0.3 ℃。因此在临床上可通过连续测量基础体温了解月经周期中有无排卵和确定排卵日期。

(4)饮食:进食后,由于食物的特殊动力作用,可以使体温暂时性升高 0.3 ℃ 左右。而饥饿、禁食时体温会降低。进食冷或热的食物可以暂时影响口腔的温度。

(5)药物:镇静和麻醉药物可抑制体温调节中枢或影响传入途径的活动并能扩张血管,增加散热,降低机体对寒冷环境的适应能力。因此对于手术患者应加强术中、术后的保暖护理。

(6)活动:剧烈的肌肉活动可使骨骼肌紧张并强烈收缩,产热增加,导致体温升高。因此临床上测量体温应在安静状态下测量。

此外,环境温度、情绪激动、精神紧张等因素都会对体温产生影响,在测量体温时应加以注意。

二、异常体温的评估与护理

(一)体温过高

1. 定义 体温过高(hyperthermia)是指机体体温升高超过正常范围。一般而言,是指腋下温度超过 37.0 ℃ 或口腔温度超过 37.3 ℃,一昼夜体温波动在 1.0 ℃ 以上。

病理性的体温升高包括发热和过热。发热(fever)是由于各种原因使下丘脑体温调节中枢的调定点上移,引起产热增加而散热减少,导致体温升高超过正常范围。发热是临床上常见的症状。临床上发热的原因可分为感染性发热和非感染性发热两类。各种病原体感染引起的发热属于感染性发热,非感染性发热由病原体以外的物质引起。过热是指调定点并未发生上移,而是由于机体体温调节障碍、散热障碍、产热器官功能异常等,体温调节机构不能将体温控制在与调定点相适应的水平上,是被动性体温升高。

2. 发热程度的划分 以口腔温度为标准,按照发热的高低将发热分为以下几种。

(1)低热:37.3~38.0 ℃。

(2)中度热:38.1~39.0 ℃。

(3)高热:39.1~41.0 ℃。

(4)超高热:41.0 ℃ 以上。

人体能耐受的最高温度为 40.6~41.4 ℃,体温达到 43.0 ℃ 则很少有人能存活。直肠温度持续超过 41.0 ℃,可引起永久性脑损伤,高热 42.0 ℃ 以上持续 2~4 h 可导致休克和严重并发症的发生。

3. 发热的临床过程 发热的临床过程一般分为三个阶段。

(1)体温上升期:其特点为产热大于散热,体温升高。患者表现为畏寒、皮肤苍白、干燥无汗、疲乏不适,有时伴寒战。体温上升的方式有骤升和渐升两种方式。骤升是指体温在数小时内升至高峰,如肺炎球菌性肺炎、疟疾;渐升是指体温在数小时内逐渐上升,数日内达到高峰,如伤寒。

(2)高热持续期:其特点为产热和散热在较高水平上趋于平衡。患者表现为颜面潮红、皮肤灼热、呼吸加深加快、心率增快、头痛、头晕,可有食欲不振、恶心、呕吐、腹胀、便秘、口干、尿少,甚至惊厥、谵妄、昏迷等。高热持续时间因病情及治疗效果而异,可持续数小时、数日甚至数周不等。

(3)退热期:其特点为散热增加,产热趋于正常,体温恢复至正常。患者表现为大量出汗和皮肤温度降低。退热方式有骤退和渐退。骤退是指体温在数小时内降至正常,如大叶性肺

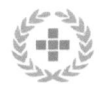

炎、疟疾等;渐退是指体温在数日内降至正常,如伤寒、风湿热等。高热骤退时,由于大量出汗,造成循环血量不足,患者可发生虚脱,医务人员尤其应该对年老体弱、婴幼儿及患有心血管疾病的患者加强观察。

4. **常见热型** 体温曲线的形态称为热型(fever type),某些发热性疾病具有典型的发热形态,认真观察有助于疾病的诊断。常见的热型有以下几种(图 8-1)。

(1) 稽留热(constant fever):体温持续在 39.0~40.0 ℃ 达数日或数周,24 h 波动不超过 1.0 ℃。多见于伤寒、肺炎等。

(2) 弛张热(remittent fever):体温持续高于正常值,24 h 波动在 1.0 ℃ 以上,但最低温度仍高于正常水平。多见于败血症、风湿热等。

(3) 间歇热(intermittent fever):体温骤然升高至 39.0 ℃ 或以上,持续数小时或更长时间,然后迅速降至正常值或正常值以下,经过一段时间间歇后,又突然升高,如此有规律地反复发作。多见于疟疾。

(4) 不规则热(irregular fever):发热无规律,持续时间不定。多见于流行性感冒、肿瘤发热等。

值得注意的是,目前由于抗生素的广泛使用或应用解热药、肾上腺皮质激素等,热型变得不典型。

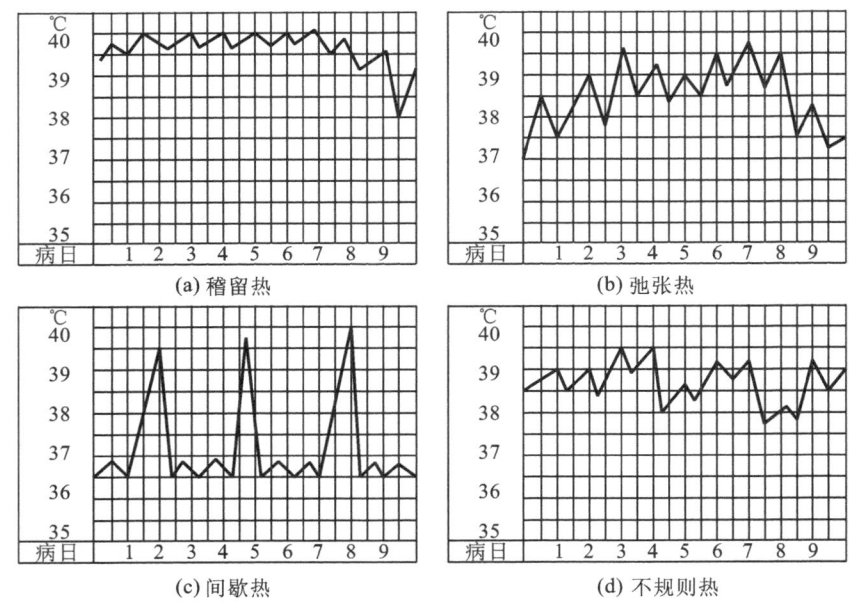

图 8-1 常见热型

5. 护理措施

(1) 降低体温:可选用物理降温和药物降温的方法。物理降温有局部和全身疗法两种。体温超过 39.0 ℃,选用局部冷疗,可采用冷毛巾、冰袋、化学制冷袋等,通过传导方式散热。体温超过 39.5 ℃ 可采用温水拭浴、乙醇拭浴的全身冷疗方法,具体方法见第九章"冷热疗法"。药物降温常用退热药,通过体温调节中枢,减少产热,加速散热达到降温的目的。使用中注意防止退热时因大量出汗引起虚脱。采取降温措施 30 min 后应测量体温,并做好记录与交班。

（2）加强观察病情：①观察生命体征：定时测量体温，每 4 h 测量体温一次，同时密切观察患者的面色、脉搏、呼吸、血压的变化。体温恢复正常 3 天后，可递减为 1～2 次/天。②观察发热的伴随症状：观察是否出现寒战、淋巴结肿大、出血、肝脾肿大、结膜充血、单纯疱疹、关节肿痛及有无意识障碍等。③观察发热的病因及诱因是否消除。④观察治疗效果，比较治疗前后症状及实验室结果。⑤观察饮水量、饮食摄取量、尿量及体重变化。

（3）饮食调养：鼓励患者进食营养丰富、易消化的清淡流质和半流质饮食，要求低脂、高蛋白、高维生素且能促进食欲，少量多餐。增加水分的摄入，每日 2500～3000 mL。对不能进食者，按医嘱给予静脉输液或鼻饲，以补充水分、电解质和营养物质。

（4）促进患者舒适：①休息：休息可以减少患者能量的消耗，有利于机体的康复。高热患者应绝对卧床休息，低热患者可酌情减少活动，适当休息。同时为患者提供合适的休养环境，如室温适宜、环境安静、空气流通等。②皮肤护理：高热患者在体温下降时往往大量出汗，应及时擦干汗液，保持床铺清洁、干燥、平整、无皱褶；条件允许时应洗头、沐浴以保持皮肤的清洁，但要防止受凉，避免吹对流风；对长期持续高热者，应定时协助翻身，防止压疮。③口腔护理：长期发热患者由于唾液腺分泌减少，口腔黏膜干燥，同时机体抵抗力下降，饮水、进食减少，为细菌在口腔内迅速繁殖创造了条件，常易引起口腔炎和黏膜溃疡。为预防口腔内感染，应在清晨、餐后及睡前协助患者漱口，或用生理盐水棉球清洁口腔；为口唇干裂患者涂润滑油保护，使其舒适。必要时为患者进行特殊口腔护理。

（5）心理护理：观察发热各阶段患者的心理状态，经常询问患者，耐心解答患者提出的问题，通过身体上的照顾及心理上的安慰，缓解其焦虑、紧张的情绪，使患者达到接受治疗与护理的最佳心理状态。

（6）安全护理：高热患者常有躁动、谵妄等，应注意防止舌咬伤、坠床，必要时用床档、约束带固定患者。

（7）健康教育：与患者共同探讨发热原因及防护措施，教会患者和家属准确监测体温，指导发热患者进行一般家庭护理。

（二）体温过低

1. 定义 体温过低（hypothermia）是指体温低于正常范围。若体温低于 35.0 ℃，称体温不升。造成体温过低的原因如下：①散热过多：多见于机体长时间暴露在低温环境中或在低温环境下大量饮酒者。②产热减少：多见于重度营养不良、极度衰竭者。③体温调节中枢未发育完善或受损：多见于早产儿、颅脑损伤、药物中毒、重症疾病等。

2. 临床分级

（1）轻度：32.1～35.0 ℃。

（2）中度：30.0～32.0 ℃。

（3）重度：30.0 ℃以下，瞳孔散大，对光反射消失。

（4）致死温度：23.0～25.0 ℃。

3. 临床表现 皮肤苍白、口唇及耳垂呈紫色、发抖、心跳及呼吸减慢、血压下降、尿量减少、意识障碍甚至昏迷。

4. 护理措施

（1）保暖措施：提供合适的环境温度（24.0～26.0 ℃），新生儿置于温箱中，还可采用增加盖被、饮热饮料、增加衣物、放置热水袋或电热毯等措施予以保暖。

（2）加强监测：密切观察患者的生命体征和病情变化，至少每小时测体温一次，直至体

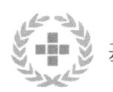

温恢复正常并稳定。如果是治疗性体温过低,要防止冻伤。同时要注意呼吸、脉搏、血压的变化。

(3)病因治疗:去除体温过低的原因,使体温恢复正常。

(4)健康教育:教会患者避免导致体温过低的因素,如营养不良、衣服穿着过少、供暖设施不足等。

三、体温的测量

(一)体温计的种类及构造

1. 水银体温计 水银体温计又称玻璃汞柱式体温计,是临床上最常用的体温计,分口表、

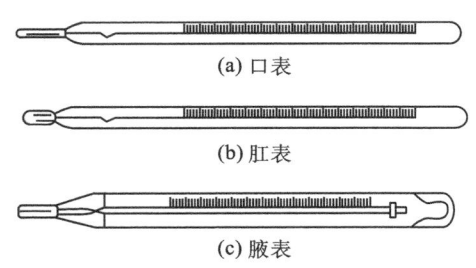

图 8-2 水银体温计

肛表和腋表三种(图 8-2)。水银体温计为外标刻度的真空毛细玻璃管,口表和肛表的玻璃管似三棱镜状,腋表的玻璃管呈扁平状。玻璃管的末端的球部储存水银(汞),水银受热膨胀后沿毛细管上升,其高度与受热的程度成正比。口表和腋表的球部较细长,有助于测温时扩大接触面;肛表的球部较短钝,可防止插入肛门时折断或损伤肛门黏膜。体温计的毛细管下端和水银槽之间还有一凹陷处,使水银柱遇冷不致下降,以便检视温度。水银体温计的刻度为 35.0～42.0 ℃,每 1.0 ℃分成 10 小格,在 0.5 ℃和 1.0 ℃处用较粗且长的线标示,在 37.0 ℃处则以红线标记,以示醒目。

2. 电子体温计 采用电子感温探头测量体温,测得的温度直接用数字显示,直观、准确、灵敏度高。有医院用电子体温计和个人用电子体温计两种(图 8-3)。使用时,将探头插入塑胶护套中置于测量部位,当体温计发出蜂鸣声,再持续 3 s 后,即可读取所显示的体温值。塑料护套为一次性用物,用毕可丢弃。

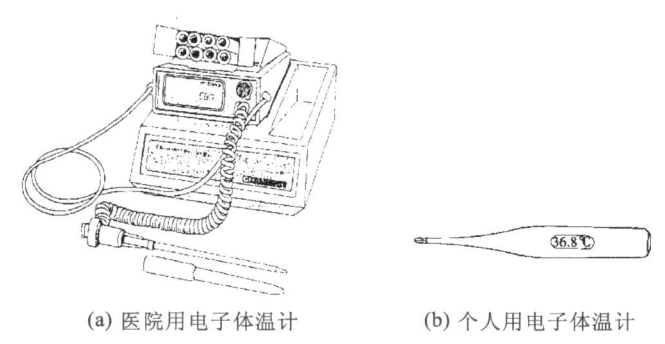

(a) 医院用电子体温计 　　　　(b) 个人用电子体温计

图 8-3 电子体温计

3. 可弃式体温计 为一次性使用的体温计。其构造为一含有对热敏感的化学指示点薄片,测温时薄片随机体温度的变化而变色,显示所测得的温度(图 8-4)。可测口温和腋温。

4. 其他 有感温胶片、红外线快速体温检测仪、报警体温计、耳窝体温计等。感温胶片是一种对温度敏感的胶片,可贴在前额和腹部,根据胶片颜色的改变来了解体温的变化,它不能显示具体的温度数值,只用于判断体温是否在正常范围,适用于新生儿及婴幼儿测量体温。红外线快速体温检测仪是利用远红外线的感应功能来检测体温,可在 1 s 内快速完成体温测试,

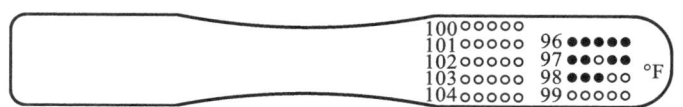

图 8-4 可弃式体温计

其优点是不接触式检测,对人体完全无害,可有效避免交叉感染,常用于人群聚集处。报警体温计可将体温计探头与报警器相连,当患者的体温超过一定限度,它就会自动报警,适用于危重患者。

（二）体温计的清洁消毒及检查

1. 体温计的清洁消毒　为防止交叉感染,使用过的体温计应进行消毒处理。方法如下:

（1）水银体温计消毒法:体温计使用后立即浸泡于盛消毒液容器中（常用的消毒液有1%过氧乙酸、70%乙醇、含氯消毒液等）,5 min后取出,用手或用离心机将水银柱甩至35 ℃以下,再放入另一盛消毒液容器中浸泡30 min后取出,用冷开水冲洗干净,再用消毒纱布擦干,存放于清洁容器内备用。口表、腋表、肛表应分别消毒和存放。

（2）电子体温计消毒法:仅消毒电子感温探头部分,应根据制作材料的性质选用不同的消毒方法,如擦拭、熏蒸等。

2. 体温计的检测　为保证测量准确,对新体温计首次使用时要进行检测,使用过程中的体温计要定期进行检测。检测时,将需要检视的全部体温计水银柱甩至35.0 ℃以下,同时放入36.0~40.0 ℃的水中,3 min后取出检视。凡误差在0.2 ℃以上或玻璃管有裂痕、水银柱自动下降者都不能使用。

（三）测量体温的方法

【目的】

1. 判断体温有无异常。

2. 动态观察体温的变化,了解患者的一般情况及疾病的发生、发展规律,为诊断、治疗、护理提供依据。

【评估】

1. 患者的一般情况（如年龄、性别）、病情、意识状态、治疗情况等。

2. 影响体温测量准确性的因素。

3. 患者的心理状态、合作程度。

【计划】

1. 护士准备　衣帽整齐,洗手,戴口罩。

2. 用物准备　测量盘内备已消毒的体温计（检查体温计有无破损,清点体温计数目,将已消毒的体温计用消毒纱布擦干,检查水银柱是否在35.0 ℃以下,放于清洁容器内）、盛消毒液的容器、消毒纱布、记录本、笔、秒表。若测肛温,另备润滑油、棉签、卫生纸。

3. 患者准备

（1）体位合适,情绪稳定。

（2）测量体温前30 min内无运动、进食、冷热敷、沐浴、坐浴等活动。

4. 环境准备　环境整洁、安静,符合无菌要求。

【实施】见表8-2。

表 8-2　体温测量

操 作 步 骤	要 点 说 明
1.核对、解释　携用物至床边,核对床号、姓名,并对患者予以解释,以取得配合	• 清点、检查体温计,是否在 35.0 ℃ 以下,有无破损等
2.测量体温　选择测量体温的方法	
▲口温测量法	
(1)部位:嘱患者张口抬舌,将口表水银端斜放于舌下热窝处(图 8-5)	• 舌下热窝是口腔中温度最高的部位,在舌系带的两侧,左右各一
(2)方法:指导患者闭口用鼻呼吸,勿用牙咬体温计	• 避免体温计被咬碎,造成口腔损伤或水银中毒
(3)时间:3 min	• 获得正确的测量结果
▲腋温测量法	• 测量方法安全,用于无法测量口温者
(1)部位:将体温计水银端放入腋窝正中(图 8-6)	
(2)方法:擦干汗液,体温计紧贴皮肤,屈臂过胸,夹紧	• 腋下有汗,导致散热增加;形成人工体腔,保证测量准确性 • 不能合作者,需协助完成
(3)时间:7～10 min	• 需较长时间才能使腋下人工体腔内的温度接近机体内部温度
▲肛温测量法	• 测量方法准确但不方便,用于婴幼儿、昏迷、精神异常者
(1)部位:直肠肛门处(图 8-7)	
(2)方法:患者屈膝仰卧或侧卧,暴露臀部,润滑肛表水银端,轻轻插入肛门 3～4 cm,扶持	• 便于插入,避免损伤肛门及直肠黏膜 • 不能合作者,需协助完成
(3)时间:3 min	
3.取表读数　取出体温计,用消毒纱布擦拭读数	• 若测肛温,用卫生纸擦净患者肛门处 • 评估体温是否正常,若与病情不符应重新测量,有异常及时处理
4.安置患者　协助患者穿衣,整理床单位,取舒适卧位	• 体现工作完整性
5.记录	• 将测得体温值记录在体温本上
6.消毒　体温计消毒	• 备用,避免交叉感染
7.绘制　洗手后绘制体温单	• 体温曲线绘制见第十六章

【评价】

1. 护患沟通有效,关爱患者。

2. 测量体温的部位正确,时间精准,记录正确。

3. 操作有序,动作熟练。

【注意事项】

1. 测温前还应评估有无影响体温测量的因素,如进食、饮水、冷热敷、剧烈运动、沐浴、坐浴、灌肠等。

2. 婴幼儿、精神异常、昏迷、口腔或鼻腔疾病、呼吸困难及不能合作者测体温时,护理人员

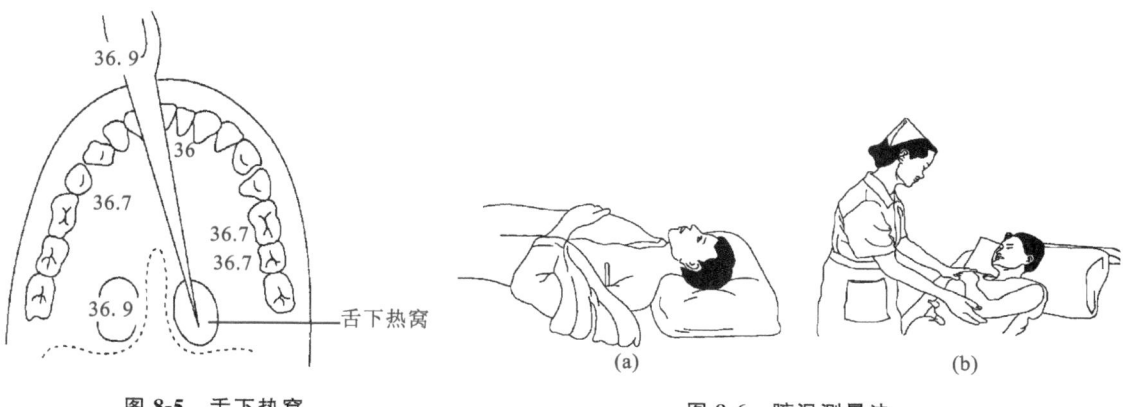

图 8-5 舌下热窝

图 8-6 腋温测量法

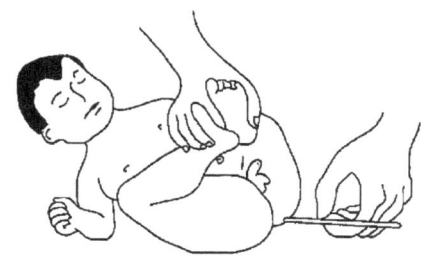

图 8-7 肛温测量法

应守候在旁,防止发生意外,且不宜采用口腔测量;腋下有创伤、手术、炎症或出汗较多、肩关节受伤者不宜测腋温;直肠或肛门疾病及手术、腹泻、心肌梗死的患者不宜测肛温。

3. 若患者不慎咬破体温计,首先应及时清除玻璃碎屑,以免损伤口腔黏膜,再口服蛋清水或牛奶,以保护消化道黏膜,延缓水银的吸收。若病情允许,可进食粗纤维食物(如韭菜、芹菜等),以加速水银的排出。

4. 传染病患者应用专用体温计测量,测量后体温计应单独消毒处理,以防交叉感染。

知识链接

婴幼儿测量体温的部位

婴幼儿除了肛门、腋窝可以作为测量体温的部位外,还可以在以下部位测量体温。

1. 颌下 测颌下颈温。将体温计置于颌下颈部皮肤皱褶处,10 min 后取出。此方法尤其适用于 1 岁以内较胖的患儿。

2. 背部肩胛间 测背部肩胛间温。患儿取去枕仰卧位,将体温计水银端经一侧(左或右)颈下插入脊柱与肩胛骨之间的斜方肌部位,插入长度为 4.5～6.5 cm,测量时间为 10 min。可作为暖箱内新生儿常规测温方法。

3. 腹股沟 测腹股沟温。被测试者侧卧,小腿弯曲 135°,大腿与腹壁间夹角≤90°,将体温表水银端放于腹股沟中点处,紧贴皮肤,测量时间为 10 min。

此外,臀部、腹部、鼓膜及耳背均可作为婴幼儿体温测量的部位。

来源:医学护理网

第二节 脉搏的评估与护理

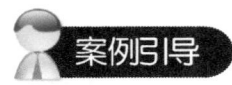 **案例引导**

患者,李某,男性,50岁,因心房纤颤而入院。入院时测得心率160次/分,脉搏90次/分,且心律完全不规则,心率快慢不一,心音强弱不等。

请问:

(1) 此患者的脉搏属于哪种异常脉搏?

(2) 如何测量患者脉搏?

(3) 测量后应如何记录?

(4) 对脉搏异常者怎样进行护理?

在每个心动周期中,由于心脏的收缩和舒张,动脉内的压力和容积也发生周期性的变化,导致动脉管壁产生有节律的搏动,称为动脉脉搏(arterial pulse),简称脉搏(pulse)。

一、正常脉搏及生理性变化

(一) 脉搏的产生

心脏窦房结自律细胞发出兴奋冲动,传至心脏各部,致使心脏收缩。心脏收缩时,左心室将血液射入主动脉,主动脉内的压力骤然升高,动脉管壁随之扩张;心脏舒张时,动脉管壁弹性回缩。这种动脉管壁随着心脏的舒缩而出现的周期性起伏波动,即形成动脉脉搏。

(二) 正常脉搏及生理性变化

1. 脉率 脉率是指每分钟脉搏搏动的次数(频率)。正常情况下,脉率和心率是一致的。正常成人在安静状态下,脉率为60～100次/分。脉率受诸多生理因素影响而变化。

(1) 年龄:年龄愈小,脉率愈快,随着年龄的增长而逐渐减慢,老年时轻度增加,见表8-3。

表8-3 脉率的正常范围与平均脉率

年龄	正常范围/(次/分)		平均脉率/(次/分)	
出生至1个月	70～170		120	
1～12个月	80～160		120	
1～3岁	80～120		100	
3～6岁	75～115		100	
6～12岁	70～110		90	
	男	女	男	女
12～14岁	65～105	70～110	85	90
14～16岁	60～100	65～105	80	85
16～18岁	55～95	60～100	75	80
18～65岁	60～100		72	
65岁以上	70～100		75	

（2）性别：女性比同龄男性脉率稍快，通常相差 5 次/分。

（3）情绪：情绪波动可影响脉率。兴奋、恐惧、愤怒、焦虑可使脉率增快，忧郁、安静可使脉率减慢。

（4）活动：一般人运动后脉率会加快，休息则相反。

（5）体型：身材细高者比矮壮者的脉率慢，因体表面积越大，脉率越慢。

（6）饮食、药物：进食、使用兴奋剂、浓茶、咖啡可使脉率增快；禁食、使用镇静剂或洋地黄药物后可减慢。

（7）其他：气温过高或过低可使脉率增加。某些特殊的生理状况如妊娠期可使脉率加快。

2. 脉律　脉律是指脉搏的节律性，反映左心室的收缩状况。正常脉搏搏动规则均匀，间隔时间相等，但正常小儿、青年和部分成年人可发生吸气时脉搏增快，呼气时脉搏减慢现象，称为窦性心律不齐，一般无临床意义。

3. 脉搏的强弱　脉搏的强弱即血流冲击血管壁的力量强度的大小，其强弱取决于心搏出量、脉压、外周阻力的大小，也与动脉壁的弹性有关。正常时脉搏的强弱相等。

4. 动脉壁的情况　触诊时可触摸到动脉壁的异常改变，正常的动脉壁光滑、柔软，有一定弹性。

二、异常脉搏的评估与护理

（一）异常脉搏的评估

1. 脉率异常

（1）心动过速（tachycardia）：成人在安静状态下脉率每分钟超过 100 次称为心动过速，又称为速脉。常见于发热、甲状腺功能亢进、心力衰竭、休克等患者。一般体温每升高 1.0 ℃，成人脉率约增加 10 次/分，儿童则增加 15 次/分。

（2）心动过缓（bradycardia）：成人在安静状态下每分钟脉率少于 60 次/分称为心动过缓，又称为缓脉。常见于颅内压增高、房室传导阻滞、甲状腺功能减退等患者。

2. 脉律异常　脉搏的搏动不规则，间隔时间长短不一，称为脉律异常。

（1）间歇脉（intermittent pulse）：在一系列正常均匀的脉搏中，出现一次提前而较弱的脉搏，其后有一较正常延长的间歇（即代偿性间歇），称为间歇脉（或过早搏动）。如每隔一次或两次正常脉搏后出现一次过早搏动，称为二联律或三联律。常见于各种器质性心脏病患者，如心肌病、心肌梗死、洋地黄中毒等。正常人在过度疲劳、兴奋、体位改变时也偶尔出现间歇脉。

（2）脉搏短绌（pulse deficit）：同一单位时间内脉率少于心率，称为脉搏短绌（又称为短绌脉）。其特点是脉搏细弱，极不规则；听诊时心律完全不规则，心率快慢不一，心音强弱不等。其发生机理是由于心脏收缩力强弱不等，有些心排出量少的搏动可发生心音，但不能引起周围血管的搏动，造成脉率少于心率。常见于心房纤颤的患者。

3. 脉搏强弱异常

（1）洪脉（bounding pulse）：当心输出量增加，脉搏充盈度和脉压较大时，脉搏搏动强大有力，称为洪脉。常见于高热、甲状腺功能亢进、主动脉瓣关闭不全等患者。

（2）丝脉（thready pulse）：当心输出量减少，动脉充盈度降低时，脉搏搏动细弱无力，扪之如细丝，称为丝脉，又称细脉。常见于大出血、休克、主动脉瓣狭窄等患者。

（3）水冲脉（water hammer pulse）：脉搏骤起骤降，急促有力，称为水冲脉。主要是由于收缩压偏高、舒张压降低，使脉压增大所致。常见于主动脉瓣关闭不全、甲状腺功能亢进患者。

触诊时,将患者手臂抬高过头并紧握其腕部掌面,可感到急促有力的冲击。

(4)交替脉(alternating pulse):指节律正常而强弱交替出现的脉搏。主要由于心室收缩强弱交替而引起,为心肌损害的一种表现。常见于高血压心脏病、冠状动脉粥样硬化心脏病等患者。

(5)重搏脉(dicrotic pulse):正常脉搏波在其下降支中有一重复上升但较正常上升支低的脉搏波,不能触及。在某些病理情况下,此波增高可触及,称重搏脉。其发生机制可能与血管紧张度降低有关。心室舒张早期,主动脉瓣关闭,主动脉内的一部分血液向后冲击已关闭的主动脉瓣,由此产生的冲动使重复上升的脉搏波增高而被触及。常见于伤寒、长期热性病和肥厚性梗阻性心肌病。

(6)奇脉(paradoxical pulse):当平静吸气时,脉搏明显减弱甚至消失的现象称奇脉。其产生原因与吸气时左心室的搏出量减少有关。奇脉常见于心包积液、缩窄性心包炎等患者,是心脏压塞的重要体征之一。

4. 动脉壁的异常　早期动脉硬化可触知动脉壁弹性消失,呈条索状;严重时动脉壁不仅硬,而且呈迂曲和结节状,诊脉时如按在琴弦上。主要原因为动脉壁的弹力纤维减少,胶原纤维增多,使动脉管壁变硬,呈条索、迂曲状。

(二)异常脉搏的护理

1. 休息与活动　指导患者多卧床休息,适当活动,以减少心肌耗氧量。

2. 观察病情　异常脉搏是某些疾病的重要征象。患者一旦出现异常脉搏,应密切监测脉搏变化,并指导患者按时服药,观察药物疗效和不良反应;对安置起搏器的患者应做好相应的处理。

3. 氧疗　根据患者的病情实施氧疗。

4. 心理护理　提供针对性的心理安慰,以缓解紧张、焦虑、恐惧心理。

5. 健康教育　保持情绪稳定,饮食清淡易消化,戒烟限酒,勿用力排便,学会自我观察药物的不良反应及简单的急救技巧等。

三、脉搏的测量

(一)测量脉搏的部位

凡浅表、靠近骨骼的动脉均可用于诊脉。桡动脉是最常用和最方便的诊脉部位,其次为颞动脉、颈动脉、肱动脉、腘动脉、足背动脉、胫后动脉和股动脉等(图 8-8)。

(二)测量脉搏的方法

【目的】

1. 判断脉搏有无异常。

2. 通过观察脉搏变化,间接了解心脏状况。

3. 协助诊断,为治疗、护理提供依据。

【评估】

1. 患者的一般情况,如年龄、性别、目前的病情和治疗情况。

2. 患者 30 min 内有无剧烈运动、情绪激动等影响因素存在。

3. 患者的心理状况与合作程度。

【计划】

1. 护士准备　衣帽整齐,洗手,戴口罩。

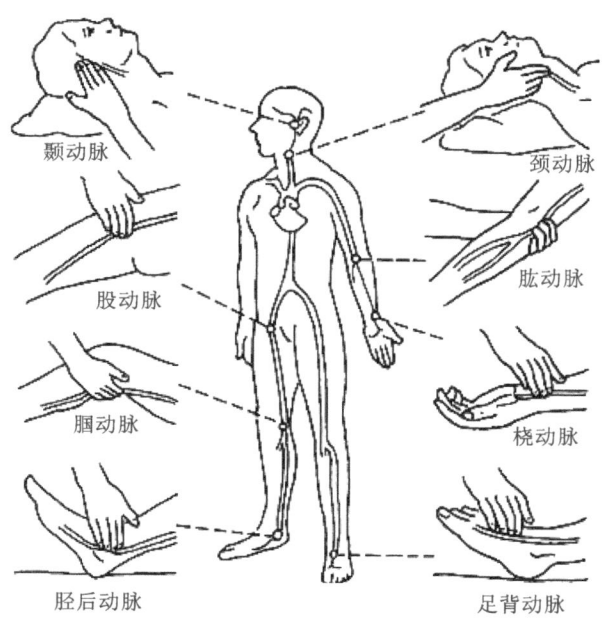

图 8-8　常用诊脉部位

2．用物准备　治疗盘内备记录本、笔、有秒针的表,必要时备听诊器。

3．患者准备

（1）体位合适,情绪稳定。

（2）测量体温前 30 min 内无运动、进食、冷热敷、沐浴、坐浴等活动。

4．环境准备　环境整洁、安静。

【实施】以桡动脉为例,见表 8-4。

表 8-4　脉搏测量

操 作 步 骤	要 点 说 明
1.核对、解释　携用物至床边,核对床号、姓名,并对患者予以解释,以取得配合	• 确认患者
2.安放手臂　患者取坐位或卧位,手臂放平并置于舒适位置,腕部伸展,掌心向上	• 患者舒适,便于护士测量
3.测量脉搏　测量者用示指、中指、无名指指端按在患者桡动脉上,压力大小以能清楚触及脉搏搏动为宜（图 8-9）	• 压力太大则阻断桡动脉搏动,压力太小则感觉不到动脉搏动
4.准确计数　正常脉搏 30 s 乘以 2 即可。异常脉搏者、婴幼儿、危重患者应测 1 min。脉搏细弱难以触诊时,可用听诊器测心率 1 min。脉搏短绌的患者,应由 2 人同时测量,一人听心率,另一人测脉率,由听心率者发出"开始"、"停止"口令,计数 1 min(图 8-10)	• 测得正确的脉率和心率
5.记录	• 记录方式以分数式表示,若脉搏短绌用心率/脉率/时间表示,如 120/70 次/分
6.绘制	• 脉搏曲线绘制(见第十六章)

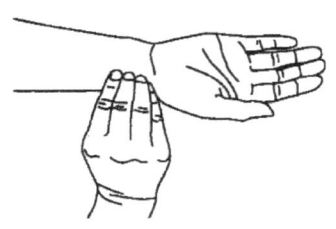

图 8-9 桡动脉脉搏测量法

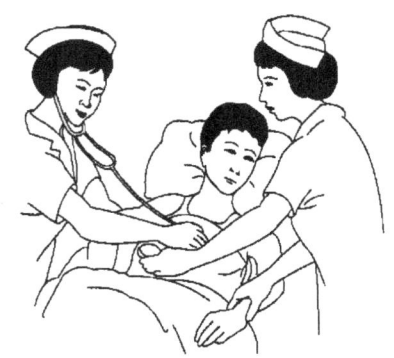

图 8-10 脉搏短绌测量法

【评价】

1. 护患沟通有效,患者配合良好。

2. 测量方法正确,测得结果准确。

【注意事项】

1. 不可用拇指诊脉,因拇指小动脉搏动较强,易与患者脉搏相混淆。

2. 为偏瘫患者测量脉搏,应选择健侧肢体。

3. 测脉率的同时,应注意脉搏强弱、节律、动脉壁弹性等,以便及时发现异常。

第三节 呼吸的评估与护理

案例引导

患者,许某,男,49 岁,入院诊断为脑膜炎。患者入院后,检查发现患者口唇发绀,呼吸呈周期性变化,呼吸由浅慢逐渐变为深快,然后由深快转为浅慢,经过一段呼吸暂停后,又开始上述变化,其形态如潮水起伏。

(1) 请判断该患者属于哪种异常呼吸,并说明其发生机理。

(2) 怎样正确给患者实施氧疗法? 并陈述氧疗法的注意事项。

机体在新陈代谢过程中,需要不断地从外界环境中摄取氧气,并排出二氧化碳,这种机体与环境之间的气体交换过程称为呼吸(respiration)。呼吸的生理意义主要是维持机体内环境氧和二氧化碳含量的相对稳定,保证组织细胞代谢的正常进行,是维持机体新陈代谢和生命活动的最基本生理过程,呼吸一旦停止,生命也即将终结。

一、正常呼吸及生理性变化

(一) 呼吸的过程

呼吸的全过程由三个互相关联的环节组成(图 8-11)。

1. **外呼吸** 即肺呼吸,指外界环境与血液之间在肺部进行的气体交换,包括肺通气和肺换气两个过程。

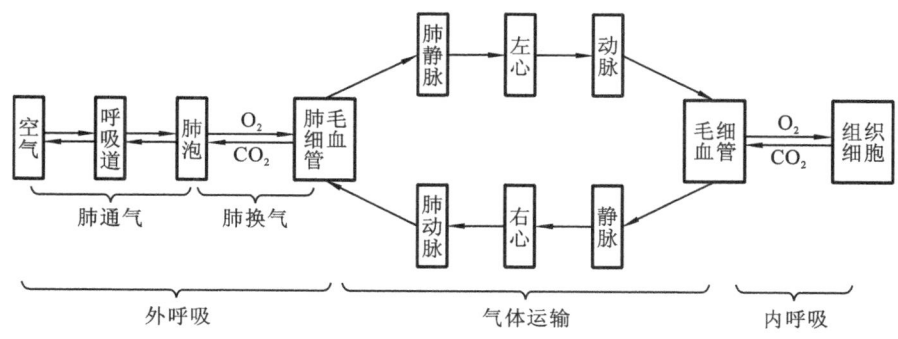

图 8-11 呼吸过程三环节

（1）肺通气：指通过呼吸运动使肺与外界环境之间进行的气体交换，参与肺通气的相关组织结构为呼吸道、肺泡和胸廓。呼吸道是气体进出的通道，肺泡是气体交换的场所，胸廓的节律性运动则是实现肺通气的原动力。

（2）肺换气：指肺泡与肺毛细血管之间的气体交换。其交换方式是通过分压差扩散进行，即气体从分压差高处向分压差低处扩散。如肺泡内氧分压高于静脉内氧分压，而二氧化碳分压则低于静脉血的二氧化碳分压。交换的结果是使静脉血变成动脉血，肺循环的毛细血管的血液不断从肺泡中获得氧，释放出二氧化碳。

2. 气体运输　通过血液循环将氧由肺运送到组织细胞，同时将二氧化碳由组织细胞运送到肺。

3. 内呼吸　即组织换气，指血液与组织、细胞之间的气体交换。交换的结果是使动脉血变成静脉血，体循环毛细血管的血液不断地从组织中获得二氧化碳，释放出氧气，达到组织换气的目的。

（二）呼吸运动的调节

呼吸运动是一种节律性的活动，由呼吸器官和辅助呼吸肌共同完成。呼吸运动具有随意性和自主性，受呼吸中枢的调节，呼吸中枢通过反射活动来调节呼吸运动。

1. 呼吸中枢　呼吸中枢指中枢神经系统内产生和调节呼吸运动的神经细胞群，它们分布于脊髓、延髓、脑桥、间脑、大脑皮质等部位，在呼吸运动调节过程中，各级中枢发挥各自不同的作用，相互协调和制约。延髓和脑桥是产生基本呼吸节律的部位，大脑皮质可随意控制呼吸运动。

2. 呼吸的反射性调节　包括肺牵张反射、呼吸肌本体感受性反射及防御性反射。

（1）肺牵张反射：由肺的扩张和缩小所引起的吸气抑制或兴奋的反射称肺牵张反射（pulmonary stretch reflex），又称黑-伯反射，即当肺扩张时可引起吸气动作的抑制而产生呼气，当肺缩小时可引起呼气动作的终止而产生吸气。肺牵张反射是一种负反馈调节机制。其生理意义是使吸气不致过长、过深，促使吸气转为呼气。牵张反射与脑桥呼吸调节中枢共同调节着呼吸的频率和深度，维持正常的呼吸节律。

（2）呼吸肌本体感受性反射：呼吸肌属于骨骼肌，骨骼肌中存在本体感受器肌梭，因此在受牵拉刺激时，可反射性地引起受牵拉的同一肌肉收缩，此为本体感受性反射。呼吸肌本体感受性反射参与正常呼吸运动的调节，尤其是在呼吸肌负荷加重时发挥更大的作用，即呼吸肌负荷增加时，呼吸运动也相应增强。如慢性肺阻塞性肺病患者，气道阻力增加，通过呼吸肌本体感受性反射,呼吸肌收缩力增强,克服增加的气道阻力,维持呼吸的正常进行。

(3)防御性反射:包括咳嗽反射(cough reflex)和喷嚏反射(sneeze reflex)。喉、气管和支气管黏膜上皮的感受器受到机械或化学刺激时,可引起咳嗽反射,以排除呼吸道刺激物;鼻黏膜受到刺激时,可引起喷嚏反射。因此,防御性反射是对机体有保护作用的呼吸反射。

3. **呼吸的化学性调节** 动脉血氧分压(PaO_2)、二氧化碳分压($PaCO_2$)以及氢离子浓度($[H^+]$)对呼吸运动的影响称为化学性调节。其中 $PaCO_2$ 是呼吸调节中最重要的生理性化学因素。$PaCO_2$ 下降,出现呼吸运动减弱暂停;$PaCO_2$ 升高,使呼吸加深加快,肺通气增加;$PaCO_2$ 超过一定水平,则抑制呼吸中枢,出现呼吸困难,头痛头昏,甚至昏迷,即出现二氧化碳麻醉。$PaCO_2$ 对呼吸的调节是通过中枢和外周化学感受器两条途径实现的。$[H^+]$ 升高,导致呼吸加深加快,肺通气增加;$[H^+]$ 降低,呼吸受到抑制。$[H^+]$ 对呼吸的调节同 $PaCO_2$。PaO_2 降低时,引起呼吸加深加快,肺通气加强,PaO_2 是通过外周化学感受器对呼吸运动进行调节。

(三)正常呼吸及生理性变化

1. **正常呼吸** 成人安静状态下呼吸频率为每分钟 16~20 次,节律规则,呼吸运动均匀且不费力。呼吸与脉搏的比例约为 1：4,女性以胸式呼吸为主,男性及儿童以腹式呼吸为主。

2. **生理性变化**

(1)年龄:年龄越小,呼吸频率越快。如新生儿呼吸每分钟约 44 次。

(2)性别:同年龄的女性呼吸频率比男性稍快。

(3)活动:剧烈运动可使呼吸加深加快,呼吸也因说话、唱歌、哭、笑以及吞咽、排泄等动作而有所改变。休息和睡眠时呼吸减慢。

(4)情绪:强烈的情绪变化,如紧张、害怕、恐惧、愤怒、悲伤等会刺激呼吸中枢,导致屏气或呼吸加快。

(5)血压:血压大幅度变动时,可以反射性影响呼吸,血压升高,呼吸减慢减弱,血压降低,呼吸加快加强。

(6)其他:环境温度升高或海拔增加,均会使呼吸加快加深。

二、异常呼吸的评估与护理

(一)异常呼吸的评估

1. 频率异常

(1)呼吸过速:成人在安静状态下呼吸频率超过 24 次/分,称为呼吸过速,也称为气促(表8-5),常见于发热、疼痛、缺氧、甲状腺功能亢进等患者。一般体温每升高 1.0 ℃,呼吸频率约增加 4 次/分。

表 8-5 正常和异常呼吸对比

呼吸名称	呼吸形态	特 点
正常呼吸		规则、平稳
呼吸过速		规则、快速

续表

呼 吸 名 称	呼 吸 形 态	特 点
呼吸过缓		规则、缓慢
深度呼吸		深而大
潮式呼吸		潮水般起伏
间断呼吸		呼吸和呼吸暂停交替出现

（2）呼吸过缓：成人呼吸少于12次/分，称为呼吸过缓。常见于颅内压增高、巴比妥类药物中毒等患者。

2. 节律异常

（1）潮式呼吸：又称陈-施呼吸（Cheyne-Stokes respiration）（表8-5），是一种周期性呼吸异常。呼吸由浅慢逐渐转为深快，再由深快变为浅慢，然后暂停（5～30 s），再出现上述状态的呼吸，如此周而复始，如潮水涨落一样，故称潮式呼吸。产生机制是由于呼吸中枢的兴奋性降低，只有当缺氧严重，二氧化碳积聚到一定程度，才能刺激呼吸中枢，使呼吸恢复或加快，当积聚的二氧化碳呼出后，呼吸中枢又失去有效的兴奋，呼吸又再次减弱或暂停，从而形成周期性变化。潮式呼吸的周期可长达30 s至2 min，多见于脑炎、脑膜炎、尿毒症、巴比妥类药物中毒等患者。有些老年人在深睡时也可出现潮式呼吸，是脑动脉硬化的表现。

（2）间断呼吸：又称毕奥呼吸（Biot's respiration）（表8-5），为呼吸与呼吸暂停交替出现。其特点是有规律地呼吸几次后，突然停止呼吸，间隔短时间后，又开始呼吸，如此反复交替。其产生机制同潮式呼吸，但比潮式呼吸更为严重，预后更为不良，常出现在临终前。

3. 深浅度异常

（1）深度呼吸：又称库斯莫呼吸（Kussmaul's respiration），是一种深而大的呼吸（表8-5）。多见于尿毒症、糖尿病等引起的代谢性酸中毒患者，可使机体排出较多的二氧化碳，调节体内酸碱平衡。

（2）浅快呼吸：它是一种浅表而不规则的呼吸，有时呈叹息样。多见于呼吸肌麻痹、胸肺有疾病、休克患者，也可见于濒死的患者。

4. 声音异常

（1）蝉鸣样呼吸：吸气时有一种高音调似蝉鸣样的音响，多因声带附近阻塞，使空气吸入发生困难所致。见于喉头水肿、痉挛、喉头异物等患者。

（2）鼾声呼吸：呼气时发出鼾声。由于气管或支气管内有较多的分泌物蓄积所致，多见于昏迷等患者。

5. 形态异常

（1）胸式呼吸减弱，腹式呼吸增强：正常女性以胸式呼吸为主。若有肺、胸膜、胸壁的疾病等，均可造成胸式呼吸减弱，腹式呼吸增强。

（2）腹式呼吸减弱，胸式呼吸增强：正常男性和儿童以腹式呼吸为主。若有腹膜炎、大量腹水、肝脾极度肿大、腹腔巨大肿瘤等，就会使膈肌下降受阻，造成腹式呼吸减弱，胸式呼吸增强。

6. 呼吸困难(dyspnea) 它是由于气体交换不足、机体缺氧所致的呼吸频率、节律和深浅度的异常。患者自感空气不足、胸闷、呼吸费力、不能平卧,表现为烦躁、张口耸肩、口唇及指(趾)甲发绀、鼻翼扇动等。根据临床表现可分为如下几种:

(1)吸气性呼吸困难:其特点是吸气显著困难,吸气时间延长,有明显的"三凹"征(吸气时胸骨上窝、锁骨上窝、肋间隙出现凹陷)。多因上呼吸道部分阻塞,气流不能顺利进入肺,吸气时呼吸肌收缩,肺内负压增高所致。常见于喉头水肿或气管、喉头异物等患者。

(2)呼气性呼吸困难:其特点是呼气费力,呼气时间延长。多因下呼吸道部分梗阻,气流呼出不畅所致。常见于支气管哮喘、阻塞性肺气肿等患者。

(3)混合性呼吸困难:其特点是吸气、呼气均感费力,呼吸频率快而表浅。多因广泛性肺部病变,呼吸面积减少所致。常见于肺部感染、广泛性肺纤维化、大面积肺不张、大量胸腔积液等患者。

(二)异常呼吸的护理

1. 提供舒适环境与休息 注意环境安静,保持空气清新,调节好室内温度和湿度,禁止吸烟。卧床休息,安置合适体位,以减少耗氧量。

2. 密切观察病情变化 观察呼吸的频率、节律、深度、声音、形态有无异常,有无咳嗽、咳痰、咯血、发绀、呼吸困难及胸痛表现;观察药物的治疗效果和不良反应。

3. 注重心理护理 消除患者的紧张、恐惧心理,稳定情绪,使其产生安全感,主动配合治疗。

4. 加强饮食护理 强调营养的重要性,平衡饮食,增强抵抗力,预防呼吸道感染的发生。

5. 保持呼吸道通畅 及时清除呼吸道分泌物,必要时给予吸痰。根据病情给予氧气吸入或使用人工呼吸机,以改善呼吸困难。

6. 健康教育 培养患者养成良好的生活方式,戒烟限酒,减少对呼吸道黏膜的刺激。讲解保持呼吸道通畅的重要性,教会患者呼吸训练、有效咳嗽和正确体位的方法。

三、呼吸的测量

【目的】
1. 判断呼吸有无异常。
2. 动态监测呼吸变化,了解患者呼吸功能情况。
3. 协助诊断,为预防、治疗、康复、护理提供依据。

【评估】
1. 患者的一般情况,如年龄、性别、意识,目前的病情和治疗情况。
2. 有无影响呼吸的因素,如30 min内有无剧烈活动、情绪激动等。
3. 患者的心理状态、合作程度。

【计划】
1. 护士准备 衣帽整齐,洗手,戴口罩。
2. 用物准备 有秒针的表、记录本、笔,必要时备棉花。
3. 患者准备
(1)体位舒适,情绪稳定,保持自然呼吸状态。
(2)测量呼吸前30 min内无剧烈运动、情绪激动等。

4. 环境准备　室温适宜,环境整洁安静。

【实施】见表 8-6。

表 8-6　呼吸测量

操作步骤	要点说明
1. 核对、解释　携用物至床边,核对床号、姓名,并对患者予以解释,以取得配合	·确认患者
2. 体位舒适	·患者精神放松
3. 测量方法　护士将手放在患者的诊脉部位做诊脉状。观察患者的胸部或腹部的起伏,一次起伏为一次呼吸(图 8-12)	·女性以胸式呼吸为主,男性及儿童以腹式呼吸为主
4. 准确计数　测 30 s,将所测数值乘以 2	·呼吸异常或被测量者是婴幼儿时应测量 1 min
5. 记录	·将所测得的呼吸值记录在记录本上
6. 绘制	·呼吸曲线绘制(见第十六章)

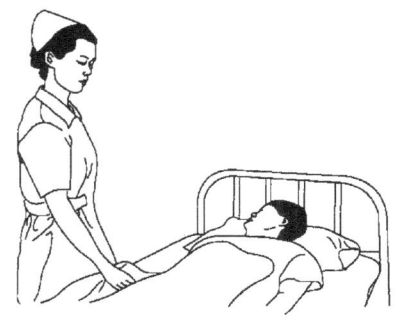

图 8-12　测量呼吸

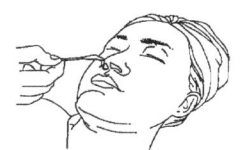

图 8-13　危重患者呼吸测量

【评价】

1. 患者及家属能理解监测呼吸的重要性,愿意配合。

2. 测量方法正确,测得结果准确。

【注意事项】

1. 测量呼吸时应转移患者的注意力,使之处于自然呼吸状态,以保证测量的准确性。

2. 在观察患者呼吸频率的同时,要注意观察呼吸的节律、深浅度、音响、形式及有无呼吸困难的症状等。

3. 危重患者呼吸微弱不易观察时,可用少许棉花置于患者鼻孔前,观察棉花纤维被吹动的次数,计数 1 min(图 8-13)。

四、促进呼吸功能的护理技术

(一)清除呼吸道分泌物的护理技术

1. 有效咳嗽　咳嗽是机体一种防御性呼吸反射,可排出呼吸道内的异物、分泌物,具有清洁、保护和维持呼吸道通畅的作用。护士应对患者进行指导,帮助患者学会有效咳嗽的方法,此法适用于神志清醒尚能咳嗽的患者。促进有效咳嗽的主要措施有:①改变患者卧位,使分泌

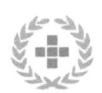

物流入气管内以便于咳出;②鼓励患者做缩唇呼吸,即鼻吸气,口缩唇呼气,以引发咳嗽反射;③在病情许可情况下,增加患者活动量,有利于痰液的松动;④双手稳定地按压胸壁下侧,提供一个坚实的力量,有助于咳嗽。

有效咳嗽的步骤为:患者取坐位或半卧位,屈膝,上身前倾,双手抱膝或在胸部和膝盖上置一枕头并用两肋夹紧,深吸气后屏气 3 s(有伤口者,护士应将双手压在切口的两侧),然后患者腹肌用力,两手抓紧支持物(脚和枕),用力做爆破性咳嗽,将痰液咳出(图 8-14)。

2. 叩击(percussion) 用手叩打胸背部,借助振动,使分泌物松脱而排出体外的方法。适用于长期卧床、久病体弱、排痰无力的患者。

叩击的手法是:患者取坐位或侧卧位,操作者将手固定成背隆掌空状,即手背隆起,手掌中空,手指弯曲,拇指紧靠示指,有节奏地从肺底自下而上,由外向内轻轻叩打(图 8-15)。边叩边鼓励患者咳嗽。注意不可在肋骨上下、脊柱、乳房等部位叩击。

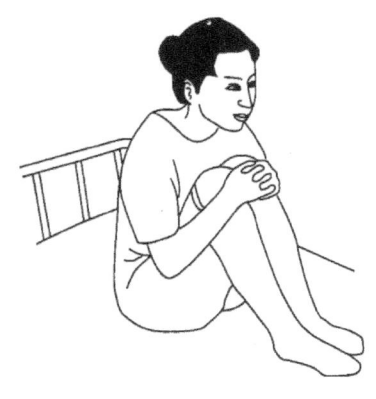

图 8-14　有效咳嗽

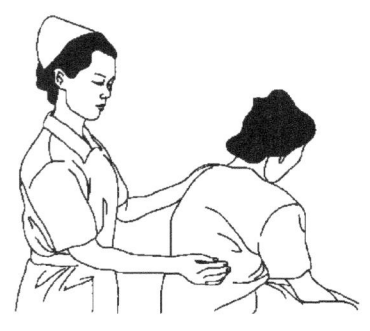

图 8-15　叩击

3. 体位引流(postural drainage) 置患者于特殊体位,将肺与支气管所存积的分泌物,借助重力作用使其流入气管并咳出体外,称体位引流。适用于痰量较多、呼吸功能尚好的支气管扩张、肺脓肿等患者。对严重高血压、心力衰竭、高龄、极度衰弱、意识不清等患者应禁忌。

(1)体位引流的实施要点:①患者体位要求是患肺处于高位,其引流的支气管开口向下,便于分泌物顺体位引流而咳出;②嘱患者间歇深呼吸并尽力咳痰,护士轻叩相应部位,提高引流效果;③痰液黏稠不易引流时,可给予蒸汽吸入、超声雾化吸入以利于排出痰液。④宜选择空腹时体位引流,每日 2～4 次,每次 15～30 min。

(2)体位引流时应监测:①观察患者的反应,如出现头晕、面色苍白、出冷汗、血压下降等,应停止引流;②注意引流液的色、质、量,并予以记录。如引流液大量涌出,应注意防止窒息。如引流液量每日小于 30 mL,可停止引流。

4. 吸痰法(aspiration of sputum) 吸痰法是指经口、鼻腔、人工气道将呼吸道的分泌物吸出,以保持呼吸道通畅,预防吸入性肺炎、肺不张、窒息等并发症的一种方法。其适应证为年老体弱、危重、昏迷、麻醉未清醒前等各种原因引起的不能有效咳嗽、排痰者。

吸痰装置有中心吸引器(中心负压装置)、电动吸引器两种,均是利用负压吸引原理,连接导管吸出痰液。医院设有中心负压装置,将吸引器管道连接到各病室床单位,使用时只需连接吸痰导管,开启开关,即可吸痰,十分便利(图 8-16)。电动吸引器由马达、偏心轮、气体过滤器、负压表、安全瓶、储液瓶组成(图 8-17)。安全瓶和储液瓶可储液 1000 mL,瓶塞上有两个玻璃管,并通过橡胶管相互连接。接通电源后马达带动偏心轮,从吸气孔吸出瓶内空气,并由排气孔排出,不断循环转动,使瓶内产生负压,将痰液吸出。

在紧急状态下,可用注射器吸痰和口对口吸痰。前者用 $50\sim100$ mL 注射器连接导管进行抽吸;后者由操作者托起患者下颌,使其头后仰并捏住患者鼻孔,口对口吸出呼吸道分泌物,解除呼吸道梗阻症状。

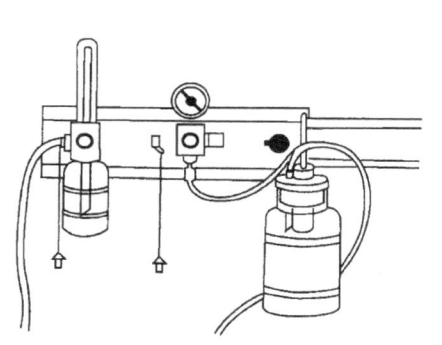

图 8-16 中心负压装置

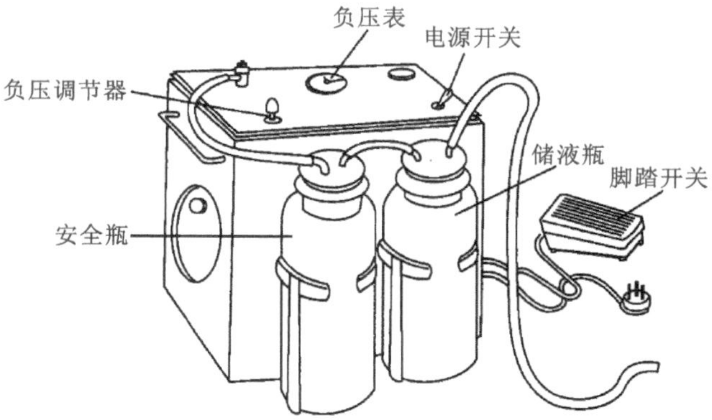

图 8-17 电动吸引器

【目的】

1. 清除呼吸道分泌物,保持呼吸道通畅。

2. 促进呼吸功能,改善肺通气。

3. 预防并发症发生。

【评估】

1. 患者的年龄、病情、意识、治疗情况,有无将呼吸道分泌物排出的能力。患者的心理状态及合作程度。

2. 向患者说明吸痰的目的、方法、注意事项及配合要点。

【计划】

1. 护士准备　衣帽整齐,洗手,戴口罩。

2. 用物准备

(1) 治疗盘内备:有盖罐 2 只(试吸罐和冲洗罐,内盛无菌生理盐水)、一次性无菌吸痰管数根、无菌纱布、无菌血管钳或镊子、无菌手套、弯盘。

(2) 治疗盘外备:电动吸引器或中心负压装置。必要时备压舌板、张口器、舌钳、电插板等。

3. 患者准备

(1) 体位舒适,情绪稳定。

(2) 了解吸痰的目的、方法、注意事项及配合要点。

4. 环境准备　室温适宜、光线充足、环境安静。

【实施】见表 8-7。

表 8-7 吸痰法

操 作 步 骤	要 点 说 明
1. 核对、解释　携用物至床边,核对床号、姓名,并对患者予以解释,以取得配合	・确认患者

续表

操 作 步 骤	要 点 说 明
2.调节负压　接通电源,打开开关,检查吸引器性能,调节负压	• 负压:一般成人,40.0~53.3 kPa(300~400 mmHg);儿童,40.0 kPa(300 mmHg)以下
3.检查口腔　检查患者口、鼻腔,取下活动性义齿	• 若不能进行口腔吸痰,可由鼻腔吸引;昏迷患者可用压舌板和张口器帮助张口
4.合适体位　患者头偏向一侧,面向操作者	
5.连管试吸　连接吸痰管,在试吸罐内试吸少量生理盐水	• 检查吸痰管是否通畅,同时润滑导管前端
6.吸痰方法　一手反折吸痰导管末端,另一手用无菌血管钳(镊)或者戴手套持吸痰管前端,插入口咽部(10~15 cm),再放松导管末端,先吸口咽部分泌物,再吸气管内分泌物。采用左右旋转并向上提管的手法	• 插管时不可有负压,以免呼吸道黏膜损伤 • 若气管切开吸痰,注意无菌操作,先吸气管切开处,再吸口咽部 • 每次吸痰时间<15 s
7.抽吸盐水　吸痰管退出时,在冲洗罐中抽吸生理盐水	• 以免分泌物堵塞吸痰导管 • 一根吸痰导管只使用一次
8.密切观察　气道是否通畅;患者面色、呼吸、心率、血压等;吸出液的色、质、量等	• 动态评估患者
9.安置患者　帮患者擦拭脸部分泌物,体位舒适、整理床单位	• 使患者舒适
10.整理用物　吸痰导管按一次性用物处理,吸痰的玻璃接管插入盛有消毒液的试管中浸泡	• 吸痰用物根据吸痰操作性质每班更换或每日更换1~2次
11.记录　洗手后记录	

【评价】

1. 护士操作熟练、迅速,手法正确,动作轻柔,未损伤呼吸道黏膜。

2. 患者配合良好,呼吸道痰液及时吸出,气道通畅,呼吸功能改善。

【注意事项】

1. 吸痰前,检查电动吸引器性能是否良好,连接是否正确。

2. 严格执行无菌操作,每次吸痰应更换吸痰管。

3. 每次吸痰时间<15 s,以免造成缺氧。

4. 吸痰动作轻稳,防止呼吸道黏膜损伤。

5. 痰液黏稠时,可配合叩击、蒸汽吸入、雾化吸入,提高吸痰效果。

6. 储液瓶内液体达 2/3 时,应及时倾倒,以免液体过多吸入马达内损坏仪器。使用前储液瓶内应放少量消毒液,使吸出液不致黏附于瓶底,便于清洗消毒。

(二) 氧气疗法

氧气疗法(oxygenic therapy)是指通过给氧,提高动脉血氧分压(PaO_2)和动脉血氧饱和度(SaO_2),增加动脉血氧含量(CaO_2),纠正各种原因造成的缺氧状态,促进组织的新陈代谢,维持机体生命活动的一种治疗方法。

1. 缺氧分类

(1) 低张性缺氧:由于吸入气体的氧分压过低,外呼吸功能障碍,静脉血分流入动脉血所致。主要特点为:动脉血氧分压降低,动脉血氧饱和度降低,动-静脉氧压差降低。常见于高山病、慢性阻塞性肺部疾病、先天性心脏病等。

(2)血液性缺氧:由于血红蛋白数量减少或性质改变,造成血氧含量降低或血红蛋白结合的氧不易释放所致。主要特点为:动脉血氧分压正常,动脉血氧饱和度正常,动-静脉氧压差降低。常见于贫血、一氧化碳中毒、高血红蛋白血症、输入大量库存血等。

(3)循环性缺氧:由于组织血流量减少,使组织供氧量减少所致。其原因为全身性循环性缺氧和局部性循环性缺氧。主要特点为:动脉血氧分压正常,动脉血氧饱和度正常,动-静脉氧压差升高。常见于休克、心力衰竭、大动脉栓塞、心肌梗死、脑血管意外等。

(4)组织性缺氧:由于组织细胞利用氧异常所致。其原因为组织中毒、细胞损伤、呼吸酶合成障碍。主要特点为:动脉血氧分压正常,动脉血氧饱和度正常,动-静脉氧压差升高或降低。常见于氰化物中毒、硫化物中毒、大量放射线照射、维生素严重缺乏等。

以上四类缺氧中,低张性缺氧(除静脉血分流入动脉外)由于患者 PaO_2 和 SaO_2 明显低于正常,吸氧能提高 PaO_2、SaO_2、CaO_2,使组织供氧增加,因而疗效最好。氧疗对于心功能不全、心排出量严重下降、大量失血、严重贫血及一氧化碳中毒患者,也有一定的治疗作用。

2. **缺氧程度判断**　根据临床表现及 PaO_2 和 SaO_2 来确定。

(1)轻度低氧血症:$PaO_2 > 6.67$ kPa(50 mmHg),$SaO_2 > 80\%$,无发绀,一般不需氧疗。如有呼吸困难,可给予低流量低浓度(氧流量为 1~2 L/min)氧气。

(2)中度低氧血症:PaO_2 4.00~6.67 kPa(30~50 mmHg),SaO_2 60%~80%,有发绀、呼吸困难,需氧疗(氧流量为 2~4 L/min)。

(3)重度低氧血症:$PaO_2 < 4.00$ kPa(30 mmHg),$SaO_2 < 60\%$,显著发绀、呼吸极度困难、出现"三凹"症,是氧疗的绝对适应证(氧流量为 4~6 L/min)。

血气分析检查是监测用氧效果的客观指标,当患者 PaO_2 低于 50 mmHg(6.67 kPa)时,应给予吸氧。

3. **供氧装置**　供氧装置有氧气筒及氧气压力表装置和氧气管道装置(中心供氧装置)两种。

(1)氧气筒及氧气压力表装置(图8-18)。

①氧气筒:氧气筒是一圆柱形无缝钢筒,筒内可耐压力达 14.7 MPa(150 kg/cm²)的氧,容纳氧气 6000 L。氧气筒的顶部有一总开关,用于控制氧气的进出。氧气筒颈部的侧面,有一气门与氧气表相连,是氧气自筒中输出的途径。

②氧气表:由压力表、减压器、安全阀、流量表及湿化瓶组成。压力表可测知氧气筒内的压力,以 MPa 或 kg/cm² 表示,压力越大,表明氧气筒内氧气越多;减压器是一种弹簧自动减压装置,将来自筒内氧气的压力减至 0.2~0.3 MPa(2~3 kg/cm²),使流量平稳;安全阀的作用是当氧流量过大、压力过高时,安全阀内部活塞自行上推,过多的氧气由四周小孔流出,以确保用氧安全;流量表用来测量每分钟氧气的流出量,流量表内有浮标,从浮标上端平面所指刻度,可得知每分钟氧气的流出量;湿化瓶具有湿化氧气及观察氧气流量的作用,可选用一次性或内装 1/3~1/2 灭菌蒸馏水的湿化瓶,通气管浸入水中,湿化瓶出口和鼻导管相连。

③装表法:氧气表装在氧气筒上,以备急用。方法如下:a.将氧气筒置于氧气架上,打开总开关(逆时针转 1/4 周),使少量气体从气门处流出,遂即迅速关上(顺时针),目的是避免气门处灰尘吹入氧气表内;b.将氧气表稍向后倾置于氧气筒气门上,用手初步旋紧,再用扳手拧紧,使氧气表直立于氧气筒旁;c.连接湿化瓶;d.确认流量开关呈关闭状态,打开总开关,再打

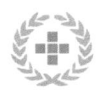

基础护理学 ·················· ■ ·182· ●

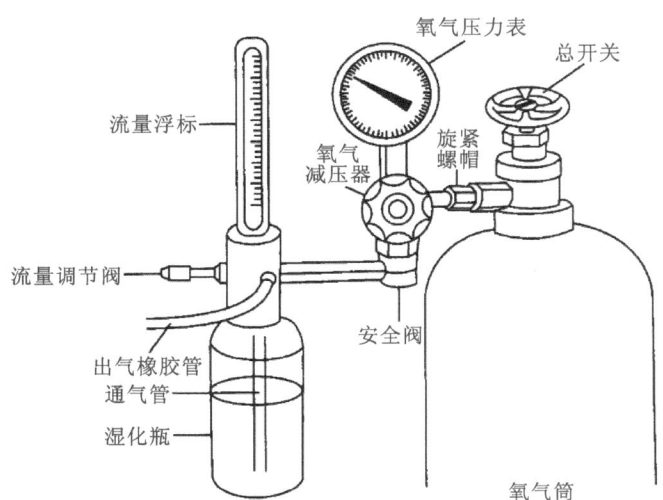

图 8-18 氧气筒及氧气压力表装置

开流量开关,检查氧气装置无漏气,关紧流量开关;e. 推至病室待用。

氧气浓度与流量的关系:

$$吸氧浓度(\%)=21+4×氧流量(L/min)$$

氧气筒内氧气供应时间计算公式:

$$氧气供应时间(h)=\frac{[压力表压力-5(kg/cm^2)]×氧气筒容积(L)}{1(kg/cm^2)×氧流量(L/min)×60(min)}$$

(2) 氧气管道装置(中心供氧装置):医院氧气集中由中心供氧站负责供给,设管道至病区、门诊、急诊。中心供氧站有总开关控制,各用氧单位配氧气表,打开流量表即可使用。此法迅速、方便。

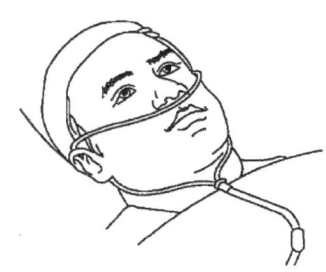

图 8-19 鼻导管给氧法

装表法:①将流量表安装在中心供氧装置氧气流出口处,接上湿化瓶;②打开流量开关,调节流量,检查指示浮标能达到既定流量(刻度),全套装置无漏气后备用。

4. 氧疗方法

(1) 鼻导管给氧法:将鼻导管前端插入鼻孔内约 1 cm,导管环固定稳妥即可(图 8-19)。此法比较简单,患者感觉比较舒适,容易接受,因而是目前临床上常用的给氧方法之一。

(2) 鼻塞给氧法:鼻塞是一种用塑料制成的球状物,操作时将鼻塞塞入一侧鼻孔鼻前庭内给氧(图 8-20)。此法刺激性小,患者较为舒适,且两侧鼻孔可交替使用。适用于长期吸氧的患者。

(3) 面罩给氧法:将面罩置于患者的口鼻部供氧,氧气自下端输入,呼出的气体从面罩两侧孔排出(图 8-21)。由于口、鼻部都能吸入氧气,效果较好。给氧时必须有足够的氧流量,一般需 6～8 L/min。适用于张口呼吸且病情较重患者。

(4) 氧气头罩给氧法:将患者头部置于头罩里,罩面上有多个孔,可以保持罩内一定氧浓度、温度和湿度(图 8-22)。头罩与颈部之间要保持适当的空隙,防止二氧化碳潴留及重复吸入。此法主要用于小儿。

(5) 氧气枕给氧法:氧气枕是一长方形橡胶枕,枕的一角有一橡胶管,上有调节器可调节

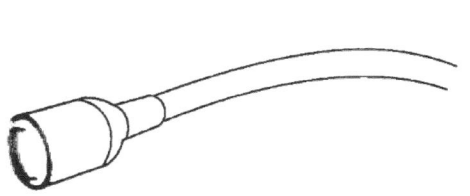

图 8-20　鼻塞给氧法

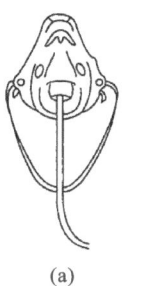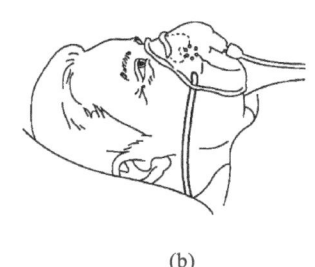

(a)　　　　　　　　　　(b)

图 8-21　面罩给氧法

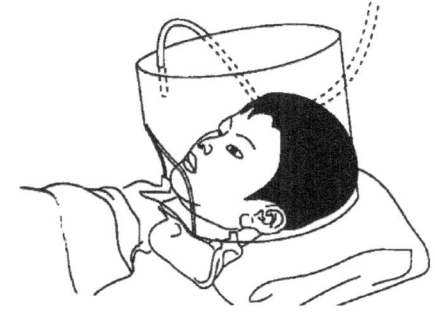

图 8-22　氧气头罩给氧法

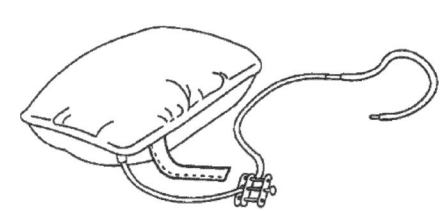

图 8-23　氧气枕给氧法

氧流量,氧气枕充满氧气,接上湿化瓶即可使用(图 8-23)。此法可用于家庭氧疗、危重患者的抢救或转运途中,以氧气枕代替氧气装置。

5. 氧疗监护

(1)缺氧症状:患者由烦躁不安变为安静、心率变慢、血压上升、呼吸平稳、皮肤红润温暖、发绀消失,说明缺氧症状改善。

(2)实验室检查:实验室检查指标可作为氧疗监护的客观指标。主要观察氧疗后 PaO_2(正常值为 12.6～13.3 kPa 或 95～100 mmHg)、$PaCO_2$(正常值为 4.7～5.0 kPa 或 35～45 mmHg)、SaO_2(正常值为 95%)等。

(3)氧气装置:有无漏气,管道是否通畅。

(4)氧疗的副作用:当氧浓度高于 60%、持续时间超过 24 h 时,可出现氧疗副作用。常见的副作用如下。

①氧中毒:其特点是肺实质的改变,表现为胸骨下不适、疼痛、灼热感,继而出现呼吸增快、恶心、呕吐、烦躁、断续的干咳。预防措施是避免长时间、高浓度氧疗,经常做血气分析,动态观察氧疗的治疗效果。

②肺不张:吸入高浓度氧气后,肺泡内氮气被大量置换,一旦支气管有阻塞,其所属肺泡内的氧气被肺循环血液迅速吸收,引起吸入性肺不张。表现为烦躁,呼吸、心率增快,血压上升,继而出现呼吸困难、发绀、昏迷。预防措施是鼓励患者做深呼吸,多咳嗽和经常改变卧位、姿势,防止分泌物阻塞。

③呼吸道分泌物干燥:氧气是一种干燥气体,吸入后可导致呼吸道黏膜干燥,分泌物黏稠,不易咳出,且有损纤毛运动。因此,氧气吸入前一定要先湿化再吸入,以此减轻刺激作用,并定期雾化吸入。

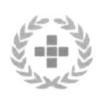

④晶状体后纤维组织增生:仅见于新生儿,以早产儿多见。由于视网膜血管收缩、视网膜纤维化,最后出现不可逆转的失明,因此新生儿应控制氧浓度和吸氧时间。

⑤呼吸抑制:见于 Ⅱ 型呼吸衰竭者(PaO_2 降低、$PaCO_2$ 增高),由于 $PaCO_2$ 长期处于高水平,呼吸中枢失去了对二氧化碳的敏感性,呼吸的调节主要依靠缺氧对外周化学感受器的刺激来维持,吸入高浓度氧,解除缺氧对呼吸的刺激作用,使呼吸中枢抑制加重,甚至呼吸停止。因此对 Ⅱ 型呼吸衰竭患者应给予低浓度、低流量(1~2 L/min)持续吸氧,维持 PaO_2 在 8 kPa 即可。

【目的】

1. 纠正各种原因造成的缺氧状态,提高动脉氧分压(PaO_2)和动脉血氧饱和度(SaO_2),增加动脉血氧含量(CaO_2)。

2. 促进组织的新陈代谢,维持机体生命活动;促进呼吸功能,改善肺通气。

【评估】

1. 患者的年龄、病情、意识、治疗情况、心理状态及合作程度。

2. 向患者说明吸氧法的目的、方法、注意事项及配合要点。

【计划】

1. 护士准备　衣帽整齐,洗手,戴口罩。

2. 用物准备

(1) 治疗盘内备:小药杯(内盛冷开水)、纱布、弯盘、鼻导管、棉签、扳手。

(2) 治疗盘外备:氧气管道装置或氧气筒及氧气压力表装置、用氧记录单、笔和用氧标识。

3. 患者准备

(1) 体位舒适,情绪稳定。

(2) 了解用氧的目的、方法、注意事项及配合要点。

4. 环境准备　室温适宜、光线充足、环境安静、远离火源。

【实施】见表 8-8。

表 8-8　氧气吸入法

操 作 步 骤	要 点 说 明
1.核对、解释　携用物至床边,核对床号、姓名,并对患者予以解释,以取得配合	· 确认患者
2.清洁鼻腔　用湿棉签清洁双侧鼻腔并检查	· 检查鼻腔有无分泌物堵塞及其他异常
3.接湿化瓶　将鼻导管与湿化瓶出口相连接	
4.调节流量　调节氧流量	· 根据病情调节
5.湿润检查　湿润鼻导管,鼻导管前端放入小药杯内冷开水中湿润,并检查鼻导管是否通畅	
6.插管固定　将鼻导管插入患者双侧鼻孔 1 cm,将鼻导管环绕患者耳部向下放置并调节松紧度	· 动作轻柔,以免引起黏膜损伤 · 松紧适宜
7.认真记录　给氧时间、氧流量、患者反应	· 动态评估患者,便于对照
8.密切观察　缺氧症状是否改善、实验室指标、氧气装置有无漏气、有无氧疗副作用	· 有异常及时处理
9.停止用氧　先取下鼻导管	· 防止使用不当,引起肺组织损伤

续表

操 作 步 骤	要 点 说 明
10. 安置患者　体位舒适	• 整理床单位
11. 卸表	
▲氧气筒法　关闭总开关,放出余气后,关流量开关,再卸表	
▲中心供氧法　关流量开关,取下流量表	
12. 用物处理	• 一次性用物消毒后集中处理 • 氧气筒推到专用固定放置处,并悬挂"空"或"满"标识
13. 记录	• 停止用氧时间及用氧效果

【评价】

1. 护士操作熟练,动作轻柔,未损伤鼻腔黏膜。

2. 患者配合良好,缺氧症状改善。

【注意事项】

1. 用氧前,检查氧气装置有无漏气,是否通畅。

2. 严格遵守操作规程,注意用氧安全,切实做好"四防",即防震、防火、防热、防油。氧气瓶搬运时要避免倾倒、撞击。氧气筒应放阴凉处,周围严禁烟火及易燃品,距明火至少 5 m,距暖气至少 1 m,以防引起燃烧。氧气表及螺旋口勿上油,也不用带油的手装卸。

3. 使用氧气时,应先调节流量后应用。停用氧气时,应先拔出导管,再关闭氧气开关。中途改变流量,先分离鼻导管与湿化瓶连接处,调节好流量再接上。避免开关出错,大量氧气进入呼吸道而损伤肺部组织。

4. 常用湿化液为灭菌蒸馏水。急性肺水肿用20%~30%乙醇,具有降低肺泡内泡沫的表面张力,使肺泡内泡沫破裂、消散,改善肺部气体交换,减轻缺氧症状的作用。

5. 氧气筒内氧勿用尽,压力表至少要保留 0.5 MPa(5 kg/cm²),以免灰尘进入筒内,再充气时引起爆炸。

6. 对未用完或已用尽的氧气筒,应分别悬挂"满"或"空"的标识,既便于及时调换,也便于急用时搬运,提高抢救速度。

7. 用氧过程中,应加强监测。

▌知识链接▐

家庭供氧方法

随着便携式供氧装置的面世和家庭用氧源的发展,一些慢性呼吸系统疾病和持续低氧血症的患者可以在家中进行氧疗。家庭氧疗一般采用制氧器、小型氧气瓶及氧气枕等方法,对改善患者的健康状况,提高他们的生活质量和运动耐力有显著疗效。

1. 氧立得　它是一种便携式制氧器,于 1990 年问世。原理为制氧剂 A 和催化剂 B 在反应仓中与水产生化学反应制造出氧气。优点:①纯度高:制氧纯度高,完全符合医用标准,纯度>99%。②供氧快:立用立得,方便快捷。③易操作:制氧器结构简单,易学易会。④易携:制氧器小巧轻便(加水后仅 500 g),便于携带。缺点:维持时间短(一次反应制出氧气仅维持 20 min),因此患者如需反复用氧,要不断更换制剂。

2. 小型氧气瓶　小型瓶装医用氧,同医院用氧一样,系天然纯氧。具有安全、小巧、经济、实用、方便等特点。有各种不同容量的氧气瓶,如 2 L、2.5 L、4 L、8 L、10 L、12 L、15 L等。尤其适用于冠心病、肺心病、哮喘、支气管炎、肺气肿等慢性疾病患者的家庭氧疗。

第四节　血压的评估与护理

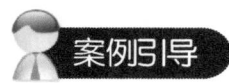

患者,张某,男,55 岁,测得的血压为 150/110 mmHg,请问:

(1) 高血压的程度如何?

(2) 如何正确给患者测量血压?

(3) 测量血压时应注意哪些问题?

(4) 对血压高的患者怎样实施护理?

血压(blood pressure)是血液在血管内流动时对血管壁的侧压力。一般是指体循环的动脉血压。在一个心动周期中,动脉血压随着心室的收缩和舒张而发生规律性的波动。在心室收缩时,动脉血压上升达最高值,称为收缩压(systolic pressure);在心室舒张末期,动脉血压下降达最低值,称为舒张压(diastolic pressure);收缩压与舒张压之差为脉压(pulse pressure),脉压主要反映动脉血压波动的幅度及动脉管壁的弹性;在一个心动周期中,动脉血压的平均值称为平均动脉压(mean arterial pressure),平均动脉压等于舒张压加 1/3 脉压,或 1/3 收缩压加 2/3 舒张压。

一、正常血压及生理性变化

(一) 血压的形成

在循环系统中,足够的血液充盈是形成血压的前提条件,心脏射血和外周阻力则是形成血压的两个基本因素。此外,大动脉的弹性储器作用对血压的形成也起着重要的作用。

在心动周期中,心室收缩所释放的能量一部分以动能形式推动血液向前流动,另一部分以势能形式储存在弹性血管的管壁中形成对血管壁的侧压力,并使动脉管壁扩张。由于有外周阻力的存在,左心室射出的血量,仅 1/3 流向外周,其余的 2/3 暂时储存于主动脉和大动脉内,形成较高的收缩压。在心室舒张期,主动脉和大动脉管壁弹性回缩,将储存的势能转化为动能,推动血液继续流动,同时维持一定高度的舒张压。

(二) 影响血压的因素

1. 每搏输出量　在心率和外周阻力相对不变时,如果每搏输出量增大,心缩期射入主动脉的血量增多,收缩压明显升高。由于动脉血压升高,血流速度加快,到心舒末期,大动脉存留的血量增加并不多,舒张压虽有所升高,但程度不大,因而脉压增大。因此,收缩压的高低主要反映每搏心输出量的多少。

2. 心率 在每搏输出量和外周阻力相对不变时,心率增快,心舒期缩短,心舒期内流向外周的血量减少,心舒期末主动脉内存留的血量增多,舒张压明显升高。在心缩期,由于动脉压升高使血流速度加快,收缩压升高不如舒张压明显,因而脉压减小。因此,心率主要影响舒张压。

3. 外周阻力 在心输出量不变而外周阻力增大时,心舒期中血液向外周流动的速度减慢,心舒期末存留在主动脉中的血量增多,舒张压明显升高。在心缩期,由于动脉血压升高,使血流速度加快,收缩压升高不如舒张压明显,脉压减小。因此,舒张压的高低主要反映外周阻力的大小。

4. 主动脉和大动脉管壁的弹性 大动脉管壁的弹性对血压起缓冲作用。随着年龄的增长,血管中的胶原纤维增生,血管壁的弹性降低,使血管的顺应性降低,收缩压升高,舒张压降低,脉压增大。

5. 循环血量和血管容积 正常情况下,循环血量和血管容积相适应,以保持一定水平的体循环充盈压,如果循环血量减少或血管容积扩大,血压便会下降。

（三）正常血压及生理性变化

1. 正常值 临床上一般以肱动脉血压为准。正常成人在安静状态下血压比较稳定,其正常范围为:收缩压 90～139 mmHg;舒张压 60～89 mmHg;脉压 30～40 mmHg。

血压单位也可以用 kPa 来表示,其换算公式为:

$$1 \text{ kPa} \times 7.5 = 1 \text{ mmHg} \qquad 1 \text{ mmHg} \times 0.133 = 1 \text{ kPa}$$

2. 生理性变化

（1）年龄:随着年龄的增长,血压会增高,以收缩压增高更为显著（表 8-9）。儿童血压的计算公式为:

$$收缩压 = 80 + 年龄 \times 2 \qquad 舒张压 = 收缩压 \times 2/3$$

表 8-9　各年龄组的血压平均值

年龄	血压/mmHg
1 个月	84/54
1 岁	95/65
6 岁	105/65
10～13 岁	110/65
14～17 岁	120/70
成年人	120/80
老年人	140～160/80～90

（2）性别:女性在更年期前,血压低于男性,更年期后,与男性差别较小。

（3）昼夜和睡眠:血压呈现明显的昼夜波动,表现为夜间血压降低,白天血压升高。大多数人的血压在凌晨 2—3 时最低,在上午 6—10 时和下午 4—8 时各有一个高峰,晚上 8 时后呈缓慢下降趋势,其波动表现为"双峰双谷",这一现象称动脉血压的日规律。老年人的"日高夜低"现象更为明显。另外在睡眠不佳时,血压也略有升高。

（4）环境:在寒冷环境中,血管收缩,血压可略有升高;在高温环境下,皮肤血管扩张,血压可略下降。

(5)体位:立位血压高于坐位血压,坐位血压高于卧位血压,这与重力引起的代偿机制有关。对于长期卧床或使用某些降压药物的患者,若由卧位改为立位,可有头昏、心慌、站立不稳,甚至晕厥等体位性低血压现象发生,护理上要引起注意。

(6)部位:一般右上肢高于左上肢,下肢高于上肢。其原因是右侧肱动脉来自主动脉弓的第一大分支无名动脉,而左侧肱动脉来自主动脉弓的第三大分支锁骨下动脉,由于能量消耗,右侧血压比左侧高 10~20 mmHg,下肢血压高于上肢 20~40 mmHg,这与股动脉的管径比肱动脉粗,血流量大有关。

(7)运动:运动时血压的变化与肌肉运动的方式有关,以等长收缩为主的运动,如持续握拳,血压升高;以等张收缩为主的运动,如步行、骑车,在运动开始时血压有所上升,继而由于血流量重新分配和有效循环血量的改变,血压会逐渐恢复正常。

此外,情绪激动、紧张、恐惧、兴奋、吸烟、饮酒等因素对血压也有一定影响。

二、异常血压的评估与护理

(一)异常血压的评估

1. 高血压(hypertension) 在未使用降压药物的情况下,18 岁以上成年人收缩压≥140 mmHg 和(或)舒张压≥90 mmHg 称为高血压。高血压是最常见的心血管疾病,患病率高,且常造成心、脑、肾等重要器官的损害,是现代医学重点防治基本之一。高血压可分很多亚型,目前我国基本采用中国高血压分类标准 2010 年版(表 8-10)。根据引起高血压的原因不同,将高血压分为原发性高血压和继发性高血压两大类。95%患者的高血压因为病因不明,称为原发性高血压;约 5%的患者血压升高是继发于某种疾病的临床表现,称为继发性高血压。

表 8-10 中国高血压分类标准(2010 版)

分　　级	收缩压/mmHg		舒张压/mmHg
正常血压	<120	和	<80
正常高值	120~139	和(或)	80~89
高血压	≥140	和(或)	≥90
1 级高血压(轻度)	140~159	和(或)	90~99
2 级高血压(中度)	160~179	和(或)	100~109
3 级高血压(重度)	≥180	和(或)	≥110
单纯收缩性高血压	≥140	和	<90

注:若收缩压、舒张压分属不同的等级,则以较高的分级为准。

2. 低血压(hypotension) 血压低于 90/60 mmHg 称为低血压。常见于大量出血、休克、急性心力衰竭等患者。

3. 脉压异常

(1)脉压增大:常见于主动脉瓣关闭不全、主动脉硬化、甲状腺功能亢进等。

(2)脉压减小:常见于主动脉瓣狭窄、心包积液、末梢循环衰竭等。

(二)异常血压的护理

1. 加强监测 密切观察病情,监测血压的变化,观察药物的不良反应,注意有无潜在并发症发生。监测血压时要做到"四定",即定血压计、定体位、定部位、定时间。

2. 合理饮食　高血压患者应进易消化、低脂、低胆固醇、高维生素、富含纤维素的食物,根据血压的高低适当限制盐的摄入,避免辛辣等刺激性食物。

3. 生活规律　良好的生活习惯是保持健康、维持正常血压的重要条件。如保持足够的睡眠,养成定时排便的习惯,避免过冷过热的刺激等。

4. 控制情绪　精神紧张、情绪激动、烦躁焦虑等都是高血压的诱发因素,因此高血压患者平时应遇事冷静、控制情绪,加强修养,保持心情舒畅。

5. 坚持运动　鼓励患者适当的运动,以改善血液循环,增强心血管功能。如步行、快走、慢跑、游泳、练气功、打太极拳等,注意循序渐进,量力而行。

6. 健康教育　向患者介绍高血压的基本知识,教会患者自我监控血压和判断异常血压的方法,指导患者合理饮食、规律用药、适当运动等,并倡导健康的生活方式。

三、血压的测量

血压的测量可分为直接测量法和间接测量法两种。直接测量法是在主动脉内插管,导管末端接监护测压系统,可以显示实时的血压数值。此方法精确、可靠,但它属于一种创伤性检查,仅适用于急危重患者、特大手术、严重休克患者的血压监测。间接测量法是使用血压计测量血压的方法,是根据血液通过狭窄的血管形成涡流时发出响声而设计的。此方法简单易行,无创伤性,临床上广泛应用。

（一）血压计的种类与构造

1. 血压计的种类　主要有水银式血压计(分台式和立式两种,图 8-24)、无液血压计(图 8-25)和电子血压计(图 8-26)三种。

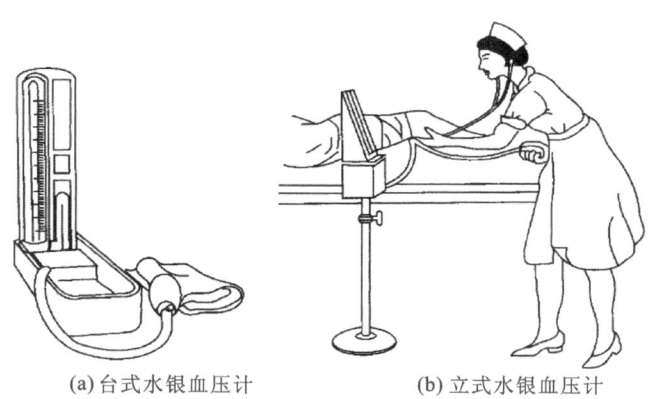

(a)台式水银血压计　　　　(b)立式水银血压计

图 8-24　水银血压计

2. 血压计的构造　由袖带、加压气球和压力阀门、血压计三部分组成。

（1）袖带:袖带为长方形扁平的橡胶囊,长 24 cm,宽 12 cm(下肢袖带长 35 cm,宽 14 cm;小儿袖带宽度是其上臂周径的 1/3~1/2),外层布套长 50 cm。橡胶囊上有两根橡胶管:一根接输气球,另一根接测压计。袖带的宽度和长度一定要符合要求,宽度比被测肢体的直径宽1/5,长度应能全部包绕肢体。

（2）加压气球和压力阀门:加压气球可向袖带气囊内充气,压力阀门可调节压力的大小。

（3）血压计:

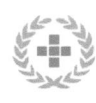

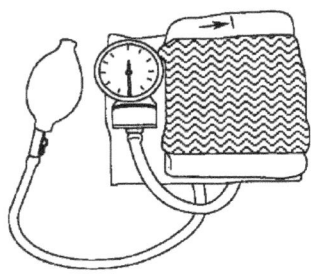

图 8-25　无液血压计

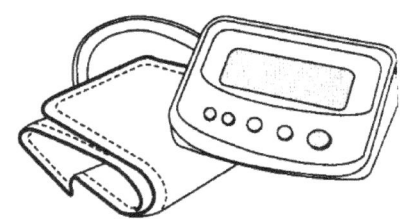

图 8-26　电子血压计

①水银血压计:又称汞柱式血压计。由玻璃管、标尺、水银槽三部分组成。玻璃管上标有双刻度(标尺),即 0～300 mmHg 和 0～40.0 kPa,最小分度值分别为 2 mmHg 和 0.5 kPa。玻璃管上端和大气相通,其下端和水银槽相通。水银槽内装有 60 g 水银,并有控制开关。当加压气球送入空气后,水银由玻璃管底部上升,水银顶端的中央凸起指示出压力的刻度。水银血压计的优点是测得的数值准确,但它体积较大,玻璃管易破裂。

②无液血压计:又称弹簧表式或表式血压计。外形似表,呈圆盘状,正面盘上标有刻度,盘中央有一指针提示血压数值。其优点是携带方便,但欠准确。

③电子血压计:袖带内有一换能器,可自动采样,微电脑控制数字运算,自动放气减压,数秒钟内可测得收缩压、舒张压、脉搏数值,类型较多。其优点是操作方便,不用听诊器,省略放气减压系统,无听觉不灵敏和噪音干扰等造成的误差,但准确性较差。

▍**知识链接**▍

血压测量与临床

　　血压的测量按形式分为自测血压、诊室血压和动态血压,按部位分为外周血压、中心动脉压和踝部血压。自测血压能更好地反映血压的真实水平,预测心脑血管事件的发生;动态血压监测能提供 24 h 平均收缩压和舒张压、血压昼夜变化等大量信息,和诊室血压相比,能更好地预测心脑血管事件及对治疗的反应;中心动脉压预测心脑血管事件比肱动脉血压更为准确。踝部(胫后动脉或足背动脉)收缩压与肱动脉收缩压的比值称为踝臂指数(ABI),是诊断外周动脉疾病最简易且较准确的无创检测方法,正常范围在1.0～1.3,ABI≤0.9 可作为下肢动脉阻塞和狭窄程度的诊断标准。踝部血压的测量方法主要有三种,即多普勒辅助听诊法、示波法和听诊器听诊法。

(二)测量血压的方法

【目的】

1. 判断血压有无异常。

2. 监测血压的动态变化,间接了解患者循环系统的功能状态。

3. 协助诊断,为预防、治疗、康复、护理提供依据。

【评估】

1. 患者的一般情况、目前的病情及治疗情况。

2. 有无影响血压变化的因素。

3. 患者的心理状态及合作程度。

【计划】

1. 护士准备　衣帽整齐,洗手,戴口罩。
2. 用物准备　治疗盘内备血压计、听诊器、记录本、笔。
3. 患者准备
(1) 体位合适,情绪稳定,愿意合作。
(2) 测量血压前 30 min 内无吸烟、运动、情绪激动等影响血压波动的因素。
4. 环境准备　环境整洁、安静。

【实施】见表 8-11。

表 8-11　测量血压

操 作 步 骤	要 点 说 明
1. 核对、解释　携用物至床边,核对床号、姓名,并对患者予以解释,以取得配合	• 确认患者
2. 测量血压 ▲肱动脉	
(1) 体位:取坐位或仰卧位,被测肢体与心脏处于同一水平。坐位时,肱动脉平第四肋软骨;仰卧位时,肱动脉平腋中线	• 若肱动脉高于心脏水平,测得血压值偏低;若肱动脉低于心脏水平,测得血压值偏高
(2) 手臂:嘱患者露出上臂,伸肘,掌心向上	• 必要时脱袖,以防衣袖过紧妨碍血液循环,影响测量效果
(3) 血压计:放平血压计,打开水银槽开关,驱尽袖带内空气	• 避免倾斜
(4) 缠袖带:将袖带平整地缠在上臂中部,袖带下缘距肘窝 2～3 cm;松紧度以放入 1 指为宜	• 袖带缠得太紧,未注气已受压,使得血压测量值偏低;袖带缠得太松,充气后呈气球状,有效面积变窄,使得血压值偏高
(5) 充气:触及肱动脉搏动最明显处,将听诊器胸件置于该处,一手固定,另一手关闭气门,握加压气球,充气至肱动脉搏动音消失再升高 20～30 mmHg(2.6～4.0 kPa)	• 避免听诊器胸件置于袖带下,以免局部受压过大(袖带过紧)和听诊时出现干扰声 • 肱动脉搏动音消失表示袖带内压力大于心脏收缩压,血流被阻断 • 充气不可过猛、过快,以免水银溢出和患者不适
(6) 放气:以每秒钟 4 mmHg 的速度放气,使水银柱缓慢下降,观察水银柱所指刻度和肱动脉声音的变化	• 放气太慢,使静脉充血,舒张压偏高;放气太快,会影响听诊效果
(7) 判断:当闻及第一声搏动音时,水银柱所指刻度为收缩压;继续放气,当搏动音突然变弱或消失时,水银柱所指刻度为舒张压	• 眼睛视线保持与水银柱弯月面水平相切,视线低于水银柱弯月面,则读数偏高;反之,则读数偏低 • 第一声搏动音出现表示袖带内压力降至与心脏收缩压相等,血流通过受阻的肱动脉 • WHO 规定:成人应以动脉搏动音消失作为判断舒张压的标准

续表

操 作 步 骤	要 点 说 明
▲腘动脉 (1)体位:仰卧、俯卧、侧卧	
(2)患者:卷裤,卧位舒适	• 必要时脱一侧裤子,暴露大腿,以免过紧影响血流,影响血压值测量的准确性
(3)缠袖带:将袖带缠于大腿下部,其下缘距腘窝3～5cm,将听诊器胸件置于腘动脉搏动处(图8-27)	• 松紧适宜
(4)其余步骤同肱动脉	
3.整理血压计 测量后,解开袖带,驱尽袖带内余气,关闭气门,整理袖带放入血压计盒内。将血压计盒盖向水银槽侧倾斜45°,使水银全部进入槽内,关闭水银槽开关平稳放置	• 避免玻璃管破裂,水银溢出
4.整理 整理床单位,患者卧位舒适	• 必要时协助穿衣裤
5.记录 用分数式表示:收缩压/舒张压 mmHg,如120/80 mmHg	• 当变音和消失音之间有差异时,两读数都应记录,方式为:收缩压/变音/消失音 mmHg,如 120/80/60 mmHg。若测量腘动脉,则应注明
6.转记	• 洗手后将血压值转记到体温单上

【评价】

1. 患者理解测量血压的目的,愿意配合。

2. 患者了解血压的正常值及测量过程中的注意事项。

3. 操作方法正确,测量结果准确。

【注意事项】

1. 血压计应定期检测与校对,在每次测量前,应检查血压计汞柱是否保持在零点水平、玻璃管有无裂隙、水银是否充足、橡胶管和输气球是否漏气。

2. 需密切观察血压的患者,应做到四定:定时间、定部位、定体位、定血压计,以便准确观察血压的动态变化。

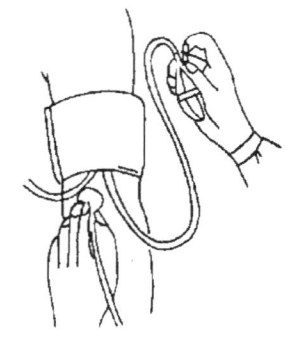

图 8-27 听诊器胸件放置位置

3. 为偏瘫、肢体外伤、手术的患者测量血压应选择健侧肢体,避免因血液循环障碍影响血压测量值。

4. 当血压听不清或异常时,应重测。重测时,应待水银柱降至零点,稍等片刻后再测量。

5.《中国高血压防治指南》(2010年修订版)对血压测量的要求:应间隔1～2 min 重复测量,取两次读数的平均值记录。如果收缩压或舒张压的2次读数相差5 mmHg以上,应再次测量,取3次读数的平均值记录。首诊时要测量两上臂血压,以后通常测量读数较高一侧的手臂血压。

6. 排除受检者和测量环境的干扰因素,掌握正确的测量血压方法,防止误差产生。常见的影响血压测量值的外在因素,见表8-12。

表 8-12 影响血压测量值的外在因素

结果	影响因素	原因
血压值偏高	袖带过窄	袖带过窄时需用较高的空气压力才能阻断动脉血流,使测得血压偏高
	袖带过松	袖带过松使橡胶袋呈球状,导致有效的测量面积变窄,测得血压偏高
	肢体过低	被测者肢体低于心脏位置
	放气速度太慢	使得静脉充血,使舒张压偏高
血压值偏低	袖带过宽	袖带过宽使大段血管受压,导致搏动音在到达袖带下缘之前已消失,故测得血压偏低
	袖带过紧	袖带过紧使血管在未充气前已受压,导致测得血压偏低
	肢体过高	被测者肢体高于心脏位置
	汞柱水银不足	注气后水银汞柱达不到顶部
	水银柱上端通气小孔阻塞	通气小孔阻塞后空气进出困难,可造成收缩压偏低、舒张压偏高现象

(邢彩珍)

思考题

1. 患者,男,65 岁,极度消瘦,自述发热来医院就诊。请问:

(1) 应选择哪种测量方法帮患者测量体温?

(2) 若患者不慎咬破体温计,你如何处理?

2. 患者王某,女性,80 岁,因脑外伤入院 3 个月。体检:体温 38.5 ℃,脉搏 80 次/分,呼吸 20 次/分,血压 150/90 mmHg,患者神志清楚,并有痰鸣音且无力咳出。请问:

(1) 可采取哪些护理措施帮助患者清除呼吸道分泌物?

(2) 实施过程中应注意哪些问题?

第九章 冷热疗法

学习目标

1. 识记：
(1) 能正确解释冷热疗法和继发效应的概念。
(2) 能正确陈述冷热疗法的生理效应和继发效应。
(3) 能正确叙述影响冷热疗法效果的因素。
2. 理解：
(1) 能正确归纳冷疗法的适应证和禁忌证。
(2) 能正确归纳热疗法的适应证和禁忌证。
(3) 能正确比较各种冷疗法的目的和操作方法。
(4) 能正确比较各种热疗法的目的和操作方法。
3. 应用：
能结合所学知识，正确选择并实施冷热疗法，操作规范、态度认真、关心患者确保安全。

冷热疗法是临床上常用的物理治疗方法，具有简单、安全、经济、有效的特点。作为冷热疗法的实施者，护理人员应了解冷热疗法的效应，正确实施冷热疗法，注意观察患者的反应，并对治疗效果及时评价，确保患者安全，达到治疗目的。

第一节 概　　述

 案例引导

患者，男，19岁，运动时不慎扭伤踝部，立即来医院就诊。经检查：神志清楚，体温36.3℃，脉搏70次/分，呼吸18次/分，血压105/65 mmHg，局部疼痛、肿胀、活动受限，X线检查确定无骨折，诊断：踝部软组织挫伤。请问：

1. 护士应立即采取何种护理措施？为什么？

2. 在该患者踝部受伤48 h后又该采取何种护理措施？为什么？

人体皮肤分布着多种感受器，能产生各种感觉，如冷觉感受器、温觉感受器和痛觉感受器。

温觉感受器分为外周温度感受器和中枢温度感受器。外周温度感受器为游离神经末梢,包括冷觉感受器、温觉感受器。冷觉感受器位于真皮上层,温觉感受器位于真皮下层。冷觉感受器比较集中于躯干上部和四肢,数量较温觉感受器多,因此机体对冷刺激的反应比热刺激敏感。当温觉及冷觉感受器受到强烈刺激时,痛觉感受器也会兴奋,使机体产生疼痛。

当皮肤感受器感受温度刺激后,神经末梢发出冲动,经过传入神经纤维传到大脑皮层感觉中枢,感觉中枢对冲动进行识别,再通过传出神经纤维发出指令,机体产生运动。当刺激强烈时,神经冲动可不经过大脑,仅通过脊髓反射使整个反射过程更迅速,以免机体受损。

一、冷热疗法的概念

冷热疗法(cold and heat therapy)是利用低于或高于人体温度的物质作用于体表皮肤,通过神经传导引起皮肤和内脏器官血管的收缩或舒张,从而改变机体各系统体液循环和新陈代谢,达到治疗目的的方法。

二、冷热疗法的效应

冷热疗法虽然仅作用于皮肤表面,但会使机体产生局部或全身的反应,包括生理效应和继发效应。

1. 生理效应 冷、热的刺激可使机体产生一系列作用相对的生理效应(表 9-1),冷热疗法便是借助冷热刺激引发机体相应的生理反应,来达到治疗目的。

表 9-1 冷热刺激的生理效应

生 理 指 标	生 理 效 应	
	用热	用冷
血管(扩张/收缩)	扩张	收缩
细胞代谢率	增加	减少
需氧量	增加	减少
毛细血管通透性	增加	减少
血液黏稠度	降低	升高
血液流动速度	增快	减慢
淋巴流动速度	增快	减慢
结缔组织伸展性	增强	减弱
神经传导速度	增快	减慢
体温	上升	下降

2. 继发效应(secondary effect) 持续用冷或用热超过一定时间后,机体产生与生理效应相反的作用,这种现象称为继发效应。如热疗法可使血管扩张,但持续用热 30～45 min 后,扩张的血管产生收缩;同样持续用冷 30～60 min 后,收缩的血管产生扩张。这是机体避免长时间用冷或用热对组织造成损伤而出现的防御反应。因此,冷、热疗法应有适当的时间,以 20～30 min 为宜,如需反复使用,中间必须间隔 1 h,使组织复原,防止产生继发效应而抵消生理效应。

三、影响冷热疗法效果的因素

1. 方法 冷热疗法按照使用方式不同,可分为湿法(湿冷及湿热)和干法(干冷及干热),

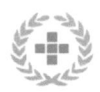

其疗效也不同。因为水是一种良好的导体,其传导能力和渗透力比空气强。所以在相同的温度下,湿冷和湿热疗法的作用优于干冷和干热疗法。因此,在临床应用中,应根据病变部位和病情特点进行选择,同时注意防止冻伤、烫伤。

2. 温度　用冷或用热时,作用温度与体表温度相差越大,机体对冷、热刺激的反应就越强;反之,则越小。其次,环境温度也可影响用冷或用热的效果,当环境温度过高,传导散热被抑制,热效就会增强;而当环境温度过低时,散热会增加,冷效就会增强。

3. 面积　冷热疗法的效果与应用面积的大小有关。应用面积大,产生的生理效应越明显,作用越强;应用面积小,产生的生理效应小,作用就越弱。但须注意应用面积过大,患者的耐受性变差,容易引起全身不良反应。

4. 时间　冷热疗法应用的时间对治疗效果有直接影响。在一定时间范围内,其效应随着时间的延长而增强。但超过一定的时间,机体为避免组织损伤而发生防御反应,产生继发效应,从而抵消治疗效应,甚至引起不良反应,如疼痛、皮肤苍白、冻伤、烫伤等。

5. 部位　人体各部位的皮肤厚薄不同,对冷热刺激的反应也有所不同。皮肤较薄的区域,如躯体皮肤,对冷和热刺激的反应较为敏感,效果相对较强;皮肤较厚的区域,如手掌皮肤,对冷和热的耐受性大,效果相对较弱。血液循环也能影响冷热疗法的效果,血液循环良好的部位,能够增强冷热应用的效果。因此,临床上为高热患者物理降温时,将冰袋、冰囊放置在颈部、腋下、腹股沟等体表大血管走行处,以增加散热。

6. 个体差异　由于中枢神经系统和自主神经系统机能状态不同,不同的个体对相同程度的冷热刺激会产生不同的效应。年龄、性别、身体状况、居住习惯等因素均可引起个体差异。因此,在应用冷热疗法时,应充分考虑个体差异的因素,对年老、昏迷、血液循环障碍、血管硬化、感觉迟钝的患者应用冷热疗法时,由于其对冷热的敏感度降低,尤其要加强观察,防止冻伤或烫伤的发生。

第二节　冷疗法的应用

案例引导

患者,男,41 岁,因颅脑外伤、脑水肿入院,入院时呈昏迷状态。查体:体温 40.1 ℃,脉搏 116 次/分,呼吸 26 次/分,血压 110/70 mmHg。医嘱:物理降温。请问:

1. 最适宜的降温方式是什么?

2. 采用这种降温方式的目的是什么?

冷疗法(cold therapy)是指利用低于人体温度的物质,作用于机体的局部或全身,以达到止血、止痛、消炎和退热的物理治疗方法。

一、冷疗法的目的及禁忌证

(一) 冷疗法的目的

1. 减轻局部充血或出血　冷疗可使局部血管收缩,毛细血管通透性降低,减轻局部充血;冷疗还可使血流减慢,血液的黏稠度增加,有利于血液凝固而控制出血。冷疗法适用于局部软组织损伤的初期、扁桃体摘除术后、鼻出血等。

2. 减轻疼痛　冷疗可抑制细胞的活动,减慢神经冲动的传导,降低神经末梢的敏感性而减轻疼痛;冷疗使血管收缩,毛细血管的通透性降低,渗出减少,从而减轻由于组织肿胀压迫神经末梢所引起的疼痛。冷疗法适用于急性损伤初期、牙痛、烫伤等。

3. 控制炎症扩散　冷疗可使局部血管收缩,血流减少,细胞的新陈代谢和细菌的活力降低,从而限制炎症的扩散。冷疗法适用于炎症早期。

4. 降低体温　冷直接与皮肤接触,通过传导与蒸发的物理作用,使体温降低。冷疗法适用于高热、中暑。

（二）冷疗法的禁忌证

1. 血液循环障碍　常见于大面积组织受损、全身微循环障碍、休克、周围血管病变、动脉硬化、糖尿病、神经病变、水肿等患者,因循环不良,组织营养不足,若使用冷疗,会进一步使血管收缩,加重血液循环障碍,导致局部组织缺血缺氧而变性坏死。

2. 慢性炎症或深部化脓病灶　因冷疗使局部血流减少,妨碍炎症的吸收。

3. 组织损伤、破裂或有开放性伤口处　因冷疗可降低血液循环,增加组织损伤,且影响伤口愈合,尤其是大范围组织损伤,应禁止用冷。

4. 对冷过敏　对冷过敏者使用冷疗可出现红斑、荨麻疹、关节疼痛、肌肉痉挛等过敏症状。

5. 慎用冷疗法的情况　如昏迷、感觉异常、年老体弱者、婴幼儿、关节疼痛、心脏病、哺乳期产妇胀奶等应慎用冷疗法。

6. 冷疗的禁忌部位

（1）枕后、耳廓、阴囊处:用冷易引起冻伤。

（2）心前区:用冷可导致反射性心率减慢、心房纤颤或心室纤颤及房室传导阻滞。

（3）腹部:用冷易引起腹泻。

（4）足底:用冷可导致反射性末梢血管收缩影响散热或引起一过性冠状动脉收缩。

二、常用冷疗法

冷疗法分为干冷疗法和湿冷疗法。干冷疗法包括冰袋、冰囊、冰帽的使用,湿冷疗法包括湿敷、温水拭浴、乙醇拭浴等方法。还可根据用冷面积分为局部冷疗法和全身冷疗法。

（一）冰袋/冰囊（ice bag）

【目的】降温、止血、镇痛、局部消肿、抑制炎症扩散。

【评估】

1. 身体状况　患者的年龄、病情、意识、体温、治疗情况等。

2. 局部皮肤　患者局部皮肤状况,如颜色、温度、有无硬结和淤血等,有无感觉障碍及对冷过敏等。

3. 心理社会状况　患者对治疗的态度,对冰袋或冰囊使用相关知识的知晓程度、配合程度等。

【计划】

1. 护士准备　衣帽整洁,修剪指甲,洗手,戴口罩。

2. 用物准备　冰袋或冰囊（图9-1）、布套、帆布袋、毛巾、冰块、木槌、勺、脸盆及冷水。

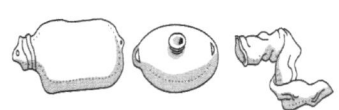

图 9-1　冰袋、冰囊

3. 患者准备　了解使用冰袋或冰囊的目的、方法、注意事项及配合要点,同意使用并愿意配合。

4. 环境准备　环境整洁、舒适,室温适宜,酌情关闭门窗,避免对流风直吹患者。

【实施】见表 9-2。

表 9-2　冰袋或冰囊的使用

操 作 步 骤	要点与说明
1.准备冰袋 (1)备冰:将冰块放入帆布袋内,用木槌敲成小块,放入脸盆内用冷水冲去棱角	• 避免棱角引起患者不适及损坏冰袋
(2)装袋:将冰块装袋至 1/2～2/3 满	• 便于冰袋与皮肤接触
(3)排气:排出冰袋内空气并夹紧袋口	• 空气可加速冰的融化,且无法与皮肤完全接触,影响治疗效果
(4)检查:用毛巾擦干冰袋,倒提,检查	• 检查冰袋有无破损、漏水
(5)加套:将冰袋装入布套	• 避免冰袋与患者皮肤直接接触,也可吸收冷凝水
2.核对、解释　携用物至患者床旁,核对患者床号、姓名,做好解释	• 确认患者,建立安全感并取得合作
3.放置位置　高热降温置冰袋于前额、头顶部和体表大血管流经处(颈部两侧、腋窝、腹股沟等);扁桃体摘除术后将冰囊置于颈前颌下(图9-2)	• 放置前额时,应将冰袋悬吊在支架上,以减轻局部压力,但冰袋必须与前额皮肤接触(图9-3)
4.放置时间　不超过 30 min	• 以防产生继发效应
5.观察　观察效果与反应,正确掌握用冷时间	• 局部皮肤出现发紫、麻木感,则停止使用
6.操作后处理　撤去治疗用物,协助患者取舒适体位,整理床单位,对用物进行处理	• 冰袋内冰水倒空,倒挂晾干,吹入少量空气,夹紧袋口备用;布袋送洗
7.洗手、记录　记录用冷的部位、时间、效果、反应	• 便于评价

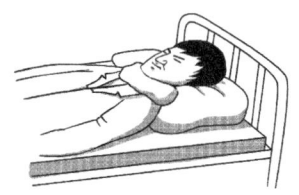

图 9-2　颈部冷敷

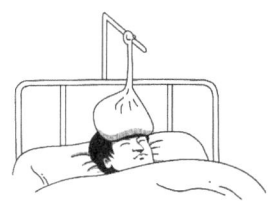

图 9-3　冰袋使用法

【评价】

1. 护患沟通有效,患者能积极配合。

2. 用冷时间、方法正确,患者舒适,无损伤发生,达到冷疗的目的。

【注意事项】

1. 随时检查冰袋有无漏水,是否夹紧;检查冰块融化情况,按需及时更换与添加。

2. 注意观察用冷部位皮肤变化,如出现皮肤苍白、青紫或有麻木感等,应立即停止用冷并给予相应处理。

3. 根据不同目的掌握用冷时间,一般不超过 30 min,如需长时间使用,可间隔 1 h 后再重复使用;若为降温,应在用冷后 30 min 测量体温,当体温降至 39 ℃ 以下,应停止用冷,并在体温单上做好记录。

（二）冰帽/冰槽（ice cap）

【目的】头部降温,预防脑水肿,减少脑细胞损害。

【评估】

1. 身体状况　患者的年龄、病情、体温、头部状况、意识状况及活动能力等。

2. 心理社会状况　患者对治疗的态度,对冰帽或冰槽相关知识的知晓程度、配合程度等。

【计划】

1. 护士准备　衣帽整洁,修剪指甲,洗手,戴口罩。

2. 用物准备　冰帽或冰槽（图 9-4）、布套、帆布袋、毛巾、冰块、木槌、勺、脸盆及冷水、肛表。若使用冰帽降温,备海绵垫;若使用冰槽降温,备不脱脂棉球及凡士林纱布。

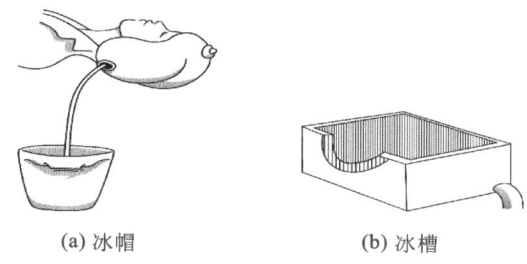

(a) 冰帽　　　　　　　(b) 冰槽

图 9-4　冰帽、冰槽

3. 患者准备　了解使用冰帽或冰槽的目的、方法、注意事项及配合要点,同意使用并愿意配合。

4. 环境准备　环境整洁、舒适,室温适宜,酌情关闭门窗,避免对流风直吹患者。

【实施】见表 9-3。

表 9-3　冰帽或冰槽的使用

操 作 步 骤	要点与说明
1. 备冰（同冰袋法）	
2. 核对、解释　携用物至患者床旁,核对患者床号、姓名,做好解释	· 确认患者,建立安全感并取得合作
3. 降温	
▲冰帽降温 头部置于冰帽中,后颈部、双耳廓垫海绵;排水管放于水桶内	· 防止枕后、外耳冻伤
▲冰槽降温 头部置于冰槽中,双耳内塞不脱脂棉球,双眼覆盖凡士林纱布	· 防止冰水流入耳内,保护角膜
4. 观察　患者体温、局部皮肤情况、全身反应及病情变化	· 维持肛温在 33 ℃ 左右,不可低于 30 ℃,以防心室纤颤等并发症出现

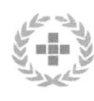

续表

操 作 步 骤	要点与说明
5.操作后处理 撤去治疗用物,协助患者取舒适体位,整理床单位,处理用物	· 冰帽:处理方法同冰袋 · 冰槽:将冰水倒空,备用
6.洗手、记录 记录用冷时间、效果、反应	· 便于评价

【评价】

1. 护患沟通有效,患者能积极配合。

2. 用冷时间、方法正确,患者舒适,无不良反应发生,达到冷疗的目的。

【注意事项】

1. 用冷时间正确,以防产生继发效应。

2. 注意观察头部皮肤变化,尤其注意患者耳廓部位,防止冻伤。

3. 检查冰帽有无破损、漏水、冰块融化情况,按需及时更换与添加。

4. 加强观察,监测肛温,维持肛温在 33 ℃左右,不可低于 30 ℃。

(三) 冷湿敷(cold moist compress)

【目的】降温、止血、消炎、消肿、止痛。

【评估】

1. 身体状况 患者的年龄、病情、体温、意识状况及活动能力等。

2. 局部皮肤 患者局部皮肤状况,如颜色、温度、有无硬结和淤血等,有无感觉障碍及对冷过敏等。

3. 心理社会状况 患者对治疗的态度,对冷湿敷相关知识的知晓程度、配合程度等。

【计划】

1. 护士准备 衣帽整洁,修剪指甲,洗手,戴口罩。

2. 用物准备 脸盆(盛冰水)、敷布 2 块、长钳 2 把、毛巾、橡胶单、治疗巾、凡士林、棉签、纱布。

3. 患者准备 了解冷湿敷的目的、方法、注意事项及配合要点,同意使用并愿意配合。

4. 环境准备 环境整洁、舒适,室温适宜,酌情关闭门窗,避免对流风直吹患者。必要时用屏风遮挡。

【实施】见表 9-4。

表 9-4 冷湿敷

操 作 步 骤	要点与说明
1.核对、解释 携用物至患者床旁,核对患者床号、姓名,做好解释	· 确认患者,建立安全感并取得合作
2.安置患者 患者取舒适卧位,暴露患处,垫一次性治疗巾于冷敷部位下,涂凡士林于冷敷部位,上盖一层纱布	· 保护皮肤及床单位 · 必要时用屏风或床帘遮挡,维护患者隐私
3.冷敷 敷布浸入冰水中,双手持钳夹起拧至半干(图9-5),抖开敷于患处,每 3～5 min 更换一次敷布,持续15～20 min	· 敷布须浸透,拧至不滴水为宜 · 若冷敷部位为开放性伤口,须按无菌技术处理伤口 · 确保冷敷效果,以防产生继发效应

续表

操 作 步 骤	要点与说明
4.观察　局部皮肤变化及患者反应	
5.操作后处理　擦干冷敷部位,擦掉凡士林,协助患者取舒适体位,整理床单位,处理用物	
6.洗手、记录　记录冷敷的部位、时间、效果、患者的反应等	·便于评价

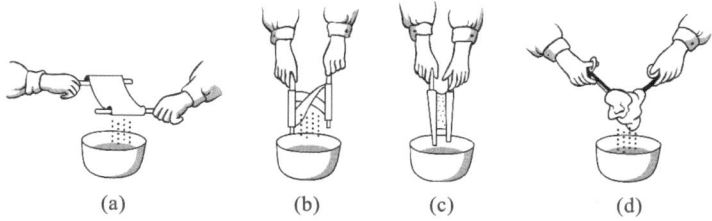

图 9-5　冷湿敷拧敷布法

【评价】

1. 护患沟通有效,患者能积极配合。

2. 用冷时间、方法正确,患者舒适,无不良反应发生,达到冷疗的目的。

【注意事项】

1. 注意观察局部皮肤情况和患者反应。

2. 若为降温,应在用冷后 30 min 测量体温,当体温降至 39 ℃ 以下,应停止用冷,并在体温单上做好记录。

（四）温水拭浴（tepid water sponge bath）或乙醇拭浴（alcohol sponge bath）

【目的】全身用冷,为高热患者降温。

【评估】

1. 身体状况　患者的年龄、病情、体温、意识状况及活动能力等。

2. 局部皮肤　患者局部皮肤状况,如颜色、温度、有无硬结和淤血等,有无感觉障碍及对冷过敏,有无乙醇过敏史。

3. 心理社会状况　患者对治疗的态度,对温水拭浴或乙醇拭浴相关知识的知晓程度、配合程度等。

【计划】

1. 护士准备　衣帽整洁,修剪指甲,洗手,戴口罩。

2. 用物准备　盆内盛 32～34 ℃温水 2/3 满或盛 30 ℃ 的 25%～35%乙醇 200～300 mL、冰袋及套、热水袋及套、小毛巾、大浴巾、清洁衣被、便器、屏风。

3. 患者准备　了解温水拭浴或乙醇拭浴的目的、方法、注意事项及配合要点,同意治疗并愿意配合。

4. 环境准备　环境整洁、舒适,室温适宜,酌情关闭门窗,避免对流风直吹患者。必要时用屏风遮挡。

【实施】见表 9-5。

表 9-5　温水拭浴或乙醇拭浴

操 作 步 骤	要点与说明
1.核对、解释　携用物至患者床旁,核对患者床号、姓名,做好解释	·确认患者,建立安全感并取得合作
2.安置患者　患者取舒适卧位,松开床尾盖被,协助患者脱去上衣	·便于擦拭
3.置冰袋、热水袋　冰袋置头部,热水袋置足底	·头部置冰袋,以助降温并防止头部充血而致头痛;热水袋置足底,以促进足底血管扩张而减轻头部充血,并使患者感到舒适
4.拭浴 (1)方法:脱去衣裤,大毛巾垫擦拭部位下,小毛巾浸入温水或乙醇中,拧至半干,缠于手上成手套状,以离心方向拭浴,拭浴毕,用大毛巾擦干皮肤 (2)顺序: 　①双上肢:患者取仰卧位,按顺序擦拭 　a.颈外侧→肩→上臂外侧→前臂外侧→手背 　b.侧胸→腋窝→上臂内侧→前臂内侧→手心 　②腰背部:患者取侧卧位,颈下肩部→背部→腰部→臀部,擦拭毕,穿好上衣 　③双下肢:脱裤,取仰卧位,按顺序擦拭 　a.外侧:髂骨→下肢外侧→足背 　b内侧:腹股沟→下肢内侧→内踝 　c.后侧:臀下→大腿后侧→腘窝→足跟 (3)时间:每侧(四肢、背腰部)3 min,全过程 20 min 以内	·保护床单位 ·擦至腋窝、肘窝、腹股沟、腘窝等大血管流经处稍用力并延长停留时间,以促进散热 ·拭浴过程中注意观察患者局部及全身反应,如有异常,停止拭浴,及时处理 ·以防产生继发效应
5.操作后处理 (1)拭浴毕,取下热水袋,根据需要更换干净衣裤,协助患者取舒适体位,整理床单位 (2)开窗,拉开床帘或撤去屏风 (3)用物处理	
6.洗手、记录　记录拭浴时间、效果、反应	·拭浴后 30 min 测体温,若低于 39 ℃,取下头部冰袋,将降温后体温记录于体温单上

【评价】

1.护患沟通有效,患者能积极配合。

2.用冷时间、方法正确,患者舒适,无不良反应发生,达到治疗目的。

【注意事项】

1.拭浴过程中注意观察患者局部皮肤情况和患者反应。

2.胸前区、腹部、后颈、足底为擦浴禁忌部位。新生儿及血液病高热患者禁用乙醇拭浴。

3.以轻拍方式进行拭浴,避免摩擦方式,因摩擦易生热。

4.在大血管处,如腋下、肘窝、腹股沟等处稍用力,并延长擦拭时间,以促进散热。

(五)其他冷疗法

1.一次性化学致冷袋　将两种化学制剂(碳酸钠和硝酸铵),分成两部分装在特制密封的聚乙烯塑料袋内，使用时将两种化学制剂充分混合便可使用。约 3 min 后袋内温度降至 0 ℃左右，用两层布套或毛巾包裹，置于冷敷部位，并每隔 10～15 min 更换一次冷敷部位以防冻伤。每个一次性化学致冷袋可维持 2 h 左右，使用过程中应注意观察致冷袋有无破损或漏液现象，若嗅到氨味应立即更换。若皮肤受到药液刺激，可酌情用食醋外敷或按外科换药法进行处理。

2. 化学冰袋　将无毒、无味的凝胶或其他化学冰冻介质密封于聚乙烯塑料袋内，使用前将化学冰袋放入冰箱中吸冷 4 h，其内容物由凝胶状变为固体状。使用时从冰箱中取出，用布套或毛巾包裹后置于冷敷部位，可维持 2 h。由于冰袋吸收了大量的热，其内容物则由固体状变为凝胶状。此种化学冰袋可反复使用，每次使用后，用消毒液擦拭，置入冰箱，4 h 后可再次使用。

3. 冰毯机　医用冰毯全身降温仪，简称冰毯机。分为单纯降温法和亚低温治疗法两种。前者用于高热患者降温，后者用于重型颅脑损伤患者。冰毯机是利用半导体制冷原理，将水箱内蒸馏水冷却后通过主机与冰毯内的水进行循环交换，促进与毯面接触的皮肤进行散热，达到降温目的。使用时，在毯面上覆盖中单，协助患者脱去上衣，整个背部贴于冰毯上。冰毯机上连有肛温传感器，可设置肛温上、下限，根据肛温变化自动切换"制冷"开关，将肛温控制在设定范围。冰毯机使用过程中应注意监测肛温、传感器是否固定在肛门内、水槽内水量是否足够等。

4. 半导体降温帽　利用半导体温差电制冷技术，造成帽内局部的低温环境，从而降低脑代谢率。多用于脑外伤、脑缺氧、脑水肿、颅内压增高等。该机由冰帽和整流电源两部分组成，帽内温度由整流电源输出电流调节，在环境温度不高于 35 ℃时，帽内温度在 0～25 ℃范围内连续可调。与传统冰帽比较，具有降温时间持久、操作简便、能随意控制温度等特点。

第三节　热疗法的应用

热疗法（heat therapy）是用高于人体温度的物质，作用于机体的局部或全身，以达到促进血液循环、消炎、解痉和舒适的物理治疗方法。

一、热疗法的目的及禁忌证

（一）热疗法的目的

1. 促进炎症的消散和局限　热疗使局部血管扩张，血液循环速度加快，促进组织中毒素、废物的排出；同时血量增多，白细胞数量增多，吞噬能力增强和新陈代谢增加，使机体局部或全身的抵抗力和修复力增强。因而炎症早期用热，可促进炎性渗出物吸收与消散；炎症后期用热，可促进白细胞释放蛋白溶解酶，使炎症局限。适用于睑腺炎（麦粒肿）、乳腺炎等患者。

2. 减轻疼痛　热疗既可降低痛觉神经兴奋性，又可改善血液循环，加速致痛物质排出和炎性渗出物吸收，解除对神经末梢的刺激和压迫，因而可减轻疼痛。同时热疗可使肌肉松弛，增强结缔组织伸展性，增加关节的活动范围，减轻肌肉痉挛、僵硬，关节强直所致的疼痛。适用于腰肌劳损、肾绞痛、胃肠痉挛、麦粒肿、乳腺炎等患者。

3. 减轻深部组织的充血　热疗使皮肤血管扩张，使平时大量呈闭锁状态的动静脉吻合支开放，皮肤血流量增多。由于全身循环血量的重新分布，减轻深部组织的充血。

4. 保暖与舒适　热疗可使局部血管扩张,促进血液循环,将热带至全身,使体温升高,并使患者感到舒适。适用于年老体弱人群、早产儿、危重患者、末梢循环不良患者。

（二）热疗法的禁忌证

1. 未明确诊断的急性腹痛　热疗虽能减轻疼痛,但易掩盖病情真相,贻误诊断和治疗,有引发腹膜炎的危险。

2. 面部危险三角区的感染　因该处血管丰富,面部静脉无静脉瓣,且与颅内海绵窦相通,热疗可使血管扩张,血流增多,导致细菌和毒素进入血液循环,促进炎症扩散,易造成颅内感染和败血症。

3. 各种脏器出血、出血性疾病　热疗可使局部血管扩张,增加脏器的血流量和血管通透性而加重出血。血液凝固障碍的患者,用热会增加出血的倾向。

4. 软组织损伤或扭伤的初期（48 h 内）　热疗可促进血液循环,加重皮下出血、肿胀、疼痛。

5. 其他

（1）心、肝、肾功能不全者:大面积热疗使皮肤血管扩张,减少对内脏器官的血液供应,加重病情。

（2）皮肤湿疹:热疗可加重皮肤受损,热疗也使患者增加痒感而不适。

（3）急性炎症（如牙龈炎、中耳炎、结膜炎）:热疗可使局部温度升高,有利于细菌繁殖及分泌物增多,加重病情。

（4）孕妇:热疗可影响胎儿的生长。

（5）金属移植部位、人工关节:金属是热的良好导体,用热易造成烫伤。

（6）恶性病变部位:热疗可使正常与异常细胞加速新陈代谢而加重病情,同时又促进血液循环而使肿瘤扩散、转移。

（7）麻痹、感觉异常者、婴幼儿、老年人:慎用。

（8）睾丸:用热会抑制精子发育并破坏精子。

二、常用热疗法

热疗法分干热疗法和湿热疗法两大类。干热疗法有热水袋、烤灯、化学加热袋等,湿热疗法有热湿敷、热水坐浴、温水浸泡等。

（一）热水袋（hot water bags）

【目的】保暖、解痉、镇痛、舒适。

【评估】

1. 身体状况　患者的年龄、病情、体温、意识状况及活动能力等。

2. 局部皮肤　患者局部皮肤状况,如颜色、温度、有无硬结和淤血等,有无感觉障碍及对冷过敏。

3. 心理社会状况　患者的活动能力、心理状态及配合程度等。

【计划】

1. 患者准备　了解使用热水袋的目的、部位及配合要点。

2. 护士准备　着装整洁,修剪指甲,洗手,戴口罩。

3. 用物准备

（1）治疗盘内备：热水袋及布套、水温计、毛巾；水壶或量杯。

（2）治疗盘外备：盛水容器、热水（水温 60～70 ℃），手消毒液。

4. 环境准备　整洁、温度适宜，酌情关闭门窗。

【实施】见表 9-6。

表 9-6　热水袋的使用

操作步骤	要点与说明
1.测量、调节水温	• 成人 60～70 ℃，昏迷、老人、婴幼儿、感觉迟钝、循环不良等患者，水温应低于 50 ℃
2.备热水袋 （1）灌水：放平热水袋，去塞，一手持袋口边缘，一手灌水（图 9-6）。灌水 1/2～2/3 （2）排气：热水袋缓慢放平，排除袋内空气并拧紧塞子 （3）检查：用毛巾擦干热水袋，倒提，检查 （4）加套：将热水袋装入布套	• 边灌边提高热水袋，使水不致溢出 • 灌水过多，会使热水袋膨胀变硬，柔软舒适感下降 • 防止影响热的传导 • 检查热水袋有无破损，以防漏水 • 可避免热水袋与患者皮肤直接接触，增强舒适感
3.核对　携用物至患者床旁，核对患者床号、姓名	• 确认患者
4.放置　放置所需部位，袋口朝身体外侧	• 谨慎小心，避免烫伤
5.时间　不超过 30 min	• 防止产生继发效应
6.观察　效果与反应、热水温度	• 如皮肤出现潮红、疼痛，应停止使用，并在局部涂凡士林以保护皮肤 • 保证热水温度，达到治疗效果
7.操作后处理　撤去治疗用物，协助患者取舒适体位，整理床单位，对用物进行处理	• 热水倒空，倒挂、晾干、吹气，旋紧塞子，放于阴凉处；布袋洗净，以备用
8.洗手、记录　记录部位、时间、效果、患者反应	• 便于评价

【评价】

1. 护患沟通有效，患者及家属了解热水袋使用的目的、方法、配合要点及注意事项，能够积极配合。

2. 护士能严格执行操作规程，用热时间正确，患者局部皮肤无烫伤发生。

3. 患者症状得到改善，舒适度增高，无不良反应发生。

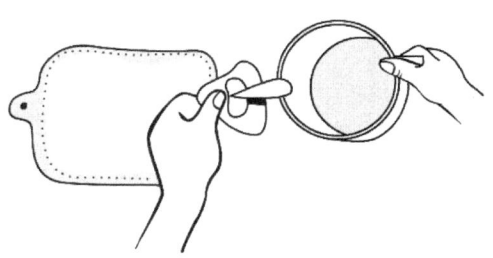

图 9-6　灌热水袋法

【注意事项】

1. 经常检查热水袋有无破损，热水袋与塞子是否配套，以防漏水。

2. 炎症部位热敷，热水袋灌水至 1/3 满，以免压力过大，引起疼痛。

3. 特殊患者使用热水袋，应再包一块大毛巾或放于两层毯子之间，以防烫伤。

4. 加强巡视，定期检查局部皮肤情况，必要时床边交班。

（二）红外线灯及烤灯（infrared lamp & hot lamp）

红外线灯或鹅颈型烤灯（普通灯泡）可提供辐射热，用于婴儿红臀、会阴部伤口及植皮供皮区等的照射治疗。

【目的】消炎、镇痛、解痉、促进创面干燥结痂、保护肉芽组织生长。

【评估】

1. 身体状况　患者的年龄、病情、意识状况及活动能力等。

2. 局部皮肤　患者局部皮肤及开放伤口情况，有无感觉障碍等。

3. 心理社会状况　患者对治疗的态度，活动能力、心理状态及合作程度。

【计划】

1. 患者准备　了解烤灯使用的目的、方法、注意事项及配合要点。

2. 护士准备　着装整洁，修剪指甲，洗手，戴口罩。

3. 用物准备　红外线灯或鹅颈型烤灯，手消毒液。必要时备有色眼镜、屏风。

4. 环境准备　整洁、温度适宜，酌情关闭门窗，必要时用屏风或床帘遮挡。

【实施】见表 9-7。

表 9-7　红外线灯及烤灯的使用

操 作 步 骤	要点与说明
1. 核对　携用物至患者床旁，核对患者床号、姓名	• 确认患者
2. 暴露　暴露患处，体位舒适，清洁局部治疗部位	• 必要时用屏风或床帘遮挡，以维护患者隐私
3. 调节　调节灯距、温度，一般灯距为 30～50 cm（图 9-7），温热为宜（用手试温）	• 防止烫伤
4. 照射　20～30 min，注意保护	• 照射前胸、面颈时应戴有色眼镜或用纱布遮盖，以保护眼睛
	• 防止产生继发效应
5. 观察　每 5 min 观察治疗效果与反应	• 观察有无过热、心慌、头昏感觉及皮肤有无发红、疼痛等，如果出现则停止使用，报告医生
	• 皮肤出现红斑为合适
6. 用物处理	• 将烤灯及红外线灯擦拭整理后备用
7. 洗手、记录　记录部位、时间、效果、患者反应	• 便于评价

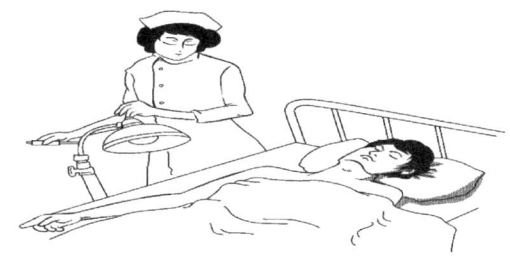

图 9-7　烤灯的使用

【评价】

1. 护患沟通有效，患者及家属了解烤灯使用的目的、方法、配合要点及注意事项，能够积极配合。

2. 护士能严格执行操作规程,无差错事故发生,操作程序清晰、规范。

3. 患者无过热、头晕等不适,接受颈部和胸前照射时,眼睛无不适感。

4. 有一定治疗效果。

【注意事项】

1. 根据治疗部位选择不同功率灯泡:胸、腹、腰、背部 500～1000 W,手、足部 250 W(鹅颈型烤灯 40～60 W)。

2. 由于眼内含有较多的液体,对红外线吸收较强,一定强度的红外线直接照射可引发白内障。

3. 意识不清、局部感觉障碍、血液循环障碍、瘢痕者,治疗时应加大灯距,防止烫伤。

4. 红外线多次治疗后,治疗部位皮肤可出现网状红斑、色素沉着。

5. 使用时避免触摸灯泡,或用布覆盖烤灯,以免发生烫伤及火灾。

（三）热湿敷（hot moist compress）

【目的】解痉、消炎、消肿、止痛。

【评估】

1. 身体状况　患者的年龄、病情、体温、意识状况及活动能力等。

2. 局部皮肤　患者局部皮肤状况,如颜色、温度、有无硬结和淤血等,有无感觉障碍及对冷过敏。

3. 心理社会状况　患者的活动能力、心理状态及配合程度等。

【计划】

1. 患者准备　了解热湿敷的目的、部位及配合要点。

2. 护士准备　着装整洁,修剪指甲,洗手,戴口罩。

3. 用物准备

（1）治疗盘内备:卵圆钳 2 把(或长镊子)、敷布 2 块、凡士林、纱布、棉签、一次性治疗巾、棉垫、水温计。

（2）治疗盘外备:盛水容器、热水(水温 50～60 ℃),手消毒液,医疗垃圾桶、治疗车。必要时备大毛巾、热水袋、屏风、换药用物。

4. 环境准备　整洁、温度适宜,酌情关闭门窗。

【实施】见表 9-8。

表 9-8　湿热敷法

操作步骤	要点与说明
1. 核对　携用物至患者床旁,核对患者床号、姓名	• 确认患者
2. 患处准备　暴露患处,垫一次性治疗巾于受敷部位下,受敷部位涂凡士林,上盖一层纱布	• 保护皮肤及床单位 • 必要时用床帘或屏风遮挡,维护患者隐私
3. 热湿敷 （1）敷布浸入热水中,卵圆钳夹起拧至半干 （2）抖开,折叠敷布敷于患处,上盖棉垫 （3）每 3～5 min 更换一次敷布,持续 15～20 min	• 水温为 50～60 ℃,拧至不滴水为宜,放在手腕内侧试温,以不烫手为宜 • 及时更换盆内热水以维持水温,若患者感觉过热,可掀起敷布一角散热 • 若热敷部位有伤口,须按无菌技术处理伤口 • 防止产生继发效应

续表

操 作 步 骤	要点与说明
4. 观察　效果及反应	• 观察皮肤颜色,全身情况,以防烫伤
5. 操作后处理	
(1) 敷毕,轻轻拭干热敷部位,协助患者取舒适体位,整理床单位	• 勿用摩擦方法擦干,因皮肤长时间处于湿热气中容易破损
(2) 用物处理	• 消毒后备用
6. 洗手、记录　记录湿热敷部位、时间、效果及患者反应	• 便于评价

【评价】

1. 护患沟通有效,患者及家属了解热湿敷的目的、方法、配合要点及注意事项,能够积极配合。

2. 护士能严格执行操作规程,操作方法正确,患者无不适感,无烫伤发生。

3. 有一定的治疗效果,如局部感染症状减轻等。

【注意事项】

1. 若患者热敷部位不禁忌压力,可用热水袋放置在敷布上再盖以大毛巾,以维持温度。

2. 面部热敷者,应间隔 30 min 方可外出,以防感冒。

(四) 热水坐浴

【目的】消炎、消肿、止痛,促进引流,用于会阴部、肛门疾病及手术后。

【评估】

1. 身体状况　患者的年龄、病情、体温、意识状况及活动能力等。

2. 局部皮肤　患者局部皮肤状况,如颜色、温度、有无硬结和淤血等,有无感觉障碍及对冷过敏。

3. 心理社会状况　患者的活动能力、心理状态及配合程度等。

【计划】

1. 患者准备　了解正确的坐浴方法,排空大小便及清洗坐浴部位。

2. 护士准备　着装整洁,修剪指甲,洗手,戴口罩。

3. 用物准备　坐浴椅、消毒坐浴盆、热水瓶、热水(水温 40～45 ℃)、水温计、药液(遵医嘱配制)、毛巾、无菌纱布、手消毒液、医疗垃圾桶、治疗车。必要时备屏风、换药用物。

4. 环境准备　整洁、温度适宜,酌情关闭门窗。

【实施】见表 9-9。

表 9-9　热水坐浴

操 作 步 骤	要点与说明
1. 配药、调温　遵医嘱配制药液置于浴盆内至 1/2 满,调节水温	• 水温 40～45 ℃,避免烫伤
2. 核对　携用物至患者床旁,核对患者床号、姓名	• 确认患者
3. 置浴盆于坐浴椅上(图 9-8)	
4. 遮挡、暴露　用围帘或屏风遮挡,暴露患处	• 维护患者隐私

续表

操 作 步 骤	要点与说明
5.坐浴 (1)协助患者脱裤子至膝盖盖部后取坐姿 (2)嘱患者用纱布蘸药液清洗外阴部 (3)待适应水温后,坐入浴盆中,持续 15~20 min	• 便于操作,促进舒适 • 臀部完全泡入水中 • 随时调节水温,尤其冬季注意室温与保暖,防止患者着凉
6.观察 效果与反应	• 若出现面色苍白、脉搏加快、晕眩、软弱无力,应停止坐浴
7.操作后处理 (1)坐浴毕,用纱布擦干臀部,协助穿裤,卧床休息 (2)开窗、拉开围帘或撤去屏风、整理床单位、用物处理	• 患者舒适 • 用物消毒后备用
8.洗手、记录 记录坐浴的时间、药液、效果、患者反应	• 便于评价

【评价】

1. 护患沟通有效,患者及家属了解热水坐浴的目的、方法、配合要点及注意事项,能够积极配合。

2. 护士能严格执行操作规程,操作方法正确,患者无不适感,无烫伤发生。

3. 有一定治疗效果,患者接受治疗部位肿痛减轻。

【注意事项】

1. 热水坐浴前先排尿、排便,因热水刺激肛门、会阴部,易引起排尿、排便反射。

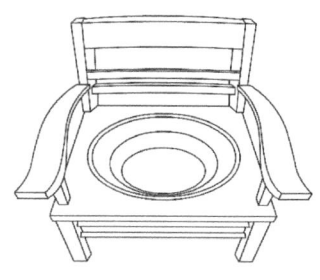

图 9-8 坐浴椅

2. 坐浴部位若有伤口,坐浴盆、溶液及用物必须无菌;坐浴后应用无菌技术处理伤口。

3. 女性患者经期、妊娠后期、产后 2 周内、阴道出血和盆腔急性炎症不宜坐浴,以免引起感染。

4. 坐浴过程中,注意观察患者面色、脉搏、呼吸,倾听患者主诉,有异常时应停止坐浴,扶患者上床休息。

（五）温水浸泡（warm soak）

【目的】消炎、镇痛、清洁、消毒创口,用于手、足、前臂、小腿部感染。

【评估】

1. 身体状况 患者的年龄、病情、体温、意识状况及活动能力等。

2. 局部皮肤 患者局部皮肤状况,如颜色、温度、有无硬结和淤血等,有无感觉障碍及对冷过敏。

3. 心理社会状况 患者的活动能力、心理状态及配合程度等。

【计划】

1. 患者准备 需清楚温水浸泡的目的、部位及配合要点。

2. 护士准备 着装整洁,修剪指甲,洗手,戴口罩。

3. 用物准备

(1) 治疗盘内备:长镊子、纱布。

(2) 治疗盘外备:热水瓶、药液(遵医嘱)、浸泡盆(根据浸泡部位选用,水温 43～46 ℃),手消毒液,医疗垃圾桶、治疗车。必要时备换药用物。

4. 环境准备　整洁、温度适宜,酌情关闭门窗。

【实施】见表 9-10。

表 9-10　温水浸泡

操 作 步 骤	要点与说明
1.核对　携用物至患者床旁,核对患者床号、姓名	• 确认患者
2.配药、调温　配制药液置于浸泡盆内至 1/2 满,调节水温	• 水温 43～46 ℃
3.暴露患处　取舒适体位	• 便于操作,患者舒适
4.浸泡　将肢体慢慢放入浸泡盆,必要时用长镊子夹纱布轻擦创面,使之清洁(图 9-9)	• 使患者逐渐适应
5.持续时间　30 min	• 防止发生继发效应
6.观察　效果与反应	• 局部皮肤有无发红、疼痛等 • 如水温不足,应先移开肢体后加热水,以免烫伤
7.操作后处理 (1)浸泡毕,擦干浸泡部位 (2)撤去治疗用物,协助患者取舒适体位,整理床单位,对用物进行处理	• 如有伤口,按无菌技术处理伤口 • 用物消毒后备用
8.洗手、记录　记录浸泡的时间、药液、效果、患者反应	• 便于评价

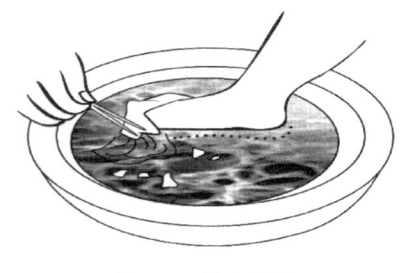

图 9-9　温水浸泡

【评价】

1. 护患沟通有效,患者及家属了解温水浸泡的目的、方法、配合要点及注意事项,能够积极配合。

2. 护士能严格执行操作规程,操作方法正确,患者无不适感,无烫伤发生。

3. 患者感到舒适,患处病情得到改善,无菌操作规范,无感染现象发生。

【注意事项】

1. 浸泡部位若有伤口,浸泡盆、药液及用物必须无菌;浸泡后应用无菌技术处理伤口。

2. 浸泡过程中,注意观察局部皮肤,倾听患者主诉,随时调节水温。

(六) 其他热疗法

1. 化学加热袋　化学加热袋是密封的塑料袋,内盛两种化学物质,使用时,将化学物质充分混合,使袋内的两种化学物质发生反应而产热。化学物质反应初期热温不足,以后逐渐加热并有一高峰期,化学加热袋最高温度可达 76 ℃,平均温度为 56 ℃,可持续使用 2 h 左右。化学加热袋使用方法与热水袋相同,一定要加布套或包裹后使用。必要时可加双层布包裹使用。

2. 透热法　透热法是利用高频电流来提供组织深部的强热,主要应用于类风湿性关节炎、变形性关节疾病、创伤、肌肉痉挛、筋膜炎等的物理治疗。应用时注意身体不可有金属物，尤其是金属移植物等，以免烫伤。

（毛智慧）

思考题

1. 患者，男，32 岁，大叶性肺炎入院。体温 40.3 ℃，脉搏 120 次/分，呼吸 26 次/分，血压 120/75 mmHg，面颊潮红，皮肤灼热，呼吸深快、烦躁不安。护士给予乙醇拭浴降温。请问：

（1）所选乙醇的浓度和温度分别是多少？

（2）进行乙醇拭浴时应注意哪些问题？

2. 患者，63 岁。主诉：头痛、咽痛伴发热 2 天。体检：体温 39.7 ℃，脉搏 98 次/分，呼吸 22 次/分，血压 125/80 mmHg，神志清楚，扁桃体化脓，颌下淋巴结肿大，心肺无明显异常。诊断：急性上呼吸道感染。医嘱：物理降温。请问：

（1）可用哪些方法为患者进行物理降温？

（2）患者身体的哪些部位不能应用冷疗法？

第十章　饮食与营养

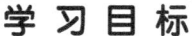

学习目标

1. 识记：
(1) 能正确说出医院饮食的种类及适用范围、饮食原则及用法。
(2) 能正确归纳患者进食过程中饮食护理的要点。
(3) 能正确说出鼻饲法操作的目的、要点和注意事项。
2. 理解：
(1) 能正确理解下列概念：治疗饮食、试验饮食、鼻饲法、要素饮食和胃肠外营养。
(2) 能正确理解要素饮食的并发症及注意事项。
(3) 能正确理解胃肠外饮食的并发症及注意事项。
3. 应用：
(1) 能运用正确方法对患者的营养状况进行评估。
(2) 能熟练、规范地完成鼻饲法操作技术，在操作过程中及时发现问题，并能够正确处理问题。

饮食与营养在维持机体正常生长发育、生理功能、新陈代谢、促进组织修复和提高机体免疫力中占有重要地位。在机体患病时，可根据机体存在或潜在的营养问题，科学调配患者的饮食，以此达到治疗或辅助治疗的目的。尤其是随着社会的进步，人们的健康意识逐渐提高，营养治疗越来越受到重视。因此，护士必须掌握饮食与营养的相关知识，正确评估患者的营养状况、饮食结构，制订科学、合理的饮食计划，安排合理的供给形式来满足患者的饮食与营养的需求。

第一节　医院常用饮食

医院常用饮食可分为三大类：基本饮食、治疗饮食和试验饮食。这些饮食的划分是为了适应不同病情的需要，来对某些营养素进行相应的调整，以达到诊断、治疗、促进健康的目的。

一、基本饮食

基本饮食（basic diet）包括普通饮食、软质饮食、半流质饮食和流质饮食四种。基本饮食的饮食原则及用法见表 10-1。

表 10-1 医院基本饮食

类 别	适 用 范 围	饮食原则及用法
普通饮食 (general diet)	消化功能正常； 无特殊饮食要求，又无饮食限制； 体温正常； 无咀嚼功能障碍； 病情较轻或恢复期的患者	与健康人饮食基本相同；营养素齐全、数量充足、比例恰当、烹调方法合理；选用无刺激、易消化、不产气的食物 每日总热量应达 9.21～10.88 MJ(2200～2600 kcal)，蛋白质 70～90 g，脂肪 60～70 g，糖类 350～450 g，水分 2500 mL 左右；每日 3 餐，按能量分配比例为早餐 25%～30%，午餐 40%，晚餐 30%～35%
软质饮食 (soft diet)	低热； 消化吸收功能差； 老人及幼儿； 咀嚼不便者； 肠道炎症及消化道术后恢复期的患者	原则基本同上；食物选择细软、易消化、易咀嚼、少纤维、不坚硬、少油腻、无刺激，如软米饭、软面条、水果羹、菜、肉切碎煮烂等 每日总热能为 9.21～10.04 MJ(2200～2400 kcal)，蛋白质 60～80 g；每日 3～4 餐
半流质饮食 (semi-liquid diet)	中等热； 身体虚弱； 口腔及消化道疾病； 手术后患者	食物呈半流质，易咀嚼吞咽、易消化、纤维少、无刺激性，如米粥、烂面条、蒸鸡蛋等。伤寒、痢疾患者应严格限制含纤维多的蔬菜和水果以及胀气食物 每日总热量为 6.28～8.37 MJ(1500～2000 kcal)，蛋白质 50～70 g，每日 5～6 餐
流质饮食 (liquid diet)	高热； 口腔疾患； 无力咀嚼者； 肠道术前准备及各种大手术后； 病情危重、全身衰竭患者	食物呈液状，易吞咽、易消化、无刺激性，如米汤、稀藕粉、果汁、蔬菜汁等；所含营养素不均衡，能量供给不足，只能作为过渡饮食短期使用 每日总热能最低为 3.35 MJ(800 kcal)，最高为 6.69 MJ(1600 kcal)，蛋白质 40～50 g，每日 6～7 餐，每餐 200～300 mL

二、治疗饮食

治疗饮食(therapeutic diet)是指在基本饮食的基础上，适当调节某种营养素的摄入量，以达到治疗或辅助治疗的目的，从而促进患者的康复。治疗饮食的饮食原则及用法见表 10-2。

表 10-2 治疗饮食

饮食种类	适 用 范 围	饮食原则及用法
高热量饮食 (high calorie diet)	用于能量消耗大、代谢亢进的患者，如甲状腺功能亢进、结核、大面积烧伤、高热、肝炎、体重不足的患者及产妇、体力消耗增加者等	基本饮食基础上加餐 2～3 次，可进食牛奶、面包、鸡蛋、藕粉、蛋糕、巧克力及甜食等。总热量约为 12.55 MJ/d(3000 kcal/d)
低热量饮食 (low calorie diet)	单纯性肥胖、糖尿病、高血压、高脂血症、冠心病等	总热量为 4.18～6.28 MJ/d(1000～1500 kcal/d)，蛋白质不少于 1 g/(kg·d)，而且优质蛋白质占 50% 以上，食盐一般不超过 5 g/d

续表

饮食种类	适用范围	饮食原则及用法
高蛋白饮食 (high protein diet)	明显消瘦、营养不良、烧伤、肾病综合征患者、慢性消耗性疾病(如结核、恶性肿瘤、贫血等)、手术前后、孕妇、乳母和生长发育期儿童等	基本饮食基础上增加富含蛋白质的食物,尤其是优质蛋白,如瘦肉、鱼类、蛋类、乳类、豆类等。供给量为1.5~2.0 g/(kg·d),总量不超过120 g/d,总热量为10.46~12.55MJ/d(2500~3000 kcal/d)
低蛋白饮食 (low protein diet)	用于限制蛋白质摄入者,如急性肾炎、尿毒症、肝性脑病等患者	成人饮食中蛋白质含量不超过40 g/d,视病情可减至20~30 g/d,尽量选择富含优质蛋白质的食物,如蛋类、乳类、瘦肉等。肾功能不全者应摄入动物性蛋白,忌用豆制品;肝性脑病应以植物蛋白为主
低盐饮食 (low salt diet)	用于心功能不全、急慢性肾炎、肝硬化腹水、高血压、水肿、先兆子痫及各种原因所致的水钠潴留患者	每日食盐量<2 g或酱油<10 mL,不包括食物内自然存在的氯化钠。禁食腌制食品,如咸蛋、咸肉、咸菜、皮蛋、火腿、腊肠、虾米等
无盐低钠饮食 (non-salt low sodium diet)	同低盐饮食,但一般用于水肿较重患者	无盐饮食除食物内自然含钠量外,烹调时不放食盐或酱油,无盐饮食中含钠量<0.7 g/d;低钠饮食除了无盐外,还需控制摄入食品中自然存在的含钠量,一般应小于0.5 g/d;二者均禁食腌制食品、含钠食物和药物,如油条、挂面、汽水、碳酸氢钠药物等,油菜、芹菜等含钠高的蔬菜在低钠饮食中也要禁用
低脂肪饮食 (low fat diet)	用于肝胆胰疾病患者、高脂血症、动脉硬化、冠心病、肥胖症及腹泻等患者	少油,禁用肥肉、蛋黄、动物脑、核桃、油酥点心及油煎食品等;高脂血症及动脉硬化患者不必限制植物油(椰子油除外)。脂肪含量少于50 g/d,肝胆胰病患者少于40 g/d,尤其应限制动物脂肪的摄入
低胆固醇饮食 (low cholesterol diet)	用于高胆固醇血症、高脂血症、动脉硬化、高血压、冠心病、肥胖、胆结石等患者	禁用或少用含胆固醇高的食物,如蛋黄、烤鸭、烧鹅、鱼子、动物内脏和脑、肥肉、动物性油脂等。胆固醇摄入量少于300 mg/d
高纤维素饮 (high cellulose diet)	用于便秘、肥胖症、高脂血症、糖尿病等患者	食物中应多含食物纤维,如韭菜、卷心菜、粗粮、豆类、竹笋等
少渣饮食 (low residue diet)	用于急慢性肠炎、伤寒、痢疾、腹泻、食管胃底静脉曲张、咽喉部及消化道手术的患者	饮食中应少用富含食物纤维的食物,如蔬菜、粗粮、水果,不用强刺激性调味品及坚硬、带碎骨的食物;腹泻患者控制饮食中的脂肪含量

▌**知识链接** ▐

低嘌呤膳食

嘌呤在体内代谢的最终产物是尿酸,因此痛风患者及无症状高尿酸血症患者,不论病情如何都要忌(少)用高嘌呤食物。常见食物中属于高嘌呤食物($150 \sim 1000$ mg/g)的有豆类中的黄豆、豆芽,畜禽类中的肝脏、肠等,水产类中的白鲳鱼、鲢鱼、带鱼、乌鱼、海鳗、沙丁鱼、草虾、牡蛎、蛤蜊、蚌蛤、干贝、鱼干等,蔬菜类中的豆苗、芦笋、紫菜、香菇等,以及各种肉汤、鸡精、酵母粉等。

三、试验饮食

试验饮食(test diet)是指在特定的时间内,通过对饮食内容的调整来协助诊断疾病和提高实验室检查结果正确性的一种饮食。试验饮食的应用方法及注意事项见表 10-3。

表 10-3　试验饮食

饮食种类	适用范围	应用方法及注意事项
隐血试验饮食 (occult blood test diet)	用于大便隐血试验的准备,以协助诊断有无消化道出血	试验期为 3 天,试验期间禁止食用易造成隐血试验假阳性结果的食物,如肉类、内脏、动物血、绿色蔬菜、鱼类、禽类等富含铁的药物或食物。可进食奶制品、豆制品、土豆、白菜、米饭、面条、馒头等。第 4 天留取患者粪便做隐血试验
胆囊 B 超检查饮食 (gallbladder B ultra-sonic examination diet)	用于需行 B 超检查以诊断有无胆囊、胆管、肝胆管疾病的患者	检查前 3 天最好禁食牛奶、豆制品、糖类等易于发酵产气食物,前 1 天晚餐进食无脂肪、低蛋白、高碳水化合物的清淡饮食。检查当日早晨禁食,若还需要了解胆囊收缩功能,则在第一次 B 超检查后,如胆囊显影良好,进食高脂肪餐(如油煎荷包蛋 2 只或高脂肪餐,脂肪含量 $25 \sim 50$ g);$30 \sim 45$ min 后进行第二次 B 超检查,若效果不明显,可再等待 $30 \sim 45$ min 后再检查
肌酐试验饮食 (creatinine test diet)	用于协助检查、测定肾小球的滤过功能	试验期为 3 天,试验期间禁食肉类、禽类、鱼类,忌饮茶和咖啡,避免剧烈运动,限制蛋白质的摄入(蛋白质供给量 <40 g/d),全日主食适量(少于 300 g),可食蔬菜、水果、植物油,以排除外源性肌酐的影响,如热量不足可添加藕粉或果汁等。第 3 天留取尿液和抽血测尿肌酐清除率及血肌酐含量
尿浓缩功能试验饮食 (干饮食) (urine concentration function test diet)	用于检查肾小管的浓缩功能	试验期为 1 天,控制全天饮食中的水分,总量在 $500 \sim 600$ mL,不再饮水。可进含水分少的食物,如炒米饭、烤馒头、面包、烙饼、炒鸡蛋、土豆、豆腐干等,烹调时尽量不加水或少加水;避免食用过甜、过咸或含水量高的食物。蛋白质供给量为 1 g/(kg·d)

续表

饮 食 种 类	适 用 范 围	应用方法及注意事项
甲状腺[131]I 试验饮食 (^{131}I thyroid test diet)	用于协助同位素检查甲状腺功能	试验期为 2 周,试验期间禁用一切含碘食物,以及其他影响甲状腺功能的药物和食物,如鱼、虾、海带、海蜇、紫菜、海参、加碘食盐等,禁止用碘做局部皮肤消毒,2 周后做[131]I 功能测定

▌**知识链接** ▌

葡萄糖耐量试验饮食

　　用高糖类膳食测验人体对葡萄糖的耐量,以协助诊断糖尿病。试验前 3 天患者每天需进食碳水化合物 250～300 g。试验前一天晚餐后禁食,忌喝咖啡、酒和茶。试验当天清晨空腹采血,同时留尿标本,然后取葡萄糖 75 g 溶于 300 mL 温开水中,在 5 min 内喝完,于服后 0.5 h、1 h、2 h、3 h 各抽血一次,同时留取尿标本,测定血糖和尿糖。

第二节　一般饮食护理

　　护士对患者进行饮食护理时,首先要通过与患者及其家属的沟通收集相关资料,然后与体格检查和实验室检查结果结合进行分析整理,从而正确评估患者的身体状况、饮食状况和营养状况,找出患者现存和潜在的营养问题。在此基础上才能采取正确、有效的护理措施。

一、营养状况的评估

(一)影响患者饮食的因素

1. 生理因素

(1)年龄:不同年龄段的患者可有不同的饮食喜好,而且在不同时期对热能和营养素的需求也是不同的。婴儿期生长迅速,因此需要高蛋白、高维生素、高矿物质及高热量饮食;幼儿及学龄期儿童因生长速度减慢,热能需要量减少,但蛋白质需要量增加;青春期生长再次加快,能量需求增加,同时对蛋白质、钙、铁、碘和 B 族维生素的需求也增加;青年和中年时期生长结束,各种需求都随着减少,但应注意钙和铁的补充;老年人随着新陈代谢的减慢,对能量的需求明显地减少,但对维生素和矿物质的需求不变。由于不同年龄段人的咀嚼和消化功能不同,因此对食物质地的选择也有所不同,如婴幼儿和老年人应选择软质易消化的食物。

(2)活动量:活动量大的个体所需要的热能及营养素要大于活动量小的个体。

(3)身高和体重:一般情况下,身材高大、体格健硕的人对热能及营养素的需求较大。

(4)特殊生理状况:处于妊娠期、哺乳期的女性对营养的需求显著增加,同时也会有饮食习惯的改变。妊娠期女性应保证足量的热能摄入,增加蛋白质、钙、铁、碘、叶酸的摄入量。哺乳期女性除了要保证热量的供给,更要保证摄入充足的优质蛋白质,每日应增加蛋白质 20 g,同时也要注意钙、铁、碘、锌和维生素 A、B 族维生素的摄入。

2．心理因素

（1）食欲：个体想要并期待进食的一种心理反应。食欲满足，个体会产生愉快、满足的体验。

（2）感官因素：随着人体饮食知识和经验的积累，人们逐渐将食物的感观性质与该食物好吃的程度、是否有营养联系起来。但个人对食物的判断存在很大的个体差异，这种差异是在个人成长过程中逐渐形成的。

（3）认知因素：个体对食物的理解、认识和分析以及具备的饮食、营养知识是影响饮食、营养需要的高级活动过程。它可来源于个人的饮食体验、社会或家庭留下的饮食传统和理解等。

（4）情绪状态：焦虑、抑郁、恐惧、痛苦与悲哀等不良情绪可以使人食欲降低，引起进食减少甚至厌食，而轻松愉快的情绪会促进食欲。但有些患者在不正常的心理状态下会有进食的欲望，如在孤独、焦虑时就想吃食物。

3．病理因素

（1）疾病因素：疾病可以影响机体对饮食和营养的需要发生改变，表现为对热能和营养素的需要发生改变，摄取、消化、吸收、排泄障碍，进食形态的异常，焦虑、悲哀等不良情绪以及疼痛等因素对食欲的影响。

（2）对食物过敏或不耐受：某些人会对某些特定食物发生过敏反应或不耐受。人们对食物的过敏反应常与免疫因素有关，如食用鸡蛋后出现荨麻疹、血管性水肿、恶心、呕吐、腹泻等症状。而人对食物的不耐受一般是由于体内某种特定酶的遗传缺陷而引起对食物的色素、添加剂或食物中天然含有的物质不耐受，如由于乳糖酶缺乏而引起机体对乳及乳制品不耐受，食用后可发生腹泻及酸性便等症状。

4．环境因素

（1）自然环境：地理环境和气候的不同，会影响人们对食物的选择。西南地区湿热，人们喜欢辣味，而东北地区寒冷，口味重油偏咸。

（2）社会环境：饮食具有社会交往的职能，大部分人都喜欢通过聚餐的形式进行感情交流，增进感情，促进食欲，分享饮食带来的乐趣。而单独进餐会感到孤单，没有人能分享快乐会抑制食欲，从而影响营养的摄入。

（3）进餐环境：进餐环境整洁、空气清新、温度和湿度适宜、光线柔和、餐具洁净，都可以促进食欲。

5．社会文化因素

（1）饮食习惯：指个体或群体在一定生活环境中逐渐形成的，对食物的选择、烹调方法、饮食方式和进食时间的偏好。而饮食习惯受地域、物产、民族、宗教信仰、文化习俗、社会背景、生活方式等影响。尽管有些饮食习惯可能会影响其营养的摄入，但世代相传，难以改变，比如健康的成人穆斯林在斋月里从黎明到日落需戒饮食。

（2）营养知识：随着我国经济的快速发展，城市化速度逐步加快，与饮食营养有关的疾病越来越突出。正确地理解和掌握营养知识有助于人们摄入平衡的饮食，改善其营养和健康状况。

（3）生活方式：现代高效率、快节奏的生活方式也在改变着人们的饮食习惯，越来越多的年轻人已经习惯长期食用快餐、速食食品。

（4）经济状况：经济状况可以影响个体饮食需要能否得到满足。经济状况好的，可以满足其对饮食的需求，但应注意有无营养过剩的状况出现；而经济状况差的，由于有食物选择的限

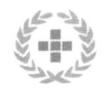

制,应该防止营养不良的情况发生。

6. 应用药物和饮酒　长期应用药物和饮酒,可使人的食欲和营养的吸收受到影响,并且对食物的选择产生限制。长期大量饮酒可使食欲减退,导致营养不良。药物的影响则是多方面的,有的可以促进食欲,有的可以抑制食欲,有的可以影响某些营养素的摄入,有的可以限制食用某些食物。如西布曲明是一种中枢神经抑制剂,可以抑制食欲;长期使用糖皮质激素可引起水、盐、糖、蛋白质和脂肪的代谢紊乱。

(二)营养状况的评估方法

1. 饮食状况评估

(1)一般饮食形态:

①用餐时间长短:用餐时间过短可使咀嚼不充分,从而影响营养素的消化与吸收。

②摄食种类及摄入量:食物种类繁多,不同食物中营养素的含量不同。应注意评估患者摄入食物的种类、数量及相互比例是否适宜,是否易被人体消化吸收。

③其他:应注意评估患者的饮食规律,是否服用药物、补品并注意其种类、剂量、服入时间,有无食物过敏史、特殊喜好等。

(2)食欲:注意评估患者食欲有无改变,若有改变,注意分析原因。

(3)影响因素:注意评估患者有无咀嚼不便、吞咽功能减弱等可影响其饮食状况的因素。

2. 体格检查　通过体格检查,尤其针对增生快速的组织,可以发现营养不良的临床征象,见表 10-4。

表 10-4　营养不良的临床征象

体检部位	营养不良征象
外貌与活力	消瘦、发育不良、缺乏兴趣、倦怠、易疲劳
体重	体重超重或过低
皮肤	无光泽、干燥、有鳞屑易脱落、苍白或色素沉着、弹性差、皮下脂肪缺乏
头发	无光泽,干燥、稀疏、焦脆
指甲	无光泽、易断裂、纵脊或舟状甲、甲床苍白
口唇	肿胀、口角裂、口角炎症
眼睛	结膜苍白或充血、干燥、角膜软化、角膜混浊
舌头	肿胀、猩红或紫红色、光滑、肥大或缩小
齿龈	松肿、发炎、易出血
肌肉和骨骼	肌肉松弛无力、肋间隙及锁骨上窝凹陷、肩胛骨和髂骨突出
胃肠道系统	食欲减退、消化不良、腹泻、便秘

3. 人体测量　人体测量可以比较好地反映营养状况,通过人体测量可对个体的营养状态进行一定程度的评价。最常测量的内容有身高、体重、围度、皮褶厚度等。

(1)身高、体重:身高和体重是营养评价中最简单、直接和常用的指标。在患病情况下,这两个指标可反映机体合成与代谢的状态以及机体水分的变化。评价指标有以下几项:

①标准体重:我国常用的标准体重公式为

Broca 改良公式:　　　　男性　标准体重=身高(cm)-105

　　　　　　　　　　　女性　标准体重=身高(cm)-105-2.5

平田公式：　　　　　　　　标准体重(kg)＝[身高(cm)－100]×0.9

②体重比：主要反映肌蛋白消耗的情况。

体重比(％)＝(实际体重－标准体重)/同身高标准体重×100％

体重比在±10％之内为营养正常,10％～20％为过重,超过20％为肥胖,－20％～－10％为消瘦,低于－20％为严重消瘦。

③体重指数(body mass index,BMI)：它是反映蛋白质能量营养不良及肥胖症的可靠指标。

体重指数＝体重(kg)/[身高(m)]²

WHO公布的成人标准：正常为18.5～24.9,＜18.5为营养不良,25.0～29.9为超重,≥30为肥胖。我国成人标准：正常为18.5～23.9,＜18.5为营养不良,24.0～27.9为超重,≥28为肥胖。

(2) 围度：围度测量包括上臂围、腰围和臀围。

①上臂围(mid-arm circumference,MAC)：能反映肌蛋白储存和消耗程度,也可以反映能量代谢的情况。我国男性上臂围平均为27.5 cm,女性为25.8 cm。当测量值/正常值＞90％为营养正常,80％～90％为轻度营养不良,60％～80％为中度营养不良,＜60％为严重营养不良。

②腰臀比(waist to hip ratio,WHR)：WHO通常用它来衡量人体是肥胖还是健康,保持腰围和臀围的适当比例,对成人的体质和健康及其寿命有重要意义,而且该值还与心血管疾病的发病率有密切关系。

腰臀比＝腰围(cm)/臀围(cm)

标准的腰臀比为男性WHR＜0.8,女性WHR＜0.7。我国建议男性WHR＞0.9、女性WHR＞0.8为中央性肥胖,具有患心血管疾病的危险。

(3) 皮褶厚度：通过不同部位皮褶厚度的测量可以推算出全身脂肪的含量,也可反映皮下脂肪的分布情况,并可作为能量缺乏与肥胖程度的指标。最常用的评价指标是肱三头肌部的皮褶厚度。标准值是男性为12.5 mm,女性为16.5 mm。实测值占正常值90％～120％为正常,80％～90％为轻度营养不良,60％～80％为中度营养不良,＜60％为重度营养不良,＞120％为肥胖。

4. 辅助检查的评估　实验室检查可以提供客观的营养评价结果,可以明确哪些营养素缺乏或是过量,这些都有利于指导临床营养治疗,但有许多因素都可以影响这些判断营养状态的参数。常用的实验室检查项目有白蛋白、转铁蛋白、前白蛋白、总淋巴细胞数目、氮平衡、维生素和微量元素等。

(1) 白蛋白：在感染时或手术后,维持内脏蛋白的水平对患者的存活起了非常关键的作用,白蛋白虽然能有效预测手术风险程度,反映疾病的严重程度,但因其半衰期较长,故不能及时反映人体营养状况在近期内恶化或改善情况。其正常值是35～50 g/L,28～34 g/L为轻度不足,21～27 g/L为中度不足,＜21 g/L为重度不足。

(2) 转铁蛋白：转铁蛋白能反映营养治疗后营养状态与免疫功能的恢复率,它的改变较其他参数如白蛋白、体重、肱三头肌的皮褶厚度等都要快。其正常值是2.0～4.0 g/L,1.5～2.0 g/L为轻度不足,1.0～1.5 g/L为中度不足,＜1.0 g/L为重度不足。

(3) 前白蛋白：前白蛋白在临床上常作为评价营养不良和反映近期膳食摄入状况的敏感指标。其正常值是0.20～0.40 g/L,0.16～0.19 g/L为轻度不足,0.10～0.15 g/L为中度不足,＜0.10 g/L为重度不足。

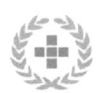

（4）总淋巴细胞数目：营养不良常伴有细胞免疫功能损害，总淋巴细胞数目是评定细胞免疫功能的简易方法，但它不是可靠指标，应结合其他指标进行评价。

（5）氮平衡：氮平衡是评价蛋白质营养状况的常用指标，它能反映摄入氮能否满足体内需要及体内蛋白质合成与分解代谢情况，有助于营养治疗效果判断。一般成人的氮平衡（g/d）＝蛋白质摄入量（g/d）÷6.25－尿素氮（g/d）＋3.5（g/d），摄入氮和排出氮相等为氮平衡，负氮平衡为摄入氮少于排出氮，通常提示饥饿或有消耗性疾病。

（6）维生素和微量元素：维生素和微量元素参与人体的正常代谢和生理功能，尤其是当人体处于应激状态时，对维生素和微量元素的需求更是显著增加。而且有些疑难病和地方病也与维生素和微量元素的失衡有关，因此维生素和微量元素在临床医疗救治和营养评价上越来越受到关注。

5. 膳食调查　膳食调查的内容通常有饮食习惯、饮食结构、食物频率、膳食摄入量，以及计算出每天能量和所需要各种营养素的摄入量，以及各种营养素之间的相互比例关系等。常用的方法有 24 h 回顾法、称重法、记账法、化学分析法和食物频率记录法。

（1）24 h 回顾法：由护士通过与患者谈话，询问并记录其 24 h 内所吃的食物及摄入量进行记录。

（2）称重法：护士将患者每一餐食物（烹调前）数量直接称重，从而获得患者每人每日食物摄入量。

（3）记账法：通过查阅患者购买食物的账目，来了解调查期间患者消耗的各种食物量。

（4）化学分析法：搜集患者一日消耗的全部熟食，在实验室分析、测定食物所含的各种营养素及能量。

（5）食物频率记录法：估计患者在指定的一段时间内吃某些食物频率的方法。

（三）一般患者进食的护理

根据对患者营养状况的评估、疾病治疗的需要及患者的身体条件、对食物的喜好和经济状况，护理人员、医生与营养师一同协商制订营养计划。护士根据计划对患者进行相应的饮食护理，满足患者的营养需要，促进其早日康复。

1. 患者进食前的护理

（1）饮食教育：由于患者以往的饮食习惯不符合现在身体状况的需求，需要进行调整以配合医院为其制订的营养计划。改变患者多年形成的饮食习惯是非常困难的，护士需要解释营养计划的意义和必要性来取得患者的配合。当然在制订计划时也要考虑患者之前的情况，在此基础上进行调整，尽量用一些患者容易接受的食物来代替限制食物，使患者更加容易适应改变后的饮食习惯。良好的饮食教育能使患者理解并愿意遵循医院制订的营养计划。

（2）进食环境准备：营造舒适的进食环境可使患者心情愉快，增进食欲。患者进食的环境应以清洁、整齐、空气新鲜无异味、温湿度适宜、光线柔和、餐具洁净、气氛轻松愉快为原则。

①进食前暂停非紧急的治疗及护理工作。

②整理床单位，移去一切不良视觉影响。进餐前 30 min 开窗通风，消除室内不良气味。

③病室内如有病情危重的患者，可用屏风遮挡。

④如病情允许可鼓励患者到病室餐厅集体进餐，或是在病室共同进餐，以促进食欲。

（3）患者准备：患者感觉舒适可促进食欲。

①减少或去除各种引起不舒适的因素：高热患者可给予适当的降温措施；保持患者衣服和被单清洁干燥；协助患者洗手及清洁口腔等。

②对于有焦虑、忧郁、恐惧等不良情绪的患者要给予心理指导,减轻其心理压力,促进食欲。

③当患者在进餐前有大、小便需求时,应协助患者去卫生间或提供便器,并及时进行清理。

④协助患者采取舒适的进餐姿势:如病情允许,鼓励患者下床进食;不便下床者,可安排坐位或半坐位,提供餐桌板便于进餐;卧床患者可安排侧卧位或仰卧位(头转向一侧)并给予适当支托。

⑤取得患者同意后将治疗巾或餐巾围于患者胸前,以防止衣服和被单被污染,并使患者做好进食准备。

(4)护理人员准备:根据营养计划,掌握好当日当餐的特殊饮食,同时要跟患者强调饮食的注意事项及必要性,尤其是禁食的患者,在床尾做标记给予警示,并做好交班。

2.患者进食时的护理

(1)及时分发食物:护士洗净双手,衣帽整洁,核对患者和饮食单,协助配餐员及时将热饭、热菜分发给每位患者。如患者有自行准备的食物,需经检查符合饮食原则后才能食用。

(2)观察患者进食情况:在患者进餐时护士应巡视病室观察治疗饮食、试验饮食的实施情况,并对患者的不良饮食习惯及违规饮食行为给予纠正,同时也征求患者对食物种类和制作的意见,及时向营养科反映。

(3)鼓励患者自行进餐:如病情允许,应尽可能让患者自行进餐,有利于提高其自理能力和自信心。身体不便者,可将食物、餐具等放在患者易取处,必要时护士可以协助进餐(图10-1)。

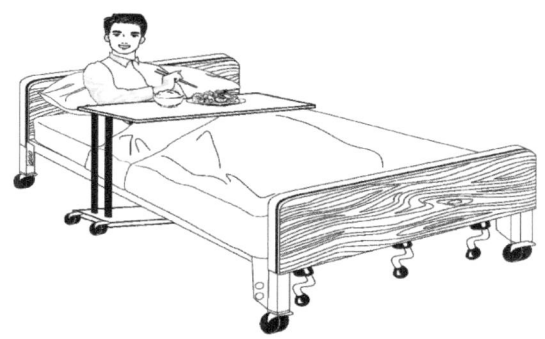

图 10-1 不便下床患者进食方法

(4)不能自行进食者应给予喂食:喂食的方法可根据患者的进食习惯和患者的现况来决定。要求护士有耐心,不要催促患者,以便于其咀嚼和吞咽,可将患者头部垫高并偏向一侧以防呛咳。一般情况下饭和菜、固体和液体食物应轮流喂食,进流质饮食者,可用吸管吸吮。

(5)对于双目失明或眼睛被遮盖的患者,除遵守上述喂食要求外,应告诉患者喂食内容并加以形容以促进其食欲。鼓励患者自己进食,按时钟平面图放置食物后,并告知方向、食品名称,方便患者自行进食,如6点放饭、12点放汤、3点及9点放菜等(图10-2)。

(6)协助患者饮水:无论是需要增加饮水量还是限制饮水量者,护士都应向患者和家属解释饮水的要求、目的及重要性以取得配合。增加饮水者,应督促患者在日间完成总饮水量的3/4,以免在夜间饮水过多,增加排尿次数,从而影响睡眠。对于限制饮水者,若患者口干,可用湿棉球湿润口唇或滴水湿润口腔黏膜;当口渴严重时,若病情允许可采用含用冰块、酸梅等方法刺激唾液分泌而止渴。

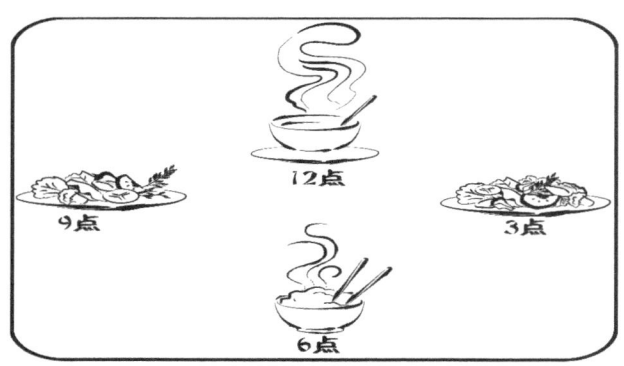

图 10-2　食物放置平面图

3. 患者进食后的护理

（1）保持餐后环境清洁和患者舒适：及时撤去餐具，整理床单位，督促和协助患者饭后洗手、漱口或为特殊患者做口腔护理。

（2）做好记录：进餐后根据需要记录进食的内容、数量、患者进食过程中和进食后的反应等，以评价患者的进食是否满足其营养需求。对于需要记录出入液量的患者，按其进食内容计算含水量并做好记录。

（3）对暂需禁食或延迟进食的患者应做好交接班。

▌知识链接▌

替代食物表

拒吃食物	缺乏的主要营养素	替代食物
肉、鱼、家禽	蛋白质、必需氨基酸、铁、锌、维生素 B_1、维生素 B_{12}、叶酸，缺乏热能	牛奶、乳制品、谷类、豆荚类、坚果、营养豆奶等
牛奶、乳制品	蛋白质、钙、维生素 B_2、维生素 B_{12}、维生素 A、维生素 D	深绿色蔬菜、豆荚类、坚果、营养豆奶
谷类	蛋白质、维生素 B_2，缺乏热能	豆荚类、乳制品
豆荚类	蛋白质、铁、锌、钙	乳制品、谷类
水果	纤维素、维生素 C、维生素 A	蔬菜、谷类
蔬菜	纤维素、维生素 C、维生素 A	水果、谷类

第三节　协助特殊患者进食的护理

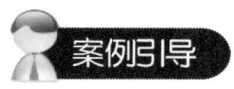案例引导

李某，74 岁，平时血压为 180/110 mmHg，因与他人发生争执情绪激动，突发脑出血昏迷 5 天，护士遵医嘱给予鼻饲来维持患者营养及治疗的需要。请根据此案例回答：

（1）给昏迷患者插胃管时有哪些需要特别注意的地方？

（2）如何证明胃管在胃内？

（3）插胃管时可能出现哪些问题？如何去处理？

（4）插胃管时有哪些注意事项？

（5）为什么鼻饲前后都需要注入温开水？

对于病情危重、营养不良、消化道存在消化吸收功能障碍、不能经口或不愿经口进食，以及肝、肾功能障碍的患者，为保证其营养素的摄取、消化、吸收，维持细胞的代谢，保持组织器官的结构与功能，调控免疫、内分泌等功能并修复组织，促进康复，临床上常根据患者病情采用不同的特殊饮食护理。

一、鼻饲饮食

鼻饲法（nasogastric gavage）是将导管经鼻腔插入胃内，从管内输注流质食物、水分和药物的方法。

【目的】对下列不能自行经口进食患者提供足够的营养素和药物，以维持机体营养和治疗的需要：

1. 不能经口进食的患者，如口腔疾病或口腔手术后患者。

2. 不能张口的患者，如破伤风患者。

3. 因神经或精神障碍所致不能进食的患者，如昏迷、拒绝进食者。

4. 早产儿、病情危重的患者。

【评估】

1. 患者年龄、病情及意识状态。

2. 患者鼻孔是否通畅及口腔情况。

3. 患者对操作目的与过程的认识、心理状态及合作情况。

【计划】

1. 护士准备　衣帽整洁，修剪指甲，洗手，戴口罩

2. 用物准备　无菌鼻饲包（内备：治疗碗、50 mL 注射器、镊子、止血钳、纱布、压舌板、治疗巾。胃管可根据鼻饲持续时间、患者的耐受程度选择橡胶胃管、硅胶胃管或新型胃管）、液状石蜡、棉签、胶布、别针、夹子、鼻饲液（38～40 ℃）、温开水、水温计、手电筒、听诊器、弯盘、卫生纸、一次性手套。需要时准备漱口或口腔护理用物及松节油、手消毒液。

3. 患者准备　了解鼻饲的目的、操作过程，愿意合作，排空大小便。

4. 环境准备　病室光线充足、整洁、无异味，可根据患者需要进行遮挡。

【实施】见表 10-5。

表 10-5　鼻饲法

操 作 步 骤	要 点 说 明
▲插管 1.核对、解释　备齐用物携至患者床旁，核对患者床号、姓名。告知患者操作目的、过程、所注入的鼻饲液、注意事项及操作中配合方法	·确认患者 ·减少患者焦虑，使患者能够配合操作

续表

操作步骤	要点说明
2.安置卧位 根据病情,能配合者协助患者取半坐位或坐位,无法坐起者取右侧卧位,使胃管易于进入胃内,昏迷患者取去枕仰卧位,头向后仰	• 有义齿者取下义齿,防止脱落误吞 • 半坐位或坐位能减轻胃管通过鼻咽部产生的呕吐反射 • 右侧卧位时解剖结构有利于胃管插入 • 头后仰时有利于胃管沿咽后壁下行
3.保护床单位 将治疗巾围于患者颌下处,弯盘放于患者口角旁	• 防止呕吐物污染床单位
4.清洁鼻腔 选择通畅一侧鼻腔,用湿棉签清洁鼻腔	• 通畅鼻腔有利于胃管通过
5.标记胃管 取出胃管,注入少量空气检查是否通畅,测量胃管插入长度,并标记	• 测量胃管插入的长度:由鼻尖经耳垂至剑突处或是前额发际至剑突处,一般成人插入长度为45~55 cm,标记需要插入的长度(图10-3)。为防止反流、误吸,插管长度可在55 cm以上;若需经胃管注入刺激性药物,可将胃管再向深部插入10 cm
6.润滑胃管 将少许液状石蜡倒于纱布上,润滑胃管前端	• 润滑胃管可减少插胃管时遇到的摩擦力
7.插入胃管 (1)一手持纱布托住胃管,一手持镊子夹住胃管前端,从选定侧鼻孔缓缓插入 (2)插入至10~15 cm(咽喉部)时,根据患者具体情况进行插管 ①清醒患者:插入胃管10~15 cm(咽喉部)时,嘱患者做吞咽动作,顺势将胃管迅速插入至预定长度 ②昏迷患者:先让患者头向后仰,当胃管插入15 cm时,一手将患者头托起,使下颌靠近胸骨柄,徐徐插入胃管至预定长度(图10-4)	• 插入胃管时勿使镊子尖端损失鼻黏膜 • 下颌靠近胸骨柄可增大咽喉通道的弧度,使胃管顺利通过会厌部
8.验证固定 确认胃管在胃内,用胶布将胃管固定在鼻翼及面颊部	• 验证胃管在胃内的方法:①用注射器连接胃管抽吸胃液;②置听诊器于患者胃部,快速注入10 mL空气,听到气过水声;③将胃管末端置于盛水碗中,无气泡逸出
9.灌注食物 (1)用注射器连接胃管,先抽吸胃液以确定胃管在胃内及胃管是否通畅,再注入少量温开水 (2)遵医嘱缓慢注入鼻饲液或药液 (3)鼻饲完毕后,再次注入少量温开水	• 每次灌注食物前用注射器连接胃管,先抽吸胃液以确定胃管在胃内及胃管是否通畅 • 注入少量温开水湿润管腔,防止食物黏附管壁 • 每次鼻饲量不超过200 mL,间隔时间大于2 h • 每次注入前应先用温度计测试温度,以38~40 ℃为宜 • 每次抽吸鼻饲液时应反折胃管末端,可防止导管内容物反流,以及空气进入消化道,引起腹胀

续表

操 作 步 骤	要 点 说 明
	• 用温开水冲净胃管,防止食物积存于管腔内变质结块,造成胃肠炎或堵塞管腔
10. 反折固定 将胃管末端反折,或关闭胃管末端管盖并用纱布包好,用夹子夹紧,再用别针固定于枕旁、患者衣领或大单处	• 防止食物反流 • 防止胃管移动或脱出
11. 操作后处理 (1)协助患者清洁鼻孔、口腔,整理床单位 (2)嘱患者维持原卧位 20~30 min,以防呕吐 (3)清洁注射器,放于治疗盘内,用纱布盖好备用 (4)洗手 (5)记录	• 保持口鼻清洁,增加舒适感 • 维持原卧位,以防呕吐 • 鼻饲用物应每天更换消毒 • 阻止微生物的交叉传播 • 记录插管时间、患者反应、胃潴留情况、鼻饲种类和量
▲拔管	• 用于停止鼻饲或长期鼻饲需要更换胃管时 • 长期鼻饲应定期更换胃管,晚间拔管,次日早晨再从另一侧鼻孔插入
1. 拔管准备 (1)备齐用物携至患者床旁,核对患者床号、姓名,并解释目的 (2)置弯盘于患者颌下,夹紧胃管末端,轻轻揭去固定的胶布,戴一次性手套	• 确认患者 • 减少患者焦虑,有利于操作 • 防止拔管时管内液体流动
2. 拔出胃管 用纱布包裹近鼻孔处的胃管,嘱患者深呼吸,在患者呼气时拔管,边拔管边用纱布擦拭胃管,到咽喉处快速拔出	• 到咽喉处快速拔出,以免液体滴入气管
3. 操作后处理 (1)将胃管放置弯盘内,移出患者视线 (2)脱手套,清洁患者口、鼻、面部,擦去胶布痕迹,协助患者漱口,采取舒适卧位,整理床单位 (3)洗手,记录	• 保护床单位,减少污物对患者的感官刺激 • 可用松节油消除胶布痕迹 • 记录拔管时间和患者的反应

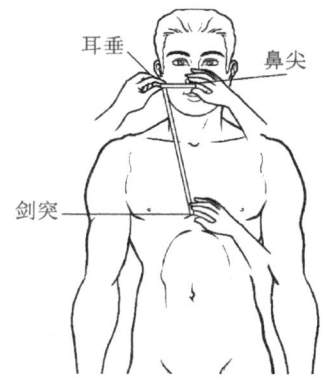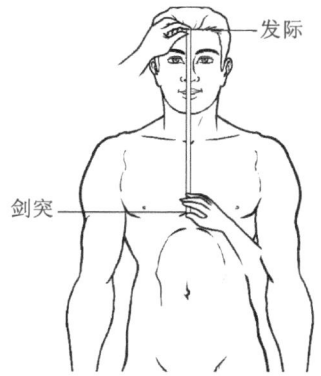

图 10-3 测量胃管长度

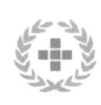

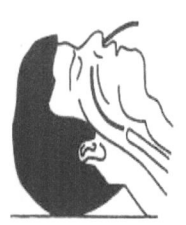

(a) 插管前头向后仰

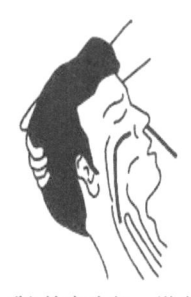

(b) 抬高头部，增大咽喉部通道的弧度

图 10-4　昏迷患者插管

【评价】

1. 操作过程中能进行有效沟通,使患者及家属理解鼻饲的目的,遇到问题时能有效解决,患者配合度高。

2. 护士操作动作规范、轻柔、熟练,在规定时间内顺利插入导管,并能确定导管在胃内,鼻饲时营养液温度和量适宜,推注速度适当,无空气注入,患者无不良反应。

【注意事项】

1. 插管时动作要轻柔,避免损伤食管黏膜,尤其是通过食管 3 个狭窄部位(环状软骨水平处、平气管分叉处、通过膈肌的食管裂孔处)时容易受到阻力。

2. 插管过程中应密切观察患者的反应,如遇下列情况应正确处理:

(1) 如插管中出现剧烈恶心、呕吐,可暂停插管,嘱患者做深呼吸或张口呼吸。

(2) 如患者出现剧烈咳嗽、呼吸困难、面色发绀等,应立即拔出胃管,休息片刻后再重新插管。

(3) 如插入不畅时可用手电筒及压舌板检查口腔,观察胃管是否盘在口咽部,可将胃管抽出少许,再继续插入。

3. 每次鼻饲前必须验证胃管在胃内且通畅,鼻饲量不得超过 200 mL,间隔时间要大于 2 h。

4. 鼻饲液温度应保持在 38~40 ℃,避免过冷或过热;药片应研碎溶解后注入;新鲜果汁与奶液应分别注入,防止产生凝块。

5. 注入鼻饲液时应避免空气灌入,同时灌注速度不应过快。

6. 长期鼻饲者每日给予口腔护理 2 次。并定期更换胃管,每次更换胃管时晚间拔管,次晨再从另一侧鼻孔插入。

▌知识链接▐

验证胃管在胃内的方法

胃管广泛应用于各种临床环境中,如胃肠减压、营养支持、给药、诊断与评估。研究报道成人胃管的置管位置错误率为 1.3%~50%。置管位置太浅、太深或误入气道均可影响治疗,甚至导致并发症,尤其是误入气道,后果更为严重。因此,评估胃管位置是非常重要的环节。基于"The Joanna Briggs Institute 循证卫生保健中心"发表于 2010 年的《最佳实践信息册》,推荐如下:

1. 对于机械通气的成年患者,推荐使用二氧化碳分析仪或比色式二氧化碳测定仪来确定胃管的置管位置。(A 级推荐:强烈推荐,有益于应用)

2. 对于非机械通气的患者,可采用弹簧压力测量仪判断喂养管置管位置,以及是否误入气道。(B 级推荐:中等推荐,可考虑应用)

3. 超声检查可判断带有不锈钢头端的鼻胃管的置管位置。(B 级推荐)

4. 肉眼观察抽取液性状和听诊气过水声是不可靠的指标,不可依赖此方法来判断置管位置。(B 级推荐)

二、要素饮食

要素饮食(elemental diet)是一种化学组成明确、营养素齐全、不需消化或略加消化即可吸收的少渣营养剂。一般含有游离氨基酸、单糖、脂肪酸、维生素、无机盐类和微量元素。其特点是营养全面、无须消化即可直接或接近直接吸收、成分明确、不含残渣或残渣极少、不含乳糖、刺激性小、适合特殊用途以及应用途径多。在临床营养治疗中可保证危重患者的能量及氨基酸等营养素的摄入,促进伤口愈合,改善患者营养状况,以达到治疗及辅助治疗的目的。

(一)分类

要素饮食根据治疗用途可分为营养治疗用和特殊治疗用两大类。营养治疗用要素饮食主要包含游离氨基酸、单糖、重要脂肪酸、维生素、无机盐类和微量元素等。特殊治疗用要素饮食是主要针对不同疾病患者,增减相应营养素以达到治疗目的的一些特殊种类要素饮食,主要有适用于肝功能损害的高支链氨基酸低芳香族氨基酸要素饮食、适用于肾衰竭的以 8 种必需氨基酸为主的要素饮食、适用于超高代谢患者的高蛋白要素饮食、适用于苯丙酮尿症的低苯丙氨酸要素饮食等。

(二)适应证和禁忌证

1. 适应证
(1)某些手术前后需要补充营养的患者。
(2)超高代谢的患者:如严重烧伤、脓毒血症、多发性骨折等患者。
(3)肿瘤或其他消耗性疾病引发的营养不良的患者。
(4)不能经口进食或是摄食不足的患者。
(5)短肠综合征、胃肠道瘘、炎性肠道疾病、较轻胰腺炎等消化和吸收不良的患者。
(6)肝、肾功能衰竭的患者。
(7)先天性氨基酸代谢缺陷的患者:如苯丙酮尿症患者。

2. 禁忌证
(1)肠道梗阻的患者。
(2)重症胰腺炎急性期的患者。
(3)严重应激状态、上消化道出血、严重腹泻或腹膜炎的患者。
(4)年龄小于 3 个月的婴儿。
(5)胃大部切除后易发生倾倒综合征的患者。

(三)应用方法

根据患者的病情需要,配成适宜浓度和剂量的要素饮食,可采用口服、鼻饲、经胃或是空肠造瘘口滴注的方法供给患者。

1. 口服 开始由 50 mL/次逐渐增加到 100 mL/次,6～10 次/天,由于要素饮食口味欠佳,口服时患者不易耐受,可以在其中添加果汁或是蔬菜汁等调味料。适用于病情较轻而且能经口进食的患者。

2. 分次注入 将配制好的要素饮食或现成制品置于注射器中,缓慢(速度≤30 mL/min)通过鼻胃管注入胃内,每次 250～400 mL,每天 4～6 次。部分患者开始时不耐受,可能出现恶心、呕吐、腹胀、腹痛和腹泻等,但应用一段时间后一般会逐渐适应。主要用于非危重、经鼻胃管或造瘘管行胃内喂养的患者。

3. 间歇滴注　将配制好的要素饮食或现成制品放入塑料袋或其他容器中,通过重力作用经鼻饲管缓慢注入胃内,每天 4～6 次,每次 400～500 mL,每次输注持续时间 30～60 min,多数患者可耐受。

4. 连续滴注　装置与间歇滴注相同,在 16～24 h 内持续滴入要素饮食,或用肠内营养泵保持恒定滴速。输注速度可根据患者的病情控制,初期速度较慢以便患者适应,然后逐渐加快,适应期一般需要 3～4 天。多用于危重患者及十二指肠或空肠近端喂养的患者。

（四）并发症

1. 胃肠道并发症　这是最常见的并发症,主要表现为腹泻、恶心、呕吐。导致腹泻的原因有要素饮食中脂肪含量高、渗透压高而且滴注速度过快、温度过低,患者的肠黏膜萎缩、菌群失调、乳糖酶或脂肪酶缺乏、营养液受到污染。因此应选择低脂肪含量的制剂,并且从低浓度、小剂量开始逐步输注以使患者适应,输注时注意保温,防止污染。造成恶心、呕吐的原因有要素饮食的味道不佳和滴注速度过快导致胃潴留等。在要素饮食中可加入调味剂,减慢输注速度,对症给予止吐剂。

2. 代谢并发症　主要表现为水和电解质平衡紊乱、高血糖、维生素缺乏、必需脂肪酸缺乏和肝酶谱异常,最常见的是脱水和高血糖。营养液的高渗透压是造成高血糖的主要原因,可以通过减慢营养液输注速度或降低浓度,也可应用胰岛素使血糖接近正常。其他症状是由于长期应用要素饮食、营养液选择不当或没有及时调整造成的,因此关键是认真监测并及时纠正。

3. 感染并发症　营养液和滴注容器或管道被污染,主要是由于没有严格执行无菌操作以及配制后或滴注时维护不当造成。营养液一般情况应现用现配,如未用完可在室温下密封、避光保存 12 h。未开封的营养液如需长期保存,应放入 4 ℃冰箱内,时间不要超过 24 h。所用物品必须进行严格灭菌处理,并定期进行细菌培养监测。幼儿、老人、呼吸困难者、吞咽反应迟钝以及昏迷患者易出现的吸入性肺炎,主要是由于胃潴留以及营养液反流造成。可在输注时抬高床头 30°～45°,并经常检查潴留情况,如果胃潴留液超过每小时输入量的 1.5 倍,应暂停输入,待降到正常水平后再以较低浓度、较慢速度重新输注。

4. 置管并发症　经鼻置管容易造成鼻翼部糜烂、咽喉部溃疡、声音嘶哑、鼻窦炎、中耳炎等,护理时应给予注意,如需长期置管者可改为胃或空肠造口。而经胃或空肠造口时容易因为造口周围固定不严,造成腹腔内感染,只能给予对症处理,无效时需再次手术治疗。

（五）注意事项

1. 应用要素饮食时,应严格执行无菌操作原则,所有配制用具及滴注导管均需消毒灭菌后使用。

2. 患者应用的要素饮食需根据其具体病情选择适合的营养成分、浓度、用量、滴注速度。滴注要素饮食开始时应由低、少、慢开始,然后逐渐增加,停用时也需要逐渐减量。

3. 一般情况下要素饮食应现用现配,已配制好未启封的营养液应放在 4 ℃冰箱内保存,时间不要超过 24 h,以防被细菌污染或变质。

4. 要素饮食的口服温度为 38 ℃左右,鼻饲及经造瘘口注入时的温度为 41～42 ℃,温度不能过低,以防发生腹泻、腹痛、腹胀。

5. 要素饮食滴注前后都需用温开水或生理盐水冲净管腔,以防食物积滞管腔而腐败变质。

6. 滴注过程中经常巡视患者,如出现恶心、呕吐、腹胀、腹泻等症状,应及时查明原因,按需要调整速度、温度;反应严重者应暂停滴入。

7. 应用要素饮食期间需定期测量体重,并观察尿量、大便次数及性状,检查血糖、尿糖、血尿素氮、电解质、肝功能、凝血酶原时间等指标,做好营养评估。长期应用者应适当补充电解质、维生素和矿物质。

8. 肠道梗阻患者,小于3个月的婴儿,上消化道出血、胃大部切除后易发生倾倒综合征的患者不宜使用要素饮食;症状明显的糖尿病或是糖耐量异常的患者慎用。

三、胃肠外营养

胃肠外营养(parenteral nutrition,PN)是指无法经胃肠道摄取营养或摄取营养物不能满足自身代谢需要的患者,通过肠道外通路(即静脉途径)输注包括氨基酸、脂肪、碳水化合物、维生素及矿物质在内的营养素,提供能量,纠正或预防营养不良,改善营养状态,并使胃肠道得到充分休息的营养治疗方法。

(一)分类

根据补充营养需要的量,胃肠外营养可分为部分胃肠外营养(partial parent nutrition,PPN)和完全胃肠外营养(total parent nutrition,TPN)两种。前者是指部分营养通过静脉途径输入,其余部分可能通过肠道途径补充;后者是指患者所需的所有营养物质全部由静脉途径输入。根据置管方式,还可分为周围静脉营养(peripheral parent nutrition,PPN)和中心静脉营养(central parent nutrition,CPN)两种。周围静脉营养多由外周静脉穿刺置管,中心静脉营养多由上腔静脉穿刺置管。

(二)适应证和禁忌证

1. 适应证

(1)胃肠需要充分休息或消化吸收障碍的患者:如消化道瘘、短肠综合征、溃疡性结肠炎、中或重症急性胰腺炎、胃肠道梗阻等。

(2)超高代谢的患者:如大面积烧伤、严重感染、败血症等。

(3)术前准备:如营养不良而需要大的胸腹部手术的患者、有感染危险的骨科手术的患者。

(4)补充治疗:如妊娠剧吐、神经性厌食等。

(5)短期内不能由肠道获得营养的患者:如神志不清,腹膜炎,肿瘤放、化疗引起的胃肠道反应。

2. 禁忌证

(1)严重循环、呼吸功能衰竭。

(2)严重水、电解质平衡紊乱。

(3)肝、肾功能衰竭。

(三)应用方法

1. 营养液输注方法　可分为重力滴注和泵输注两种方式。一般危重患者多采用泵输注方式,来精确控制输注速度和输注量。

2. 营养输注途径　可分为中心静脉置管途径和周围静脉置管途径。前者适用于胃肠外营养治疗需2周以上的患者。由于要使用高渗溶液和高浓度营养液,所以一般选择管径较粗、血流较快的上腔静脉。临床常选择穿刺锁骨下静脉、锁骨上静脉、颈内静脉、颈外静脉,将静脉

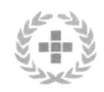

导管送入上腔静脉。

3. 营养液配制　需要根据患者的代谢状况和实际需要进行准确计算。营养液一般包括复方氨基酸、碳水化合物、脂肪乳、常量元素、微量元素、水溶性维生素、脂溶性维生素等,此外还可根据患者需要加入一些特殊生理作用的物质,如精氨酸、谷氨酰胺等。

（四）常见并发症预防与护理

1. 与中心静脉穿刺置管有关的并发症　这类并发症与置管的技术和护理有关。常见的有气胸、血胸、导管脱出或折断、空气栓塞,以及损伤胸导管、动脉及神经,静脉血栓等。护士应熟练掌握操作技术,并能严格按照规程进行操作和配合。在滴注过程中加强巡视,如遇可疑症状也可借助 X 线检查来确定导管的位置。同时在营养液中加入抗凝剂来减少血栓的形成。

2. 感染性并发症　导管性败血症是胃肠外营养常见的严重并发症。导致感染的常见原因有插管过程中没有严格无菌操作、营养液配制和输入过程中受到污染、穿刺点周围伤口护理不当。当在中心静脉营养治疗过程中,患者突然发热又无明确病因时,应考虑导管性败血症。应立即拔出导管,同时抽血、取营养液和旧导管头一起送检进行细菌培养。必要时可根据培养结果作为选取抗生素的参考。护士在置管过程应严格遵守无菌操作原则,营养液需在超净工作台内配制,必须使用全封闭式输液系统,定期消毒穿刺部位皮肤并更换敷料。

3. 代谢性并发症　这类并发症与病情动态监测不够、治疗方案不适合或是没有及时根据病情进行调整有关。常见的有糖代谢紊乱、液体量超负荷、肝脏损害、电解质紊乱、酸碱平衡失调、代谢性骨病等。其中以糖代谢紊乱中的低血糖反应和高血糖反应最为严重。

（1）低血糖反应:长期胃肠外营养治疗的患者突然停止输液,或感染控制后组织对胰岛素敏感度突然增高,都可导致反应性低血糖。因此不要突然中断或是减慢营养液的输注,如病情需要,高糖溶液输完后以等渗溶液维持数小时再改用无糖溶液。有外源性胰岛素使用时要对血、尿糖进行监测,根据情况随时进行调整。

（2）高血糖反应:刚开始应用胃肠外营养时,葡萄糖输入的总量过多或是速度过快,或是外源性胰岛素补充不足时可导致高血糖反应。因此要控制糖的输入速度从 $0.5\ \mathrm{g/(kg \cdot h)}$ 逐渐增加到 $1 \sim 1.2\ \mathrm{g/(kg \cdot h)}$。如病情需要,在血、尿糖监测下适当补充外源性胰岛素。

4. 肠道并发症　由于长期胃肠外营养不能经口进食,可导致肠道黏膜萎缩。因此,只有尽早恢复肠道营养,才能使萎缩的黏膜增生,恢复肠道正常功能。但也有资料提示,补充谷氨酰胺也可起到屏障作用,预防肠道黏膜萎缩。

（五）注意事项

1. 营养液的配制及静脉穿刺过程中严格执行无菌操作,所有用具必须经过灭菌后才能使用。

2. 配制完毕但暂时不输注的营养液应储存于 4 ℃冰箱内备用,在准备输注前 1 ～ 2 h 从冰箱内取出,室温下复温,若于常温下保存时间不要超过 24 h。

3. 为了减少导管相关性感染的机会,需每日检查穿刺部位。按规定时间间隔更换敷料,更换时应严格遵守无菌操作原则,并注意避免导管移位,如敷料潮湿、脱落、污染,应立即更换。

4. 输液管路根据生产者规定时间进行更换,在连接或拔除输液条和封闭导管时,必须严格遵守无菌操作原则。

5. 封管时要使用 10 mL 以上的注射器,维持正压封管,封管液量一般为导管和辅助延长管容积的 2 倍。

6. 严禁通过中心静脉穿刺导管输血、抽血或监测中心静脉压。

7. 输液过程中加强巡视,防止发生液体中断或导管脱出,以防出现空气栓塞,并注意输液是否通畅,避免出现管路扭曲、打折或出现堵塞等现象。

8. 由于胃肠外营养液属于高糖溶液,应以低浓度、小量、慢速开始输注,然后根据患者的耐受程度逐渐增加。并且营养液的配方和输注速度都不能随意改变,容易导致糖代谢紊乱。停用胃肠外营养时应提前2～3天逐渐减量。

9. 使用前及使用过程中要对患者进行严密的实验室监测,每日记录出入液量,观察血常规、肝功能、肾功能、血糖、尿糖、血脂、凝血功能等,以便根据患者体内代谢的动态变化及时调整营养液配方,防止并发症发生。

10. 及时了解患者的饮食及胃肠道的功能状况。如病情允许,可少量、多次给患者进食,刺激胃肠道功能尽早恢复。

知识链接

早期肠内、外营养对腹部术后胃肠功能恢复和重症胰腺炎的疗效

术后早期肠内营养可促进腹部术后肠鸣音恢复和排气,但相应恶心呕吐发生率、术后胃肠减压管重置率高,腹部术后是否早期使用肠内营养需综合考虑。目前认为,在胃肠功能许可情况下,首选肠内营养。经空肠远端途径、入院72 h内实施的肠内营养能显著降低重症胰腺炎患者的病死率、外科手术干预率,并明显减少胰腺感染、多器官衰竭和高血糖的发生,有助于改善患者的预后。因此,重症胰腺炎患者在无肠内营养禁忌证时,应将肠内营养作为营养支持治疗的首选方式。

(程晓琳)

思考题

1. 患者,男,65岁,上消化道出血,患者需禁食。请问:针对这位患者应采取哪些护理措施?

2. 患者,男,77岁,家中突然晕倒,立即被送入医院,诊断为脑血管意外,现处于昏迷状态。遵医嘱给予鼻饲饮食,鼻饲食物为牛奶、米汤以及果汁等。请问:

(1) 鼻饲时如何判断胃管在胃内?

(2) 鼻饲实施过程中应注意哪些问题?

第十一章　排泄护理

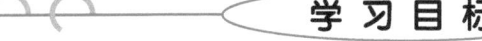

学习目标

1. 识记:
(1) 能正确描述与排便、排尿有关的解剖和生理。
(2) 能正确陈述尿液、粪便评估的主要内容。

2. 理解:
(1) 能正确解释下列概念:多尿、少尿、无尿、膀胱刺激征、尿潴留、尿失禁、留置导尿术、便秘、腹泻、排便失禁、灌肠法及肛管排气。
(2) 能举例说明影响排尿、排便因素。
(3) 能正确说出导致排尿、排便异常的原因。

3. 应用:
(1) 能在严格无菌技术操作下完成留置导尿术。
(2) 能按要求规范完成大量不保留灌肠和保留灌肠操作技术。
(3) 能选择适当的措施对排尿异常和排便异常的患者进行护理。
(4) 能按要求对留置导尿管的患者进行护理。
(5) 能运用所学知识对留置导尿管的患者进行健康教育。

　　排泄是机体将新陈代谢所产生的终产物排至体外的生理过程。这一过程主要是通过肾脏形成尿液、肠道形成粪便等方式来完成。排泄是人体的基本生理需要之一,是维持生命的必要条件。患者因缺乏相关知识或丧失自理能力而不能自行排尿、排便时,护士应运用相关知识和技术,指导或帮助患者恢复正常的排泄功能,以满足其基本生理需要,使之获得最佳的健康和舒适状态。

第一节　排尿护理

 案例引导

　　患者,女,32岁,妊娠12周。因"排尿困难4天,不能排尿伴下腹憋胀6 h"入院。
　　患者4天前开始出现排尿不畅感,偶有排尿费力、尿流变细。无尿频、尿急、尿痛、血尿等。6 h前最后一次排尿后,未再有自主排尿,并逐渐出现膀胱憋胀感。

专科检查:下腹部耻骨上稍隆起,未见肠型,腹肌无紧张,下腹部轻压痛,无反跳痛,未扪及包块,耻骨上可叩及圆形浊音区,肝脾肋下未触及。双肾区、肝区无叩痛,腹水征(一)。肠鸣音3～4次/分。

请问:该患者发生了什么问题? 如何解决?

泌尿系统由肾脏、输尿管、膀胱和尿道组成,是人体代谢产物的主要排泄系统。泌尿系统通过排尿,将代谢过程中产生的废弃物排至体外,同时调节体内水、电解质及酸碱平衡,对维持机体内环境的稳定具有重要作用。当排尿功能受到损害时,个体的身心健康将受到影响。护士应敏锐观察和评估异常排尿的状况,并给予相应护理,帮助排尿异常患者排除障碍,恢复良好功能。

一、排尿生理

(一)泌尿系统的结构与功能

泌尿系统由肾脏、输尿管、膀胱及尿道组成。肾脏是泌尿器官,输尿管、膀胱及尿道为储尿和排尿器官。

1. **肾脏** 肾脏为实质性器官,位于腹腔的后上方,脊柱两侧,第 12 胸椎和第 3 腰椎之间,右肾略低于左肾。肾脏的实质由肾单位组成,每个肾单位包括肾小球和肾小管两部分。血液通过肾小球的滤过作用形成原尿,再经过肾小管的重吸收和分泌作用产生终尿,经肾盂排向输尿管。

肾脏是体内最重要的排泄器官。健康成人一天的尿量为 1000～2000 mL,尽管水分的摄取量因人而异,渗透压的高低取决于尿的浓度,但机体为了排泄体内的废弃物,每天排尿量不应小于 500 mL,否则将有部分代谢终产物在体内积聚,影响体内环境的稳定。此外,肾脏还有内分泌的功能,如分泌促红细胞生成素、肾素等。

2. **输尿管** 输尿管为连接肾脏和膀胱的细长肌性管道,左右各一条,成人输尿管全长为20～30 cm,输尿管分成腹段、盆段和壁内段。输尿管全长有三个生理狭窄,分别在起始部、跨骨盆入口缘和穿膀胱壁处。

输尿管的生理功能是通过输尿管平滑肌的蠕动刺激和重力作用,将尿液由肾脏输送至膀胱,此时尿液是无菌的。

3. **膀胱** 膀胱是具有伸展性的囊状肌性器官,成年人的膀胱位于小骨盆腔的前方,前方有耻骨联合,后方在男性有精囊、输精管壶腹和直肠,在女性有子宫和阴道。膀胱空虚时呈三棱锥形,膀胱尖不超过耻骨联合上缘;膀胱充盈时呈卵圆形,膀胱尖高出耻骨联合以上。

膀胱的主要生理功能是储存尿液和排泄尿液。正常人膀胱内的尿量达 300～500 mL 时,开始有尿意。

4. **尿道** 尿道内口起于膀胱,尿道外口直接开口于体表。男、女性尿道有很大不同。男性尿道长 18～20 cm,有三个狭窄,即尿道内口、膜部和尿道外口;两个弯曲,即耻骨下弯和耻骨前弯。女性尿道全长为 4～5 cm,直径约 0.6 cm,较男性尿道短、直、粗,富于扩张性,尿道外口开口于阴道前庭,位于阴蒂下方,与阴道口、肛门相邻,比男性更容易发生尿道的感染。

尿道的主要生理功能是将尿液从膀胱排至体外。

(二)排尿的生理

肾脏生成尿液是连续不断的过程,而膀胱的排尿则是间歇进行的。排尿活动是受大脑皮层控制的反射活动。尿液在膀胱内储存达一定量时,引起反射性排尿,经尿道排出体外。正常情况下,膀胱达到一定容量(成人达 300～500 mL、儿童达 50～200 mL)时膀胱内压力增加,膀胱壁的牵张感受器受压力的刺激而兴奋,冲动沿盆神经传入脊髓的排尿反射中枢;同时,冲动也通过脊髓上传到达脑干和大脑皮层的排尿反射高级中枢,产生排尿欲。如果时机适当,则排尿反射进行,副交感神经兴奋冲动沿盆神经传出,引起逼尿肌收缩,内括约肌松弛,尿液进入尿道。此时尿液刺激尿道感受器,使冲动再次沿盆神经传至脊髓排尿中枢,以加强排尿并反射性抑制阴部神经,使膀胱外括约肌松弛,于是尿液被强大的膀胱内压驱出。在排尿时,腹肌、膈肌、尿道海绵体肌的收缩均有助于尿液的排出。

（三）正常尿液

1. 排尿次数和尿量　尿量是反映肾脏功能的重要指标之一,也是反映有效循环血量的指标之一。尿量受多种因素的影响,如液体摄入量、饮食成分、体液排出量和药物等;排尿次数则受腹腔压力、心理因素和环境因素等影响。

成人排尿一般日间 4～6 次,夜间 0～2 次,昼夜之比为 2：1 或 3：2,每次尿量 200～400 mL,24 h 总尿量 1000～2000 mL,平均在 1500 mL 左右。

2. 尿液的性状　尿液的颜色受食物、药物、代谢产物及感染的影响;尿液的酸碱度受饮食的影响;尿比重（密度）的高低随尿中水分、盐类及有机物含量而异,尿比重的数值可粗略地反映肾小管的浓缩稀释功能。

新鲜尿液呈淡黄色或深黄色、清晰透明。新鲜尿液因含有挥发性酸而具有酸味,久置的尿液因尿素分解而具有氨臭味。正常尿液呈弱酸性,pH 为 4.5～7.5,平均值为 6。进食大量肉类时,尿呈酸性;进食大量蔬菜时,尿呈碱性。尿比重波动于 1.015～1.025,与尿量成反比,晨尿比重最高。正常尿液观察要点见表 11-1。

表 11-1　正常尿液观察要点

项　目	一　般　性　状
次数	白天 4～6 次,夜间 0～2 次,昼夜之比为 2：1 或 3：2
尿量	24 h 总尿量 1000～2000 mL,平均在 1500 mL 左右
颜色	新鲜尿液呈淡黄色或深黄色
透明度	新鲜尿液清澈透明
气味	新鲜尿液酸味,尿液久置后氨臭味
酸碱反应	呈弱酸性,pH 4.5～7.5,平均值为 6
比重	波动于 1.015～1.025,晨尿比重高

二、排尿异常

排尿异常包括膀胱刺激征、尿失禁和尿潴留。

1. 膀胱刺激征　膀胱刺激征是指尿频、尿急、尿痛,也称尿道刺激征。
2. 尿失禁　尿失禁（incontinence of urine）是指尿液不受主观意志控制地从尿道口流出。
3. 尿潴留　尿潴留（retention of urine）是指尿液大量存留在膀胱内,不能自主排出。

三、排尿的评估与护理

（一）尿液的评估

1. 尿量与次数

（1）多尿（polyuria）:指 24 h 尿量超过 2500 mL。生理性多尿一般为暂时性的,见于大量饮水和服用利尿药后。病理性多尿多见于糖尿病、慢性肾炎、肾衰多尿期、尿崩症等。

（2）少尿或无尿：少尿（oliguria）是指 24 h 尿量少于 400 mL 或每小时尿量少于 17 mL；无尿（anuria）或尿闭（urodialysis）是指 24 h 尿量少于 100 mL 或 12 h 内无尿液产生。少尿分为肾前性、肾性和肾后性。肾前性多见于各种原因引起肾脏灌注不足所致的休克、严重脱水等；肾性见于急、慢性肾小球肾炎，肾衰少尿期；肾后性多见于各种原因所致的尿路梗阻。无尿或尿闭常提示会出现严重血液循环不足、严重休克、急性肾功能衰竭、药物中毒等。

2. 外观颜色

（1）菌尿和脓尿：菌尿是指尿内含大量的细菌，多呈云雾状，静置后不下沉。脓尿是指尿中含有脓细胞和细菌等渗出物，呈白色絮状。脓尿、菌尿均见于肾盂肾炎、膀胱炎、前列腺炎、精囊炎、尿道炎等。

（2）血尿：指高倍镜检中多于 5 个红细胞（>5 RBC/HPF）。血尿颜色的深浅与尿液中所含红细胞量的多少有关。镜下血尿：肉眼所视尿液正常，须经显微镜检查方能确定。肉眼血尿：尿液呈洗肉水样或血色。常见于急性肾小球肾炎、输尿管结石、泌尿系统肿瘤、结核及感染等。

（3）血红蛋白尿：指尿液中含有血红蛋白，呈暗红色，含量多时呈酱油色。常见于大面积烧伤、恶性疟疾、各种溶血性疾病及输入异型血液等。

（4）胆红素尿：指尿液中含有胆红素，呈黄褐色，正常人血中因结合胆红素含量很低，滤过量极少，因此尿中检不出胆红素，如血中结合胆红素增加，可通过肾小球膜，使尿中结合胆红素量增加，尿胆红素试验呈阳性反应。见于阻塞性黄疸或肝细胞性黄疸。

（5）乳糜尿：指尿中含有淋巴液，呈乳白色，常见于丝虫病。

3. 气味　当泌尿道有感染时新鲜尿液也有氨臭味。糖尿病酮症酸中毒时，因尿中含有丙酮，故有烂苹果气味。尿有蒜臭味见于有机磷农药中毒，鼠臭味见于苯丙酮尿症。

4. 酸碱度　强酸性尿见于代谢性酸中毒、糖尿病酮症酸中毒、痛风等。强碱性尿见于代谢性碱中毒和严重呕吐等。

5. 比重　病理情况下，尿比重还受尿中蛋白、尿糖及细胞成分等影响。尿比重增高（>1.025），见于高热、脱水、糖尿病等。经常性低比重尿（<1.015），见于尿崩症、慢性肾炎及肾衰。若尿比重经常固定于 1.010，提示肾功能严重障碍。异常尿液评估要点，见表 11-2。

表 11-2　异常尿液评估要点

尿液情况	表　现	临床意义
尿量	多尿 少尿、无尿	慢性肾炎、糖尿病、尿崩症等 休克、脱水及心、肾、肝功衰竭
颜色	菌尿、脓尿 血尿 血红蛋白尿 胆红素尿 乳糜尿	均见于泌尿系统感染 急性肾小球肾炎、输尿管结石、泌尿系统肿瘤、结核及感染 大面积烧伤、恶性疟疾、溶血性疾病、错型输血 阻塞性黄疸或肝细胞性黄疸 丝虫病、淋巴管受阻所致淋巴管破裂
气味	氨臭味 烂苹果味 蒜臭味 鼠臭味	泌尿道有感染 糖尿病酮症酸中毒 有机磷农药中毒 见于苯丙酮尿症

尿液情况	表　现	临　床　意　义
酸碱反应	强酸性尿 强碱性尿	代谢性酸中毒、糖尿病酮症酸中毒、痛风、服用酸性药物 代谢性碱中毒、应用碱性药物、严重呕吐
比重	尿比重增高(>1.025) 低比重尿(<1.015) 尿比重固定于1.010	高热、脱水、糖尿病 尿崩症、慢性肾炎及肾衰 提示肾功能严重障碍

(二)异常排尿的评估

1. **膀胱刺激征**　膀胱刺激征主要表现为尿频、尿急、尿痛。单位时间内排尿次数增多,称为尿频(frequent micturition);患者突然有强烈尿意,不能控制需立即排尿,称为尿急(urgent micturition);排尿时耻骨上区、会阴部、尿道口有疼痛感,称为尿痛(dysuria),疼痛性质常为烧灼感或刺痛。有膀胱刺激征时常伴有血尿。

原因:膀胱及尿道感染、机械性刺激。

2. **尿失禁**　尿失禁(incontinence of urine)根据其发生机制的不同,可分为以下几种。

(1)真性尿失禁:膀胱内有些存尿便会不自主地流出,膀胱处于空虚状态。表现为持续尿失禁,任何体位及任何时候都会发生尿失禁。

原因:脊髓初级排尿中枢与大脑皮质之间联系受损,如昏迷、截瘫。因排尿反射活动失去大脑皮层的控制,膀胱逼尿肌出现无抑制性收缩;还见于因手术、分娩所致的膀胱括约肌损伤或支配括约肌的神经损伤,病变所致膀胱逼尿肌功能不良,膀胱与阴道之间有瘘道等。

(2)充盈尿失禁:即膀胱内储存部分尿液,当膀胱充盈达到一定压力时,即可不自主溢出少量尿液。当膀胱内压力降低时,排尿立即停止,膀胱内一般有大量剩余尿。

原因:下尿路梗阻或膀胱逼尿肌无力、麻痹,造成膀胱过度膨胀、内压升高致尿流溢出。

(3)压力性尿失禁:指腹压突然增加导致的尿液不自主流出,如咳嗽、打喷嚏、跑步、用力、突然改变体位等引起的尿失禁。其特点是正常状态下无遗尿,而腹压突然增高时尿液自动流出。也称真性压力型尿失禁、张力型尿失禁。多见于成人妇女,特别是肥胖的中年妇女。

原因:压力性尿失禁分为两型。90%以上为解剖型压力性尿失禁,由盆底组织松弛引起。盆底组织松弛的原因主要有妊娠与阴道分娩损伤、绝经后雌激素水平减低等。不足10%的患者为尿道内括约肌障碍型,为先天性发育异常所致。

3. **尿潴留**　当尿潴留(retention of urine)时,膀胱容积增至3000~4000 mL,膀胱高度膨胀,可至脐部。体检:视诊为耻骨上膨隆,触诊囊性包块,叩诊为实音,有压痛。

原因:

(1)机械性梗阻:由于膀胱颈部或尿路的梗阻所致,如前列腺肥大或肿瘤压迫尿道,造成排尿受阻。

(2)动力性梗阻:由排尿功能障碍引起,而膀胱、尿道无器质性梗阻病变,如外伤或使用麻醉药所致脊髓初级排尿中枢活动障碍或抑制,不能形成排尿反射。一些药物如中枢神经抑制剂、抗胆碱能药物、拟交感神经药物及一些抗高血压药物等可影响排尿反射,引起尿潴留。

(3)其他原因引起的不能用力排尿或不习惯卧床排尿,包括某些心理因素,如焦虑、窘迫等使排尿不能及时进行。由于尿液存留在膀胱内过多,致尿潴留。

(三)影响排尿的因素的评估

1. **心理因素**　排尿可因为听觉、视觉或其他因素的刺激而触发,如听到流水音,有些人就想排尿;当个体处于过度焦虑和紧张的情形下,有人会出现尿频、尿急,也有人会抑制排尿而出现尿潴留。

2. **个人习惯** 大多数人会建立自己的排尿习惯,如早晨起床第一件事是排尿,晚上就寝前也要排空膀胱。排尿的姿势、时间是否充裕、环境是否合适也会影响排尿的完成。

3. **环境因素** 在隐蔽场所排尿是多种文化共同的规范,因此,当缺乏隐蔽场所时,就会影响排尿的进行。

4. **液体和饮食的摄入** 如果其他影响体液的因素不变,液体的摄入量将直接影响尿量和排尿的频率,摄入得多,尿量就多。摄入液体的种类也影响排尿,如咖啡、茶、酒类饮料,有利尿作用;有些食物的摄入也会影响排尿,如含水量多的水果、蔬菜等可增加液体摄入量,使尿量增多。饮用含盐较高的饮料或食物,则会造成水钠潴留,使尿量减少。

5. **气候变化** 气温较高时,呼吸增快,大量出汗,尿量减少;气温较低时,身体外周血管收缩,循环血量增加,尿量增加。

6. **治疗及检查** 外科手术、外伤均可导致失血、失液,若补液不足机体处于脱水状态,尿量减少。手术中使用麻醉剂可干扰排尿反射,改变患者的排尿形态,导致尿潴留。手术或外伤损伤输尿管、膀胱、尿道肌肉时,排尿失去了控制,也可发生尿潴留或尿失禁。某些药物直接影响排尿,如有些利尿剂(速尿等)能抑制肾小管重吸收,使尿浓缩能力降低而增加尿量;止痛剂、镇静剂影响神经传导而干扰排尿。

7. **疾病** 神经系统的病变、损伤会阻碍排尿反射的神经传导而致尿失禁;肾脏的病变使尿液生成障碍,出现少尿或无尿;泌尿系统的肿瘤、结石或狭窄也可导致排尿障碍,出现尿潴留。

8. **其他因素** 妇女在妊娠时,可因子宫增大压迫膀胱致使排尿次数增多。老年人因膀胱肌肉张力减弱,出现尿频。老年男性前列腺肥大压迫尿道,可出现排尿困难。婴儿因大脑发育不完善,其排尿是反射作用所产生,不受意识控制,2~3 岁后才能自我控制排尿。

(四)尿失禁的护理

1. **皮肤护理** 保持局部皮肤清洁干燥。适当使用尿垫、尿不湿,经常用温水清洗会阴部皮肤,勤换衣裤、床单、尿垫等以保持局部皮肤清洁干燥,减少异味。根据皮肤情况,定时按摩受压部位,防止压疮的发生。

2. **设法接尿** 必要时应用接尿装置引流尿液。女性患者可用女式尿壶紧贴外阴部接取尿液;男性患者可用尿壶接尿,也可用阴茎套连接集尿袋接取尿液,但此法不宜长时间使用,每天要定时取下阴茎套和集尿袋,清洗会阴部和阴茎,使其局部暴露于空气中,并观察局部有无发红、水肿等。

3. **重建正常排尿功能**

(1)适当的液体摄入,增加尿量达到自然冲洗尿道的作用,防止结石的形成和泌尿系统感染的发生。在病情允许的情况下,应鼓励患者每日摄入 2000~3000 mL 液体,同时,要鼓励进食含水量多的食物。

(2)观察排尿反应,定时使用便器,逐步建立规律的排尿习惯。

(3)指导患者进行持续的盆底肌肉的训练,以增强控制排尿的能力。方法是患者站立,或侧卧,或坐下,在吸气的同时做紧缩肛门、阴道动作,每次收缩不少于 3 s 后放松,连续做 15~30 min,每日进行 2~3 次。注意不要屏气,要匀速吸气和吐气。

4. **导尿** 对长期尿失禁的患者,可行留置导尿术,避免尿液浸渍皮肤,发生皮肤破溃。根据患者的情况定时夹闭和引流尿液,锻炼膀胱壁肌肉张力,重建膀胱储存尿液的功能。

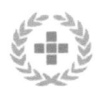

5. 心理护理　无论什么原因引起的尿失禁,都会给患者造成很大的心理压力,如精神苦闷、忧郁、丧失自尊等。他们期望得到他人的帮助和理解,同时尿失禁也给生活带来许多不便。医护人员应尊重理解,给予安慰、开导和鼓励,使其树立恢复健康的信心,积极配合治疗和护理。

（五）尿潴留的护理

1. 心理护理　发生急性尿潴留,患者常常会产生恐慌,作为护理人员,应尽量安慰患者和亲属的情绪,配合医生尽快采取措施,解除尿潴留。对于慢性尿潴留,护士应注意观察,定期随访,对有焦虑和紧张情绪的患者给予安慰,减轻心理压力。

2. 提供隐蔽的排尿环境　关闭门窗,屏风遮挡,请无关人员回避。适当调整治疗和护理时间,为患者提供一个不受他人影响的合适排尿环境,使其安心排尿。

3. 调整体位和姿势　在病情许可的范围内,给患者采取适当体位,如卧床患者略抬高上身或坐起,尽可能用习惯姿势排尿。对需绝对卧床休息或某些手术患者,应事先有计划地训练床上排尿,以免因不适应排尿姿势的改变而导致尿潴留。

4. 诱导排尿　利用某些条件反射诱导排尿,如听流水声或用温水冲洗会阴;亦可采用针刺中极、曲骨、三阴交穴或艾灸关元、中极穴等方法,刺激排尿。

5. 热敷、按摩　按摩膀胱区,热敷下腹部,可放松肌肉,促进排尿。按压时切记不可强用力,以防膀胱破裂。

6. 健康教育　指导患者养成定时排尿的习惯;教会患者和亲属注意饮水的计划性,不能一次摄入过多的水,也不能因为尿潴留而限制饮水;教会患者和亲属诱发排尿的方法。

7. 导尿术　经上述处理仍不能解除尿潴留时,可遵医嘱给患者施导尿术。

四、与排尿有关的护理技术

导尿术（catheterization）是在无菌操作下,用导尿管经尿道插入膀胱引出尿液的方法。

导尿术分为一次性导尿术和留置导尿术两种。一次性导尿术常用于为尿潴留患者放出尿液,减轻患者痛苦,留取中段尿标本作细菌培养,协助诊断,为膀胱癌患者进行化疗等。一次性导尿术将导尿管插入膀胱放出尿液或留取尿标本后即将导尿管拔出。留置导尿术是将导尿管一直留置在患者体内,在病情许可时才拔出或定期更换。

（一）留置导尿术

留置导尿术（retention catheterization）是在无菌操作下由尿道向膀胱内插入导尿管并将导尿管保留在膀胱内,持续引流尿液的方法。

【目的】

1. 抢救危重、休克患者时,准确记录每小时尿量、测尿比重,以密切观察病情变化。

2. 为盆腔手术排空膀胱,使膀胱持续保持空虚状态,避免术中损伤。

3. 某些泌尿系统疾病手术后留置导尿管,便于引流和冲洗,并减轻手术切口的张力,促进切口的愈合。

4. 为尿失禁、昏迷、截瘫及会阴部有伤口的患者引流尿液,保持会阴部清洁干燥。

5. 为尿失禁患者行膀胱功能训练。

【评估】

1. 患者年龄、性别、病情、生命体征、意识状态、自理能力等。

2. 患者对留置导尿术的认识及合作程度。

3. 会阴部皮肤情况。

4. 询问患者排尿有无烧灼感和痛感。

5. 患者膀胱充盈程度。

【计划】

1. 护士准备 衣帽整齐,洗手,戴口罩。

2. 用物准备 检查导尿包有效期,查看包内组件及导尿管的型号,根据包内组件添加所需用物。

一次性无菌导尿包(图 11-1)、手消毒液、一次性垫巾、浴巾。一次性无菌导尿包内有初步消毒用物、手套、再次消毒及导尿用物。初步消毒用物:小托盘、消毒棉球 1 袋、镊子、纱布、手套。再次消毒和导尿用物:弯盘、双腔气囊导尿管、消毒棉球及袋、镊子 2 把、自带 10 mL 无菌液体注射器、液状石蜡棉球 1 袋、试管、纱布、集尿袋、孔巾、方盘、外包治疗巾。

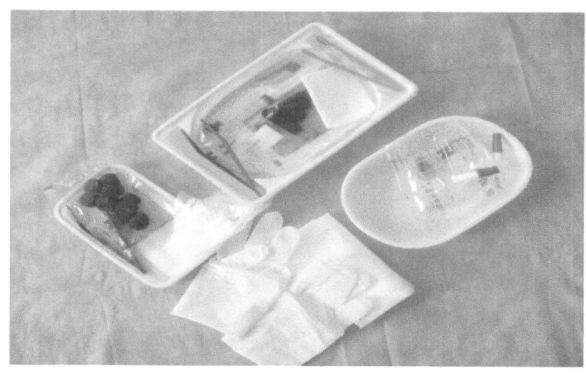

图 11-1 一次性无菌导尿包

3. 患者准备 患者了解留置导尿术的目的、操作过程、配合要点。清醒者嘱其自行清洗外阴,不能自行清洗者护士协助冲洗。

4. 环境准备 环境整洁、安静,符合无菌原则要求;关闭门窗,调节室温,屏风遮挡,请探视者回避。

【实施】见表 11-3。

表 11-3 留置导尿术

操 作 步 骤	要 点 说 明
▲女性留置导尿术	
1.核对、解释 携用物至床旁,核对患者床号、姓名,再次向患者说明操作目的及有关事项	• 确认患者 • 取得患者的配合
2.准备体位 嘱患者或协助患者取仰卧屈膝位,两腿外展,暴露外阴,根据季节覆盖浴巾	• 充分暴露外阴,适当遮挡及保暖 • 嘱咐患者保持安置好的体位,避免无菌区域污染
3.初步消毒 将一次性垫巾铺于臀下,打开外包治疗巾,放于两腿之间,小托盘放于近外阴处,撕开碘伏棉球袋,左手戴手套,右手持镊子夹消毒棉球分别消毒阴阜、两侧大阴唇,左手分开大阴唇,消毒两侧小阴唇、尿道口,弃物移出导尿包	• 消毒从上至下、从外向内、单方向擦拭,一个棉球限用一次

续表

操 作 步 骤	要 点 说 明
4.戴手套、铺孔巾　戴上无菌手套,双手持孔巾,洞口对着尿道口并避开肛门后覆盖	
5.接尿袋、润滑导尿管　检查气囊的密闭性和导尿管的通畅性,打开集尿袋并与导尿管末端连接,润滑导尿管前端	• 孔巾下端与导尿包内面重叠,形成连续的无菌区域 • 润滑导尿管可减轻导尿管对黏膜的刺激和插管时的阻力
6.再次消毒　托盘放于外阴处,左手拇指、示指分开小阴唇,右手持镊子夹消毒棉球,分别消毒尿道口、两侧小阴唇、尿道口,弃物移出无菌区域	• 消毒从上至下、从内向外
7.插导尿管　左手持续固定小阴唇,嘱患者张口呼吸,镊子夹导尿管对准尿道口轻轻插入尿道4～6 cm	• 张口呼吸可使尿道括约肌松弛,有助于插管
8.固定　见尿袋内有尿液,再插入7～10 cm,注射器接双腔气囊导尿管末端的注液(气)口,按导尿管上注明的气囊容积注入等量的无菌溶液,轻拉导尿管有阻力感,即证实导管已固定在膀胱内。导尿完毕后,夹闭引流管,撤下孔巾,擦净外阴,将集尿袋妥善地固定于床沿下,开放导尿管	• 气囊注入一定量液体后膨大固定于膀胱内,以达到固定导尿管的作用 • 集尿袋固定在低于膀胱的高度,防止尿液逆流造成泌尿系统感染 • 引流管要留出足够的长度,防止因翻身牵拉,使导尿管脱出
9. 操作后处理 (1)协助患者取舒适的卧位,整理床单位,按医疗废弃物分类处理 (2)告知患者及亲属,保持引流管通畅,避免导尿管受压、扭曲;适当活动,离床活动时,将导管远端固定在大腿上,避免导管脱出、挤压 (3)记录插管时间和气囊注入量,供拔管时查阅	
▲男性留置导尿术 1～2同女性留置导尿术	
3.初步消毒　外包治疗巾放于两腿之间,小托盘放于近外阴处,撕开碘伏棉球袋,放于外阴处,左手戴手套,右手持镊子夹消毒棉球,依次消毒阴阜、阴茎(阴茎背侧→阴茎两侧→阴茎腹侧)、阴囊。用无菌纱布包裹阴茎将包皮向后推,暴露尿道外口,自尿道口向外向后旋转擦拭消毒尿道口、龟头及冠状沟数次。弃物移出导尿包	• 包皮和冠状沟易藏污垢,注意仔细擦拭,预防感染
4.戴手套、铺孔巾　戴上无菌手套,双手持孔巾,洞口处对着阴茎,使其暴露,孔巾下端与导尿包内面重叠,形成连续的无菌区域	
5.连接尿袋、润滑导尿管　检查气囊的密闭性和导尿管的通畅性,打开集尿袋并与导尿管末端连接,润滑导尿管前端	
6.再次消毒　左手用无菌纱布裹阴茎将包皮向后推,暴露尿道外口,右手持镊子夹消毒棉球再次旋转擦拭消毒尿道口、龟头及冠状沟数次。弃物移出无菌区	

续表

操 作 步 骤	要 点 说 明
7.插导尿管 左手继续持纱布固定阴茎并提起,使之与腹壁成60°,将包皮向后推,暴露尿道口,嘱张口呼吸,镊子夹导尿管对准尿道口轻轻插入尿道20～22 cm 8～9同女性留置导尿术	· 使耻骨前弯消失,利于插管 · 插管时,动作要轻柔,男性尿道有三个狭窄,切忌用力过快、过猛而损伤尿道黏膜

【评价】

1. 用物齐全,操作正确、熟练。

2. 护患沟通有效,患者情绪稳定,愿意接受留置导尿术并积极配合。

3. 患者痛苦减轻,感觉舒适、安全。

4. 严格遵守无菌原则,动作轻稳,保护患者自尊。

【注意事项】

1. 严格执行查对制度和无菌操作原则。

2. 老年妇女会阴部肌肉松弛,尿道口回缩,不易辨认,造成寻找困难,应仔细辨认,选择稍粗的导尿管。

3. 导尿时的动作要轻柔,导尿管在尿道内应缓慢推进,不能用力过猛。

4. 对膀胱高度充盈且虚弱的患者,第一次放尿不应超过1000 mL,且缓慢放尿,防止大量快速放尿导致虚脱和血尿。

5. 为女患者插管时,如误入阴道,应更换无菌导尿管,然后重新插管。

【健康教育】

1. 向患者及亲属说明留置导尿管的目的和护理方法,并鼓励其主动参与护理。

2. 向患者和亲属说明摄取足够水分和进行适当活动对预防泌尿系统感染的重要性,鼓励患者多饮水,保持每日尿量在2000 mL以上,达到自然冲洗尿道的目的,减少尿道感染的机会,同时也可以预防结石的发生。

3. 保持导尿管引流通畅,切勿牵拉导管过紧。如导尿管脱出,及时通知医护人员。

4. 学会观察尿液的颜色、性质及量,如有异常,立即通知医护人员。

【留置导尿管后的护理】

1. 防止泌尿系统感染的措施

(1) 保持尿道口清洁:每日擦洗会阴1～2次,预防感染。

(2) 定时更换尿袋和导尿管:尿袋和导尿管更换周期参照不同尿袋、导尿管的使用说明。集尿袋一般每日更换1次,导尿管每周更换一次,硅胶导尿管可酌情延长更换时间。

(3) 保持导尿管与引流管连接部位的清洁。

2. 预防尿道损伤 嘱翻身时注意保护导尿管勿脱出,及时倾倒集尿袋内尿液,防止重力作用使导尿管脱出。对烦躁的患者,约束固定好四肢,预防强行拔管,使膨大的气囊强行拉出,致尿道黏膜撕裂出血。更换集尿袋时,避免用力牵拉导管,防止导尿管移位、脱出。

3. 观察尿量和颜色,若尿色深或混浊,应加量饮水,并及时送尿标本检查,卧床患者应经常变换体位,使尿液尽量排出;若有尿盐沉渣或血块以及感染,遵医嘱行膀胱冲洗。

4. 训练膀胱反射功能,采用间歇性夹管方式。夹闭导尿管,每3～4 h开放一次,使膀胱定时充盈和排空,促进膀胱功能的恢复。

5. 导尿管脱出应立即检查脱出原因。若球囊完好脱出,检查尿道有无渗血损伤。若球囊破裂且不完整,立即查找,若未发现应及时汇报医生,做进一步的检查,必要时重新留置导尿管。

(二)膀胱冲洗

膀胱冲洗(bladder irrigation)是通过三通的导尿管,将无菌液体滴入膀胱内并将灌入的液体引流出来的方法。

【目的】

1. 对留置导尿管的患者,保持其尿液引流通畅,预防导尿管堵塞。

2. 清除膀胱内的血凝块、黏液、细菌等异物,预防感染。

3. 灌入药物,治疗某些膀胱疾病,如膀胱炎,膀胱肿瘤。

【评估】

1. 患者年龄、性别、病情、生命体征、意识状态、自理能力等。

2. 患者对膀胱冲洗的认识及合作程度。

3. 导尿管引流是否通畅。

【计划】

1. 护士准备　衣帽整齐,洗手,戴口罩。

2. 用物准备　无菌膀胱冲洗器1套(图11-2),无菌手套、治疗巾,消毒液,按医嘱准备冲洗液。常用冲洗液:生理盐水、0.02%呋喃西林溶液等;冲洗液的温度为38~40 ℃。

3. 患者准备　了解膀胱冲洗的目的、操作过程、配合要点。

4. 环境准备　环境整洁、安静,符合无菌原则要求。

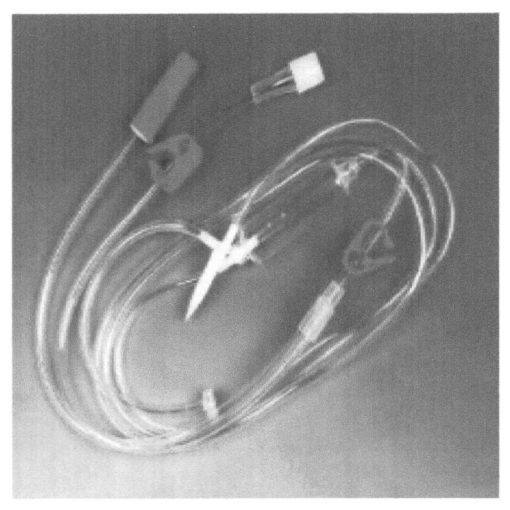
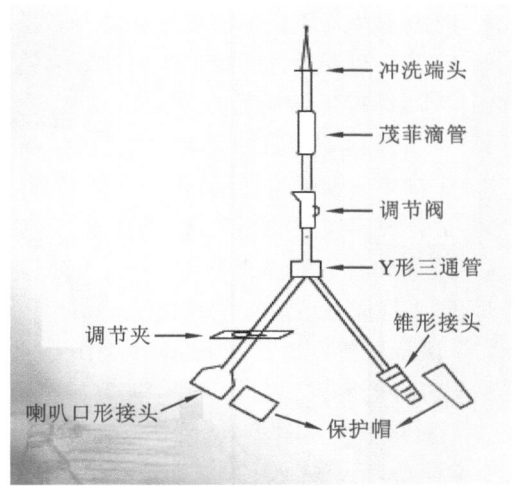

冲洗端头
茂菲滴管
调节阀
Y形三通管
锥形接头
调节夹
喇叭口形接头
保护帽

图 11-2　一次性无菌膀胱冲洗器

【实施】见表11-4。

表 11-4　膀胱冲洗

操作步骤	要点说明
1.核对、解释　按医嘱备药,核对患者的床号、姓名,再次向患者说明操作目的和配合要点	• 确认患者

续表

操 作 步 骤	要 点 说 明
2.插导尿管、固定 按留置导尿术的方法	
3.排空膀胱 排空膀胱内尿液,夹闭尿袋引流管	• 排空膀胱,便于冲洗液顺利流入膀胱
4.冲洗 连接冲洗液与膀胱冲洗器,冲洗液挂于输液架,排气后关闭导管,消毒导尿管冲洗端口,接冲洗导管,开放冲洗液输入膀胱,滴速为 60 滴/分(或按医嘱要求),待患者有尿意或滴入溶液 200～300 mL 后,关闭冲洗管,开放引流管,将冲洗液全部引流出来,再关闭引流管,按需要如此反复冲洗	• 防止导尿管和引流管接头污染 • 滴速不宜过快,以防患者尿意强烈,膀胱收缩,迫使冲洗液从导尿管侧溢出
5.观察 观察尿流速度、色泽及混浊度,保持引出液及输入液的平衡	• 在冲洗过程中,询问患者感受,若患者出现不适或有出血情况,立即停止冲洗,并与医生联系
6.冲洗后处理 (1)冲洗完毕,取下冲洗管,固定好尿袋,协助患者取舒适卧位,整理床单位 (2)处理用物 (3)洗手、记录	• 记录冲洗量、引流量、引流液性质、冲洗过程中患者有无异常反应等

【评价】

1. 患者及家属能够认识膀胱冲洗的重要性,愿意接受膀胱冲洗术并积极配合。

2. 能严格执行操作规程,操作程序清晰、规范。

3. 操作中关心、保护患者。

4. 患者导尿管引流通畅,症状减轻或消失,无不适情况出现。

【注意事项】

1. 严格执行无菌操作,防止医源性感染。

2. 注意观察引流液的性质及量,若引流的液体量少于灌入的液体量,应考虑有无血块或脓液阻塞,可增加冲洗次数或更换导尿管。

3. 冲洗时嘱患者深呼吸,尽量放松,以减少疼痛。若患者出现腹痛、腹胀、膀胱剧烈收缩等情况,应暂停冲洗。

4. 冲洗后,若患者感到剧烈腹痛,引流液中有鲜血或血压下降,应停止冲洗,通知医师处理。

第二节 排 便 护 理

案例引导

患者,女,58 岁,因"大便习惯、性状改变 1 年,加重 3 个月"入院。

患者 1 年前出现大便表面带血,鲜红色血丝为主,间有脓血便及黏液便,大便硬时血便明显。3 个月前患者发现大便次数减少,2 天或 3 天一次不等,有时可达 4～5 天一次,大便干燥,

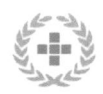

不易排出,大便较之前变细,并且大便变形,混血便,进而出现排便不尽感,老觉得想排便但每次又排不出。自觉食欲减退,逐渐消瘦,无恶心、呕吐等。

入院第 2 天,结肠镜示"横结肠中分化腺癌,侵犯肠壁半周",腹部 CT 示"横结肠脾曲肠壁增厚,未见明显周围组织器官侵犯,未发现肝转移",血生化检查示"血红蛋白 100 g/L"、肿瘤标记物"癌胚抗原 115 μg/L"。各项术前准备完毕,拟入院第 3 天全麻下行横结肠癌根治术。

请问:患者需要进行哪些肠道准备?

人摄取的食物在小肠内全部消化和吸收后,成为食物残渣进入大肠,大肠黏膜吸收其中一部分水分,其余经细菌发酵和腐败作用后形成粪便,经过乙状结肠、直肠和肛门排至体外。人体参与排便运动的主要器官是大肠。通常情况下,人体的排便活动受意识控制,自然、无痛苦、无障碍,但生理、心理、社会等许多因素可以影响排便活动。因此,护士应通过对患者排便活动及粪便的评估,及时发现患者存在的问题,并采取措施予以解决。

一、排便生理

(一) 大肠的解剖和功能

大肠在右髂窝起自回肠末端延伸到肛门,长 1.5~1.8 m,直径约 5 cm。大肠按其行径和形态分为盲肠、结肠、直肠和肛管四个部分。结肠分为升结肠、横结肠、降结肠和乙状结肠四段。直肠上续乙状结肠,下连肛管,全长 10~14 cm。肛管上接直肠,下端止于肛门,长 3~4 cm。肛管的环形平滑肌增厚,形成肛门内括约肌,有协助排便作用;肛门内括约肌的外周有由骨骼肌构成的肛门外括约肌,有控制排便的作用。

大肠的主要生理功能在于吸收水分,储存和排泄粪便。大肠黏膜腺体能分泌微碱性的浓稠黏液,有保护肠黏膜和滑润粪便作用。大肠内有许多细菌,这些细菌主要来自食物和大肠内的繁殖。大肠细菌能利用大肠的内容物合成人体必需的某些维生素,如硫胺素、核黄素及叶酸等 B 族维生素和维生素 K。

(二) 大肠的运动与排便

大肠的运动形式有袋状往返运动、分节推进运动、多袋推进运动和蠕动。袋状往返运动由环形肌规律收缩引起,在空腹时最常见。分节、多袋推进运动是由一个结肠袋或一段结肠收缩,其内容物被推移到下一段的运动,是进食后较多见的一种运动形式。蠕动是一种推进运动,对肠道排泄起重要作用。还有一种进行很快且前进很远的蠕动,称为集团蠕动。通常开始于横结肠,可推动一部分大肠内容物到降结肠或乙状结肠。集团蠕动常见于进食后,是由两种反射刺激引起:胃-结肠反射和十二指肠-结肠反射。此反射对于肠道排泄有重要意义。

肠蠕动将粪便推入直肠后,刺激直肠壁内的感受器,冲动经盆神经和腹下神经传至脊髓腰骶段的初级排便中枢,同时上传到大脑皮层,引起便意和排便反射。这时,通过盆神经传出的冲动,使降结肠、乙状结肠和直肠收缩,肛门内括约肌舒张。与此同时,阴部神经的冲动减少,肛门外括约肌舒张,使粪便排出体外。此外,由于支配腹肌和膈肌的神经兴奋,腹肌、膈肌收缩,腹内压增加,共同促进粪便排出体外。正常人的直肠对粪便的压力刺激具有一定的阈值,达到此阈值时,即可产生便意。

排便活动受大脑皮层的影响是显而易见的,意识可以加强或抑制排便。如果个体经常有意识地遏制便意,就会使直肠渐渐失去对粪便压力刺激的敏感性,加之粪便在大肠内停留过久,水分被过多吸收而变得干硬,就会造成排便困难,这是产生便秘最常见的原因。

（三）正常粪便

1. 排便次数和量　正常成人每天排便 1～3 次，排便量为 100～300 g；婴幼儿每天排便 3～5次。

2. 粪便的性状　正常粪便呈黄褐色或棕黄色，便软成形，其内主要为食物残渣、脱落的大量肠上皮细胞、细菌以及机体代谢后产生的废物，如胆色素衍生物和钙、镁、汞等盐类。正常大便观察要点见表 11-5。

表 11-5　正常大便观察要点

项　　目	表　　现
次数	成人每天排便 1～3 次，婴幼儿每天排便 3～5 次
排便量	成人每天排便量 100～300 g
颜色	呈黄褐色或棕黄色
形状	软便成形
内容物	食物残渣、脱落的大量肠上皮细胞、细菌以及机体代谢后产生的废物
气味	因膳食种类而异，肉食者味重

二、排便异常

正常情况下排便活动受意识所控制，但许多生理和心理因素可以影响肠道的活动，引起排便活动的异常。

1. 便秘　便秘（constipation）是指排便次数减少，一般每周少于 3 次，伴排便困难、粪便干结。便秘的病因多种，以肠道疾病最为多见。慢性便秘是指便秘的病程至少为 6 个月。

2. 粪便嵌塞　粪便嵌塞（fecal impaction）是指粪便持久滞留堆积在直肠内，坚硬不能排出。

3. 腹泻　腹泻（diarrhea）是指排便次数增多，粪质稀薄，或带有黏液、脓血或未消化的食物。如解液状便，每天 3 次以上，或每天粪便总量大于 200 g，其中粪便含水量大于 80%，则可认为是腹泻。腹泻可分为急性和慢性两种，超过两个月者属于慢性腹泻。

4. 排便失禁　排便失禁（fecal incontinence）是指肛门括约肌不受意识控制而不自主地排便。任何引起肛门括约肌功能完整性受损的情况均可导致大便失禁。

5. 肠胀气　肠胀气（flatulence）是指胃肠道内有过多的气体积聚而不能排出。

三、排便的评估与护理

（一）异常粪便评估

1. 排便次数和量　排便次数因人而异，成人每天超过 3 次或每周少于 3 次，应视为异常。每日排便量与膳食种类、数量、摄入液体量、大便次数及消化器官的功能有关。

2. 粪便的性状

（1）形状和软硬度：便秘时粪便坚硬、呈栗子样；消化不良或急性肠炎可为稀便或水样便，肠道部分梗阻或直肠狭窄，粪便常呈扁条形或带状。

（2）颜色：柏油样便见于上消化道出血；白陶土色便见于胆道梗阻；暗红色血便见于下消

化道出血;果酱样便见于肠套叠、阿米巴痢疾;痔疮或肛裂时粪便表面有鲜红色血液;白色米泔水样便见于霍乱、副霍乱。

(3)内容物:消化道感染或出血时粪便中可混入或粪便表面附有血液、脓液或肉眼可见的黏液,肠道寄生虫感染的粪便中可查见蛔虫、蛲虫、绦虫节片等。

(4)气味:严重腹泻的粪便呈碱性反应,气味极恶臭;下消化道溃疡、恶性肿瘤的粪便呈腐败臭;上消化道出血的柏油样,粪便呈腥臭味;消化不良粪便呈酸性反应,气味为酸败臭。

(二)排便活动异常评估

1．便秘 便秘常伴有头痛、腹痛、腹胀、消化不良、乏力、食欲不佳、精神烦躁等,腹部触诊有时可触及包块,肛诊可触及粪块。

原因:某些器质性病变;中枢神经系统功能障碍;排便习惯不良;排便时间或活动受限制;强烈的情绪反应;各类直肠肛门手术;某些药物如缓泻剂、栓剂等不合理的使用;饮食结构不合理,饮水量不足;长期卧床或活动减少等,均可抑制肠道功能而导致便秘的发生。

2．粪便嵌塞 粪便嵌塞的患者有排便冲动,腹部胀痛,直肠肛门疼痛,但不能排出粪便;肛门处有少量液化的粪便渗出。

原因:常见于慢性便秘。便秘未能及时解除,粪便持久滞留在直肠内,水分一直被吸收,而乙状结肠排下的粪便又不断加入,使粪块变得又大又硬不能排出,发生粪便嵌塞。

3．腹泻 腹泻患者有腹痛、肠痉挛、恶心、呕吐、肠鸣、肛门疼痛、全身乏力等症状,有急于排便的需要和难以控制的感觉,排便次数增多。粪便松散或呈液体样,肠鸣音增多。短时的腹泻是一种保护性反应,有助于将肠道内的刺激物或有毒物质排出,但持续严重的腹泻,可使机体内的大量水分和胃肠液丧失,而发生水、电解质和酸碱平衡的紊乱。

原因:饮食不当或使用泻剂不当;胃肠道疾病;肠道内正常菌群的改变;消化系统发育不成熟;某些内分泌疾病;情绪紧张焦虑等。

4．排便失禁 排便失禁也称肛门失禁,指肛门括约肌失去对粪便及气体排出的控制,是排便功能紊乱的一种。

原因:神经肌肉系统的病变或损伤,如瘫痪,胃肠道疾患,精神障碍、情绪失调等。

5．肠胀气 一般成人胃肠内存有少量气体,无胀气之感。肠胀气时,患者可出现腹胀、痉挛性疼痛、呃逆、肛门排气过多。当肠胀气压迫膈肌和胸腔时,可出现气急和呼吸困难;腹部膨隆,叩诊呈鼓音。

原因:食产气性食物过多;吞入大量空气;肠蠕动减少;肠道梗阻及肠道手术后等。异常大便评估要点见表 11-6。

表 11-6 异常大便评估要点

排便情况	表 现	常 见 原 因
次数	排便次数过多,每天 3 次 排便次数过少,每周少于 3 次	腹泻 便秘
伴随症状	排便困难 无法控制 里急后重	便秘 排便失禁或严重腹泻 细菌性痢疾

续表

排便情况	表 现	常 见 原 因
粪便颜色	黑便或柏油便 暗红样 鲜红样 果酱样 白陶土色 米泔水样	上消化道出血 下消化道出血 痔疮、肛裂、直肠癌 肠套叠、阿米巴痢疾 肠道梗阻 霍乱、副霍乱
粪便形状	栗状或羊粪样 稀糊状或水样 胶胨状 条带状或不规则	便秘或习惯性便秘 肠炎、甲亢 慢性菌痢 肠道梗阻或直肠狭窄
粪便内容物	黏液 脓性及脓血 虫或虫卵	肠炎、菌痢、阿米巴痢疾 痢疾、溃疡性结肠炎、大肠癌 蛔虫、蛲虫及绦虫感染
气味	恶臭 腐败臭 血腥臭 酸败臭	严重腹泻、慢性肠炎、胰腺疾病 下消化道溃疡和肿瘤 上消化道出血、阿米巴肠炎 消化不良

（三）影响排便因素评估

正常情况下，人体的排便活动受意识控制，自然、无痛苦、无障碍，但生理、心理、社会等许多因素可以影响排便活动，因此，为满足排便需要，必须了解这些因素并对其进行分析。

1. 生理因素

（1）年龄：年龄可影响人对排便的控制。2～3岁及以下的婴幼儿，神经肌肉系统发育不完善，不能控制排便。老年人可因腹壁肌肉张力下降，胃肠蠕动减慢，肛门括约肌松弛而导致排便功能异常。

（2）排便习惯：通常个体在排便时间、环境、姿势等方面都有自己的习惯，如发生改变，可影响正常排便。

2. 心理因素 心理因素是影响排便的重要因素，精神抑郁时，身体活动减少，肠蠕动减少而导致便秘；而精神紧张、焦虑可导致迷走神经兴奋，肠蠕动增加而致腹泻。

3. 社会文化因素 社会的文化教育影响个体的排便观念与习惯。排便属个人隐私，当个体因排便问题需要求助于他人而丧失自尊时，个体可能压抑排便的需要而引起排便功能异常。

4. 饮食与活动

（1）食物与液体摄入：饮食是影响排便的主要因素，均衡饮食与足量的液体是维持正常排便的重要条件。摄食量过少、食物中缺少纤维或摄入液体量不足等，均可引起排便困难或便秘。

（2）活动：适当的活动可维持肌肉的张力，刺激肠蠕动，以维持正常的排便功能。如长期卧床，可因缺乏活动导致排便困难。

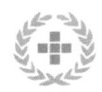

5. 与疾病有关的因素

（1）疾病：肠道疾病或其他系统的病变均可影响正常排便,如肠道肿瘤、直肠脱垂可导致便秘的发生；肠道感染时,肠蠕动增加可导致腹泻；全身疾病如糖尿病、脑血管意外等也会导致排便障碍。

（2）药物：缓泻药可刺激肠蠕动,减少肠道水分吸收,促进排便；某些药物干扰正常排便,如长时间应用抗生素,可抑制肠道正常菌群而导致腹泻；麻醉剂或止痛药,抑制中枢神经系统的活动,使肠运动能力减弱而导致便秘。

（3）治疗与检查：腹部、肛门部位手术,会因肠壁肌肉的暂时麻痹或伤口疼痛而造成排便困难；胃肠 X 线检查常需灌肠或服用钡剂,若钡剂存留在结肠内阻塞肠道,则影响排便。

（四）便秘的护理

1. 提供适当的排便环境　给患者提供单独隐蔽的环境及充裕的时间,以消除紧张情绪,利于排便。

2. 采取适宜的排便姿势　床上使用便器时,如无禁忌,最好取坐位或抬高床头,以借重力作用增加腹内压力,促进排便。若病情允许,让患者下床排便；对需绝对卧床或手术患者,应在手术前有计划地训练其在床上使用便器。

3. 腹部按摩　患者排便时用单手或双手的食、中、无名指重叠,依结肠走行方向,由升结肠向横结肠、降结肠至乙状结肠作顺时针按摩,以增加肠蠕动,可促使降结肠的内容物向下移动,并可增加腹内压,促进排便。

4. 使用简易通便剂和缓泻剂　使用开塞露、甘油栓等简易通便剂,软化粪便,促进排便。根据病情、年龄选用适当的缓泻剂,如年老体弱者、婴幼儿应选择作用缓和的泻剂,慢性便秘的可选用蓖麻油、番泻叶、果导等接触性泻剂。缓泻剂不宜长期使用,否则会使肠道失去自行排便的功能,导致慢性便秘的发生。

5. 重建正常的排便习惯　指导患者选择适合自身的排便时间,一般以早晨排便为佳,因为结肠运动有一定的规律性,早晨起床后人由平卧转变为起立,结肠会发生直立反射,推动粪便下移进入直肠,引起排便反射（胃-结肠反射）。

6. 合理安排膳食　多食含纤维素的食物,有利于增加肠蠕动,促进大便排出；多饮水,病情许可时每日液体摄入量不少于 2000 mL,保持肠道有足够的水分软化粪便,利于大便的排泄。

7. 鼓励适当运动　在病情和体力的允许下,指导患者做适量的体育运动,如散步、打太极拳等。卧床患者可进行床上运动,以提高排便肌群的收缩力。

8. 遵医嘱给予灌肠　使用以上方法均无效时,遵医嘱给予灌肠。

（五）粪便嵌塞的护理

1. 早期使用口服缓泻剂、简易通便法以润肠通便。

2. 可先作油类保留灌肠,2～3 h 后再作清洁灌肠,必要时,每天进行 2 次,直到有大便排出为止。

3. 进行人工取便　清洁灌肠无效后,为解除患者的痛苦,应戴手套从直肠内取出粪便,即人工取便法。

4. 健康教育　向亲属讲解有关排便的知识,形成合理的膳食结构。协助建立并维持正常的排便习惯,防止便秘的发生。

（六）腹泻的护理

1. 去除病因，如为肠道感染则遵医嘱及时给予抗生素治疗。

2. 卧床休息，减少体力消耗，注意腹部保暖。不能自理的应及时给予便盆，消除焦虑不安的情绪，使之达到身心充分休息的目的。

3. 饮食护理，鼓励饮水，根据病情给予清淡的流质或半流质饮食，禁食辛辣、油腻、高纤维食物，严重腹泻时可暂禁食。

4. 按医嘱给予止泻剂、口服补盐液或静脉输液，防治水、电解质紊乱。

5. 维持皮肤完整性，特别是婴幼儿、老人、身体衰弱者，每次便后用软纸轻擦肛门，温水清洗，并在肛门周围涂油膏以保护局部皮肤。

6. 密切观察病情，记录粪便的性质、次数等，需要时留取标本送检。如疑为传染性疾病，按肠道隔离原则护理。

7. 心理护理：腹泻因粪便异味及沾污的衣裤、被单等均会给患者带来不适，常感到痛苦不安，因此，应协助患者清洗沐浴，更换衣裤、被单，并及时提供便器，解除其心理负担，使其感到舒适。

8. 健康教育：向患者讲解腹泻的知识，指导其养成良好的饮食卫生习惯。

（七）排便失禁的护理

1. 心理护理 大便失禁的患者心情紧张而窘迫，护理人员应尊重理解，鼓励患者树立信心，积极配合治疗和护理。

2. 皮肤护理 每次便后用温水洗净患者肛门周围及臀部皮肤，保持皮肤清洁干燥，必要时涂油保护，并注意观察骶尾部皮肤变化，防止压疮。

3. 重建控制排便的能力 了解患者排便时间的规律，观察排便前的表现，定时给予便器，促使规律排便；教会进行肛门括约肌及盆底部肌肉的收缩锻炼，帮助取立、坐或卧位，试做排便动作，先慢慢收缩肌肉，然后再慢慢放松，每次 10 s 左右，连续 10 次，每次 20～30 min，每日数次，以感觉不疲劳为宜。

4. 视病情给予足量水分 如无禁忌，保证患者每天摄入足量的液体。

5. 增进舒适 保持床褥、衣服清洁，及时更换污湿的衣裤被单，定时开窗通风，除去不良气味，保持室内空气清新。

（八）肠胀气的护理

1. 保持良好的饮食习惯，指导患者养成细嚼慢咽的良好饮食习惯。

2. 去除引起肠胀气的诱因，如少食产气的食物，如豆类、产气饮料，进食或饮水时避免吞入大量空气，积极治疗肠道疾患等。

3. 更换体位，适当活动。协助患者下床活动（如散步等），卧床患者可做床上活动或变换体位，以促进肠道蠕动，减轻肠胀气。

4. 轻微胀气时，可行腹部按摩、腹部热敷或针灸疗法。严重胀气时，遵医嘱给予药物治疗或行肛管排气。

四、与排便有关的护理技术

（一）灌肠法

灌肠法（enema）是将导管由肛门经直肠逆行插入结肠，灌入液体以帮助患者清洁肠道、排便、降温、排毒,灌入药物以达到治疗目的。灌肠法根据目的不同,分为不保留灌肠和保留灌肠。不保留灌肠根据灌入液体的量,又分为大量不保留灌肠和小量不保留灌肠。

大量不保留灌肠

【目的】

1. 解除便秘、肠胀气。

2. 清洁肠道,为肠道手术、检查或分娩做准备。

3. 稀释并清除肠道内的有害物质,减轻中毒。

4. 灌入低温液体,为高热降温。

【评估】

1. 患者年龄、性别、病情、生命体征、意识状态、自理能力等。

2. 患者对大量不保留灌肠的认识及合作程度。

3. 排便情况。

4. 肛周皮肤、黏膜情况。

【计划】

1. 护士准备　衣帽整齐,洗手,戴口罩。

2. 用物准备　一次性冲洗袋(图 11-3)、手套、卫生纸、垫巾、水温计。根据医嘱准备灌肠液。

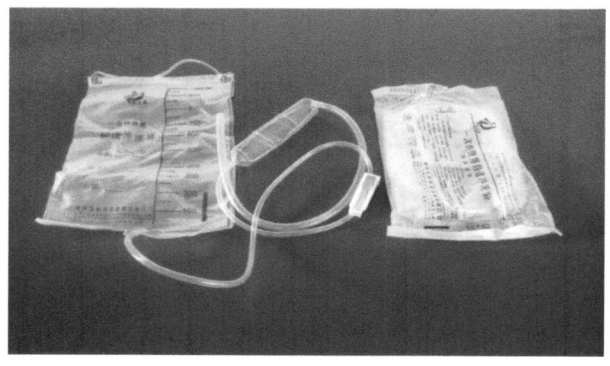

图 11-3　一次性冲洗袋

灌肠液:0.1%~0.2%的肥皂液,生理盐水。成人每次用量 500~1000 mL,小儿 200~500 mL。溶液温度一般为 39~41 ℃,降温时用 28~32 ℃,中暑用 4 ℃。

3. 患者准备　让患者了解大量不保留灌肠的目的、操作过程、配合要点和注意事项,并嘱患者排尿。清醒者嘱其自行清洗肛门。

4. 环境准备　关闭门窗、调节室温、屏风遮挡,请探视者回避。

【实施】见表 11-7。

表 11-7　大量不保留灌肠操作步骤

操　作　步　骤	要　点　说　明
1.核对、解释　携用物至床旁,核对患者的姓名、床号、住院号	·确认患者

操 作 步 骤	要 点 说 明
2.体位　协助患者取左侧卧位,双膝屈曲,褪裤至膝部,臀部移至床沿,不能自我控制排便的可取仰卧位,臀下垫便盆。将一次性垫巾铺于臀下,暴露肛门	• 左侧卧位是根据肠道解剖位置,借助重力作用使溶液从直肠顺利流入乙状结肠
3.调高度,挂袋　调节输液架高度,确认液面到肛门距离 40～60 cm,将灌肠液倒入袋内并挂于输液架上,关闭调节器	• 灌肠筒过高,压力过大,液体流速过快,不易保留,而且易造成肠道损伤
4.戴手套,润滑肛管,排气　戴手套,润滑肛管的前端,松开调节器,排尽导管内气体,关闭调节器	• 润滑导管可减轻肛管对黏膜的刺激和插管时的阻力
5.插管、灌液　左手分开臀部,暴露肛门,嘱张口呼吸,右手将肛管前端轻轻插入 7～10 cm,松开左手固定肛管,打开调节器,使液体缓缓流入,观察筒内液面下降的情况	• 使放松,便于插入肛门 • 小儿插入深度为 4～7 cm • 如液面下降过慢或停止,多由于肛管前端孔道被粪块阻塞,可移动肛管或挤捏肛管 • 如感觉腹胀或有便意,可嘱其张口深呼吸以放松腹部肌肉,并降低灌肠筒的高度以减慢流速或暂停片刻
6.拔管、保留灌肠液　灌肠液流尽时关闭调节器,拔出肛管,手套包裹肛管,连同冲洗袋,一起放入医用垃圾桶内,擦净肛门。协助患者取舒适的卧位,嘱其尽量保留 5～10 min 后再排便	• 使灌肠液在肠中有足够的作用时间,以利于粪便充分软化容易排出
7.操作后处理 (1)对不能下床的,给予便盆,扶助能下床的上厕所排便 (2)观察大便的量和性状,必要时留取标本送检 (3)整理床单位,开窗通风,清理用物 (4)洗手、记录	• 如灌肠后解便一次记为"1/E",灌肠后无大便记为"0/E"

【评价】

1. 护患沟通有效,患者情绪稳定,愿意接受灌肠术并积极配合。

2. 患者及家属能理解灌肠的目的,了解灌肠相关知识。

3. 灌肠液选择正确,灌肠袋的高度和肛管插入的深度合适。

4. 操作正确、熟练。

【注意事项】

1. 妊娠、急腹症、严重心血管疾病、年老体弱者及小儿等禁忌灌肠。

2. 伤寒灌肠时溶液不得超过 500 mL,压力要小(液面不得超过肛门 30 cm)。

3. 肝性脑病患者灌肠禁用肥皂水,以减少氨的产生和吸收;充血性心力衰竭和水钠潴留患者禁用 0.9% 氯化钠溶液灌肠。

4. 准确掌握灌肠时溶液的温度、浓度、流速、压力和溶液的量。

5. 灌肠过程中随时注意观察患者病情变化,如发现脉搏细速、面色苍白、出冷汗、剧烈腹痛、心慌气急,应立即停止灌肠并及时与医生联系,采取急救措施。

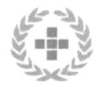

保留灌肠法

将药物灌入直肠或结肠内,通过肠黏膜吸收达到治疗疾病的目的。

【目的】

1. 镇静、催眠。

2. 治疗肠道感染。

3. 灌入中药治疗慢性盆腔炎、慢性肾功能衰竭等疾病。

【评估】

1. 患者的年龄、病情、临床诊断及治疗情况。

2. 患者对保留灌肠的认识及合作程度。

3. 排便情况、肠道病变部位。

4. 肛周皮肤、黏膜情况。

【计划】

1. 护士准备　衣帽整齐,洗手,戴口罩。

2. 用物准备　注洗器,一次性使用肛管、温开水 5～10 mL、血管钳、液状石蜡、手套、卫生纸、垫巾、小垫枕。

根据医嘱准备灌肠液,灌肠溶液量不超过 200 mL,溶液温度 38 ℃。

常用溶液:镇静催眠用 10%水合氯醛;肠道抗感染用 2%小檗碱、0.5%～1%新霉素或其他抗生素溶液。

3. 患者准备　患者了解保留灌肠的目的、操作过程、配合要点及注意事项。清醒者嘱其自行清洗肛门。

4. 环境准备　关闭门窗、调节室温、屏风遮挡,请探视者回避。

【实施】见表 11-8。

表 11-8　保留灌肠法

操 作 步 骤	要 点 说 明
1.核对、解释　按医嘱备药,核对患者的床号、姓名,灌肠液的名称、浓度、剂量、方法等	• 认真执行查对制度 • 确认患者
2.体位　根据病情选择不同的卧位,双腿屈膝,褪裤至膝部,臀部移至床沿,抬高臀部并于臀下垫枕、垫巾,使臀部抬高约 10 cm	• 保留灌肠以晚上睡眠前灌肠为宜,因此时患者活动减少,药液易于保留吸收 • 慢性细菌性痢疾患者,取左侧卧位;阿米巴痢疾患者,取右侧卧位 • 抬高臀部防止药液溢出 • 易于插入
3.戴手套、抽灌肠液、连接肛管　戴无菌手套,注洗器抽吸灌肠液,连接肛管,润滑肛管前端	
4.插肛管、注入灌肠液　排气,左手分开臀部,暴露肛门,嘱深呼吸,右手将肛管轻轻插入 15～20 cm,固定肛管,缓慢注入灌肠液	• 注入速度不得过快,以免刺激肠黏膜,引起排便反射
5.观察　注入灌肠液期间,注意观察反应,询问有无不适,如感觉腹胀或有便意,可嘱其张口深呼吸以放松腹部肌肉,并减慢推药速度或暂停片刻	• 使灌入的药液能保留较长时间,利于药物的吸收

续表

操 作 步 骤	要 点 说 明
6. 冲管、拔管 注毕，再注入少量(5～10 mL)温开水，抬高肛管，以冲净管内药液，拔出肛管，擦净肛门。取下手套，协助取舒适的卧位，嘱其尽量保留 1 h 以上再排便，对不能下床的，给予便盆	
7. 操作后处理 整理床单位，开窗通风，观察大便性状，必要时留取标本送检。洗手，记录	• 记录灌肠时间、灌肠液的种类和量

【评价】

1. 护患沟通有效，患者情绪稳定，愿意接受灌肠术并积极配合。

2. 患者及家属能理解灌肠的目的，了解灌肠相关知识。

3. 能严格执行操作规程，无差错事故发生，操作程序清晰、规范。

【注意事项】

1. 了解保留灌肠的目的和病变部位，以确定患者的卧位和插入肛管的深度。

2. 保留灌肠最好在晚上患者睡觉前实施，避免下床活动影响药物在肠腔内的保留。

3. 保留灌肠时，应选择较细的肛管并且插入要深，液量不宜过多，压力要小，灌入速度宜慢，以减少刺激，使灌入的药液能保留较长时间，有利于肠黏膜吸收。

（二）口服高渗溶液清洁肠道

高渗溶液进入肠道，在肠道内形成高渗环境，使肠道内水分大量增加，从而软化粪便，刺激肠蠕动，加速排便，达到清洁肠道的目的。适用于直肠、结肠检查和手术前肠道准备。常用溶液有硫酸镁、甘露醇等。

1. 甘露醇法 患者术前 3 日进半流质饮食，术前 1 日进流质饮食，术前 1 日下午 2:00—4:00，口服甘露醇溶液 1500 mL(2%甘露醇 500 mL 加 5%葡萄糖 1000 mL，混匀)。

2. 硫酸镁法 患者术前 3 日进半流质饮食，每晚口服 50%硫酸镁 10～30 mL。术前 1 日进流质饮食，术前 1 日下午 2:00—4:00，口服 25%硫酸镁 200 mL(50%硫酸镁 100 mL 加 5%葡萄糖盐水 100 mL)，然后再口服温开水 1000 mL。一般服后 15～30 min 即可反复自行排便，2～3 h 内可排 2～5 次。

3. 聚乙二醇电解质溶液 患者术前 2 日起服用少渣饮食，在检查前 1 日的晚餐进流食，检查当日早晨禁食，检查前 4 h 空腹给药，首次服用 600～1000 mL，以后每隔 10～15 min 服用 1 次，每次 250 mL，直至口服完 2000 mL。此间患者活动应方便如厕，护士应观察患者的一般情况，注意排便次数及粪便性质，确定是否达到清洁肠道的目的。

（三）肛管排气法

肛管排气法是指将肛管由肛门插入直肠，以排除肠腔内积气的方法。

【目的】帮助患者解除肠腔积气，减轻腹胀。

【评估】

1. 患者的年龄、病情、临床诊断及治疗情况。

2. 患者对肛管排气的认识及合作程度。

3. 排便情况、肠道病变部位。

4. 腹胀情况。

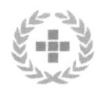

【计划】

1. 护士准备　衣帽整齐,洗手,戴口罩。

2. 用物准备　连接导管、肛管、玻璃瓶(内盛 3/4 体积的水)、润滑油、棉签、卫生纸、胶布条、手套。

3. 患者准备　患者了解肛管排气的目的、操作过程、配合要点。

4. 环境准备　关闭门窗、调节室温、屏风遮挡,请探视者回避。

【实施】见表 11-9。

表 11-9　肛管排气法

操 作 步 骤	要 点 说 明
1.核对、解释　携用物至床旁,核对患者床号、姓名,再次向患者说明操作目的及有关事项	• 确认患者 • 取得患者配合
2.体位　协助患者取左侧卧位,暴露肛门	
3.接排气装置　将玻璃瓶放置妥当,导管一端插入水中,另一端接肛管	• 导管末端保持在液面下,以利于观察排气的状况
4.插管、排气　戴手套,润滑肛管前端后插入直肠 15～20 cm,固定后观察排气情况,如排气不畅,可帮助转换体位、按摩腹部,以助气体排出	
5.保留后拔管　保留肛管一般不超过 20 min,拔管后,清洁肛门,整理用物	• 长时间留置肛管,会减少肛门括约肌的反应,甚至导致括约肌永久性松弛
6.操作后处理　协助患者穿好裤子,取舒适的卧位,整理床单位	• 需要时 2～3 h 后再行肛管排气

【评价】

1. 能严格执行操作规程,操作程序清晰、规范。

2. 护患沟通有效,患者情绪稳定,愿意接受肛管排气法并积极配合。

3. 肛管插入的深度合适,留置时间正确。

4. 注意关心和保护患者。

【注意事项】

1. 向患者及亲属讲解避免腹胀的方法,如增加活动、正确选择饮食的种类。

2. 指导患者保持健康的生活习惯。

3. 了解与患者沟通方法,使患者能正确配合。

▌知识链接▐

肠造口护理

一、肠造口的概念

肠造口是为了治疗的需要,通过手术将病变的肠段切除,将一段肠管拉出,翻转缝于腹壁,以替代原来肛门的作用排泄粪便,俗称"人工肛门"。

二、肠造口护理

1. 肠造口观察　观察肠造口有无回缩、出血及坏死,造口周围皮肤有无皮肤发红、肿胀、溃烂等。

2. 肠造口皮肤护理　保持造口周围皮肤的清洁干燥,每日排便后用温水清洗造口周围皮肤。

3. 做好心理辅导　消除患者及家属对造口的恐惧心理,鼓励患者参与造口护理全过程。

三、健康指导

1. 服装和沐浴　衣服以柔软、舒适为原则,避免穿紧窄衣服,以免压迫、摩擦造口,影响血液循环。手术伤口愈合后,便可以沐浴,沐浴时选用无香精的中性沐浴液;一件式除去造口袋洗澡;二件式在底板与皮肤接触处封上防水胶布,浴毕揭去胶布即可。

2. 饮食　均衡饮食,无须忌口,多食新鲜蔬菜及水果。外出参加社交活动前可少吃易产气或有刺激性的、容易产生臭味的食物。保持大便通畅,注意饮食卫生,避免腹泻。

3. 运动　根据身体的状况选择适当的体育运动,避免提举重物,以防造口周围疝气的产生。避免对造口直接撞击的活动,如摔跤、打篮球等。

4. 工作与社交　一般造口术后半年即可恢复工作,避免过重的体力劳动,注意劳逸结合。经常检查造口袋粘贴面是否牢靠,特别是外出上下班、运动、入睡前,应倒空造口袋,避免袋内容物在活动、翻身时外溢。

5. 造口袋的保存　造口袋应保存在阴凉、干燥、通风处,避免与阳光和热源直接接触。

（苏　琳）

思考题

1. 患者,男性,78岁,患者因前列腺肥大致排尿困难,昨日门诊给予留置导尿,今晨患者自行拔出导尿管并出现肉眼血尿。请问:

(1) 该患者发生了什么问题?

(2) 插入气囊导尿管致尿道损伤有哪些原因?

2. 患者,女,45岁,患者因"下腹疼痛1周"入院,经检查诊断为慢性盆腔炎,医嘱给予中药煎剂150 mL灌肠。为了提高疗效,延长中药在体内的保留时间,灌肠时你采取哪些技巧?

第十二章　护理职业防护

学习目标

1．识记：

（1）能正确说出职业损伤的有害因素及对人体的影响。

（2）能正确陈述护理职业防护的管理。

2．理解：

（1）能正确描述并解释下列概念：职业危害、护士职业危害、职业暴露、护理职业暴露、职业防护、护理职业防护及标准预防。

（2）能正确解释生物性损伤、锐器伤、化疗药物损伤及负重伤产生的原因及预防措施。

（3）能正确理解护理职业防护的意义。

3．应用：

（1）能根据患者的病情，在护理工作中采取标准预防措施。

（2）能根据锐器伤的情况，正确处理锐器伤。

（3）能根据要求配制化疗药物。

（4）能正确评估化疗药物暴露情况，化疗药物暴露后能采取正确的处理措施。

（5）能根据自身的工作情况及身体状况，正确选择和使用劳动保护用品，保持正确的工作姿势。

　　医务人员在工作过程中需要面对患有各种疾病的患者，经常暴露于生物、化学、物理等各种职业有害因素中，加之护士经常处于高度紧张的应激状态，所以其可能受到各种各样职业性有害因素的损伤。因此，护士应具备对各种职业性有害因素的认识、处理及防范的基本知识和能力，以减少职业伤害，保护自身安全，维护自身健康。

第一节　职业防护

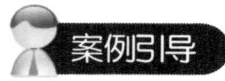案例引导

　　护士小丁，24岁，毕业后进入肿瘤科病房工作。请问：

从职业防护的角度考虑,护士长应对其加强哪些方面的教育?

一、职业防护相关概念

1. 职业危害　职业危害(occupational hazard)是指在生产劳动过程及其环境中产生或存在的,对职业人群的健康、安全和作业能力可能造成不良影响的一切要素或条件的总称。

2. 护士职业危害　护士职业危害是指护理人员在从事护理工作的过程及其环境中产生或存在的,对护理人员的健康、安全和工作能力可能造成不良影响的一切要素或条件的总称。

3. 职业暴露　职业暴露(occupational exposure)是指从业人员由于职业关系而暴露在有害因素中,从而具有被感染可能性的情况。

4. 护理职业暴露　护理职业暴露是指护士在从事诊疗、护理活动过程中,接触有毒、有害物质或病原微生物,以及受到心理社会等因素的影响而损害健康或危及生命的职业暴露。

5. 职业防护　职业防护(occupational protection)是指采取有效措施,保障劳动者在生产过程中的安全与健康。

6. 护理职业防护　护理职业防护是指采取有效措施,消除或改善护理工作过程中危及护士人身安全或健康的职业性有害因素,保障护士免受职业性有害因素的损伤,或将损伤降至最低程度。

二、护理职业防护的意义

1. 提高护士职业生命质量　科学有效的护理职业防护,可以维护护士的身体健康,减轻心理压力,增强社会适应能力,从而提高护士的职业生命质量。

2. 科学规避护理职业风险　护士掌握职业防护的知识和技能,可以提高护士的职业防范意识,自觉履行职业规范要求,严格遵守操作规程,有效控制职业有害因素,科学有效地规避护理职业风险。

3. 营造和谐的职业环境　良好安全的护理职业环境,可以增加护士的安全感和职业满意度,使其形成对职业选择的认同感。同时,和谐的工作氛围可以缓解护士的心理压力,改善其精神卫生状况,提高其职业适应能力。

第二节　常见护理职业伤害的因素

护理工作环境中,存在着多种损伤护理人员身心健康的因素,主要包括生物性因素、化学性因素、物理性因素和心理社会性因素。

一、生物性因素

生物性因素主要是指护士在工作过程中,意外沾染或食入的病原微生物或病原微生物的污染物。护士工作的场所中病原微生物种类繁多且相对集中,因此生物性因素是影响护理职业安全最常见的有害因素之一。生物性因素主要有病毒、细菌、寄生虫和真菌等。

1. 病毒　护理工作中常见的病毒有肝炎病毒、人类免疫缺陷病毒(HIV)及冠状病毒等,其传播途径以呼吸道和血液传播较为常见。护士因职业性损伤感染的疾病中,最常见、最危险的乙型肝炎、丙型肝炎、艾滋病均由病毒引起。

2. 细菌　护理工作环境中常见的致病菌有葡萄球菌、链球菌、肺炎球菌及大肠杆菌等。这些细菌广泛存在于患者的分泌物、排泄物及用过的器具和衣物中,可通过呼吸道、消化道、血液及皮肤等途径感染护士。细菌的致病作用取决于其侵袭力、毒素类型、侵入机体的数量及侵入途径。

3. 寄生虫　血吸虫是与职业因素相关的最重要的人体寄生虫。

4. 真菌　由于抗生素的滥用引起菌群失调,真菌的感染概率明显上升。与职业有关的真菌主要是产毒真菌。护士在工作中,吸入或食入某些真菌丝或孢子时可引起各种类型的过敏反应性疾病,如荨麻疹、变应性皮炎与哮喘等。

二、化学性因素

化学性因素是指医务人员在从事规范的诊断、治疗、护理及检验等工作过程中,通过多种途径接触到的化学物质。护士在工作中需要经常接触各种化学消毒剂、化疗药物、麻醉废气及汞等,这些物质可通过呼吸道和皮肤接触对护士健康造成伤害。

1. 化学消毒剂　甲醛、戊二醛及含氯消毒剂等常用于浸泡器械、熏蒸消毒。这些化学消毒剂具有强烈的刺激性和腐蚀性,挥发后被人体吸收可导致哮喘、支气管黏膜水肿,甚至导致呼吸系统损害,还可引起皮肤过敏、流泪、恶心及呕吐等症状。经常接触还会引起结膜灼伤、肝脏损坏,甚至还会损害中枢神经系统,表现为头痛及记忆力减退。

2. 化疗药物　目前,化疗药物(如环磷酰胺、氮芥、阿霉素、丝裂霉素、氟尿嘧啶、铂类药物及紫杉醇等)被认为是能产生职业暴露和危害的药品,可通过皮肤接触、吸入或食入等途径给护士带来一些潜在危害。在防护不当的情况下长期小剂量接触可因蓄积作用而产生远期影响,长期接触的化疗药物,可引起白细胞减少、自然流产率增高、遗传性影响(致癌、致畸、致突变)及损伤等危险。

3. 麻醉废气　吸入少量麻醉废气可引起注意力不集中、应变能力差、烦躁及头痛等症状。长时间吸入可导致麻醉废气在体内蓄积,可以产生慢性氟化物中毒、遗传性影响及对生育功能的影响等。

4. 其他　体温计、血压计、水温计等是常用的护理操作用品,其中的汞是常见而又极易被忽视的有毒因素。漏出的汞如果处理不当,可对人体产生神经毒性和肾毒性作用。

三、物理性因素

在日常护理工作中,常见的物理性因素有锐器伤、负重伤、放射性损伤及温度性损伤。

1. 锐器伤　锐器伤是最常见职业性有害因素之一,而感染的针刺伤是导致血源性传播疾病的最主要因素,其中最常见、危害性最大的是乙型肝炎、丙型肝炎和艾滋病。同时,针刺伤也可以对护士造成极大的心理伤害,产生焦虑感和恐惧感,甚至影响护理职业生涯。

2. 负重伤　在日常工作中,护士的体力劳动较多、劳动强度较大,特别是在移动、搬运患者的过程中,若用力不当或弯腰姿势不正确,会导致运动系统长期处于过度紧张状态,容易造成腰部肌肉扭伤,引发腰椎间盘突出。此外,长时间站立和走动还可以引起下肢静脉曲张等。

3. 放射性损伤　介入治疗已广泛应用于临床,开展各种介入治疗都需要护士的配合。护士长期在这样的环境中工作,如果防护不当,会造成机体免疫功能障碍,严重者可导致血液系统功能障碍或致癌。此外,在日常工作中,护士还需要经常接触紫外线、激光等放射性物质,如果防护不当,可导致不同程度皮肤、眼睛受损等不良反应。

4. 温度性损伤　常见的温度性损伤有热水瓶、热水袋等所致的烫伤;易燃易爆物品如氧气、乙醇等所致的烧伤;各种电器的使用,如红外线烤灯、频谱仪及高频电刀等所致的灼伤等。

四、心理社会性因素

非物理、化学、生物性的职业有害因素称为心理社会性因素。心理社会性因素作用的方式、刺激量的大小、作用时间的长短以及同时存在的其他因素,共同决定了心理社会性因素的性质和程度。护理职业中的心理社会性因素主要有行为及语言伤害、工作疲惫感、护患冲突等。思想压力、工作压力和女性特殊的心理生理状况使护士长期处于精神高度紧张状态,容易发生机体疲劳性疾病,并容易产生心理疲惫,出现焦虑、失眠、头疼、烦躁等一系列心理健康问题。

第三节　护理职业防护措施

案例引导

护士小丁,某日在配化疗药物时,因药瓶内压力过大,不慎将药物溅到了面部和眼睛里。请问:

(1) 小丁护士应立即采取哪些紧急措施处理化疗药物的暴露?

(2) 护士在配制化疗药物时应采取哪些防护措施?

一、护理职业防护的管理

为了保障护士在执业过程中的安全,规范护士的职业安全防护工作,预防护理工作中发生职业暴露,以及做好发生暴露后的及时处理,依据和参照国家有关法规要求,充分做好防护管理工作。

（一）完善组织管理

职业安全组织管理分为医院职业安全管理委员会、职业安全管理办公室、科室职业安全管理小组三级管理,分别承担相应的职业安全管理工作。

（二）健全规章制度

1. 健全制度　健全职业防护管理制度、职业暴露上报制度、处理程序、风险评估标准、消毒制度、隔离制度、转诊制度、各种有害因素监测制度及医疗废弃物处理制度等,并认真遵守执行,这是保障护士职业安全的基本措施。

2. 规范各类操作行为　制定各种预防职业损伤的工作指南,严格执行有关技术操作规范和工作标准,如生物性因素防护规程、有毒气体的管理和操作规程、预防锐器伤操作规程及预防化疗药物损伤操作规程等,使护理职业防护工作有章可循,从而减少各种职业暴露的机会。

（三）加强职业安全教育,强化职业防护意识

对护士进行职业安全教育和规范化培训是减少职业暴露的主要措施。加强职业安全防护教育,使护士从思想上和行动上重视职业防护,以进一步强化护士的职业防护意识。

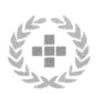

1. 职业安全知识的培训与考核 各级卫生行政管理部门要充分认识到护理职业暴露的危险性和严重性,以及做好护士职业防护的重要性和迫切性,提供一定的人力、物力、政策及技术支持,做好岗前培训和定期在职培训与考核,如传染病疫情培训、中毒知识培训、自然灾害和意外事故知识培训及心理健康培训等,并把护理职业安全作为在校教育和毕业后教育的考核内容之一。

2. 增强护士职业防护意识 护理工作不仅仅是为患者提供安全、无差错的护理,还要在工作中保护自身免受损伤。护士应该充分认识到职业暴露的危害和职业防护的重要性,从思想上重视,加强学习,丰富自己的专业知识和技能,增强自我职业防护意识。

（四）改进护理防护设备

医院管理者要充分认识到职业暴露的危害性,创造安全健康的工作环境,提供完善的检测系统、医疗设备和职业防护措施,为护士提供全方位的安全保障。

1. 防护设备及用品 ①常用的防护设备、设施,如生物安全柜、层流手术室（安装麻醉废气排放管道）及感应式洗手设施;②在隔离病房使用的密闭较好的鸭嘴式口罩、围裙、一次性手术衣、无菌手套、手术鞋及手术帽;③安全注射装置和符合国际标准的一次性锐器回收盒等;④一般用品,如手套、面罩、防目镜及脚套等。

2. 建立静脉药物配制中心 根据药物特性,建立符合国际标准的操作环境,并配备经过严格培训的药剂师和护士。严格按照操作程序配制全静脉营养液、化疗药物及抗生素等药物,以保证临床用药的安全性和合理性,减少药物对护士的伤害。

（五）强化和推进标准预防

可采用美国疾病控制中心提出的标准预防（standard precaution）进行护理职业防护,即视所有患者的血液、体液、分泌物及排泄物等都具有潜在的传染性,接触时均应采取防护措施。标准预防有 3 个基本内容:

1. 隔离对象 视所有患者的血液、体液、分泌物、排泄物及其被污染的物品等都具有传染性。

2. 防护 坚持对患者和医务人员共同负责的原则,强调双向防护,预防疾病双向传播。

3. 隔离措施 根据疾病主要传播途径,采取相应的隔离措施（包括接触隔离、空气隔离及微粒隔离等）。标准预防技术包括洗手、戴手套、穿隔离衣、戴护目镜和面罩等,通过采取综合性防护措施,减少受感染的机会。护士必须正确掌握各级防护标准、防护措施及各种防护物品的使用方法,以防止防护不足或防护过度。

（六）重视护士的个人保健

定期进行健康体检和免疫接种。

二、损伤的原因及预防措施

（一）生物性损伤

大多数的职业暴露是不会引起感染的,引起感染的因素包括病原体的种类、接触的方式、接触的体液量、接触患者体液中病原体的含量。在为患者提供护理服务时,无论是患者还是护士的血液和深层体液,都应视为具有潜在传染性的液体,并加以防护。通过采取综合性防护措施,减少护士感染乙型肝炎病毒（HBV）、丙型肝炎病毒（HCV）或人类免疫缺陷病毒（HIV）等的几率。

1. 生物性损伤的原因

（1）与针刺伤有关的操作：导致护士职业暴露的主要原因是污染的针头刺伤或其他锐器伤，针刺伤最容易发生在针头使用后的丢弃环节。

（2）接触血液与体液的操作：①处理工作台面、地面及墙壁的血液、体液时未先进行消毒，而是直接擦洗；在进行接触血液、体液的操作时未戴手套。②抢救患者时，护士的手或衣服可能接触患者的血液或体液，未及时采取有效的防护措施（特别是手部有破损时）；发生意外，如患者的血液、分泌物溅入护士的眼睛、鼻腔或口腔中。③在为患者实施心肺复苏时，徒手清理口腔内的分泌物及血液、口对口人工呼吸。

2. 预防措施

（1）洗手：护士在接触患者前后，特别是接触血液、排泄物、分泌物及污染物品前后，无论是否戴手套都要洗手。

（2）避免直接接触血液或体液：护士应实施常规职业性防护，防止皮肤、黏膜与患者的血液、体液接触。常用的防护措施包括手套、口罩、护目镜及隔离衣等。

①戴手套：护士接触患者血液或体液、有创伤的皮肤黏膜，进行体腔及血管的侵入性操作，或在接触和处理被患者体液污染的物品和锐器时，均应戴手套操作，护士手上有伤口时更应注意。

②戴口罩和护目镜：在处理患者的血液、分泌物及体液等有可能溅出的操作时，特别是在行气管内插管、支气管镜及内镜等检查时，应戴口罩和护目镜。

③穿隔离衣：在身体有可能被血液、体液、分泌物和排泄物污染，或进行特殊手术时应穿隔离衣。

（3）安全处理锐利器具：严格按照操作规程处理针头、手术刀及安瓿等锐器，大多数锐器伤是可以预防的。选用安全性能较好的护理用品，如无针头的用品、具有安全保护性装置的用品、个人防护用品及锐器收集器。

（4）医疗废物及排泄物的处理：对使用过的一次性医疗用品和其他固体废弃物，均应放入双层防水污物袋或专用容器内，密封并贴上特殊标记，送往规定地点进行无害化处理。排泄物和分泌物等污物倒入专用密封容器内，经过消毒后排入污水池或下水道内。

（二）锐器伤

锐器伤是导致护理人员发生血源性传播疾病最主要的职业因素。目前，已证实有二十多种病原体可通过锐器伤接触传播，其中最常见、威胁最大的是乙型肝炎病毒、丙型肝炎病毒和人类免疫缺陷病毒。护理人员因接触注射器、输液器等医疗锐器机会多而成为医院锐器伤发生率最高的职业群体。

引起锐器伤的利器种类：①玻璃类：主要有玻璃药瓶、玻璃安瓿、玻璃输液瓶、玻璃器皿、玻璃试管、玻璃注射器及体温计等。②金属类：主要有注射器针头、输液（血）器针头、静脉输液针头、各种穿刺针、套管针、手术时使用的缝合针、手术刀片及手术剪刀等。

1. 原因

（1）护士自我防护意识淡薄：护士对锐器伤的危害性认识不足，缺乏防护知识的系统教育，是发生锐器伤不可忽视的重要原因。例如，护士在接触患者的血液、体液时没有采取防护措施，锐器伤报告制度的执行力度不够等。

（2）护士技术不熟练和操作不规范：使用锐器进行护理措施时，粗心大意、技术不熟练及操作不规范（如护士错误的拔针方法）等极易造成锐器伤。如徒手掰安瓿，随便丢弃一次性注

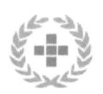

射器针头、留置针针芯,直接用手接触锐器,缝合针、手术器械在器械台上排放不规整及器械传递不规范等,都与锐器伤的发生有密切关系。

(3)意外损伤:手术工作中使用的锐器较多,如刀、剪、针、钩,传递频繁及传递不规范极易造成自伤或伤及他人,整理治疗室、治疗盘时被裸露的针头或碎玻璃扎伤,在刷洗医疗器械时也容易受伤。

(4)患者因素:在工作中遇到一些极度不配合的患者(如酗酒、精神病患者)时,护士在操作中易产生紧张情绪,导致操作失误而发生锐器伤。另外,在操作过程中患者突然躁动极易使针头或刀片伤及护士。

(5)身心疲劳:护理人力配备不足、工作量及压力过大,易使护士出现身心疲乏,在护理操作时精力不集中而导致误伤。

(6)医院管理方面:医院未开展安全防护教育,对新护士未进行相关培训;防护用品不足或考虑医疗用品成本而限制手套的使用等,因为被血液污染的针头刺破一层乳胶手套或聚乙烯手套时,医务人员接触的血液量比未戴手套时可减少 50% 以上;未引进具有安全防护功能的一次性医疗用品。

2. 预防措施 锐器伤防护的关键是建立锐器伤防护制度,加强安全教育,提高自我防护意识,使用安全工具,规范操作行为,做好预防接种,完善防护措施等。

(1)建立锐器伤防护制度,提高自我防护意识。

①强化与完善制度建设:严格执行护理操作规范和消毒隔离制度,执行普及性防护措施,规范操作行为,培养良好的职业素质。

②戴手套与洗手:a. 在进行有可能接触患者血液、体液的诊疗和护理操作时必须戴手套,操作完毕脱去手套后立即洗手,必要时进行手消毒;b. 手部皮肤如有破损,在进行有可能接触患者血液、体液的诊疗和护理操作时必须戴双层手套。

③规范操作:在进行侵袭性诊疗和护理操作过程中,光线要充足;传递器械时要娴熟规范,可以使用小托盘传递锐器(避免直接传递锐器);特别注意防止被针头、缝合针及刀片等锐器损伤。

④正确处理使用后的锐器:使用后的锐器应直接放入耐刺、无渗漏的锐器盒内,以防被刺伤。

(2)规范锐器使用时的防护:①抽吸药液时严格遵守无菌操作原则;②静脉用药时最好采用三通给药(建立无针输液系统);③使用安瓿制剂时,应先用砂轮划痕后再掰安瓿,掰安瓿时应垫以棉球或纱布;④制定完善的手术器械(刀、剪、针等)摆放及传递的规定,规范器械护士的基本操作;⑤手术前充分了解高危患者情况,并重点做好其围术期和手术期的安全防护工作。

(3)纠正易引起锐器伤的危险行为:①禁止用双手分离污染的针头和注射器;②禁止直接用手接触使用后的针头、刀片等锐器;③禁止用手折弯或弄直针头;④禁止双手回套针帽;⑤禁止用手直接传递锐器;⑥禁止直接接触医疗废物。

(4)严格管理医疗废物:应使用符合国际标准的锐器回收器处理使用后的锐器,病区内应配备足够的锐器回收器。封存好的锐器回收器要有清晰的标识,以便于监督执行。严格执行医疗废物分类标准,锐器不应与其他医疗废物混放。

(5)加强护士的健康管理:护士在工作中发生锐器伤后,应立即做好局部的处理,并根据情况决定是否进行再处理。①建立护士健康档案,定期为护士进行体检,并接种相应疫苗;②建立损伤后登记上报制度;③建立锐器伤处理流程;④建立受伤护士的监督体系,追踪伤者的健康状况；⑤积极关心受伤护士的心理变化，做好心理疏导，及时有效地采取预防补救措施。

（6）与患者沟通配合：在护理过程中，应体谅和宽容不合作的患者，尽最大可能与其沟通，以取得患者及家属的信任，从而达到治疗与护理的目的。必要时请他人协助，尽量减少锐器伤。

（7）适当调整护士的工作强度和心理压力：实行弹性排班制，加强治疗高峰期的人力配备，以减轻护士的工作压力，提高工作效率和质量，减少锐器伤的发生。

（8）使用具有安全装置的护理器材：尽量选用安全性能好的护理用品。①采用真空采血系统采集血液标本；②使用可来福接头、一次性无针头输液管路等无针连接系统；③采用具有安全保证性装置的用品，如可自动毁形的安全注射器、回缩或自钝注射器、带保护性针头护套的注射器及安全型静脉留置针等；④使用砂轮和不同孔径安瓿器开启安瓿。

3. 应急处理流程

（1）受伤护士要保持镇静，戴手套者按规范迅速脱去手套。

（2）处理伤口。①立即用手从伤口的近心端向远心端挤出伤口的血液，但禁止在伤口局部挤压或按压，以免产生虹吸现象将污染血液吸入血管，增加感染机会；②立即用流动水和肥皂水反复冲洗伤口，用生理盐水冲洗黏膜；③用75％乙醇或碘伏消毒伤口，并包扎。

（3）立即向护士长、医院感染管理科报告，并详细填写锐器伤登记表。

（4）尽早检测抗体，并根据患者血中含有病原微生物（如病毒、细菌）的多少和伤口的深度、范围及暴露时间进行评估，依据免疫状态和抗体水平采取相应的处理措施。若病原体不明确或病原体已确诊为 HIV、HBV 或 HCV，均应根据卫生部制定的相关条例采取预防措施。①HIV 损伤：患者 HIV 阳性，受伤护士 HIV 抗体阴性，应在 4 h 内，最好不超过 24 h 进行预防用药，并进行 1 年的医学观察。同时于受伤当天、4 周、8 周、12 周、6 个月时进行 HIV 抗体的检测。②HBV 损伤：患者 HBsAg 阳性，受伤护士 HBsAg 阳性或抗-HBs 阳性或抗-HBc 阳性，不需要注射疫苗或乙肝免疫球蛋白（HBIG）。受伤护士 HBsAg 阴性或抗-HBs 阴性且未注射疫苗，24 h 内注射 HBIG 并注射疫苗，并在受伤当天、3 个月、6 个月、12 个月随访和监测。③HCV 损伤：患者抗-HCV 阳性，受伤护士抗-HCV 阴性，应于受伤当天、3 周、3 个月、6 个月随访和监测。

（三）化学药物损伤

化学药物治疗（化疗）是指对病原微生物和寄生虫所引起的感染性疾病以及肿瘤采用的化学治疗方法。理想的化疗药物应对病原体、寄生虫和肿瘤有高度选择性，对机体的毒性很小。但事实是化疗药物在杀伤肿瘤细胞、延长肿瘤患者生存时间的同时，也可通过直接接触、呼吸道吸入和消化道摄入等途径，给经常接触它的护士带来一定的潜在危害。这些潜在的危害与其接触剂量有关。

1. 原因

（1）准备化疗药物过程中可能发生的药物接触，常发生在药物稀释时的振荡过程中，由于瓶内压力过大，排气时出现药物的喷洒和针剂药瓶出现破碎而漏出药物。

（2）在操作过程中可能发生的药物接触，静脉注射药物前排气或注射时针头连接不紧密，导致针头脱落造成药液外溢。

（3）废弃物丢弃过程中可能发生的药物接触，用过的化疗药物空瓶和剩余药物处理不当，可污染工作环境和仪器设备。

（4）直接接触化疗患者的排泄物、分泌物和其他污染物，如患者的粪便、尿液、呕吐物、唾

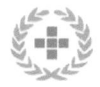

液及汗液,其中均含有低浓度的化疗药物,其污染被服后,如果处理不当,也可使护士接触到化疗药。

2. 预防措施 化疗防护应遵循两个基本原则:①减少与化疗药物的接触;②减少化疗药物污染环境。

(1)配制化疗药物的环境要求:化疗药物应在生物安全操作柜内配制,配制前启动紫外线等进行柜内操作区的空气消毒,以保持洁净的配制环境。操作台面应覆盖一次性防渗透防护垫,当因操作不慎发生药液溢出时,方便护士清洁,减少药液污染台面。操作过程中一旦污染,应立即更换防护垫,一天的配制工作结束后也应更换。

(2)配置专业人员:化疗药物配制室内应配备经过药学基础、化疗药物操作规程及废弃物处理等专业培训,并通过专业理论和技术操作考核的护士。化疗护士应定期检查肝肾功能、血常规等,妊娠期及哺乳期护士避免直接接触化疗药物。

(3)化疗药物配制时的防护:①操作前准备:护士在配制化疗药物前用流动水洗手。戴一次性帽子(防护口罩)、口罩、护目镜、手套(聚氯乙烯手套并外套乳胶手套)、一次性防渗透隔离衣。②化疗药物配制时的防护措施与要求,见表 12-1。

表 12-1 化疗药物配制时的防护措施与要求

防 护 措 施	要　　　求
正确打开安瓿	①打开安瓿前应轻弹其颈部,使附着的药粉降至瓶底 ②掰开安瓿时应垫纱布,避免药粉、药液外溢,或玻璃碎片四处飞溅,并防止划破手套
防止药物溢出	溶解药物时,溶剂应沿瓶壁缓慢注入瓶底,待药粉浸透后再晃动,防止药物溢出
规范地稀释和抽取药物	①瓶装药液稀释后立即抽出瓶内气体,以防瓶内压力过高,药液从针孔处溢出 ②稀释瓶装药液或抽取药液时,还可以在瓶内插入双针头以排除瓶内压力 ③抽取药液后,在药瓶内进行排气后再拔针,不要将药物排于空气中 ④抽取药物时应采用一次性注射器和针腔较大的针头,抽出药液以不超过注射器容量的 3/4 为宜,防止针栓从针筒中意外滑落 ⑤抽出药液后放入垫有聚乙烯薄膜的无菌盘内备用
操作后的处理	①完成全部药液配制后,用 75% 乙醇擦拭操作柜内部和操作台台面 ②配制过程中使用过的废弃物应统一放于生物安全柜内的一次性防刺容器中,或置于污物专用袋中封闭 ③脱去手套后彻底冲洗双手并行沐浴,以减轻药物的毒副作用 ④脱下的防护器材应放置于准备区域内的防渗漏容器内

(4)化疗药物给药时的防护:①静脉给药时应戴手套;②确保注射器及输液管接头处连接紧密,以防药物外漏;③从茂菲滴管加入药物时,先用无菌棉球围在滴管开口处再加药,加药速度不宜过快,以防药物从管口溢出。

(5)化疗药物污染的处理:如果化疗药物外溅,应立即标明污染位置,避免他人接触。如果药液溢到桌面或地上,应立即用吸水毛巾或纱布吸附;若为粉剂,则用湿纱布轻轻擦抹,并用肥皂水擦洗污染表面后,再用 75% 乙醇擦拭。

(6)集中处理化疗废弃物和污染物:①接触过化疗药物的用品、一次性注射器、输液器、针头、废弃安瓿及药瓶等,使用后必须放置在防刺破、无渗漏的专用容器中封闭处理。②所有的污物(包括用过的一次性防护衣、帽),必须经过焚烧处理。③非一次性物品(如隔离衣、裤等)

应与其他物品分开放置,并经过高温处理。④处理 48 h 内接受过化疗患者的分泌物、呕吐物、排泄物、血液时,必须穿隔离衣、戴手套。被化疗药物或患者体液污染过的床单等应单独洗涤;化疗患者使用的物品应先用热水冲洗 2 次,然后分装标记,集中处理;化疗患者使用过的洗手池、马桶要用清洁剂和热水彻底清洗。⑤混有化学药物的污水,先在医院内的污水处理系统中灭活或加入破坏细胞毒性药物,再排入城市污水系统。

3. 化疗药物暴露后的处理流程 在配制、使用和处理污染物的过程中,如果防护用品不慎被污染,或眼睛、皮肤直接接触到化学药物时,可采取下列处理流程:①立即脱去手套或隔离衣;②立即用肥皂水和清水冲洗污染部位的皮肤;③眼睛被污染时,应迅速用清水或生理盐水冲洗眼睛;④记录接触情况,必要时就医治疗。

（四）负重伤

负重伤是指护士由于职业关系经常需要搬动重物,当身体负重过大或用力不合理时,所导致的肌肉、骨骼或关节的损伤,如腰椎间盘突出、腰肌劳损、下肢静脉曲张等。

1. 原因

（1）工作强度大:临床护士工作强度较大,如搬运患者、为患者翻身、协助患者下床等。另外,为了适应快节奏的临床工作,护士常处于高度紧张状态,随时准备处理突发事件。因此,护士的身体负荷过重、用力不合理或不当及长时间站立工作,均可使腰部受损,导致职业性腰背痛、腰椎间盘突出症或下肢静脉曲张等负重伤的发生。

（2）长期蓄积性损伤:负重是护士发生腰椎间盘突出症的常见病因,长期蓄积性损伤是其重要的诱发因素。护士在进行护理操作中,弯腰、扭转动作较多,对腰部损伤较大。长期蓄积性损伤可导致腰部负荷进一步加重。另外,急性腰部扭伤也容易引发腰椎间盘突出症。

2. 预防措施

（1）加强锻炼,提高身体素质:加强腰部锻炼是预防负重伤的重要措施。健美操、广播体操、太极拳、慢跑、游泳及瑜伽等锻炼可提高机体免疫力、肌肉的柔韧性,防止发生负重伤。通过锻炼,也可以增加骨关节活动度,降低骨关节损伤概率。活动腰部肌肉时,应注意活动的幅度和强度,不可过于勉强。

（2）保持正确的工作姿势:在日常工作中,应注意保持正确的身体姿势,良好的身体姿势不仅可以预防职业性腰背痛的发生,还可延缓腰椎间盘突出症的发生。如站立位或坐位时,尽可能保持腰椎伸直,使脊柱支撑力增大,避免因过度屈伸引起腰部韧带损伤,减少身体重力对腰椎的损伤。半弯腰或弯腰时,应两足分开使重力落在髋关节或两足处,降低腰部负荷。弯腰搬重物时,应先伸直腰部,再屈髋下蹲,后髋及膝关节用力,随后是挺腰将重物搬起。

（3）使用劳动保护用品:在工作中,护士可以佩戴腰围等保护用品以加强腰部的稳定性。腰椎间盘突出症急性期疼痛加重时,坚持佩戴腰围,卧床休息时解下。腰围只有在活动、工作时使用,其他时间最好不用,以免长时间使用造成肌肉萎缩,产生腰背疼等。

（4）促进下肢血液循环:护士日常工作的强度较大,下肢承受的负重亦较多。长时间站立可能损伤下肢肌肉、血管。损伤会影响下肢肌肉的收缩性和静脉血管的弹性,进而阻碍下肢静脉血液回流,增大下肢静脉血液淤积的程度。为了预防下肢静脉曲张的发生,护士在站立工作时应注意:①护士在工作中应避免长时间保持一种体位或姿势,要定时变换体位,以缓解肌肉、关节及骨骼疲劳,减轻脊柱负荷,促进下肢血液循环;②站立时,可让双下肢轮流支撑身体重量,并可适当做踮脚动作,促进小腿肌肉收缩,减少静脉血液淤积;③工作间歇可尽量抬高下肢或做下肢运动操,以促进血液回流;④穿弹力袜或捆绑弹力绷带,可以促进下肢血液回流,减轻或消除肢体沉重感和疲劳感。

（5）养成良好的生活习惯：①提倡卧硬板床休息；②减少持重物的时间及重量，预防负重伤的发生。

（6）科学合理饮食：①提倡多食用具有清热利湿、活血化淤功效的清淡食品，如白菜、黄瓜、西红柿、鸭肉等；②多食用富含钙、铁、锌的食物，如牛奶、菠菜、骨头汤等；③增加机体内蛋白质的摄入量，如多食用肉、蛋、鱼、豆制品等；④多食富含 B 族维生素、维生素 E 的食物，如杂粮、花生及芝麻等。

（五）行为及语言伤害

护理职业性有害因素中行为及语言伤害是指护理人员在执行过程中遭受的直接的或威胁性的语言攻击和行为伤害。

1. 原因

（1）患者及家属方面的原因：患者和家属承受沉重的物质和精神负担，容易出现过激的言行。患者维权意识不断增强，在社会生活中可能过分强调自己的权益。这些都可能聚集患者对医疗环境和医护人员的不满情绪，并将此发泄到与他们密切接触的护士身上，引发伤害。

（2）护理人员方面的原因：护理人员自我防护意识淡薄、自我防护能力不足。

（3）社会及卫生体制问题：医疗卫生体制改革带来了新的经营理念，也产生新的问题。

2. 预防措施

（1）提高护士自身素质、自我防护意识和能力：部分患者由于不满意自己接受的服务而与护理人员发生冲突，其中有患者的主观因素，也有护士的原因。因此，预防职业中的行为及语言伤害，首先从护理人员做起。

（2）加强护理职业防护教育：护士应重视职业健康，在各个教育层次都应积极开设护理职业防护课程。

（3）发挥卫生行政主管部门的作用：卫生行政主管部门是护理职业防护的主导力量，为防护工作提供物质和制度支持。营造良好的护理工作和社会环境，对预防行为及语言伤害有重要的作用。

（4）发挥媒体的舆论宣传作用：借助媒体的力量，宣传和普及卫生常识，减少人们保健和就医过程中不必要的曲折，增加对护理工作的理解和尊重，减少由于误解而引起的冲动和语言伤害。

（杨　晓）

思考题

1. 化疗药物配制时的防护措施是什么？
2. 护士在日常工作中预防下肢静脉曲张的措施是什么？
3. 锐器伤的应急处理流程是什么？

第十三章 药物疗法及药物过敏试验法

学习目标

1. 识记：
(1) 常用药物的种类和常用给药医嘱的外文缩写词。
(2) 给药途径和给药原则。
(3) 注射原则、肌内注射的定位方法。
(4) 雾化吸入法、超声雾化吸入法的定义。
(5) 能正确陈述青霉素过敏试验药物的配制、注入剂量和判断结果。
(6) 能正确陈述青霉素过敏反应的原因及预防措施。

2. 理解：
(1) 口服给药法。
(2) 药物保管的要求。
(3) 各种注射法的目的、特殊患者静脉穿刺要点。
(4) 注射泵的应用方法。
(5) 局部给药的几种常用方法。
(6) 直肠栓剂插入法和阴道栓剂插入法的操作步骤。

3. 应用：
(1) 能正确完成发药操作。
(2) 各种注射法的操作步骤与操作要点。
(3) 各种雾化吸入法的操作步骤与操作要点。
(4) 能准确配制青霉素皮内试验液并正确判断试验结果。
(5) 能正确识别青霉素过敏休克的临床表现。
(6) 能配合医生进行青霉素休克的急救处理。

药物疗法(drug treatment)是预防及治疗疾病、协助诊断、维持正常生理功能的重要手段，是由医生、护士和药师共同协作完成的一项综合性治疗措施。在临床护理工作中，护士是各种药物治疗的实施者，也是用药过程的监护者。因此，护士必须了解相关的药理学知识，熟练掌握正确的给药方法和技术，正确指导患者合理用药和评估患者用药后的疗效与反应，才能做到合理、准确、安全、有效地给药，使药物治疗达到最佳效果。

第一节　临床用药基本知识

药物疗法是临床最常用的一种治疗方法,是临床护理工作中重要的一环。护士既是药物治疗的直接执行者,又是患者合理用药的指导者。在为患者用药的过程中,护士必须熟悉药物的种类、药物的领取及保管等管理工作。

一、药物的种类及管理

(一)药物的种类

常用药物依据给药途径的不同,可分为以下几类。

1. 内服药　分为固体剂型和液体剂型,固体剂型包括片剂、丸剂、散剂、胶囊等,液体剂型包括口服液、酊剂和合剂等。

2. 外用药　包括软膏、搽剂、酊剂、洗剂、滴剂、粉剂、栓剂、涂膜剂等。

3. 注射药　包括水溶液、混悬液、油剂、结晶、粉剂等。

(二)药物的领取

药物的领取必须凭医生的处方进行。一般情况下,门诊患者按医生处方在门诊药房自行领取。住院患者药物的领取方法各医院有所不同,主要如下。

1. 病区　病区内设有药柜,备有一定数量的常用药物,由专人负责管理,按期进行领取和补充;患者使用的贵重药物和特殊药物凭医生的处方领取;剧毒药和麻醉药(如吗啡、哌替啶等),凭医生的处方和空安瓿瓶领取。

2. 中心药房　医院内设有中心药房,中心药房的人员负责摆药,病区护士核对并取回,按时给患者服用。

(三)病区内药物的保管

1. 药柜放置　药柜应放在通风、干燥、光线明亮处,避免阳光直射,保持整齐清洁,由专人负责,定期检查药品质量,以确保药品安全。

2. 分类放置　药品应按内服、外用、注射、剧毒等分类放置。先领先用,以防失效。贵重药、麻醉药、剧毒药应有明显标记,设专人负责加锁保管,做好使用登记,并实行严格的交接班制度。

3. 标签明显　药瓶上贴有明显标签:内服药标签为蓝色边,外用药为红色边,剧毒药和麻醉药为黑色边。标签要字迹清楚,标签上应标注药物药名(中、英文对照)、浓度及剂量。

4. 定期检查　药物要定期检查,如有沉淀、混浊、异味、潮解、霉变等现象,或标签脱落、辨认不清等,应禁止使用。

5. 妥善保存　根据药物的性质妥善保存。

(1)易挥发、潮解或风化的药物:如碘酊、乙醇、过氧乙酸、糖衣片等,应装瓶,盖紧瓶盖。

(2)易氧化和遇光易变质的药物:如维生素 C、氨茶碱、盐酸肾上腺素等,应装在有色盖瓶中,或放在黑纸遮光的纸盒内,放置于阴凉处。

(3)易被热破坏的某些生物制品和抗生素:如抗毒血清、疫苗、胎盘球蛋白、青霉素皮试液等,应按药品存放要求置于干燥阴凉(约 20 ℃)处或冷藏于 2～10 ℃处。

（4）易燃易爆的药物：如乙醚、乙醇、环氧乙烷等，应远离明火，密闭瓶盖，单独存放于阴凉处。

（5）易过期的药物：如各种抗生素、胰岛素等，应按有效期先后、有计划地使用，避免因药物过期造成浪费。

（6）患者个人专用的贵重或特殊药物：应单独存放，并注明床号、姓名及住院号。

二、给药的原则

给药的原则是一切用药的总则，护士在执行药疗时必须严格遵守。

1. 根据医嘱准确给药　给药属于非独立性的护理操作，必须严格根据医嘱给药。护士应熟悉常用药物的作用、副作用、用法和不良反应。对有疑问的医嘱，应及时向医生提出，询问清楚，核实无误后方可执行，切不可盲目执行，也不可擅自更改医嘱。

2. 严格执行查对制度

（1）护士在执行药疗时，应先认真检查药物的质量，疑有变质或已过期的药物应禁止使用。

（2）护士在执行药疗时，应做到"五个准确"，即要将准确的药物（right drug）按准确的剂量（right dose）、用准确的途径（right route）、在准确的时间（right time）内给予准确的患者（right client）。

（3）护士在执行药疗时，应做好"三查七对"工作。三查：操作前、操作中、操作后查对（查"七对"的内容）。七对：核对床号、姓名、药名、浓度、剂量、用法、时间。

3. 安全正确用药　准确掌握给药时间、方法；给药前应评估患者的病情、治疗方案、所用的药物及过敏史，按要求做过敏试验，结果为阴性方可使用。给药时向患者解释，以取得合作，并给予相应的用药指导，提高患者自我合理用药能力。药物备好后应按要求及时分发使用，避免久置后引起药物污染或药效降低。

4. 密切观察用药反应　给药后护士要观察患者的病情变化，动态评价药物疗效和不良反应，并做好相应记录。如用硝苯地平治疗心绞痛时，应观察心绞痛发作的次数、强度、心电图等。

5. 按需要进行药物过敏试验　对易引起过敏反应的药物，使用前应详细询问患者的用药史、过敏史、家族史，必要时做过敏试验，结果阴性方可用药，用药过程中应加强观察。

6. 发现给药错误时应及时采取措施　一旦发现给药错误，立即报告护士长、主管医生，协助医生紧急处理并密切观察，及时与患者及家属做好沟通工作。填写护理不良事件报告，找到出错原因，制定防范措施。

三、给药的途径

常用的给药途径有口服、舌下含服、吸入、皮肤黏膜用药、直肠给药以及注射（皮内、皮下、肌内、静脉注射）等。每种给药途径均有其特殊目的，依据药物的性质、剂型、机体组织对药物的吸收情况和治疗需要等，选择不同的给药途径。

除动、静脉注射药液直接进入血液循环外，经其他途径的给药均有一个吸收过程，吸收快慢顺序依次为：吸入＞舌下含服＞直肠＞肌内注射＞皮下注射＞口服＞皮肤。有些药物不同的给药途径可产生不同的药物效应，如硫酸镁口服产生导泻与利胆作用，而注射则产生镇静和降压作用。

四、给药的次数与时间

药物在人体内代谢有一定的半衰期,为维持药物有效的血药浓度,需结合药物的特性和人体的生理节奏,合理安排给药的次数与时间。在临床工作中,常用外文缩写来描述给药时间、给药部位及给药次数等。医院常见外文缩写见表 13-1。

表 13-1 医院常用给药的外文缩写与中文译意

缩写	拉丁文/英文	中文译意
qd	quaque/every day	每日一次
bid	bis in die/twice a day	每日二次
tid	ter in die/three times a day	每日三次
qid	quarter in die/four times a day	每日四次
qh	quaque hora/every hour	每 1 h 一次
q2h	quaque secundo hora/every two hours	每 2 h 一次
q4h	quaque quarta hora/every four hours	每 4 h 一次
q6h	quaque sexta hora/every six hours	每 6 h 一次
qm	quaque mane/every morning	每晨一次
qn	quaque nocte/every night	每晚一次
qod	quaque omni die/every other day	隔日一次
ac	ante cibum/before meals	饭前
pc	post cibum/after meals	饭后
hs	hora somni/at bed time	临睡前
am	ante meridiem/before noon	上午
pm	post meridiem/afternoon	下午
st	statim/immediately	立即
DC	discontinue	停止
prn	pro re nata/as necessary	需要时(长期)
sos	si opus sit/one dose if necessary	需要时(限用一次,12 h 内有效)
12n	12 clock at noon	中午 12 点
12mn	midnight	午夜 12 点
R,Rp	recipe/prescription	处方/请取
ID	injection intradermica/intradermic(injection)	皮内注射
H	injection hypodermica/hypodermic(injection)	皮下注射
IM/im	injection muscularis/intramuscular(injection)	肌内注射
IV/iv	venosa/intravenous(injection)	静脉注射
ivgtt/ivdrip	injection venosa gutta/intravenous drip	静脉滴注
OD	oculus dexter/right eye	右眼
OS	oculus sinister/left eye	左眼

续表

缩写	拉丁文/英文	中文译意
OU	oculus unitus/both eyes	双眼
AD	auris dextra/right ear	右耳
AS	auris sinistra/left ear	左耳
AU	arues unitas/both ears	双耳
Gtt	gutta/drip	滴
g	gram	克
mL	milliliter	毫升
aa	ana/of each	各
ad	ad/up to	加至
po	per os/oral medication	口服
tab	taballa/tablet	片剂
comp	compositus/compound	复方
pil	pilula/pill	丸剂
lot	lotio/lotion	洗剂
mist	mistura/mixture	合剂
tr	tincture/tincture	酊剂
pulv	pulvis/powder	粉剂/散剂
ext	extractum/extract	浸膏
cap	capsula/capsule	胶囊
sup	suppositorium/suppository	栓剂
syr	syrupus/syrup	糖浆剂
ung	unguentum/ointment	软膏剂
inj	injectio/injection	注射剂

五、影响药物作用的因素

为了保证患者用药后均能达到最佳的治疗效果和最小的不良反应,护士必须掌握影响药物作用的各种因素,以便及时采取恰当的护理措施。每种药物都有各自的药理作用及特点,同时,药物疗效也会受机体内、外因素的影响而出现不同程度的差异。

(一)药物因素

1. 药物剂量 药物剂量大小与效应强弱之间呈一定关系,药物必须达到一定的剂量才能产生效应。在一定范围内,药物剂量增加,其药效相应增强,剂量减少,药效减弱。当剂量超过一定限度时,则会产生中毒反应。使用安全范围小的药物,护士应特别注意监测中毒反应情况,如洋地黄类药物。有些药物,如氯化钾溶液,还必须注意单位时间内进入机体的药量,特别需要控制静脉输液时的速度,速度过快会造成单位时间内进入人体内的药量过大,引起毒性反应。

2. 药物剂型 常用药物依据给药途径的不同可分为内服药、注射药、外用药等。不同剂

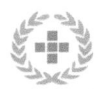

型的药物由于吸收量与速度不同,从而影响药物作用的快慢和强弱。如口服给药时,液体制剂比固体制剂吸收快;肌内注射时,水溶液比混悬液、油剂吸收快,因而作用发生也较快。

3. 给药途径与时间　不同的给药途径能影响药效的强弱和起效快慢,合理安排用药时间对药物疗效有重要的影响。为了提高疗效和降低毒副作用,不同药物有各自不同的用药时间,如抗生素药物给药的次数与间隔时间取决于药物的半衰期,应以维持药物在血中的有效浓度为最佳选择。医院常用给药时间与安排见表 13-2。

表 13-2　医院常用给药时间与安排(外文缩写)

给药时间	安排	给药时间	安排
qm	6am	q2h	6am,8am,10am,12n,2pm……
qd	8am	q3h	6am,9am,12n,3pm,6pm……
bid	8am,4pm	q4h	8am,12n,4pm,8pm,12mn……
tid	8am,12n,4pm	q6h	8am,2pm,8pm,2am
qid	8am,12n,4pm,8pm	qn	8pm

4. 联合用药　联合用药是指为了达到治疗目的而采取的两种或两种以上药物同时或先后应用。联合用药可发挥药物之间或机体与药物之间的相互作用,引起药物的吸收、分布、生物转化、排泄及作用效应等各方面的相互干扰,从而改变药物的效应和毒性。合理的联合用药可以增强疗效,减少毒性作用。如异烟肼和乙胺丁醇合用,能增强抗结核作用,乙胺丁醇还可以延缓异烟肼耐药性的产生。不合理的联合用药会降低疗效,增加毒性。如庆大霉素若与利尿酸钠和呋塞米(速尿)配伍,可致永久性耳聋;若与阿米卡星(丁胺卡那霉素)、链霉素配伍,可导致肾功能损害、神经性耳聋等。又如维生素 C 若与磺胺类合用,会使药效降低;静脉点滴青霉素的患者不能同时口服利君沙,因为后者可干扰青霉素的杀菌效能。因此,药物的相互作用已成为合理用药内容的组成部分,护士应根据用药情况,从药效学、药动学及机体情况等方面分析,判断联合用药是否合理,并指导患者安全用药。尤其临床静脉滴注药物时,要遵守"常见药物配伍禁忌"的规定。

(二)机体因素

1. 生理因素

(1)年龄与体重:一般来说,药物用量与体重成正比。但是儿童和老人对药物的反应与成人不同,还受生长发育和机体的功能状态的影响。儿童的各种生理功能及调节机制尚未发育成熟,与成人的差别较大,对药物的反应比较敏感。如小儿对影响水盐代谢和酸碱平衡的药物较为敏感,使用利尿药后容易出现严重的血钾和血钠降低。老年人各种器官,尤其是肝、肾功能的减退将影响到药物的代谢、排泄,因而对药物的耐受性降低。另外,老年人用药的依从性较差,应注意督促其按医嘱服药。

(2)性别:性别不同对药物的反应一般无明显差异。值得注意的是,女性在月经期和妊娠期,子宫对泻药、子宫收缩药及刺激性较强的药物较敏感,容易造成月经量过多、早产或流产;妊娠期用药需特别注意,禁止用某些致畸胎的药物,如甲氨蝶呤易引起流产、胎儿畸形(无脑儿、腭裂),苯妥英钠、苯巴比妥可能会引起兔唇等。某些药物还可通过乳腺排泌进入婴儿体内引起中毒,因此,妇女在哺乳期内用药需在医生指导下使用。

2. 病理因素　疾病可影响机体对药物的敏感性,可改变药物在体内的过程,进而影响药物的效应。在病理因素中,应特别注意肝肾功能受损程度。肝功能不良时肝药酶活性降低,使药物代谢速度变慢,半衰期延长。如地西泮(安定)的正常半衰期为 46.6 h,肝硬化患者可使该药半衰期延长达 105.6 h,因此,地西泮、苯巴比妥、洋地黄毒苷等主要依靠肝脏代谢的药物要注意减量、慎用或禁用。同样,肾功能不良时,药物排泄减慢,半衰期也会延长,某些主要经肾脏消除的药物如氨基糖苷类抗生素、头孢唑啉等,应减少剂量或适当延长给药间隔时间,避免引起蓄积中毒。

3. 心理行为因素 心理行为因素在一定程度上可改变药物的效应,其中以患者的情绪、对药物的信任程度、对药疗的配合程度、医护人员的语言及暗示作用等最为重要。患者情绪愉快、乐观,则药物较易发挥治疗效果。患者对药物的信任程度也可影响药物的疗效。患者如认为某药对其没有作用,或觉得效果不好,可能会采取不配合的态度,以致不服用该药。相反患者对药物信赖,可提高疗效,甚至使某些本无活性的药物起到一定的"治疗作用",如"安慰剂"的疗效正是心理因素影响的结果。

(三)其他

饮食可以影响药物的吸收和排泄,进而影响药物的疗效。

1. 饮食能促进药物吸收、增加疗效 高脂饮食可以促进脂溶性维生素 A、D、E 的吸收,因此维生素 A、D、E 宜在餐后服用;酸性食物可增加铁剂的溶解度,促进铁的吸收。

2. 饮食能干扰药物吸收、降低疗效 在补钙时不宜同食菠菜,因菠菜中含有大量的草酸,草酸与钙结合成草酸钙而影响钙的吸收。服铁剂时不能与茶水、高脂饮食同时服用,因茶叶中鞣酸与铁结合会形成铁盐妨碍吸收;脂肪抑制胃酸分泌,也影响铁的吸收。

3. 饮食能改变尿液的 pH 值、影响疗效 鱼、肉等在体内代谢产生酸性物质,豆制品、蔬菜等素食在体内代谢产生碳酸氢盐,它们排出时会影响尿的 pH 值,进而影响药物疗效。如氨苄西林在酸性尿液中杀菌力强,在治疗泌尿系统感染时,应多食荤食,使尿液呈酸性,增强抗菌作用。磺胺类药物在碱性尿液中抗菌力较强,应多食素食,以碱化尿液增加疗效。

第二节 口服给药法

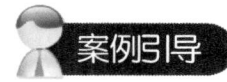
案例引导

王女士,49 岁,因咳嗽、咳痰 4 天来医院就诊。查体:体温 38.5 ℃,脉搏 85 次/分,呼吸 22 次/分,神志清楚。诊断为急性支气管肺炎。医嘱:复方甘草合剂 10 mL,tid;必嗽平 16 mg,tid;头孢克肟胶囊 1 粒,bid。

请问:按照护理程序应如何正确实施给药?

口服给药(administering oral medications)是临床上最常用、方便、适用范围广的给药方法。药物经口服后被胃肠道吸收入血液循环,从而达到局部治疗和全身治疗的目的。然而,由于口服给药吸收较慢且不规则,易受胃内容物的影响,药物产生效应的时间较长,因此不适用于急救、意识不清、呕吐不止、禁食等患者。

【目的】药物经患者口服后,达到减轻症状、预防和治疗疾病、协助诊断以及维持正常生理功能的目的。

【评估】

1. 患者的病情、年龄、体重、意识状态及治疗情况。

2. 患者的吞咽能力,有无口腔、食管疾病,有无恶心、呕吐状况。

3. 患者是否配合服药及遵医行为,有无药物过敏史。

4. 患者对药物相关知识的了解程度。

【计划】

1. 护士准备　衣帽整洁,修剪指甲,洗手,戴口罩。

2. 患者准备　做好服药心理准备。

3. 环境准备　环境整洁、光线充足。

4. 药物及用物准备　常用药物、药匙、量杯、滴管、研钵、药杯、纸巾或湿纱布、服药本、小药卡、发药车、水壶(内备温开水)等。

【实施】见表 13-3。

表 13-3　口服给药法

操 作 步 骤	要 点 说 明
1.备物、核对　备齐用物,核对医嘱,按医嘱备药,核对药物质量	• 不足药物应及时领取 • 严格执行查对制度
2. 取药　根据药物的剂型采取相应的取药方法	• 先取固体药,后取液体药
▲取固体药	
(1)一手取药瓶,标签向自己,另一手用药匙取药,将药品放入药杯,药瓶放回药柜原位	• 便于下次取药时能及时取用
(2)粉剂、含化片用纸包好,放入药杯	• 婴幼儿、鼻饲或上消化道出血患者所用药物,应将药片研碎
(3)取药时,服药本与药瓶标签要进行"三查七对"	• 从药柜取出药瓶时、从药瓶取出药物时,以及药瓶放回药柜时均应进行核对
▲取水剂药	
(1)检查药液有无变质	• 若有变质,应立即更换
(2)将药液摇匀后开盖,瓶盖内面向上放置,一手持量杯,拇指指尖置于所需刻度,举起量杯,使所需刻度与视线相平,另一手拿药瓶,标签朝向手心,倒药液至所需刻度处,将量杯内药液倒入药杯,用湿纱布擦净瓶口,将药瓶放回原处	• 避免药瓶内药液溶质沉淀而影响药液浓度 • 瓶签朝上,以免药液污染瓶签
(3)同时量取几种药液时,应分别倒入不同的药杯。如更换药液品种,应洗净量杯	
▲取油剂或按滴计算的药(用滴管吸取)	
(1)药杯内倒入少量温开水	• 防止药液黏附于杯壁,影响服用剂量
(2)所取药液不足 1 mL 时用滴管吸取,以 1 mL 等于 15 滴计算	• 滴管应稍倾斜,以确保剂量准确
(3)取不同药液时,应洗净量杯和滴管	• 以免药液之间发生反应
3.配药	

续表

操 作 步 骤	要 点 说 明
（1）查对服药本与小药卡是否一致,确保用药安全	• 确保配药无误
（2）根据服药本上的床号、姓名、药名、剂量、浓度、时间、方法配药,先配固体药,后配水剂与油剂。一位患者的药配好后,再配另一位患者的药	• 同时配好几种药液时,应分别放置
（3）药液全部配好后,应由两人将药物、小药卡、服药本重新核对一遍,准确无误后待发	
4.发药	
（1）在规定时间内送药至患者床前	
（2）核对床号、姓名、药名、剂量、浓度、时间、用法	• 依据服药本核对药物,准确无误后方能发药 • 在床旁询问患者姓名,得到准确回答后方可发药 • 如患者提出疑问,应重新核对后再发药 • 如患者不在或因故暂不能服药,应带回保存,合适时再发或交班 • 同一患者的药物一次取离药盘
（3）解释服药目的及注意事项	• 做好患者用药指导
（4）协助患者取舒适体位,倒温开水,协助患者服药,并确认患者服下	• 如患者出现呕吐或拒绝服药,应报告医生
（5）再次核对	• 确保给药准确无误
（6）服药后,协助患者取舒适体位,整理床单位	
（7）处理相关用物	• 发药完毕后,药杯按要求作相应处理,清洁发药车
（8）观察用药反应,洗手,必要时做好记录	• 如有异常,及时报告医生

【评价】

1. 患者能认识遵医嘱服药的重要性,能主动配合。

2. 患者用药安全、有效,不良反应降至最低。

3. 护士操作准确、熟练,严格执行查对制度,无差错发生。

4. 患者能叙述所服药物的相关知识及注意事项。

【注意事项】

1. 严格执行查对制度和无菌操作原则。

2. 需吞服的药物通常用 40～60 ℃温开水送下,不能用茶水送服。

3. 婴幼儿、鼻饲或上消化道出血患者所用的固体药,发药前需将药片研碎。

4. 增加或停用某种药物时,应及时告知患者。

5. 注意药物之间的配伍禁忌。服用以下药品时应注意:

（1）如服用酸类、铁剂类对牙齿有腐蚀作用的药物,应用吸水管吸服后漱口,以保护牙齿。

（2）缓释片、肠溶片、胶囊吞服时不可嚼碎;舌下含片应放于舌下或两颊黏膜与牙间,待其溶化。

（3）健胃药宜饭前服，助消化药及对胃黏膜有刺激性的药物宜饭后服，催眠药于睡前服，驱虫药宜空腹或半空腹服用。

（4）抗生素类药物按时服用，以保证有效的血药浓度。

（5）如服用止咳糖浆类对呼吸道黏膜起安抚作用的药物后，不宜立即饮水。

（6）某些磺胺类药物经肾脏排出，尿少时易析出结晶堵塞肾小管，服药后要多饮水。

（7）服强心苷类药物时需加强对心率及节律的监测。脉率低于 60 次/分或节律不齐时应暂停服用，并告知医生。

第三节　注射给药法

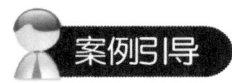

　　患者，李某，男，66 岁，患糖尿病 10 年，常规胰岛素 20 U 餐前 30 min 用药。

　　请问：

　　（1）该患者应采用哪种注射方式？

　　（2）如何选择注射部位？

　　（3）进行注射时应遵循什么原则？

　　注射法（injection）是将无菌药液或生物制剂注入体内，达到预防、诊断、治疗疾病目的的一种给药方法。注射给药相对于口服给药，有其不可比拟的优点：药效作用迅速，身体对药物吸收率较高；对某些不能经口服给药的患者，如意识不清、不合作、手术后的患者可选用注射给药；就药物来说，有些药物易被胃肠消化、破坏，影响药物疗效，有些药物有严重的胃肠刺激性或经胃肠吸收欠佳，也可选用注射给药，特别是急诊患者，注射给药可迅速发挥药物作用，挽救患者的生命。但是，注射给药也存在一定的缺点，如可增加感染的危险；因经注射给药的药物可被迅速吸收，毒副作用也会快速出现；注射给药可造成患者疼痛，有时可增加患者的焦虑。因此，一名合格的护士应全面了解注射给药的特点，掌握各种注射给药的知识与技能，以达到安全给药的目的，并尽可能降低在注射过程中给患者造成的不适。

一、概述

（一）注射用物

1. 基础注射盘常规放置物品

（1）皮肤消毒液：常用安尔碘或 0.5% 碘伏。

（2）无菌持物钳或镊子：放于灭菌后的无菌持物钳缸中。

（3）其他物品：无菌纱布、砂轮、无菌棉签、启瓶器、弯盘，静脉注射时加止血带、海绵小垫。

2. 注射器及针头（图 13-1）

（1）注射器：注射器分为玻璃和塑料两种制品，其中塑料注射器为一次性使用。注射器由空筒和活塞两部分组成，活塞由活塞体、活塞轴和活塞柄三部分构成，空筒前端为乳头，空筒表面标有容量刻度。注射器规格有 1 mL、2 mL、2.5 mL、5 mL、10 mL、20 mL、30 mL、50 mL、100 mL 等多种。

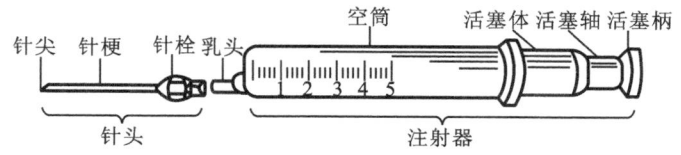

图 13-1 注射器及针头构造

（2）针头：针头由针尖、针梗、针栓三部分构成。常用针头型号有 4、$4\frac{1}{2}$、5、$5\frac{1}{2}$、6、$6\frac{1}{2}$、7、8、9 号等数种。常用注射器规格和针头型号有多种，见表 13-4。注射器和针头放于注射盘内。

表 13-4 注射器和针头规格及主要用途

注射器规格	针头型号	主要用途
1 mL	$4\frac{1}{2}$ 号	皮内注射、注射小剂量药液
1 mL、2 mL	5~6 号	皮下注射
2 mL、5 mL	6~7 号	肌内注射、静脉采血
5 mL、10 mL、20 mL、30 mL、50 mL、100 mL	6~9 号	静脉注射、静脉采血

3. 注射药物　按医嘱准备。

4. 注射本或注射卡　根据医嘱准备注射本或注射卡，是注射给药的依据，便于"三查七对"，避免给药错误的发生。

5. 治疗车备物　治疗车上层备手消毒剂，治疗车下层备生活垃圾桶、医疗垃圾桶、锐器回收盒。

（二）药液抽吸法

药液抽吸应严格按照无菌操作原则和查对制度进行。药液抽吸包括自安瓿内抽吸药液和自密封瓶内抽吸药液。

【目的】遵医嘱准确进行药液抽吸，为各种注射做准备。

【评估】给药目的、药物性能及给药方法。

【计划】

1. 护士准备　着装整洁，洗手，戴口罩。

2. 用物准备　基础注射盘、注射卡，根据注射方法选择合适的注射器和针头，按医嘱备药。

3. 环境准备　清洁，光线充足，符合无菌操作的基本要求。

【实施】见表 13-5。

表 13-5 药物抽吸法

操 作 步 骤	要 点 说 明
1.核查药物　与注射卡核对药物名称、剂量及浓度，检查药物质量及有效期	• 严格执行查对制度
2.抽吸药液	

续表

操 作 步 骤	要 点 说 明
▲自安瓿内抽吸药(图 13-2) (1)轻弹安瓿顶端,将药液弹至体部,用消毒砂轮在安瓿颈部锯痕,消毒安瓿及拭去玻璃碎屑,用无菌纱布包裹后折断安瓿 (2)检查并取出注射器和针头,调整针头使斜面向下,并放入安瓿内的液面下抽动活塞,抽吸药液	• 安瓿颈部如有蓝点标记,无须用砂轮划痕,消毒后直接折断安瓿即可 • 注射器和针头衔接要紧密 • 吸药时手不能握住活塞,只能持活塞轴和活塞柄,不可触及活塞体部,以防污染药液
▲自密封瓶内抽吸药(图 13-3) (1)用启瓶器去除密封瓶铝盖中心部分,用消毒液消毒瓶塞及周围,待干 (2)检查注射器后向瓶内注入与所需药液等量空气 (3)倒转药瓶使针头斜面在液面下,抽吸所需药液量,以示指固定针栓,拔出针头	 • 使密封瓶内压力增加,利于吸药 • 抽吸结晶和粉剂药物时,先用生理盐水或专用溶剂充分溶解药物后再抽吸 • 混悬液摇匀后立即抽吸 • 油剂可稍加温或两手对搓(药物易被热破坏者除外)后,用粗针头抽吸
3.排尽空气 将针头垂直向上,先回抽活塞使针头内的药液流入注射器内,并使气泡集中在乳头根部,轻推活塞,排出气体(图 13-4)	• 排气时示指固定针栓,不可触及针梗和针尖 • 在注射器底部的气体,可震动注射器使气体向上漂移至乳头根部排出
4.保持无菌 将安瓿或密封瓶套在针梗上,再次核对后放入无菌巾或无菌棉垫内备用	• 保持无菌状态,避免污染
5.处理用物,洗手	

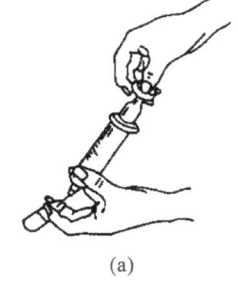
(a)

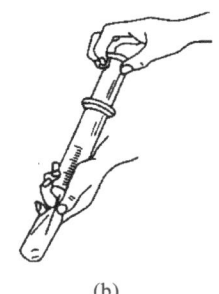
(b)

图 13-2 自安瓿内抽吸药液

【评价】

1. 严格按照操作程序抽吸药液,操作规范,手法正确,药量准确。

2. 抽吸药液过程中无污染和差错发生。

3. 严格执行查对制度,遵守无菌操作原则。

【注意事项】

1. 严格执行查对制度,遵守无菌操作原则。

2. 使用一次性注射器与针头时,应认真检查包装及有效期,凡包装漏气或超出有效期,均不可使用。

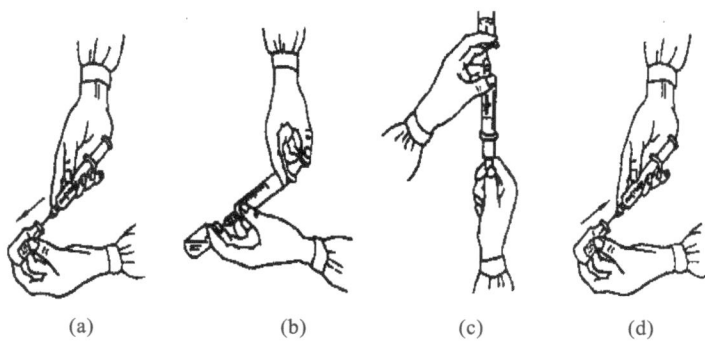

图 13-3 自密封瓶内抽吸药液

3. 折断安瓿时,应避免用力过大而捏碎安瓿上端。自安瓿内吸药时,安瓿的倾斜角度不可过大,以免药液流出。

4. 抽吸药液时,手只能触及活塞轴和活塞柄,不能触及活塞体;只能触及针栓,不能触及针梗和针尖;不可将针栓插入安瓿内,以防污染药液。

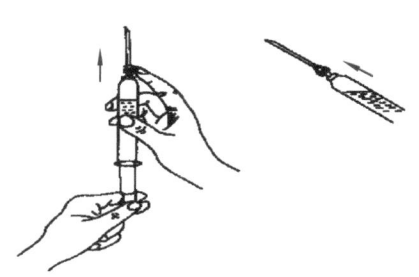

图 13-4 排气方法

5. 针头在进入和取出安瓿时,不可触及安瓿口外缘。

6. 自密封瓶内抽吸药液时,注射器刻度朝向操作者,针尖斜面在液面以下,以免吸入空气,影响药量的准确性。

7. 结晶或粉剂注射剂,按要求先用生理盐水或专用溶剂将其充分溶解后抽吸;混悬剂要摇匀后抽吸;油剂可稍加温(易被热破坏者除外)或双手对搓药液后再抽吸;抽吸混悬剂及油剂时,应选用较粗的针头。

8. 排气时,示指固定针栓,不可触及针梗和针尖。轻推活塞排气,不可浪费药液,以免影响药量的准确性。

9. 抽尽药液的空安瓿或药瓶不要立刻丢掉,暂时放于一边,以便查对。

二、注射原则

注射原则(principles of injection)是注射给药的总则,执行护士必须严格遵守。

1. 严格遵守无菌操作原则

(1) 注射前护士必须洗手、戴口罩,保持衣帽整洁。

(2) 按要求进行注射部位的皮肤消毒,并保持无菌。

皮肤常规消毒方法:用棉签蘸取 2% 碘酊,以注射点为中心向外螺旋式旋转涂擦,直径在 5 cm 以上;待干后,用 75% 乙醇以同法脱碘,待乙醇挥发后即可注射。或用 0.5% 碘伏或安尔碘以同法涂擦消毒两遍,无须脱碘。

(3) 注射器空筒的内壁、活塞、乳头和针头的针梗、针尖、针栓内壁必须保持无菌。

2. 严格执行查对制度

(1) 做好"三查七对",确保给药安全无误。

(2) 仔细检查药液质量,发现药液混浊、沉淀、变质、变色、过期或安瓿有裂痕等现象,则不可应用。

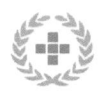

（3）同时注射多种药物时，应查对有无配伍禁忌。

3. **严格执行消毒隔离制度** 注射时做到一人一套物品，包括注射器、针头、止血带、小棉枕。所用物品须按消毒隔离制度处理；对一次性物品应按规定处理，不可随意丢弃。将用过的注射器针头和输液器针头按损伤性废弃物处理，用后将针头放入锐器盒，盛满后集中处理；注射器与活塞分离，输液管毁形后集中装在医疗垃圾袋中，按感染性废弃物处理。

4. **选择合适的注射器和针头** 根据药物剂量、黏稠度、刺激性、注射方法以及注射对象等选择合适的注射器和针头。注射器应完整无裂缝，不漏气；针头应锐利、无钩、无弯曲，型号合适；注射器和针头的衔接须紧密。一次性注射器的包装应密封且在有效期内。

5. **选择合适的注射部位** 注射部位应避开神经、血管处（动、静脉注射除外），不可在炎症、瘢痕、硬结、皮肤受损处进针。对需长期注射的患者，应经常更换注射部位。

6. **现配现用注射药液** 药液在规定注射时间临时抽取，即刻注射，以防药物效价降低或被污染。已抽取药液的注射器，必须用无菌物品遮盖，不可暴露在空气中。

7. **注射前排尽空气** 进针前排尽注射器内空气，以防空气进入血管形成栓塞。排气时应防止药液浪费。

8. **注药前检查回血** 进针后、注射药液前应抽动活塞检查有无回血。静脉注射、动脉注射必须见回血方可注入药液；皮下、肌内注射无回血方可注入药液，如有回血，应拔出针头重新进针，不可将药液注入血管内。

9. **掌握合适的进针角度和深度**

（1）各种注射法分别有不同的进针角度和深度要求（图 13-5）。

（2）进针时不可将针梗全部刺入注射部位，以防不慎断针时增加处理的难度。

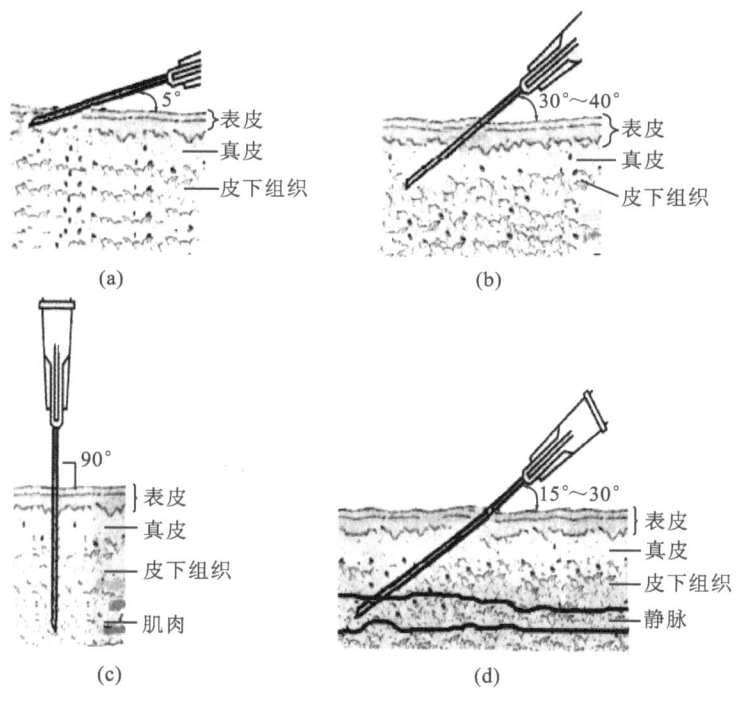

图 13-5 各种注射法的进针角度和深度

10. 应用减轻患者疼痛的注射技术

（1）解除患者思想顾虑，分散其注意力，取合适体位，便于进针。

（2）注射时做到"二快一慢加匀速"，即进针、拔针快，推药速度缓慢并均匀。

（3）注射刺激性强的药物，选择细长针头，且需深部注射。同时注射多种药物时，一般先注射刺激性比较弱的药物，再注射刺激性较强的药物，推药速度宜慢，以减轻疼痛，长期注射时应更换注射部位。

三、常用注射法

常用注射法根据针头刺入的组织不同分为皮内注射、皮下注射、肌内注射、静脉注射及动脉注射。

（一）皮内注射法

皮内注射法（intradermic injection，ID）是将小剂量药液或生物制剂注入表皮与真皮之间的方法。

【目的】

1. 做各种药物过敏试验，以观察有无过敏反应。

2. 预防接种。

3. 局部麻醉的起始步骤。

【评估】

1. 患者病情、治疗情况、意识状态，用药史、家族史和过敏史等。

2. 患者心理状态、对用药的认知及合作程度。

3. 患者肢体活动情况和注射部位的皮肤状况。

【计划】

1. 护士准备　着装整洁，洗手，戴口罩。

2. 患者准备

（1）明确操作目的，了解操作过程，能配合操作。

（2）常用注射部位准备：药物过敏试验选择前臂掌侧下段，因该处皮肤较薄，易于注射，且皮肤颜色较淡，如有局部反应易于辨认。卡介苗接种部位常选择上臂三角肌下缘。

3. 用物准备

（1）治疗车上层：注射卡、手消毒液、注射盘内备皮肤消毒液、无菌棉签、砂轮、弯盘。无菌盘内放已配制或抽吸好药液的注射器和针头。如为药物过敏试验，做过敏试验时需另备0.1%盐酸肾上腺素、注射器与针头。

（2）治疗车下层：生活垃圾桶、医用垃圾桶、锐器回收盒。

4. 环境准备　清洁、安静，有足够的照明。

【实施】以药物过敏试验为例，见表 13-6。

表 13-6　皮内注射法

操 作 步 骤	要 点 说 明
1.询问三史　核对床号、姓名，询问患者的用药史、家族史和过敏史，向患者及其家属解释，使其明确操作目的	·严格执行查对制度 ·确保无过敏史后，方可进行药物过敏试验

续表

操 作 步 骤	要 点 说 明
2.准备　在治疗室按医嘱抽取药液,放入已铺好治疗巾的注射盘内	
3.携用物至患者床旁	
4.定位消毒 (1)选择注射部位,观察注射部位皮肤情况 (2)用75%乙醇消毒皮肤,待干	• 禁止在皮肤有瘢痕、感染、皮肤病等部位进针 • 忌用碘剂消毒,以免影响对过敏反应结果的判断
5.二次核对　再次核对药液,排尽注射器内空气	• 操作中查对
6.进针注药 (1)一手绷紧注射部位皮肤,另一手持注射器,示指固定针栓(图13-6),注射器刻度与针尖斜面朝上,与皮肤呈5°角刺入(图13-7)	• 确保药液进入表皮与真皮之间
(2)将针尖斜面完全刺入皮内后,放平注射器,一手拇指固定针栓,另一手推入药液0.1 mL,使局部隆起呈半球状皮丘,局部皮肤变白并显露毛孔	• 两手协调,防止针头脱出 • 保证注入剂量准确
7.拔针计时　注射完毕,迅速拔出针头,看表计时	• 防止皮丘消失,影响药效 • 拔针后勿按压针眼
8.核对交代　拔针后再次核对,交代注意事项	• 操作后查对
9.整理记录 (1)协助患者取舒适体位,清理用物 (2)洗手,记录	• 20 min后观察结果 • 将过敏试验的结果记录在病历上,阳性用红笔标记"＋",阴性用蓝笔或黑笔标记"－" • 若需做对照试验,在另一前臂的相同部位注入0.1 mL生理盐水作对照

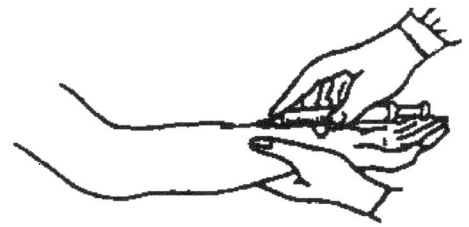

图 13-6　皮内注射持针方法

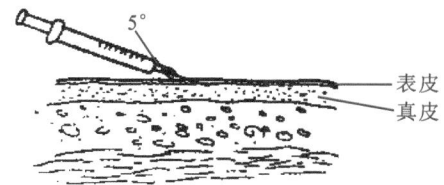

图 13-7　皮内注射法

【评价】
1. 患者理解操作目的并主动配合。
2. 护士无菌观念强,操作熟练,动作轻巧。
3. 护患沟通有效,彼此需要得到满足。

【注意事项】
1. 严格执行查对制度和无菌操作制度。

2. 做药物过敏试验前,护士应详细询问患者的用药史、过敏史及家族史,如患者对需要注射的药物有过敏史,则不可做皮试,应及时与医生联系,更换其他药物。

3. 做药物过敏试验消毒皮肤时忌用碘酊、碘伏,以免影响对局部反应的观察。

4. 进针角度以针尖斜面能全部进入皮内为宜,进针角度过大易将药液注入皮下,影响结果的观察和判断。

5. 在为患者做药物过敏试验前,要备好急救药品,以防发生意外。

6. 药物过敏试验结果如为阳性反应,应告知患者或家属不能再用该种药物,并记录在病历上。

（二）皮下注射法

皮下注射法(hypodermic injection,HD)是将少量药液或生物制剂注入皮下组织的方法。

【目的】

1. 需要在一定时间内产生药效,而药物不能或不宜经口服给药时。

2. 预防接种。

3. 局部麻醉用药。

【评估】

1. 患者病情、治疗情况、意识状态等。

2. 患者心理状态、对用药的认知及合作程度。

3. 患者肢体活动情况和注射部位的皮肤状况。

【计划】

1. 护士准备　着装整洁,洗手,戴口罩。

2. 患者准备

（1）明确操作目的,了解操作过程,能配合操作。

（2）常用注射部位准备:皮下注射部位常选用上臂三角肌下缘、腹部、后背、大腿前侧和外侧（图 13-8）。

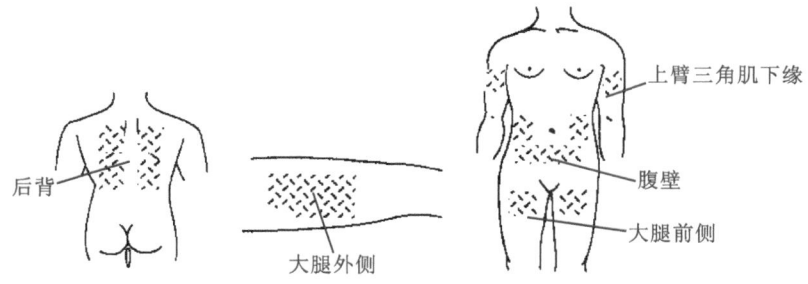

图 13-8　皮下注射部位

3. 用物准备

（1）治疗车上层:注射卡、手消毒液、注射盘备皮肤消毒液、无菌棉签、砂轮、弯盘。无菌盘内放已配制或抽吸好药液的注射器和针头。

（2）治疗车下层:生活垃圾桶、医用垃圾桶、锐器回收盒。

4. 环境准备　清洁、安静、有足够的照明。

【实施】见表 13-7。

表 13-7 皮下注射法

操 作 步 骤	要 点 说 明
1.准备 洗手,戴口罩,在治疗室按医嘱抽取药液,放入已铺好治疗巾的注射盘内	• 严格执行查对制度和无菌操作原则
2.核对、解释 携用物至床旁,核对床号、姓名,向患者及其家属解释,使其明确操作目的	• 操作前查对
3.定位消毒 协助患者取舒适体位,选择注射部位,常规消毒皮肤,待干	• 按注射原则选择注射部位 • 经常注射的患者,应定期更换注射部位,建立轮流交替注射计划,确保最大治疗效果
4.二次核对 再次核对药液,排尽注射器内空气	• 操作中查对
5.进针注药 (1)左手绷紧注射部位皮肤(过瘦者需捏起皮肤),右手持注射器,示指固定针栓,针尖斜面向上(图13-9),针尖与皮肤呈30°~40°角(图13-10),快速刺入皮下 (2)针梗进入1/2到2/3	 • 进针不宜过深,针头刺入角度不宜超过45°,以免刺入肌层 • 勿全部刺入,防止针梗折断
6.注入药液 松开左手,抽吸无回血后,缓慢推注药液	
7.拔针按压 注射毕,用无菌干棉签轻压针刺处,快速拔针、按压	• 按压片刻至不出血为止,减轻疼痛,防止药液外渗
8.核对交代 拔针后再次核对	• 操作后查对,确保无误
9.整理记录 (1)协助患者取舒适体位,清理用物 (2)洗手,记录	 • 注意分类处理 • 记录注射时间、患者的反应

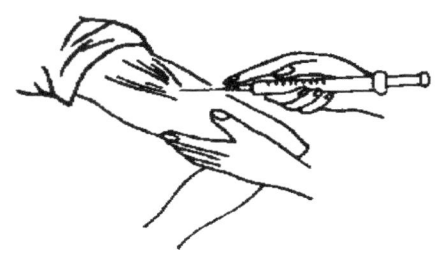

图 13-9 皮下注射进针法

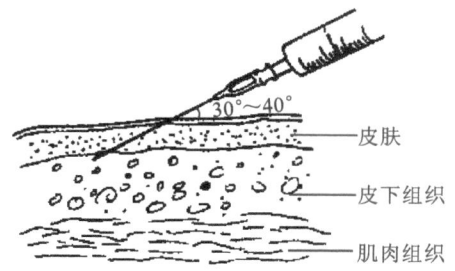

图 13-10 皮下注射进针角度

【评价】

1. 患者理解操作目的并主动配合。

2. 护士无菌观念强,操作熟练,动作轻巧。

3. 护患沟通有效,彼此需要得到满足。

【注意事项】

1. 严格执行查对制度和无菌操作原则。

2. 对皮肤有刺激的药物一般不作皮下注射。

3. 护士在注射前详细询问患者的用药史。

4. 对过于消瘦者,护士可捏起局部组织,适当减小穿刺角度,进针角度不宜超过45°,以免刺入肌层。

（三）肌内注射法

肌内注射法（intramuscular injection，IM）是将一定量药液注入肌肉组织的方法。注射部位一般选择肌肉丰厚且距大血管及神经较远处。其中最常用的部位为臀大肌，其次为臀中肌、臀小肌、股外侧肌及上臂三角肌。

1. 臀大肌注射定位法　臀大肌起自髂后上棘与尾骨尖之间，肌纤维平行向外下方止于股骨上部。坐骨神经起自骶丛神经，自梨状肌下孔出骨盆至臀部，在臀大肌深部，约在坐骨结节与大转子之间中点处下降至股部，其体表投影为自大转子尖至坐骨结节中点向下至腘窝。注射时注意避免损伤坐骨神经。臀大肌注射的定位方法有两种。

（1）十字法：从臀裂顶点向左侧或向右侧作一水平线，然后从髂嵴最高点作一垂线，将一侧臀部分为四个象限，其外上象限并避开内角（髂后上棘至股骨大转子连线），即为注射区（图 13-11(a)）。

（2）连线法：从髂前上棘至尾骨作一连线，其外 1/3 为处注射部位（图 13-11(b)）。

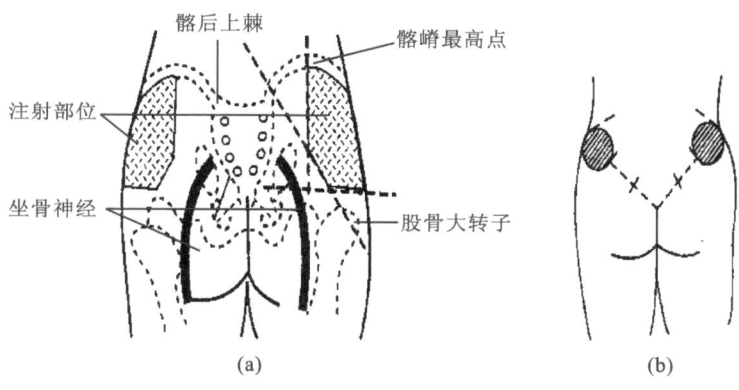

图 13-11　臀大肌注射定位法

2. 臀中肌、臀小肌注射定位法

（1）以示指尖和中指尖分别置于髂前上棘和髂嵴下缘处，在髂嵴、示指、中指之间构成一个三角形区域，其示指与中指构成的内角为注射区（图 13-12）。

（2）髂前上棘外侧三横指处（以患者的手指宽度为准）。

3. 股外侧肌注射定位法　大腿中段外侧。一般成人可取髋关节下 10 cm 至膝关节的范围（图 13-13）。此处大血管、神经干很少通过，且注射范围较广，可供多次注射，尤其适用于 2 岁以下幼儿。

4. 上臂三角肌注射定位法　上臂外侧，肩峰下 2～3 横指处（图 13-14）。此处肌肉较薄，只可作小剂量注射。

【目的】

1. 需要在一定时间内产生药效，而不能或不宜口服的药物。

2. 药物不宜或不能静脉注射，要求比皮下注射更迅速发挥疗效。

3. 注射刺激性较强或药量较大的药物。

【评估】

1. 患者病情、治疗情况、意识状态等。

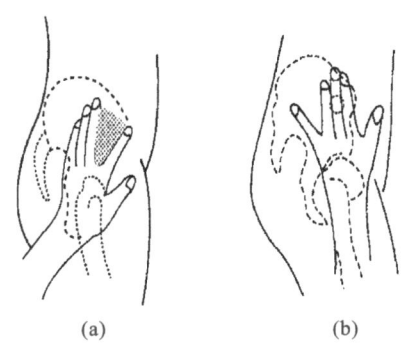

图 13-12　臀中肌、臀小肌注射定位法

(a)　　　　(b)

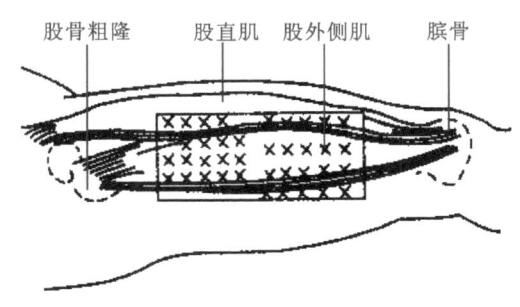

股骨粗隆　股直肌　股外侧肌　膑骨

图 13-13　股外侧肌注射定位法

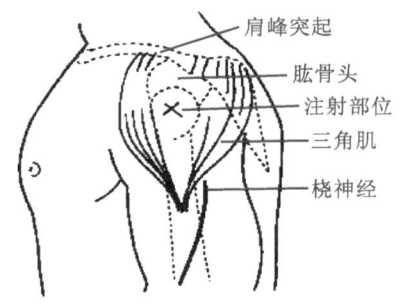

肩峰突起
肱骨头
注射部位
三角肌
桡神经

图 13-14　上臂三角肌注射定位法

2. 患者心理状态、对用药的认知及合作程度。

3. 患者肢体活动情况和注射部位的皮肤状况。

【计划】

1. 护士准备　着装整洁,洗手,戴口罩。

2. 患者准备

(1) 明确操作目的,了解操作过程,能配合操作。

(2) 常用注射体位准备:患者明确肌内注射的目的和自身情况,愿意合作并选择恰当体位,使肌肉松弛。①臀部注射:侧卧位时下腿弯曲上腿伸直,肌肉放松;俯卧位时足尖相对,足跟分开;仰卧位用于危重及不能翻身的患者,限于臀中肌、臀小肌注射。②上臂三角肌注射:单手叉腰使三角肌显露。③股外侧肌注射:以自然坐位为宜。

(3) 注射部位选择:根据患者的具体情况选择合适的注射部位。

3. 用物准备

(1) 治疗车上层:注射卡、手消毒液、注射盘内备皮肤消毒液、无菌棉签、砂轮、弯盘。无菌盘内放已配制或抽吸好药液的注射器和针头。

(2) 治疗车下层:生活垃圾桶、医用垃圾桶、锐器回收盒。

4. 环境准备　清洁、安静、有足够的照明。

【实施】见表 13-8。

表 13-8　肌内注射法

操作步骤	要点说明
1. 准备　洗手,戴口罩,在治疗室按医嘱抽取药液,放入已铺好治疗巾的注射盘内	·严格执行查对制度和无菌操作原则
2. 核对、解释　携用物至床旁,核对床号、姓名,向患者及其家属解释,使其明确操作目的	·操作前查对,确认患者,取得合作
3. 安置卧位　根据注射部位,协助患者取正确的体位	·使注射部位肌肉放松,便于注射
4. 定位消毒　选择注射部位,常规消毒皮肤,待干	·避开神经和血管 ·对需要长期注射者,应交替更换注射部位,并选用细长针头,以减少或避免硬结的发生

操 作 步 骤	要 点 说 明
5.二次核对 再次核对药液,排尽注射器内空气	• 操作中查对
6.进针注药	
(1)左手拇指和示指分开并固定注射部位皮肤	• 拇指和示指不能污染消毒部位皮肤
(2)右手以握毛笔式持注射器(图 13-15),中指固定针栓,针头与皮肤呈 90°角,右手手腕带动手臂,用力适中快速刺入针梗的 2/3(图 13-16)	• 勿将针梗全部刺入,防止针梗折断 • 消瘦者或小儿,进针深度应酌减
(3)抽动活塞,确认无回血后,缓慢推注药液(图 13-17)	• 如有回血,应立即拔针,不能注入药液
7.拔针按压 注射毕,用无菌干棉签轻压针刺处,快速拔针、按压	• 减轻疼痛,防止药液外渗
8.再次核对	• 操作后查对
9.整理记录	
(1)协助患者取舒适体位,清理用物	• 注意分类处理
(2)洗手,记录	• 记录注射时间、患者的反应

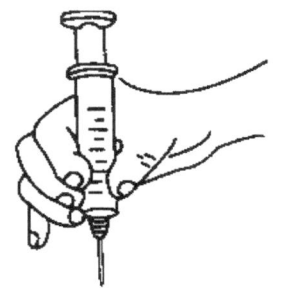

图 13-15 握毛笔式持注射器

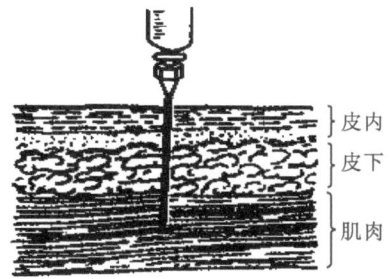

图 13-16 肌内注射进针角度和进针深度示意图

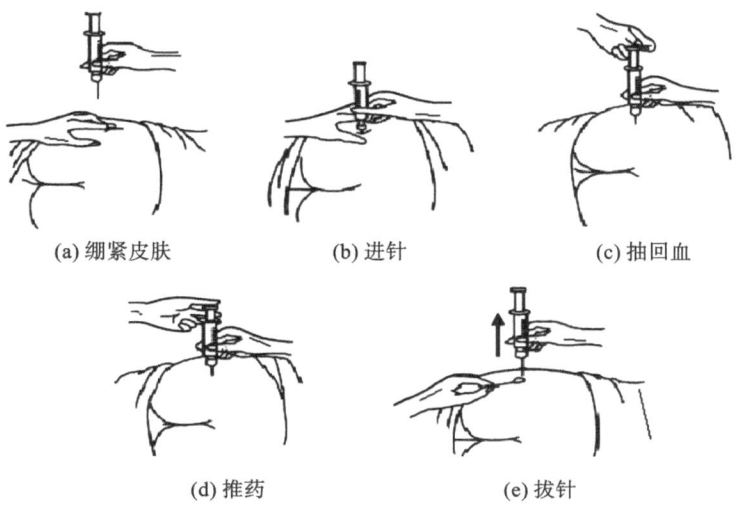

(a) 绷紧皮肤　　　(b) 进针　　　(c) 抽回血

(d) 推药　　　(e) 拔针

图 13-17 肌内注射法

【评价】

1. 患者理解操作目的并主动配合。

2. 护士无菌观念强,操作熟练,动作轻巧。

3. 护患沟通有效,彼此需要得到满足。

【注意事项】

1. 严格执行查对制度和无菌操作制度。

2. 多种药物同时注射时,应注意配伍禁忌。

3. 2岁以下婴幼儿不宜选用臀大肌注射,因婴幼儿未能独立行走前,其臀部肌肉发育不完善,选择臀大肌注射时有损伤坐骨神经的危险。可选用臀中肌、臀小肌或股外侧肌进行注射。

4. 进针时切勿将针梗全部刺入,防止不合作患者躁动时,针梗从根部衔接处折断。若针头折断,应嘱患者保持局部与肢体不动,固定局部组织,以防断针移位,同时尽快用无菌血管钳夹住断端取出针头。若断端全部埋入,速请外科医师诊治处理。

5. 对需长期注射者,应交替更换注射部位,并选用细长针头,以避免或减少硬结的发生;注射刺激性强的药物时,也应选择长针头深注射。

（四）静脉注射法

静脉注射法(intravenous injection,IV)是指自静脉注入无菌药液的方法。

【目的】

1. 注入药物,用于不宜口服、皮下或肌内注射,需要迅速发挥药效的药物,尤其是治疗急重症时。

2. 诊断性检查,自静脉注入药物,如肝、肾、胆囊等X线摄片。

3. 静脉营养治疗。

4. 输液、输血。

5. 股静脉注射,主要用于急救时加压输液、输血或采集血标本。

【评估】

1. 患者年龄、病情,治疗情况,意识状态等。

2. 患者心理状态,对静脉注射给药的认知及合作程度。

3. 患者肢体活动能力,注射部位的皮肤状况,静脉充盈度,血管弹性。

【计划】

1. 护士准备　着装整洁,洗手,戴口罩。

2. 患者准备

(1) 明确操作目的,了解操作过程,能配合操作。

(2) 常用注射部位准备:

①四肢浅静脉:上肢常用肘部浅静脉(贵要静脉、正中静脉、头静脉),腕部、手背的浅静脉;下肢常用足背静脉、小隐静脉、大隐静脉(图13-18)。

②头皮静脉:小儿头皮静脉较为丰富,分支甚多,互相沟通交错成网且静脉表浅易见,易于固定,又方便小儿肢体活动,尤其在冬天选用头皮静脉,患儿不易着凉,故患儿静脉注射多采用头皮静脉(图13-19)。常用的头皮静脉有额前正中静脉、颞浅静脉、耳后静脉、枕静脉。在进行小儿头皮静脉注射时,需要注意头皮静脉和头皮动脉的鉴别,见表13-9。

③股静脉:股静脉位于股三角区,在股动脉的内侧0.5 cm处即为股静脉(图13-20)。

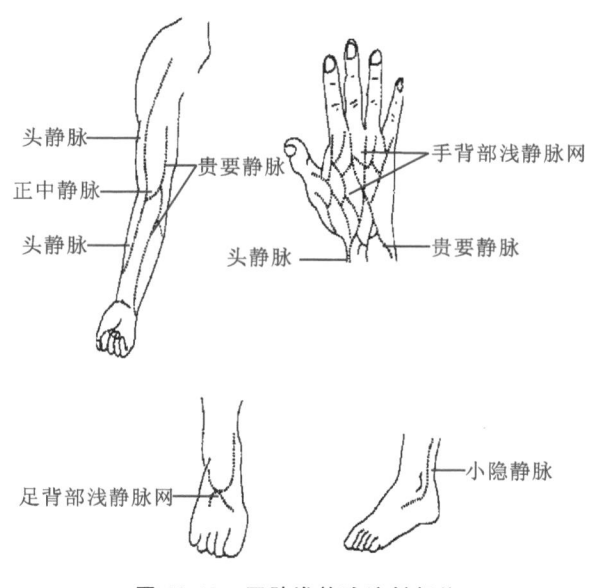

图 13-18 四肢浅静脉注射部位

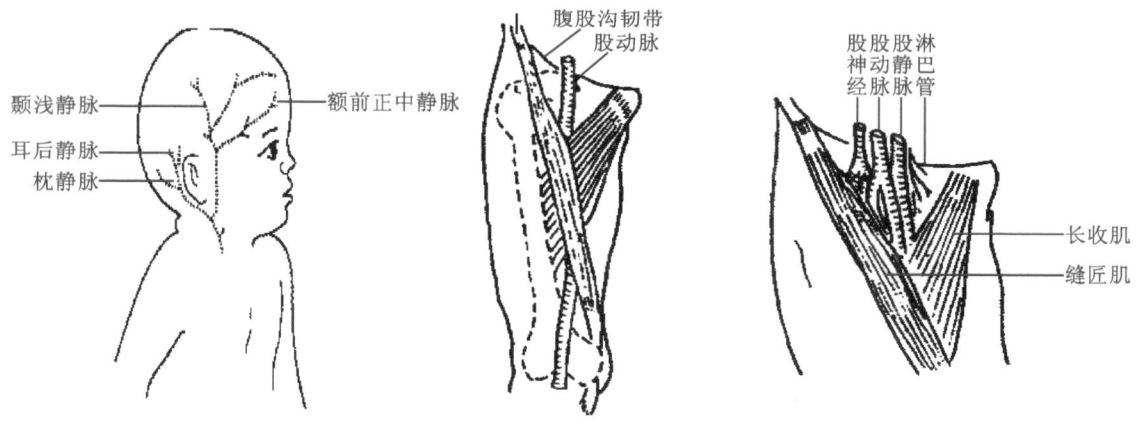

图 13-19 小儿头皮静脉   图 13-20 股静脉

表 13-9 小儿头皮静脉与头皮动脉的鉴别

特征	头皮静脉	头皮动脉
颜色	微蓝	深红色或与皮肤同色
搏动	无	有
管壁	薄、易压瘪	厚,不易压瘪
血流方向	多向心	多离心
血液颜色	暗红	鲜红
注药时	阻力小	阻力大,局部血管树枝状突起,颜色苍白,患儿疼痛、尖叫

3. 用物准备

(1)治疗车上层:注射卡,手消毒液,注射盘内备皮肤消毒液、无菌棉签、砂轮、弯盘、止血

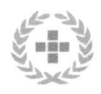

带、头皮针、敷贴、无菌纱布。无菌盘内放已配制或抽吸好药液的注射器和针头。

（2）治疗车下层：生活垃圾桶、医用垃圾桶、锐器回收盒。

4. 环境准备　清洁、安静，有足够的照明。

【实施】见表 13-10。

表 13-10　静脉注射法

操作步骤	要点说明
▲四肢浅静脉注射	
1.准备　洗手，戴口罩，在治疗室按医嘱抽取药液，放入已铺好治疗巾的注射盘内	· 严格执行查对制度和无菌操作原则
2.核对、解释　携用物至床旁，核对床号、姓名，向患者及其家属解释，使其明确操作目的	· 操作前查对，确认患者，取得合作
3.选择静脉　选择粗、直、弹性好、易于固定的静脉，避开关节、静脉瓣	· 长期静脉注射者，应有计划地从远心端到近心端选择静脉
4.垫小棉枕　在穿刺部位下方垫小棉枕	
5.定位消毒	
（1）在穿刺点上方（近心端）约 6 cm 处系止血带，嘱患者握拳	· 止血带末端向上，以防污染无菌区域 · 促进静脉回流，使静脉充盈，利于穿刺
（2）常规消毒皮肤，待干	
6.二次核对　再次核对药液，排尽注射器内空气	· 操作中查对
7.静脉穿刺　以左手拇指绷紧静脉下端皮肤，右手持注射器，示指固定针栓（图 13-21（a）），或拇指、示指、中指固定头皮针针柄（图 13-21（b）），针尖斜面向上，与皮肤呈 15°～30°角，自静脉上方或侧方刺入皮下，再沿静脉走向潜行刺入静脉，见回血后再顺静脉进针少许	· 穿刺者要沉着冷静，如未见回血，可平稳地将针头退回至刺入口下方，略改变方向，重新进行穿刺，一旦局部出现血肿，应立即松开止血带，拔出针头，按压局部，另选其他静脉重新穿刺
8.注入药液　松止血带，嘱患者松拳，固定针头，缓慢推注药液（图 13-21（c））	· 根据患者年龄、病情、药物性质掌握推注速度，并随时听取患者感受
9.拔针按压　注射毕，用无菌干棉签轻压针刺处，快速拔针、按压	· 减轻疼痛，防止药液外渗
10.再次核对	· 操作后查对
11.整理记录	
（1）协助患者取舒适体位，清理用物	· 注意分类处理
（2）洗手，记录	· 记录注射时间、患者的反应
▲小儿头皮静脉注射	
1.同四肢静脉注射 1～2	
2.选择静脉	· 患儿取仰卧位或侧卧位，必要时剃去注射部位毛发
3.常规消毒皮肤，待干	
4.二次核对　再次核对药液，排尽注射器内空气	· 操作中查对

续表

操 作 步 骤	要 点 说 明
5.静脉穿刺 由助手固定患儿头部,术者一手拇、示指固定静脉两端,一手持头皮针小翼,沿静脉向心方向平行刺入,见回血后推药少许。如无异常,用胶布固定针头	• 注射过程中注意约束患儿,防止其抓拽注射部位 • 注药过程中要试抽回血,以检查针头是否仍在静脉内。如有局部疼痛或肿胀隆起,回抽无回血,提示针头滑出静脉,应拔出针头,更换部位,重新穿刺
6.注入药液 固定针头,推注药液	
7.拔针按压 注射毕,用无菌干棉签轻压针刺处,快速拔针、按压	• 避免引起出血或形成血肿
8.再次核对	• 操作后查对
9.整理记录 (1)协助患者取舒适体位,清理用物 (2)洗手,记录	• 注意分类处理 • 记录注射时间、患者的反应
▲股静脉注射	
1.同四肢静脉注射 1～2	• 操作前查对
2.安置体位 协助患者取仰卧位,下肢伸直略外展	• 暴露注射部位
3.定位消毒 (1)常规消毒局部皮肤,排尽注射器内空气,并消毒术者左手示指和中指 (2)在股三角区扪及股动脉搏动最明显部位,用左手示指加以固定	
4.二次核对 再次核对药液,排尽注射器内空气	• 操作中查对
5.静脉穿刺 右手持注射器,针头和皮肤呈 90°或 45°角,在股动脉内侧 0.5 cm 处刺入,抽动活塞见暗红色回血,提示针头进入股静脉	• 如抽出鲜红色血液,提示针头进入股动脉,应立即拔出针头,用无菌纱布加压按压 5～10 min,直到无出血为止
6.注入药液 固定针头,推注药液	• 根据患者年龄、病情、药物性质,掌握推注速度,并随时听取患者感受
7.拔针按压 注射毕,用无菌干棉签轻压针刺处,快速拔针、按压	• 避免引起出血或形成血肿
8.再次核对	• 操作后查对
9.整理记录 (1)协助患者取舒适体位,清理用物 (2)洗手,记录	• 注意分类处理 • 记录注射时间、患者的反应

【评价】
1. 患者理解静脉注射的目的及药物作用的相关知识,愿意接受并配合。
2. 严格按注射原则进行注射,注射部位无渗出、肿胀,未发生感染。
3. 能分析静脉注射失败的常见原因,根据患者情况提高静脉穿刺成功率。

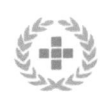
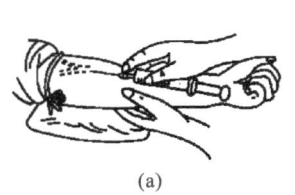
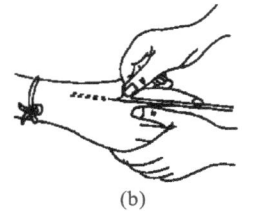
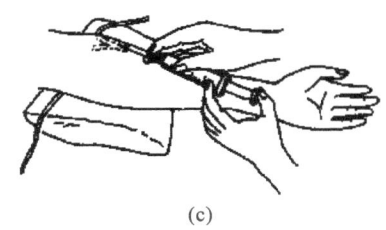

(a)　　　　　　　　　　(b)　　　　　　　　　　(c)

图 13-21　静脉注射法

【注意事项】

1. 严格执行查对制度和无菌操作原则,严格遵守消毒隔离原则。

2. 静脉注射时宜选择粗直、弹性好、易于固定的静脉,避开关节和静脉瓣;对需长期注射者,应有计划地由小到大、由远心端到近心端进行选择。

3. 根据患者年龄、病情及药物性质,掌握推注药液的速度,并随时听取患者的主诉,观察局部情况、病情变化和患者反应。

4. 钙剂等刺激性较强的药物禁止从头皮静脉注射,防止因药物外渗引起头皮坏死;注射对组织有强烈刺激的药物,应首先用抽有生理盐水的注射器和针头(或头皮针)进行穿刺,注射成功后先注入少量生理盐水,证实针头确实在静脉内,再接抽有药液的注射器进行推药,以免药液外渗。注射过程中定期抽回血,以确认针头是否在血管内。

5. 在静脉穿刺时如抽出血液为鲜红色,提示针头进入股动脉,应立即拔出针头,用无菌纱布紧压穿刺处 5～10 min,直至无出血为止。

【特殊患者静脉穿刺要点】

1. 肥胖患者皮下脂肪较厚、静脉较深、不明显,但较易固定。穿刺时,触摸血管走向后,可从静脉上方进针,进针角度稍加大(30°～40°)。

2. 消瘦患者皮下脂肪少、静脉易滑动,但静脉较明显。穿刺时,固定静脉,从静脉正面或侧面刺入。

3. 水肿患者可沿静脉解剖位置,用手按揉局部,以暂时驱散皮下水分,使静脉充分显露后再行穿刺。

4. 脱水患者静脉萎陷,充盈不良,可做局部热敷、按摩,待血管扩张显露后再穿刺。

5. 老年患者皮肤松弛,皮下脂肪较少,静脉多硬化、脆性较大,血管易滑动,针头难以刺入,且易刺破血管壁。可采用手指固定穿刺点静脉上下两端,然后在静脉上方直接穿刺,注意穿刺时勿用力过猛。

【静脉注射失败的常见原因】见图 13-22。

1. 针头刺入过浅　刺入过浅,或因静脉滑动,针头未刺入静脉内。表现为抽吸无回血,推注药液局部隆起,有疼痛感(图 13-22(a))。

2. 针尖斜面未完全刺入　静脉针尖斜面部分在皮下,部分在静脉内。表现为抽吸虽有回血,但推药液可有局部隆起,有疼痛感(图 13-22(b))。

3. 针头刺入较深刺破对侧血管壁　针尖斜面部分在静脉内,部分在静脉外。表现为抽吸有回血,推注少量药液局部可无隆起,但因部分药液注入静脉外,患者有疼痛感(图 13-22(c))。

4. 针头刺入过深穿透对侧血管壁　针头刺入过深,穿透下面血管壁。表现为抽吸无回血,药液注入深层组织,有疼痛感(图 13-22(d))。

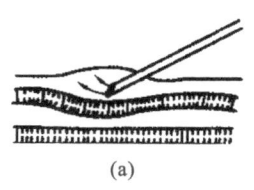 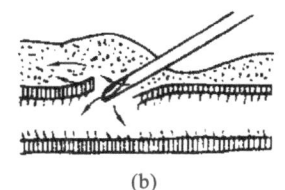 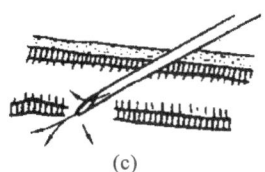 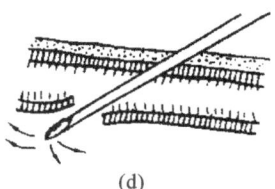

|　　(a)　|　　(b)　|　　(c)　|　　(d)　|

图 13-22　静脉注射穿刺失败原因示意图

（五）动脉注射法

动脉注射法（arterial injection）是将一定量的药液注入动脉的方法。

【目的】

1. 加压注入血液或高渗葡萄糖液，迅速增加有效循环血量。

2. 注入造影剂，用于施行某些特殊检查，如血管造影等。

3. 注射抗癌药物进行区域性化疗。

【评估】

1. 患者年龄、病情、治疗情况、意识状态等。

2. 患者心理状态，对动脉注射给药的认知及合作程度。

3. 患者肢体活动能力，注射部位的皮肤状况和动脉状况。

【计划】

1. 护士准备　着装整洁，洗手，戴口罩。

2. 患者准备

（1）明确操作目的，了解操作过程，能配合操作。

（2）常用注射部位准备：一般选择动脉搏动最明显处，采集血标本常用桡动脉、股动脉。区域性化疗时，头面部疾病选用颈总动脉，上肢疾病选用锁骨下动脉或肱动脉，下肢疾病选用股动脉。

3. 用物准备

（1）治疗车上层：注射卡、手消毒液、注射盘内备皮肤常规消毒液、无菌棉签、砂轮、弯盘、无菌纱布。无菌盘内放已配制或抽吸好药液的注射器和针头。

（2）治疗车下层：生活垃圾桶、医用垃圾桶、锐器回收盒。

4. 环境准备　清洁、安静，有足够的照明。

【实施】见表 13-11。

表 13-11　动脉注射法

操 作 步 骤	要 点 说 明
1. 准备　洗手，戴口罩，在治疗室按医嘱抽取药液，放入已铺好治疗巾的注射盘内	• 严格执行查对制度和无菌操作原则
2. 核对、解释　携用物至床旁，核对床号、姓名，向患者及其家属解释，使其明确操作目的	• 操作前查对
3. 安置卧位　协助患者取合适体位，暴露穿刺部位。桡动脉穿刺时取仰卧位或坐位，股动脉穿刺时取仰卧位，下腿伸直并外展外旋	• 桡动脉穿刺点，在前臂掌侧腕关节上 2 cm 处 • 股动脉穿刺点，在腹股沟股动脉搏动明显处

操 作 步 骤	要 点 说 明
4.定位消毒　常规消毒穿刺部位皮肤,并消毒护士左手示指和中指(或者护士左手戴无菌手套)	• 避开神经和血管
5.二次核对　再次核对药液,排尽注射器内空气	• 操作中查对
6.固定穿刺　选择动脉搏动最明显处固定,右手持注射器,在两指间垂直进针,或与动脉走向成 40°角刺入动脉	• 注意针头固定,防止针尖在管腔内移动而损伤血管内壁
7.推注药液　穿刺后见有鲜红色血液进入注射器,以右手固定穿刺针的方向和深度,左手推注药液	• 推药过程中要严密注意观察患者局部情况与病情变化
8.拔针按压　注射完毕,迅速拔针,局部加压按压 5～10 min	• 用无菌纱布按压,直至不出血为止
9.再次核对	• 操作后查对
10.整理记录 (1)协助患者取舒适体位,清理用物 (2)洗手,记录	• 注意分类处理 • 记录注射时间、患者的反应

【评价】

1. 患者理解操作目的并主动配合。

2. 护士无菌观念强,操作熟练,动作轻巧。

3. 护患沟通有效,彼此需要得到满足。

【注意事项】

1. 严格执行查对制度、无菌操作原则、消毒隔离制度。

2. 推注药液过程中密切观察患者穿刺部位情况和病情变化,出现异常情况应紧急处理。

3. 拔针后采用无菌纱布加压按压,防止局部出现出血或形成血肿。

四、注射泵

注射泵(injection pump)是指将小剂量药液持续、均匀、定量注入人体静脉的注射装置。临床常用于在 ICU 或 CCU 连续低流量注射液体药剂,连续注射麻醉剂、抗癌剂或抗凝剂,早产儿或新生儿营养剂的连续注射,低流量注射、输血,各种激素的连续注射等。其操作简便,在抢救危重患者时能减轻工作量,提高工作效率,准确、安全、有效地配合医生抢救。

【目的】准确控制和调节输注速度,将小剂量药液持续、均匀、定量、准确注入人体静脉。

【评估】

1. 患者年龄、病情,治疗情况,意识状态等。

2. 患者心理状态,对静脉注射给药的认知及合作程度。

3. 患者肢体活动能力,注射部位的皮肤状况和管壁弹性情况,是否已建立或需重新建立静脉通道。

【计划】

1. 护士准备　着装整洁,洗手,戴口罩。

2. 患者准备　明确操作目的,了解操作过程,能配合操作。

3. 用物准备

(1) 治疗车上层：注射盘内备皮肤常规消毒液、无菌棉签、砂轮、弯盘、无菌纱布、注射泵延长管、头皮针、敷贴，需要时备三通管。注射盘外备微量注射泵、抽好药液的注射器，注射卡、手消毒液。

(2) 治疗车下层：生活垃圾桶、医用垃圾桶、锐器回收盒。

4. 环境准备　病室环境要清洁、安静，有足够的照明。

【实施】见表 13-12。

表 13-12　注射泵的应用

操 作 步 骤	要 点 说 明
1. 核对、解释　携用物至床旁，核对床号、姓名，向患者及其家属解释，使其明确操作目的	• 操作前查对 • 严格执行查对制度
2. 抽药固定 (1) 接通电源，打开开关 (2) 将已抽吸药液的注射器稳妥地固定在注射泵上	
3. 设定速度　设定注射速度：一般 10 mL 注射器注射速度为 0.1～200 mL/h；20～50 mL 注射器注射速度为 0.1～300 mL/h	
4. 连接器针　将注射器与静脉穿刺针连接	
5. 静脉穿刺　选择静脉、消毒、头皮针穿刺，同四肢静脉注射法	
6. 注射开始　静脉穿刺成功后，用胶布将头皮针固定好后按"开始"键，注射开始	• 注射过程中加强巡视，随时评估患者的反应和药物输注情况，发现报警信号，及时处理和排除故障
7. 注射继续　继续注射药物	• 当药液即将注射完毕时，"即将结束"键闪烁并报警
8. 注射结束 (1) 按压"静音"键停止铃声 (2) 再次按压"静音"键，关闭"完毕"键和"操作"灯	• 药液注射完毕，机器自动停止，"完毕"键闪烁并发出连续响声报警
9. 拔针关泵　拔出针头，松开注射器与静脉穿刺针的连接。取出注射器，关闭微量注射泵，切断电源	
10. 再次核对	• 操作后查对
11. 整理记录 (1) 协助患者取舒适体位，清理用物 (2) 洗手，记录	• 注意分类处理 • 记录注射时间、患者的反应

第四节　雾化吸入给药法

雾化吸入法(inhalation)是应用雾化装置将药液分散成细小的雾滴以气雾状喷出，经鼻或口由呼吸道吸入，以达到改善呼吸道通气功能和防治呼吸道疾病的目的。雾化吸入法起效快、

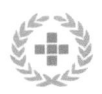

药物用量小、不良反应较轻,吸入药物除了对呼吸道局部产生作用外,还可通过肺组织吸收而产生全身性疗效。常用的雾化吸入法有超声雾化吸入法、氧气雾化吸入法、压缩式雾化吸入法、手压式雾化吸入法四种。

一、超声雾化吸入法

超声雾化吸入法(ultrasonic nebulization)是应用超声波声能产生高频振荡,将药液变成细微的雾滴,再由呼吸道吸入的方法。其特点是雾量大小可以调节,雾滴小而均匀(直径通常在 5 μm 以下),药液可随深而慢的吸气到达终末支气管和肺泡。

【目的】

1. 湿化呼吸道,帮助祛痰 吸入温暖、潮湿气体,减少对呼吸道的刺激,稀释呼吸道痰液,帮助祛痰。常用于呼吸道湿化不足、痰液黏稠、气道不畅等患者,也可作为气管切开术后常规治疗手段。

2. 预防、控制呼吸道感染 吸入抗感染、祛痰药物以消除炎症,减轻呼吸道黏膜水肿,保持呼吸道通畅。常用于呼吸道感染、肺脓肿、肺结核、支气管哮喘等患者,也可作为胸部手术前、后患者的常规治疗手段。

3. 解除支气管痉挛 吸入解痉药物以解除支气管痉挛,改善呼吸道通气状况。常用于支气管哮喘、喘息性支气管炎等患者。

4. 治疗肺癌 间歇吸入抗癌药物以治疗肺癌。

【评估】

1. 患者病情、治疗情况、用药史,所用药物的药理作用。

2. 患者呼吸道是否通畅、有无痰液;有无感染、支气管痉挛、呼吸道黏膜水肿;患者面部及口腔黏膜状况,如有无感染、溃疡等。

3. 患者意识状态、肢体活动能力、心理反应及合作程度。

【计划】

1. 护士准备 着装整洁,洗手,戴口罩。

2. 患者准备 明确操作目的,了解操作过程,能配合采取坐位、半坐卧位或侧卧位。

3. 用物准备

1)超声雾化吸入器一套:

(1)基本结构(图 13-23):①超声波发生器:通电后输出高频电能,其面板上有电源开关、雾量调节开关和定时旋钮。②水槽与晶体换能器:水槽盛冷蒸馏水,其底部有一晶体换能器,可将发生器输出的高频电能转化为超声波声能。③雾化罐:雾化罐盛有药液,其底部是半透明的透声膜,声能可透过此膜与罐内药液作用,产生雾滴喷出。④螺纹管和口含嘴(或面罩)。

(2)作用原理:超声波发生器通电后输出的高频电能通过水槽底部晶体换能器转换为超声波声能,声能振动并透过雾化罐底部的透声膜作用于罐内的药液,破坏药液表面张力而形成细微雾滴,通过螺纹管随患者的深吸气进入呼吸道。

2)常用药物:根据评估结果及用药目的选择合适的药物加入生理盐水中。

(1)控制呼吸道感染,消除炎症:常用庆大霉素、卡那霉素等抗生素。

(2)解除支气管痉挛、减轻呼吸道黏膜水肿:常用氨茶碱、沙丁胺醇、地塞米松等。

(3)稀释痰液,帮助祛痰:常用 α-糜蛋白酶、沐舒坦等。

(4)其他用物:水温计、弯盘、冷蒸馏水,必要时备治疗巾、电源接线板。

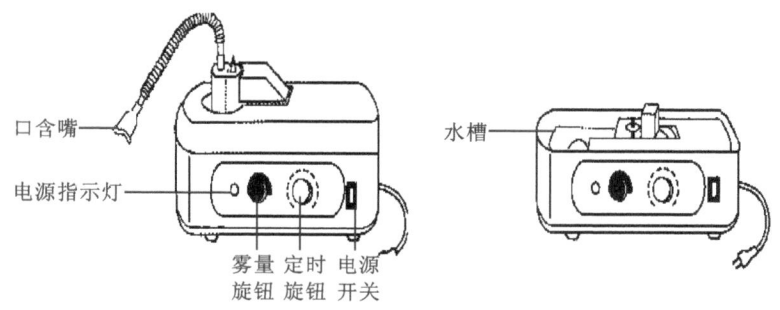

图 13-23　超声雾化吸入器

4. 环境准备　整洁、安静、舒适、安全、室内温度和湿度适宜。

【实施】见表 13-13。

表 13-13　超声雾化吸入法

操 作 步 骤	要 点 说 明
1. 检查设备　检查超声雾化吸入器	·确保设备功能正常
2. 连接装置　将雾化器主机与各附件连接,选择口含嘴	·检查雾化器各部件完好,无松动脱落现象
3. 水槽加水　水槽内加入冷蒸馏水 250 mL,水量应浸没雾化罐底部的透声膜	·水槽内不可加温水或热水,水槽无水时不可开机,以免损坏机器
4. 罐内加药　将药液稀释至 30～50 mL 加入雾化罐内,将雾化罐放入水槽,盖紧水槽盖	·检查无漏液
5. 核对、解释　携用物至床旁,核对患者,解释目的,协助患者取舒适卧位,漱口	·严格执行查对制度,防止差错
6. 开机调节　接通电源,打开电源开关,预热 3～5 min,再打开雾化开关,调节雾量,设定治疗时间	·根据需要调节雾量,大挡雾量 3 mL/min、中挡雾量 2 mL/min、小挡雾量 1 mL/min,一般雾化时间为 15～20 min
7. 雾化吸入　当气雾喷出时,将口含嘴(面罩)放入患者口中,紧闭口唇深呼吸,进行雾化吸入	·嘱患者做深而慢的呼吸,使气雾进入呼吸道深部
8. 巡视观察　观察患者治疗及装置情况	·发现水槽内水温超过 50 ℃ 或水量不足时应关机,更换或加入冷蒸馏水
9. 结束雾化　治疗毕,取下口含嘴,关雾化开关,再关电源开关	·连续使用需间隔 30 min
10. 整理记录 (1)协助清洁口腔,擦干患者面部,安置舒适卧位 (2)放掉水槽内的水并擦干,将雾化罐、螺纹管、口含嘴浸泡于消毒液内	·防止交叉感染 ·浸泡 1 h 后,再洗净晾干备用
11. 整理记录 (1)协助患者取舒适体位,清理用物 (2)洗手,记录	

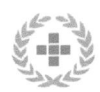

【评价】

1. 患者能正确配合，达到预期疗效，无不良反应。

2. 护士操作正确，过程安全。

3. 护患沟通有效，患者的需要得到满足。

【注意事项】

1. 严格执行查对制度，遵守消毒隔离原则。

2. 护士熟悉雾化器性能，使用前检查雾化器各部件是否完好备用。

3. 水槽和雾化罐内切忌加温水或热水；水槽内应保持足够的冷水（虽有缺水保护装置，但不可在缺水状态下长时间开机）；水温不宜超过 50 ℃。

4. 水槽底部的晶体换能器和雾化罐底部的透声膜薄而质脆，易破碎，操作中注意保护，动作要轻，防止损坏。

5. 若因黏稠的分泌物湿化后膨胀致痰液不易咳出时，应予以拍背以协助痰液排出，必要时给予吸痰。

6. 连续使用雾化器时，中间需间隔 30 min。

二、氧气雾化吸入法

氧气雾化吸入法（oxygen nebulization）是利用一定的压力的氧气产生高速气流，使药液形成雾状，随吸气进入患者呼吸道，以控制呼吸道感染和改善通气功能。临床上常用于咽喉炎、支气管炎、支气管扩张、支气管哮喘、肺炎、肺脓肿、肺结核等患者。

【目的】

1. 改善通气功能，解除支气管痉挛。

2. 预防、控制呼吸道感染。

3. 稀释痰液，减轻咳嗽。

【评估】

1. 患者病情、治疗情况、用药史，所用药物的药理作用。

2. 患者呼吸道是否通畅、有无痰液；有无感染、支气管痉挛、呼吸道黏膜水肿；患者面部及口腔黏膜状况，如有无感染、溃疡等。

3. 患者意识状态、肢体活动能力、心理反应及合作程度。

【计划】

1. 护士准备　着装整洁，洗手，戴口罩。

2. 患者准备　明确操作目的，了解操作过程，能配合采取坐位、半坐卧位或侧卧位。

3. 用物准备

（1）氧气雾化吸入器装置一套：常用氧气雾化吸入器为射流式雾化器。其基本原理是借助高速气流通过毛细管并在管口产生负压，将药液由邻近的小管吸出；所吸出的药液又被毛细管口高速的气流撞击成细小的雾滴，形成气雾喷出。

（2）常用药物：同超声雾化吸入法。

（3）其他用物：氧气装置（湿化瓶内不装水）、弯盘，必要时备治疗巾。

4. 环境准备　整洁、安静、舒适、安全、室内温度和湿度适宜。

【实施】见表 13-14。

表 13-14 氧气雾化吸入法

操 作 步 骤	要 点 说 明
1.准备用物 根据医嘱将药液稀释至 5 mL 注入雾化器内	• 使用前要检查雾化吸入器、氧气装置是否完好
2.核对、解释 携用物至床旁,核对患者,解释目的,协助患者取坐位或半坐卧位,漱口	• 严格执行查对制度 • 教会患者正确使用氧气雾化吸入器
3.连接氧气 将雾化器的进气口与氧气的输出口连接,调节氧流量 6～8 L/min	• 各部件连接紧密,勿漏气
4.雾化吸入 嘱患者手持雾化器,将吸嘴放入口中,紧闭嘴唇深吸气,用鼻呼气,如此反复直至药液吸完	• 雾化过程中,如患者感觉疲劳,可关闭氧气开关,休息片刻后再继续吸入
5.巡视观察 观察患者治疗及装置情况	• 操作中严禁烟火和易燃品
6.结束雾化 治疗毕,取下雾化器,再关氧气开关	
7.整理记录	
(1)协助清洁口腔,擦干患者面部,安置舒适卧位	
(2)整理床单位,清理用物,温水冲洗雾化器,并浸泡消毒	• 防止交叉感染
(3)洗手,记录	• 记录执行时间和患者反应

【评价】同超声雾化吸入法。

【注意事项】

1. 严格执行查对制度,遵守消毒隔离原则。
2. 熟悉雾化器性能,使用前检查雾化器各部件是否完好,有无松动、脱落等异常情况。
3. 氧气湿化瓶内勿放水;用氧过程中注意安全,严禁接触烟火。

三、压缩式雾化吸入法

压缩式雾化吸入法(compression atomizing inhalation)是利用压缩空气将药液变成细微的气雾(直径为 3 μm 以下),使药物直接被吸入呼吸道的方法。

【目的】

1. 湿化呼吸道,常用于呼吸道湿化不足所致的呼吸道痰液黏稠。
2. 治疗呼吸道感染,消除炎症,减轻呼吸道黏膜水肿。常用于咽喉炎、支气管扩张。
3. 改善通气功能,解除支气管痉挛,保持呼吸道通畅。常用于支气管哮喘等患者。

【评估】

1. 患者病情、治疗情况、用药史,所用药物的药理作用。
2. 患者呼吸道是否通畅、有无痰液;有无感染、支气管痉挛、呼吸道黏膜水肿;患者面部及口腔黏膜状况,如有无感染、溃疡等。
3. 患者意识状态、肢体活动能力、心理反应及合作程度。

【计划】

1. 护士准备 着装整洁,洗手,戴口罩。
2. 患者准备 明确操作目的,了解操作过程,能配合采取坐位、半坐卧位或侧卧位。
3. 用物准备
(1)压缩式雾化吸入器装置一套:

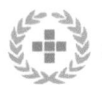

① 压缩式雾化吸入器构造(图 13-24)：a.空气压缩机：通电后可将空气压缩,其面板上有电源开关、过滤器及导管接口。b.喷雾器：其下端有空气导管接口与压缩机相连,上端可安装进气活瓣(如使用面罩,则不用安装进气活瓣),中间部分为药皿,用于盛放药液。c.口含嘴：带有呼气活瓣。

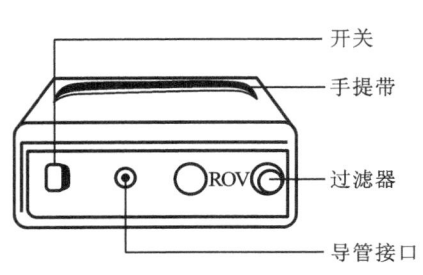
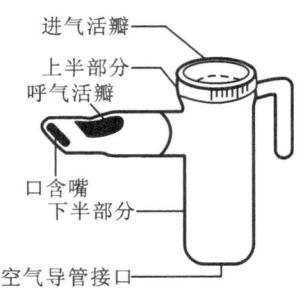

图 13-24 压缩式雾化吸入器

② 作用原理：空气压缩机通电后输出的电能将空气压缩,压缩空气作用于喷雾器内的药液,使药液表面张力破坏而形成细微雾滴,通过口含嘴随患者的呼吸进入呼吸道。

(2) 常用药物：同超声雾化吸入法。

(3) 其他用物：纱布、弯盘,必要时备治疗巾、电源接线板。

4. 环境准备 整洁、安静、舒适、安全、室内温度和湿度适宜。

【实施】见表 13-15。

表 13-15 压缩式雾化吸入法

操作步骤	要点说明
1.连接装置	· 使用前认真检查机器性能,正确连接
(1)连接压缩机空气导管	
(2)取下喷雾器的上半部分和进气活瓣,注入药液(2~8 mL)后,再安装好	
(3)喷雾器与压缩机上空气导管相连接	
2.核对、解释 携用物至床旁,核对患者,解释目的,协助患者取舒适卧位	· 严格执行查对制度 · 教会患者正确使用压缩雾化吸入器
3.雾化吸入 打开压缩机开关,指导患者手持雾化器,紧闭双唇含住口含嘴,进行呼吸	· 嘱患者进行深而慢的呼吸 · 喷雾器冒出的雾气变得不规则时,立即停止治疗
4.巡视观察 观察患者治疗及装置情况	
5.结束雾化 当听到指示信号响,表明药液雾化完毕,取下口含嘴,关电源开关,拔下空气导管	
6.整理记录	
(1)协助清洁口腔,擦干患者面部,协助其取舒适体位	· 防止交叉感染
(2)拆开压缩雾化器的所有部件,将口含嘴放入消毒液内浸泡	· 浸泡 1 h 后,再洗净晾干备用
(3)洗手,记录	· 记录执行时间和患者反应

【评价】同超声雾化吸入法。

【注意事项】

1. 压缩雾化吸入器在使用时要放在平坦、光滑且稳定的平面上,切勿放置在地毯或粗糙的表面上,以免堵塞通风口;操作时不能覆盖压缩机表面。

2. 压缩雾化吸入器在使用时一定要连接牢固,导管一端连接压缩机,一端连接雾化器。

3. 每次治疗结束后,雾化器所有的配件都要进行清洁,彻底清除残留的药液和污垢。雾化器必须进行消毒灭菌后,才能继续使用。

4. 有时在吸入过程中因温度变化,导管内会因冷凝作用出现水汽,因此治疗结束后应把导管从雾化器上拔下,打开压缩机开关,让压缩气流通过导管,直至吹干导管内壁。

5. 吸气时按住间断控制按钮,慢慢吸入药雾;呼气时,松开间断控制按钮,直接通过口含嘴将空气呼出。间断控制按钮的作用是控制药雾的输出,减少药雾浪费。

四、手压式雾化吸入法

手压式雾化吸入法(hand pressure atomizing inhalation)是利用拇指按压雾化器顶部,使药液从喷嘴喷出,形成雾滴作用于口腔及咽部气管、支气管黏膜的治疗方法。

【目的】通过吸入拟肾上腺素类药、氨茶碱或沙丁胺醇等支气管解痉药,改善通气功能,适用于支气管哮喘、喘息性支气管炎的对症治疗。

【评估】

1. 患者病情、治疗情况、用药史,所用药物的药理作用。

2. 患者呼吸道是否通畅、有无痰液;有无感染、支气管痉挛、呼吸道黏膜水肿;患者面部及口腔黏膜状况,如有无感染、溃疡等。

3. 患者意识状态、肢体活动能力、心理反应及合作程度。

【计划】

1. 护士准备 着装整洁,洗手,戴口罩。

2. 患者准备 明确操作目的,了解操作过程,能配合采取坐位、半坐卧位或侧卧位。

3. 用物准备 手压式雾化吸入器(图13-25):内含药液,药液通常预置于雾化器的高压送雾器中。将雾化器倒置,用拇指按压雾化器顶部时,阀门打开,药液便快速从喷嘴喷出,80%形成药雾,到达口腔、咽部,经黏膜吸收。

4. 环境准备 整洁、安静、舒适、安全、室内温度和湿度适宜。

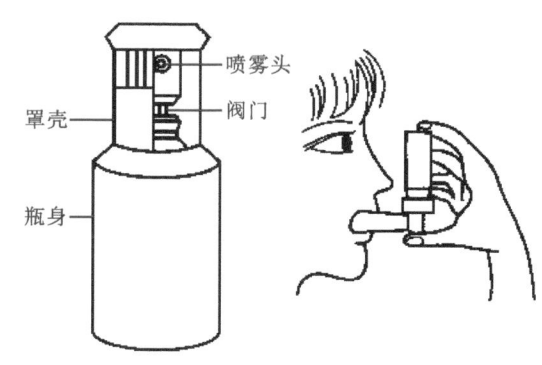

图 13-25 手压式雾化吸入器

【实施】见表13-16。

表 13-16 手压式雾化吸入法

操 作 步 骤	要 点 说 明
1. 准备用物 按医嘱准备手压式雾化吸入器(内含药物)	• 使用前要检查雾化吸入器是否完好
2. 核对、解释 携用物至床旁,核对患者,解释目的,协助患者取舒适卧位	• 严格执行查对制度 • 教会患者正确使用手压式雾化吸入器

续表

操 作 步 骤	要 点 说 明
3.雾化吸入 (1)将雾化器倒置,接口端放入双唇间,平静呼气 (2)吸气开始时按压气雾瓶顶部,使之喷药,深吸气、屏气、呼气,反复1～2次	• 紧闭嘴唇 • 尽可能延长屏气时间(最好能维持 10 s 左右),然后呼气
4.结束雾化　治疗毕,取下雾化器	
5.整理记录 (1)协助清洁口腔,擦干患者面部,安置舒适卧位 (2)洗手,记录	• 雾化器使用后放在阴凉处(30 ℃以下)保存,其塑料外壳应定期用温水清洁 • 记录执行时间和患者反应

【评价】同超声雾化吸入法。

【注意事项】

1. 使用雾化器之前应检查雾化器各部件是否完好,有无松动、脱落等异常情况。

2. 深吸气时药液经口腔吸入,尽量延长屏气时间,然后再呼气,提高治疗效果。

3. 每次进行 1～2 喷,两次之间的间隔时间不少于 3～4 h。

4. 雾化器使用后应放置在阴凉处保存,塑料外壳要定期清洁。

第五节　局部给药法

根据专科特殊治疗的需要,可以采取一些局部给药的方法,从而达到治疗局部和全身疾病的作用。常用的局部给药法有滴药法、舌下给药、插入法、皮肤给药等。

一、滴药法

滴药法包括滴鼻药法、滴眼药法和滴耳药法。滴药法是将药液滴入鼻、眼、耳等处,以达到局部或全身治疗的作用,或为某些诊断检查做准备。其具体方法详见《眼耳鼻咽喉口腔科护理学》相关章节。

二、舌下给药

舌下给药是将药片直接置于舌下或嚼碎置于舌下,通过舌下黏膜及毛细血管吸收而发挥速效作用的一种给药方法。如心绞痛时,舌下含服硝酸甘油 2～5 min 即可生效,如果嚼碎或吞服,反而会影响其疗效。

三、插入法

插入法包括直肠栓剂(rectal suppository)插入法和阴道栓剂(vaginal suppository)插入法,是将栓剂插入体腔后缓慢融化而产生药效。栓剂是药物与适宜基质制成的供腔道给药的固体制剂,其熔点为 37 ℃左右。

（一）直肠栓剂插入法

【目的】

1. 直肠插入甘油栓，软化粪便，以利于排出。

2. 栓剂中有效成分被直肠黏膜吸收，达到全身治疗作用。

【评估】

1. 身体状况　患者年龄、性别、病情、生命体征、意识状态、自理能力和排便情况等。

2. 心理社会状况　患者对治疗的态度、对用药计划的了解，以及认知和合作程度等。

3. 皮肤、黏膜肛周皮肤及黏膜情况。

4. 用药史、过敏史。

【计划】

1. 护士准备　衣帽整齐、洗手、戴口罩。

2. 患者准备　了解用药目的，掌握放松和配合的方法。

3. 用物准备　直肠栓剂、指套或手套、卫生纸，必要时备便盆。

4. 环境准备　温度和湿度适宜，必要时用屏风或围帘遮挡患者。

【实施】见表 13-17。

表 13-17　直肠栓剂插入法操作步骤

操 作 步 骤	要 点 说 明
▲直肠栓剂插入法	• 自肛门插入栓剂，以达到局部治疗的作用
1. 备物、核对　备齐用物至患者床旁，核对床号、姓名	• 认真执行"三查七对"，确认患者
2. 摆体位　协助患者取左侧卧位，膝部弯曲，暴露肛门	• 使肛门括约肌松弛 • 注意保暖，保护隐私
3. 戴套　戴上手套或指套	• 避免污染手指
4. 嘱患者放松　让患者张口、深呼吸，全身放松	• 避免损伤肛门皮肤和黏膜
5. 插入栓剂　将栓剂插入肛门，并用示指将栓剂沿直肠壁朝肚脐方向送入 6～7 cm（图 13-26）	• 插入深度须达肛门括约肌以上，并确定栓剂在直肠黏膜上；不能插入粪块 • 防栓剂脱落，或融化后渗出肛门外
6. 卧位　栓剂置入后，保持侧卧 15 min	• 确保用药效果 • 若栓剂滑脱肛门外，应予以重新插入
7. 告知注意事项　进行用药指导，将呼叫器置于患者易取之处	• 发现头晕头痛、恶心呕吐等不适及时报告医生
8. 操作后处理 （1）协助患者穿裤子，取舒适体位，整理床单位 （2）整理用物 （3）洗手、记录	• 不能下床者，将卫生纸、便盆、放于患者易取处 • 将用物分类处理 • 注意观察药物疗效

【评价】

1. 护患沟通有效，患者愿意接受直肠栓剂插入治疗并积极配合。

2. 患者及家属能理解直肠栓剂插入的目的，了解操作配合及用药后需要平卧的时间。

3. 能保护患者隐私，严格执行操作规程，操作熟练。

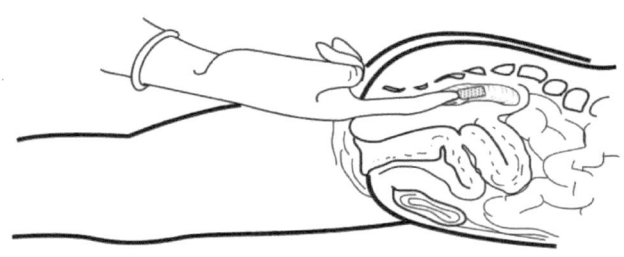

图 13-26　直肠栓剂插入法

【注意事项】

1. 严格执行查对制度。

2. 注意保护患者隐私。

3. 药物过敏、活动期消化性溃疡以及重症腹泻者禁用。

4. 如再次用药应间隔 4 h 以上。

5. 栓剂为外用药,不可内服。

（二）阴道栓剂插入法

【目的】常用于妇科疾病的局部治疗,如阴道炎、宫颈炎。

【评估】

1. 身体状况　患者年龄、性别、病情、用药自理能力等。

2. 心理社会状况　患者对用药计划的了解,对隐私部位用药的接受程度和配合情况。

3. 患者是否在经期。

4. 用药史、过敏史。

【计划】

1. 护士准备　衣帽整齐、洗手、戴口罩。

2. 患者准备　了解用药目的,掌握放松和配合的方法。

3. 用物准备　阴道栓剂、栓剂植入器、指套或手套、治疗巾（单）、卫生护垫。

4. 环境准备　温度和湿度适宜,必要时用屏风或围帘遮挡患者。

【实施】见表 13-18。

表 13-18　阴道栓剂插入法操作步骤

操 作 步 骤	要 点 说 明
▲阴道栓剂插入法	• 自阴道插入栓剂,以达到局部治疗的作用
1. 备物、核对　备齐用物至患者床旁,核对床号、姓名	• 认真执行"三查七对",确认患者
2. 摆体位　协助患者屈膝仰卧位,两腿分开,暴露会阴部	• 注意保暖,保护隐私 • 便于操作
3. 铺治疗巾（单）　铺治疗巾（单）于会阴下	
4. 清洗外阴	• 勿过度冲洗,以免破坏阴道菌群
5. 戴套、取药　戴上手套或指套,取出栓剂	• 保证卫生,避免污染手指
6. 嘱患者放松　嘱患者勿紧张,尽量放松	

续表

操 作 步 骤	要 点 说 明
7. 置栓 将栓剂轻轻置入阴道,沿阴道下后方缓慢送入 5～6 cm,达阴道穹窿(见图 13-27)	• 必须确定阴道口才能置药,避免误入尿道 • 置入深度 5 cm 以上,以防滑出
8. 卧位 栓剂置入后,保持平卧 15 min	• 确保用药效果
9. 告知注意事项 进行用药指导,将呼叫器置于患者易取之处	• 平卧,保留时间至少 15 min • 如出现瘙痒刺痛,及时报告医生
10. 操作后处理 (1)取出治疗巾 (2)协助患者穿裤子,使用卫生护垫 (3)取舒适体位,整理床单位及用物 (4)洗手,记录	• 能够且愿意自行操作者,可教会其栓剂使用方法 • 将用物分类处理 • 注意观察药物疗效

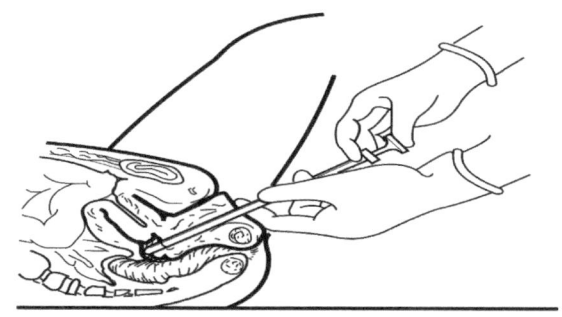

图 13-27 阴道栓剂插入法

【评价】

1. 护患沟通有效,患者愿意接受阴道栓剂插入治疗并积极配合。

2. 患者及家属能理解阴道栓剂插入的目的,了解操作配合及用药后需要平卧的时间。

3. 保护患者隐私,严格执行操作规程,操作熟练。

【注意事项】

1. 严格执行查对制度。

2. 注意保护患者隐私。

3. 药物过敏者避免使用。

4. 月经期间不宜使用,用药期间避免性生活。

5. 栓剂为外用药,不可内服。

6. 每晚 1 次,一次 1 枚。细菌性阴道炎、滴虫性阴道炎、老年性阴道炎 7～10 天为 1 个疗程,霉菌性阴道炎 10～14 天为 1 个疗程。

四、皮肤给药

皮肤给药是将药物直接涂于皮肤表面,通过皮肤渗透,从而发挥治疗作用。皮肤常用药有水剂、膏剂、粉剂、糊剂、酊剂、油剂等多种剂型。

水剂:适用于急性皮炎伴大量渗液或脓液者。有清洁、收敛、消炎等作用。如 3％硼酸溶液、利凡诺溶液。

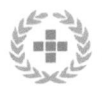

膏剂:一般用于慢性增厚性皮损。有止痒、保护、润滑等作用。禁用于渗出较多的急性皮炎。如硫酸软膏、尿素软膏。

粉剂:适用于无糜烂渗液的急性或亚急性皮炎。有干燥、保护皮肤的作用。如痱子粉。

酊剂:适用于慢性皮炎苔藓样变。有杀菌、消毒、止痒的作用。不宜用于黏膜及口、眼的周围。如碘酊、碘伏。

油剂:适用于溃疡、烫伤等,有清热解毒、止痒止痛、润肤生肌收口的作用。如青黛散油膏、烧伤湿润止痛膏。

【目的】常用于皮肤病的局部治疗,如皮炎、皮癣等。

【评估】

1. 身体状况　患者年龄、病情、用药自理能力等。

2. 心理社会状况　患者对用药计划的了解,接受程度和配合情况。

3. 局部皮肤情况。

4. 用药史、过敏史。

【计划】

1. 护士准备　衣帽整齐、洗手、戴口罩。

2. 患者准备　了解用药目的和注意事项,清洁局部皮肤。

3. 用物准备　皮肤用药、棉签、弯盘,必要时备皮肤清洁用物、纱布、胶布和治疗巾。

4. 环境准备　温度和湿度适宜,必要时用屏风或围帘遮挡患者。

【实施】见表 13-19。

表 13-19　皮肤给药

操 作 步 骤	要 点 说 明
1.备物、核对　备齐用物至患者床旁,核对床号、姓名	• 认真执行"三查七对",确认患者
2.体位　取适宜体位,暴露用药部位,酌情铺治疗巾	• 注意保暖,保护隐私部位
3.清洁皮肤　涂药前先用温水清洁皮肤	• 保证用药效果
4.皮肤用药　用棉签取用药物,直接涂于皮肤表面,必要时用纱布覆盖、胶布固定	• 根据不同药物剂型,采取相应护理方法
5.告知注意事项　进行用药指导,将呼叫器置于患者易取之处	• 如出现红肿刺痛,及时报告医生
6.操作后处理	
(1)协助患者衣着	
(3)取舒适体位,整理床单位及用物	• 将用物分类处理
(4)洗手,记录	• 注意观察药物反应和皮肤情况

【评价】

1. 护患沟通有效,患者配合。

2. 患者及家属能理解皮肤用药的目的,了解操作配合。

3. 保护患者隐私,严格执行操作规程,操作熟练。

【注意事项】

1. 严格执行查对制度。

2. 注意保护患者隐私。

3. 药物过敏者避免使用。

4. 应用不同剂型的药物予以针对性的解释和说明。

第六节　药物过敏试验法

药物过敏反应是指有特异体质的患者使用某种药物后产生的不良免疫反应。它与药物的剂量无关。药物过敏反应的发病率不高。主要有两种形式：一种是在用药当时就发生，称为即发反应；另一种是潜伏半个小时甚至几天后才发生，称为迟发反应。轻则表现为皮疹、哮喘、发热；重则发生过敏性休克，甚至危及生命。

药物过敏反应主要原因在于抗原抗体的相互作用。药物作为一种抗原，进入人体后，刺激机体产生特异性抗体(IgE、IgG、IgM)，使 T 淋巴细胞致敏，再次使用该药物时，抗原抗体在致敏淋巴细胞上相互作用，引起过敏反应。

为避免发生药物过敏反应，在使用易致过敏药物前，应首先询问患者用药史、过敏史、家族史，并做皮肤药物过敏试验，结果阴性方可用药。有的患者会呈假阴性，少数患者在皮肤试验期间即可发生严重过敏反应。

一、青霉素过敏试验法及过敏反应的处理

青霉素(benzylpenicillin/penicillin)，又称为盘尼西林，是抗生素的一种，主要用于敏感的革兰氏阳性球菌、阴性球菌和螺旋体感染。

（一）青霉素过敏试验法

青霉素过敏试验通常以 0.1 mL(含青霉素 20～50 U)试验液皮内注射，观察皮丘和全身情况判断试验结果，结果阴性方可使用青霉素治疗。如曾使用青霉素，停药 3 天后再次使用，或在使用过程中更换批号，均需重新做过敏试验。

【目的】通过青霉素试验，确定患者是否对青霉素过敏，以作为临床应用青霉素治疗的依据。

【评估】

1. 身体状况　病情、意识、治疗、用药及进食情况。

2. 心理社会状况　对青霉素过敏试验的接受程度和合作态度。

3. 局部皮肤情况。

4. 用药史、过敏史及家族过敏史。

【计划】

1. 护士准备　衣帽整齐、洗手、戴口罩。

2. 患者准备

（1）了解过敏试验的目的、方法、注意事项及配合要点。

（2）空腹不宜做皮试，因个别患者可能发生恶心、眩晕的反应，易与青霉素过敏反应相混淆。

3. 用物准备

（1）注射盘、1 mL 注射器、2～5 mL 注射器、$4\frac{1}{2}$～5 号针头、6～7 号针头、青霉素 G 80 万

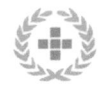

U/瓶、生理盐水。

（2）抢救用物：0.1％盐酸肾上腺素、急救盘（备常用抢救药品和物品）、氧气、吸痰器等。

4. 环境准备　环境安静、整洁、光线适宜。

【实施】

1. 过敏试验药液的配制

（1）青霉素皮内试验液（皮试液）的标准浓度 200～500 U/mL。

（2）皮试液的配制方法以一瓶 80 万 U 的青霉素 G 为例，见表 13-20。

表 13-20　青霉素皮试液的配制

青霉素	加生理盐水	青霉素含量	要　求
80 万 U	4 mL	20 万 U/mL	溶解
取上液 0.1 mL	0.9 mL	2 万 U/mL	摇匀、稀释
取上液 0.1 mL	0.9 mL	2000 U/mL	摇匀、稀释
取上液 0.25 mL	0.75 mL	500 U/mL	摇匀、稀释

2. 青霉素皮试方法　对无过敏史的患者，按皮内注射法在前臂掌侧下段注射青霉素皮试液 0.1 mL（含 20～50 U），20 min 后观察、判断，并正确记录皮试结果。

3. 试验结果的判断

（1）阴性：皮丘大小无改变，周围不红肿，无红晕，无自觉症状，无不适表现。

（2）阳性：皮丘隆起、红晕硬结，直径大于 1 cm 或周围有伪足、局部有痒感，严重时可出现过敏性休克表现。

【注意事项】

1. 严格执行查对制度。

2. 操作前询问患者用药史、过敏史及家族过敏史。

3. 凡初次用药、停药 3 天后再用、更换批号时，均须按常规做过敏试验。

4. 皮试试验液须现配现用，剂量和浓度必须准确。

5. 严密观察，皮内注射后须观察 20 min，倾听患者主诉，注意局部和全身反应，做好急救准备。

6. 皮试结果阳性者不可使用青霉素，并在体温单、病历、医嘱单、床头卡上做醒目标识，同时将结果告知患者及家属。

7. 对皮试结果不确定者，应在对侧前臂掌侧下段皮内注射生理盐水 0.1 mL，进行对照，确认青霉素皮试阴性者方可用药。在应用青霉素治疗过程中继续观察患者反应。

（二）青霉素过敏性休克及处理

临床应用青霉素类药物时，最常见的不良反应是过敏反应，包括皮疹、药物热、血管神经性水肿、血清病型反应、过敏性休克等，统称为青霉素类过敏反应，其中以过敏性休克最为严重。

1. 发生机制　青霉素属于半抗原药物，进入机体后，其降解产物青霉素烯酸、青霉素噻唑与组织蛋白结合成为全抗原——青霉素噻唑蛋白，刺激机体产生抗体，当具有过敏体质的人再次接触青霉素，即发生抗原抗体反应，而引发过敏反应。

2. 临床表现　青霉素过敏性休克常发生在做青霉素皮内试验或用药后 5～20 min，甚至数秒钟,也有的于半小时后出现,极少数患者发生在连续用药的过程中。

(1)呼吸道阻塞症状:由于喉头水肿、支气管痉挛、肺水肿,引起患者缺氧和窒息,临床表现为胸闷、气促、呼吸困难、喉头堵塞伴濒危感。

(2)循环衰竭症状:因周围血管扩张致有效循环量不足,可表现为面色苍白,发绀,出冷汗,脉细弱、血压下降。

(3)中枢神经系统症状:由于脑组织缺氧,患者表现为烦躁不安、头晕、面部及四肢麻木、意识丧失、抽搐、大小便失禁。

(4)其他过敏反应。

3.急救措施 一旦发生青霉素过敏性休克必须争分夺秒、迅速及时、就地抢救。

(1)立即停药,协助患者平卧,报告医生,就地抢救。患者未脱离危险前不宜搬动患者。

(2)给予抗过敏药物:

①立即皮下注射0.1%盐酸肾上腺素1 mg,小儿酌减。如症状不缓解,可每隔30 min皮下或静脉注射0.5 mL,直至脱离危险期。盐酸肾上腺素是抢救过敏性休克的首选药物,具有收缩血管、增加外周阻力、提升血压、兴奋心肌、增加心排量以及松弛支气管平滑肌等作用。

②静脉注射地塞米松5～10 mg或将琥珀酸钠氢化可的松200～400 mg加入5%～10%葡萄糖液500 mL内静脉滴注。

③应用抗组胺药物:选用异丙嗪25～50 mg或苯海拉明40 mg,肌内注射。

(3)维持呼吸,氧气吸入:

①呼吸抑制时,可给予可拉明、洛贝林等呼吸兴奋剂肌内注射,必要时施行人工呼吸。

②急性喉头水肿窒息时,应尽快气管切开。

③出现呼吸停止时,应立即进行心肺复苏。如胸外心脏按压、人工呼吸、气管插管等。

④肌肉瘫痪松弛无力时,皮下注射新斯的明0.5～1.0 mL。哮喘时禁用。

(4)抗休克治疗:

①补充血容量,纠正酸中毒。可给予低分子右旋糖酐500 mL或4%碳酸氢钠加入5%葡萄糖溶液内静脉滴注。

②如血压仍不回升,可用去甲肾上腺素1～2 mL或多巴胺20 mg加入5%～10%葡萄糖溶液200 mL静脉滴注。根据血压调节滴速,一般每分钟30～40滴(小儿酌减)。

③加大地塞米松或氢化可的松的剂量。

④针刺人中、十宣、涌泉、足三里、曲池等穴。

⑤予以保暖。

(5)书写抢救记录。密切观察意识、尿量、生命体征等病情变化,及时记录。

(三)其他青霉素过敏反应

1.血清病型反应 一般于用药后7～12天内发生,临床表现和血清病相似,有发热、关节肿痛、皮肤发痒、荨麻疹、全身淋巴结肿大、腹痛等。

2.各器官或组织的过敏反应

(1)皮肤过敏反应:主要有皮疹(荨麻疹),严重者可发生剥脱性皮炎。

(2)呼吸道过敏反应:可引起哮喘或促使原有的哮喘发作。

(3)消化系统过敏反应:可引起过敏性紫癜,以腹痛和便血为主要症状。

上述症状可单独出现,也可同时存在,常以呼吸道症状或皮肤瘙痒最早出现,故必须注意倾听患者的主诉。

弗莱明与青霉素

青霉素是由英国细菌学家弗莱明(1981—1955 年)发现的。青霉素的发现被认为是 20 世纪医学领域中最伟大、最突出的成就之一。

1928 年 9 月的一天,弗莱明无意间发现一只金黄色葡萄球菌培养皿的盖子没盖好,空气中的霉菌潜入使培养基发霉了,长出了一团青绿色的霉花。有着敏锐观察力的弗莱明注意到一个奇怪的现象:在霉花的周围出现了一圈清澈的环状带,也就是说在霉花周围原先黄色的葡萄球菌神秘地失踪了! 这激起了弗莱明的好奇心,他将培养皿拿到显微镜下观察,证实在霉花附近的葡萄球菌确实已经被溶解了。他马上着手对这种霉菌进行研究,证实它的确具有很强的杀菌能力,即使稀释到 1000 倍后,仍具有杀菌的能力。1929 年 6 月,弗莱明将他的发现写成论文发表在《实验病理学》杂志上,在文中,他将青霉菌分泌的这种极具杀菌力的物质起名为"盘尼西林",即"青霉素"。

二、破伤风抗毒素过敏试验法及脱敏注射法

破伤风抗毒素(tetanus antitoxin,TAT)是经胃酶消化后的马破伤风免疫球蛋白。该品含特异性抗体,具有中和破伤风毒素的作用,主要用于预防和治疗破伤风。

TAT 对人体是一种异体蛋白,具有抗原性,注射后可引起过敏反应,因此在首次使用前,必须做过敏试验。曾用过破伤风抗毒素间隔超过一周者,如再使用,应重做过敏试验。

1. 过敏试验液的配制

(1) 皮试液的标准浓度:150 U/mL。

(2) 皮试液的配制方法:每支 TAT 1 mL 含 1500 U,取其 0.1 mL(含 150 U)加生理盐水稀释至 1 mL 后摇匀,此时的浓度为 150 U/mL。

2. 试验方法　按皮内注射的方法在前臂掌侧下段注射 TAT 皮试液 0.1 mL(含 15 U),20 min 后观察、判断,并正确记录皮试结果。

3. 试验结果的判断

(1) 阴性:局部无红肿,全身无反应。

(2) 阳性:局部皮丘红晕、硬结,直径大于 1.5 cm,红晕直径大于 4 cm,有时出现伪足、局部有痒感。全身过敏反应、血清病型反应与青霉素过敏反应相同。当试验结果不能肯定时,应做对照试验;如试验结果确定为阴性,应将余液 0.9 mL 做肌内注射;如试验结果确定为阳性,采用脱敏注射法。

脱敏注射法:脱敏注射法是给 TAT 过敏试验结果阳性者分多次、少量注射药液,以达到脱敏目的的方法。由于破伤风抗毒素的特异性,没有可替代的药物,故对试验结果阳性者,在一定时间内,用少量抗原多次消耗体内抗体,使之全部消耗掉,最终将全部药液注射后,患者不产生过敏反应。具体方法为:分 4 次,小剂量并逐步增加,每隔 20 min 肌内注射一次,每次注射后均应密切观察,见表 13-21。

表 13-21 脱敏注射法

次数	TAT	加生理盐水	注射法
1	0.1 mL	0.9 mL	肌内注射
2	0.2 mL	0.8 mL	肌内注射
3	0.3 mL	0.7 mL	肌内注射
4	余量	稀释至 1 mL	肌内注射

在脱敏注射过程中,如发现患者有全身反应,如面色苍白、气促、发绀、荨麻疹等,或出现过敏性休克时,应立即停止注射,并通知医生迅速处理。如反应轻微,可待反应消退后,酌情将每次注射的剂量减少,同时增加注射次数,以顺利注入所需的全部药液。

三、头孢菌素类药物过敏试验法

头孢菌素类药物抗菌谱广、抗菌作用强、耐青霉素酶、过敏反应较青霉素类少见,所以是一类高效、低毒、临床广泛应用的抗生素。因可致过敏反应,故用药前须做过敏试验。

头孢菌素类药物与青霉素之间可发生不完全交叉过敏反应,对头孢菌素类药物过敏者绝大多数对青霉素过敏。

1. 过敏试验液的配制

(1) 皮试液的标准浓度:一般采用 0.3～0.5 mg/mL。以将要使用的头孢菌素进行皮试,不能用其他头孢菌素类代做皮试,因各种头孢菌素类的致敏性不尽相同。

(2) 皮试液的配制方法:以一瓶 0.5 g 的头孢菌素类药物为例,见表 13-22。

表 13-22 头孢菌素类药物皮试液的配制

头孢菌素类	加生理盐水	头孢菌素含量	要　　求
0.5 g	2.5 mL	0.2 g/mL	溶解
取上液 0.15 mL	0.85 mL	30 mg/mL	摇匀、稀释
取上液 0.1 mL	0.9 mL	3 mg/mL	摇匀、稀释
取上液 0.1 mL	0.9 mL	0.3 mg/mL	摇匀、稀释

2. 过敏试验操作方法同青霉素试验法。

3. 试验结果的判断同青霉素试验结果的判断。

四、链霉素过敏试验法及过敏反应的处理

链霉素对结核杆菌有较强的抑制作用,对大肠杆菌、痢疾杆菌、绿脓杆菌和鼠疫杆菌等均敏感。链霉素对听觉神经毒性较大,长期使用会引起耳聋,也会引起过敏反应,如皮疹、发烧甚至休克等。使用链霉素前,应先做过敏试验。

【目的】同青霉素试验法。

【评估】同青霉素试验法。

【计划】

1. 护士准备　衣帽整齐,洗手,戴口罩。

2. 患者准备

(1) 了解过敏试验的目的、方法、注意事项及配合要点。

（2）空腹不宜做皮试。

3．用物准备

（1）注射盘、1 mL 注射器、2～5 mL 注射器、$4\frac{1}{2}$～5 号针头、6～7 号针头、链霉素、生理盐水。

（2）抢救用物：10％葡萄糖酸钙或 5％氯化钙、急救盘（备常用抢救药品和物品）、氧气、吸痰器等。

4．环境准备　环境安静、整洁、光线适宜。

【实施】

1．过敏试验液的配制

（1）皮试液的标准浓度：2500 U/mL。

（2）皮试液的配制方法，见表 13-23。

表 13-23　链霉素皮试液的配制

链霉素	加生理盐水	链霉素含量	要求
1 g	3.5 mL	25 万 U/mL	溶解
取上液 0.1 mL	0.9 mL	2.5 万 U/mL	摇匀、稀释
取上液 0.1 mL	0.9 mL	2500 U/mL	摇匀、稀释

2．过敏试验方法同青霉素试验法

链霉素毒性反应表现为全身麻木、肌肉无力、抽搐、晕眩、耳鸣、耳聋等，注射链霉素导致过敏性休克的发生率仅次于青霉素，但死亡率较青霉素高。出现中毒症状或过敏性休克时，均可静脉注射葡萄糖酸钙或氯化钙，因链霉素可与钙离子结合，而使中毒症状减轻或消失。

3．试验结果的判断　同青霉素试验法。

【注意事项】同青霉素试验法。

五、普鲁卡因过敏试验法

1．过敏试验液的配制

（1）皮试液的标准浓度：0.25％（2.5 mg/mL）。

（2）皮试液的配制方法：以一支普鲁卡因 1 mL 含 10 mg（即为 1％的浓度）为例，取其 0.25 mL 加生理盐水稀释至 1 mL 后摇匀，此时的浓度为 0.25％（2.5 mg/mL）。

2．试验方法　在前臂掌侧下段皮内注射普鲁卡因皮试液 0.1 mL（含 0.25 mg），20 min 后观察、判断，并正确记录皮试结果。

3．试验结果的判断、过敏反应的处理同青霉素过敏试验法。

（马艳萍　李青文　戢美英）

思考题

1．患儿，男，2 岁。因巨细胞性贫血、手足抽搐症入院。入院后患儿生命体征正常，但易惊厥、哭闹，手足痉挛。医嘱：维生素 B₁₂ 0.1 mg 肌内注射，qd，10％葡萄糖酸钙 10 mL 静脉注射，qd。请问：

（1）肌内注射时如何选择部位并定位？

（2）静脉注射葡萄糖酸钙时如何选择静脉？

2. 患者，女，62 岁。入院诊断为支气管哮喘，现患者咳喘明显，痰液浓稠。医嘱：生理盐水内加入氨茶碱 0.125 g、沐舒坦 1 支、地塞米松 2 mg，雾化吸入，bid。请问：

（1）雾化吸入时应用的药物氨茶碱、沐舒坦、地塞米松各自有什么作用？

（2）超声雾化吸入前护士应做哪些准备？

3. 曾某，30 岁，因右下肢红肿热痛，体温 38.3 ℃，脉搏 108 次/分，诊断为急性蜂窝织炎。医嘱：青霉素皮试。

（1）怎样配制青霉素皮试液？

（2）应皮内注射多少剂量青霉素皮试液？

（3）皮试后 5 min，患者出现胸闷、气急、濒危感，面色苍白，出冷汗，脉细速，血压 75/50 mmHg，烦躁不安。考虑可能出现了什么问题？护士应配合医生采取什么紧急措施？

第十四章　静脉输液与输血

学 习 目 标

1. 识记：
(1) 能正确陈述静脉输液的目的。
(2) 能列出常见输液故障的种类。
(3) 能正确陈述静脉补液的原则。
(4) 能正确描述静脉输血的目的和原则。
(5) 能正确描述成分血的特点。
2. 理解：
(1) 能够解释以下概念：静脉输液、输液微粒、静脉输血、直接及间接交叉配血试验。
(2) 能正确理解静脉输液的原理。
(3) 能正确理解静脉输液过程中液体不滴的原因。
(4) 能正确理解常见输液反应及输血反应的原因。
(5) 能正确理解血型鉴定及交叉配血试验的意义。
3. 应用：
(1) 能按照正确步骤完成静脉输液和静脉输血的技术操作。
(2) 能正确计算静脉输液的速度和时间。
(3) 能正确排除常见的静脉输液故障。
(4) 能够运用所学知识识别常见静脉输液和静脉输血反应，并采取适当的措施预防和处理各种不良反应。

　　静脉输液和输血是临床治疗和抢救的重要措施。正常情况下，一定数值范围内的水、电解质、酸碱度维持了人体内环境的相对稳定，保持正常的生理功能。但由于某些疾病和创伤等原因会造成机体水、电解质及酸碱平衡紊乱。通过静脉输液和输血能够及时、有效地补充机体丧失的体液和电解质，增加血容量，纠正水、电解质、酸碱平衡失调，恢复内环境稳定。此外，通过静脉输注药物，可以达到治疗疾病的目的。因此，护理人员必须熟练掌握静脉输液、输血的有关知识和技能，以便在治疗疾病和挽救患者生命过程中发挥重要作用，保证患者的治疗安全有效。

第一节 静脉输液

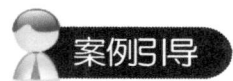

患者,张某,男,70 岁,因慢性阻塞性肺气肿住院治疗。今日晨 9 时开始静脉输入 5％葡萄糖溶液 750 mL 及 0.9％氯化钠溶液 500 mL。滴速 70 滴/分。10 时左右护士巡回病房时发现患者咳嗽、咳粉红色泡沫样痰,呼吸急促、大汗淋漓。请问:

(1) 患者可能出现了什么问题?

(2) 此时护士首先应做的事情是什么?

(3) 为了减轻患者呼吸困难的症状,护士可以采取何种给氧方式?

(4) 为了缓解患者呼吸困难的症状,护士可以协助患者采取何种体位?

静脉输液(intravenous infusion)是利用大气压与液体静压形成的输液系统内压高于人体静脉压的原理,将一定量的无菌溶液或药液直接输入静脉的治疗方法。

一、静脉输液的目的

1. 补充水分和电解质,预防和纠正机体水、电解质和酸碱平衡紊乱。常用于因剧烈呕吐、腹泻、大手术后等原因引起的脱水或酸碱平衡紊乱者。

2. 输入药物,治疗疾病。用于各种需要经静脉输入药物的治疗,如输入抗生素控制感染、输入脱水剂降低颅内压、输入解毒药物发挥解毒作用等。

3. 增加循环血量,改善微循环,维持血压及微循环灌注量。常用于严重烧伤、大出血、休克患者的抢救和治疗。

4. 补充营养,供给热量,保持正氮平衡,促进组织修复,增加体重。常用于慢性消耗性疾病、胃肠道吸收障碍及不能经口进食者,如恶性肿瘤、吸收不良综合征、昏迷及口腔疾病等患者。

二、常用溶液的种类和作用

(一) 晶体溶液

晶体溶液(crystalloid solution)分子质量小,在血管内留存时间短,对维持细胞内外水分相对平衡、纠正体液及电解质平衡失调效果显著。

1. 葡萄糖溶液 临床常用的葡萄糖溶液有 5％葡萄糖溶液或 10％葡萄糖溶液,通常作为静脉给药的载体和稀释剂。主要用于补充水分和热量,减少蛋白质消耗,防止酮体产生,促进钠(钾)离子进入细胞内。进入体内后迅速分解,一般不产生高渗和利尿作用。

2. 等渗电解质溶液 临床常用的等渗电解质溶液有 0.9％氯化钠溶液、复方氯化钠溶液(林格等渗溶液)、5％葡萄糖氯化钠溶液。主要用于补充水分和电解质,维持体液和渗透压平衡。

3. 高渗溶液 临床常用的高渗溶液有 20％甘露醇、25％山梨醇、25％～50％葡萄糖溶液。主要用于利尿脱水,可在短时间内提高血浆渗透压,回收组织水分进入血管内,消除水肿;也可

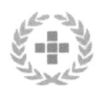

降低颅内压,改善中枢神经系统功能。

4. 碱性溶液 临床常用的碱性溶液有4%碳酸氢钠溶液、1.4%碳酸氢钠溶液、11.2%乳酸钠溶液和1.84%乳酸钠溶液。主要用于纠正酸中毒,调节酸碱失衡。

$NaHCO_3$进入人体后,解离成Na^+和HCO_3^-,HCO_3^-与H^+结合生成,最终以CO_2和H_2O的形式排出体外,其补碱迅速,不易加重乳酸血症,但其生成的H_2CO_3必须以CO_2形式经肺呼出,因此对呼吸功能不全患者使用受限。

乳酸钠进入体内后可解离为Na^+和乳酸根离子($CH_3CHOHCOO^-$),$CH_3CHOHCOO^-$与H^+结合生成乳酸($C_3H_6O_3$)。在某些情况下,如休克、肝功能不全、缺氧、右心衰竭患者或新生儿,对乳酸的利用能力差,易加重乳酸血症,故不宜使用。

(二)胶体溶液

胶体溶液(colloid solution)分子质量大,其溶液在血管内存留时间长,能有效维持血浆胶体渗透压,增加血容量,改善微循环,提高血压。临床常用的溶液如下。

1. 右旋糖酐溶液 为水溶性多糖类高分子聚合物,常用溶液有2种:

(1)低分子右旋糖酐(平均相对分子质量4万左右):可扩充血容量,降低血液黏稠度,减少红细胞聚集,改善血液循环和抗血栓形成,主要用于失血、创伤、烧伤中毒等引起的休克、血栓性疾病等。

(2)中分子右旋糖酐(平均相对分子质量7.5万):可提高血浆胶体渗透压,扩充血容量,可抑制血小板的黏附作用从而具有抗栓作用。主要用于出血性休克、烧伤性休克等。

2. 代血浆 常用的代血浆有羟乙基淀粉(706代血浆)、氧化聚明胶、聚乙烯吡咯酮等。其作用与低分子右旋糖酐相似,可较长时间停留于血液中,从而提高血浆胶体渗透压,促使组织液回流增多,血容量迅速增加。主要用于各种原因引起的血容量不足,如失血性休克、烧伤、手术、败血症等。

3. 血液制品 临床常用的有5%白蛋白和血浆蛋白等,输入后能提高胶体渗透压,增加循环血容量,补充蛋白质和抗体,有助于组织修复和增强机体免疫力。

(三)静脉高营养液

高营养液能提供热量,维持机体正氮平衡,补充多种维生素和矿物质,主要由氨基酸、脂肪酸、矿物质、维生素、高浓度葡萄糖或右旋糖酐、水等成分组成。临床常用溶液有复方氨基酸、脂肪乳剂等。主要适用于营养摄入不足或不能经消化道供给营养的患者,可通过静脉插管输注高营养液维持机体营养的供给。

▌知识链接▐

静脉高营养液配制顺序

1. 将电解质、微量元素、胰岛素加入葡萄糖或氨基酸中。
2. 将磷酸盐加入另一瓶氨基酸中。
3. 将水溶性维生素和脂溶性维生素混合加入脂肪乳中。
4. 将氨基酸、磷酸盐、微量元素混合液加入脂肪乳中。
5. 将脂肪乳、维生素混合加入静脉输液袋中。
6. 排气、轻轻摇动三升袋中的混合物,以备使用。

临床上应根据患者体内水、电解质及酸碱平衡紊乱的程度来确定输入溶液的种类和量。通常情况下遵循"先晶后胶、先盐后糖、宁酸勿碱"的原则。患者需静脉补钾时,应遵循"四不宜"原则,即:不宜过浓(浓度不超过 0.3% 或 40 mmol/L);不宜过快(不超过 30~40 滴/分或 20~40 mmol/h);不宜过多(成人<5 g/d,小儿 0.1~0.3 g/kg 体重);不宜过早(见尿后补钾:一般尿量超过 40 mL/h 或 500 mL/d 方可补钾)。护士在输液过程中应根据患者的病情及反应调整输液速度。

三、常用静脉输液部位

实施静脉输液,应根据患者的年龄、神志、体位、病情、病程、药物的性质和量、输液时间、手术部位、静脉情况等来选择穿刺的部位。常用的输液部位如下。

1. **周围浅静脉**　周围浅静脉是指分布于皮下的肢体末端的静脉。上肢常用浅静脉有肘正中静脉、头静脉、贵要静脉、手背静脉网。其中手背静脉网是成人患者外周静脉输液时的首选部位;肘正中静脉、贵要静脉和头静脉常用于采集血标本、推注药液或作为经外周中心静脉置管的穿刺部位。

下肢常用浅静脉有大隐静脉、小隐静脉、足背静脉网,但因下肢静脉有静脉瓣,容易形成血栓,不作为静脉输液的首选部位。婴幼儿可选用足背静脉,成人静脉输液选择足背静脉容易引起血栓性静脉炎。

2. **头皮静脉**　头皮静脉常用于婴幼儿的静脉输液。小儿头皮静脉分支多,交错成网,表浅易见,不易滑动,便于固定,较大的头皮静脉有颞浅静脉、额静脉、枕静脉和耳后静脉。

3. **锁骨下静脉和颈外静脉**　常用于进行中心静脉插管。此部位静脉管径粗大、不易塌陷,可将导管从锁骨下静脉和颈外静脉插入,远端留置在上腔静脉。一般需要长期、持续输液或需要静脉高营养的患者多选用该部位。

护士在结合患者具体情况选择静脉穿刺部位时,仍注意以下几个问题:

(1)小儿和老年人血管脆性较大,应尽量避开易活动或凸起的静脉,如手背静脉。

(2)选择穿刺部位时应避开表面皮肤有感染、渗出的部位。

(3)禁止使用血管透析的端口或瘘管处进行输液。

(4)需长期输液治疗的患者,应合理计划安排穿刺部位,以保护静脉。通常情况下选择静脉应从远心端开始,逐渐向近心端使用。

四、常用静脉输液法

按照静脉输液器材所到达的位置可将静脉输液法划分为周围静脉输液法和中心静脉输液法。按照输入的液体是否与大气相通,又可将静脉输液法划分为密闭式静脉输液法和开放式静脉输液法。开放式静脉输液法虽有灵活更换液体种类和数量的特点,但溶液易被污染,目前临床上较少应用。

(一)密闭式周围静脉输液法(peripheral superficial vein intubation)

【目的】同静脉输液目的。

【评估】

1. **患者的一般情况**　年龄、性别、病情、意识状态、生命体征、血液循环状况等。

2. **穿刺部位**　穿刺部位皮肤、血管状况及肢体活动度。

3. **特殊情况**　用药过敏史、用药情况;合作程度、自理能力及心理状况等。

4．解释　向患者及家属解释静脉输液的目的、方法、注意事项及配合要点。

【计划】

1．护士准备　衣帽整洁，修剪指甲，洗手，戴口罩。

2．患者准备

（1）了解静脉输液的目的、方法、注意事项及配合要点。

（2）卧位舒适，输液前排尿或排便。

3．用物准备　注射盘一套、输液液体及药物（按医嘱准备）；加药用无菌注射器及针头；止血带、无菌输液贴、无菌输液器、瓶套、瓶签、开瓶器、砂轮、小垫枕、治疗巾、输液卡、手消毒液；输液架、污物桶、锐器收集盒；必要时备输液泵、小夹板及绷带。需静脉留置输液另备：静脉留置针一套、无菌生理盐水或稀释肝素溶液（封管液）、无菌透明敷贴。

4．环境准备　符合无菌操作要求，整洁、安静、明亮、舒适、安全。

【实施】见表 14-1。

表 14-1　密闭式周围静脉输液法

操　作　步　骤	要点与说明
▲头皮针静脉输液法	
1.核对、检查药物　备齐用物，核对药物名称、剂量、浓度、给药时间和方法；检查药液质量	• 严格执行查对制度，避免出现差错 • 检查瓶盖有无松动，瓶身有无裂痕，药液是否在有效期内，上下摇动瓶身，对光检查药液有无混浊、沉淀、絮状物等
2.贴输液瓶签、加药　根据医嘱填写输液瓶签并倒贴于输液瓶上；套上瓶套，启开液体瓶铝盖中心部分，常规消毒瓶塞后，按医嘱加入药物；根据病情有计划地安排输液顺序	• 粘贴输液卡勿将输液瓶原有标签覆盖 • 消毒范围至铝盖下端瓶颈处 • 根据治疗原则，按急、缓及药物半衰期等情况，合理分配用药
3.插输液器　检查并打开输液器，将无问题的输液器针头垂直插入瓶塞达到针头根部，关闭调节器	• 检查输液器型号、包装是否完好、是否在有效期内 • 插入输液器时防止污染
4.核对、解释　携用物至患者床旁，核对患者床号、姓名、药物等信息；向患者解释，询问是否有其他需要（如厕等），协助患者取舒适体位。再次洗手	• 操作前执行"三查七对"制度
5.排气　将输液瓶倒挂于输液架上，打开调节器，倒置茂菲滴管，待液面达滴管 1/2～2/3 时，迅速放正滴管，使液平面缓缓下降，直至排尽导管和针头内的空气，关闭调节器待用（图 14-1）	• 注意排液于弯盘中 • 排尽输液管和针头内空气，防止发生空气栓塞
6.选择穿刺部位　将治疗巾、小垫枕置于穿刺肢体下，在穿刺点上方约 6 cm 处扎止血带，常规消毒穿刺部位，消毒范围直径大于 5 cm，待干，备胶布	• 穿刺应避开皮肤有感染、渗液部位，长期输液者，注意保护和合理使用静脉，从远心端静脉开始，逐渐向近心端使用 • 止血带尾端向上，松紧度以阻断静脉而不阻断动脉血流为宜 • 若静脉充盈不良，可使用按摩、握拳、轻拍血管等方法
7.二次核对　再次核对患者床号、姓名及药液等	• 操作中执行"三查七对"制度

续表

操 作 步 骤	要 点 与 说 明
8.二次排气,穿刺 再次排气后,取下护针帽,嘱患者握拳,按静脉注射法行静脉穿刺,见回血后,将针头再平行送入少许,固定针柄,松开止血带,嘱患者松拳,打开调节器	• 穿刺前确认输液管内无气泡 • 沿静脉走向进针,防止刺破血管
9.固定 待液体滴入通畅,患者无不适后,用无菌输液贴先固定针柄,再固定进针部位,最后将针头附近输液管环绕后固定(图 14-2)。必要时用夹板固定关节,以防针头滑出	• 无菌敷料覆盖穿刺部位以防污染 • 固定穿刺针可防止由于患者活动引起的针头刺破血管或滑出血管外
10.调节滴速 根据患者年龄、病情及药物性质调节输液速度	• 点滴系数为 15 时,一般成人输液速度为 40～60 滴/分,小儿 20～40 滴/分;点滴系数为 20 时,成人输液速度可为 55～80 滴/分 • 对合并心、肺、肾脏疾病患者,老年人、婴幼儿以及输注强刺激性药物、含钾或升压药液的患者,滴速宜慢;对严重脱水、心肺功能良好者速度可适当加快
11.再次核对 再次核对患者床号、姓名及药物名称、浓度、剂量、给药时间和方法	• 操作后执行"三查七对"制度
12.交代注意事项 告知家属及患者不可随意调节滴速,若输液部位有疼痛、肿胀或全身不适及时告知医护人员,并置呼叫器于患者易取之处	
13.整理床单位,清理用物 撤去治疗巾,取出止血带和小垫枕,整理床单位,清理用物	
14.洗手,记录 输液观察记录卡上记录药液种类、输入时间、滴速、患者反应等,签全名	• 利于评价
15.更换液体 如果需连续输入多瓶药液,在第一瓶药液输尽前,按准备第一瓶液体的方法备第二瓶液体;更换药液瓶时,常规消毒第二瓶液体铝盖中心部分,拔出第一瓶内输液管尖端后,插入第二瓶内;待输液通畅,调节适宜输液速度后方可离去	• 插入输液管时应注意无菌操作,防止污染 • 持续输液者,应每 24 h 更换输液器
16.拔针 确认输液完毕后,除去输液贴,关闭调节器,将无菌干棉签置于穿刺点上方快速拔出针头,按压 1～2 min 至无出血	• 应顺血管方向按压 • 按压用力勿过大,以免引起疼痛和损伤血管
17.整理床单位,清理用物 协助患者适当活动穿刺肢体,取舒适卧位,整理床单位,清理用物	• 将用物分类处理
18.洗手,记录 记录输液结束时间、液体和药物滴入的总量,以及患者反应	• 利于评价
▲静脉留置针输液法	• 适用于需长期输液、静脉穿刺困难者。可保护静脉,减少因反复穿刺造成的血管损伤和痛苦;保持静脉通道畅通,便于抢救和治疗

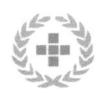

续表

操 作 步 骤	要点与说明
1.同头皮针静脉输液法:1～5	• 严格执行"三查七对"制度和无菌技术操作
2.连接输液器与留置针、排气 打开静脉留置针外包装,将肝素帽或可来福接头与留置针连接;将输液器与肝素帽或可来福接头连接,排尽留置针内空气,关闭调节器,将留置针放回留置针盒内	• 检查外包装是否完好、型号、有效期 • 检查留置针针头斜面有无倒钩,导管边缘是否光滑 • 各连接步骤注意严格无菌操作
3.选择合适穿刺血管 协助患者取舒适卧位,选择粗直、富有弹性、血流量丰富的血管	• 对于能下床活动的患者,避免在下肢留置
4.消毒皮肤 在穿刺点上方 10 cm 处扎止血带,常规消毒皮肤,范围为 8 cm×10 cm,待干,备透明敷贴和胶布,并在敷贴上注明日期和时间	• 标记时间,为更换敷贴和套管针提供依据
5.二次核对 再次核对患者床号、姓名及药液等	• 操作中执行"三查七对"制度
6.二次排气 手持留置针的针翼,去掉留置针护针帽,二次排气;旋转松动外套管(转动针芯)(图 14-3)	• 排液于弯盘内,穿刺前确认输液管内无气泡 • 避免套管与针芯的粘连
7.穿刺、固定 嘱患者握拳,左手绷紧皮肤,右手持留置针针翼,针尖斜面向上,与皮肤呈 15°～ 30°角进针,见回血后,将放平针翼再送入少许,左手持 Y 接口,右手持针翼将针芯撤出 0.5 cm,再持针座将外套管与针芯一同送入静脉,左手固定 Y 接口,右手后撤针芯。松开止血带及调节器,嘱患者松拳,液体滴入通畅后,用无菌透明敷贴对留置针进行密闭式固定,再用胶布固定插入肝素帽的针头及输液管(图 14-4)	• 避免针芯刺破血管 • 确保外套管在静脉内 • 抽出针芯放入锐器盒中 • 避免穿刺点及周围被污染,并且便于观察穿刺点情况,作为确认置管时间的依据
8.同头皮针静脉输液法 10～14	• 注意保护有留置针的肢体,尽量避免肢体下垂
9.封管 每次输液完毕均需封管。分离输液器与留置针,常规消毒留置针静脉帽,用注射器向静脉帽内注入封管液	• 采用正压封管:边推注封管液边退针,直至针头完全退出为止 • 封管可以将残留的药物冲入血流,减少局部刺激,保证管道通畅 • 常用封管液:无菌生理盐水、稀释肝素溶液
10.再次输液 常规消毒后连接输液器与留置针,必要时可先冲洗留置针管道再连接输液器输液	
11.输液毕(或更换留置针)处理 同头皮针输液法,拔出套管后,局部按压时间较头皮针时间长,至无出血为止	• 临床上留置针一般 3～5 天更换一次,预防局部血管损伤、静脉炎等

【评价】

1. 护患沟通有效,患者情绪稳定,愿意接受输液治疗并积极配合。

2. 患者及家属能理解输液的目的,了解药物的相关知识、输液过程中的注意事项。

3. 能严格执行操作规程,无差错事故发生,操作程序清晰、规范。

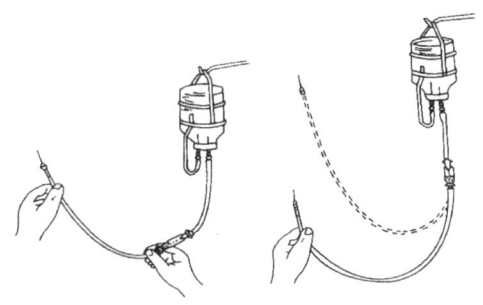

图 14-1 静脉输液排气法

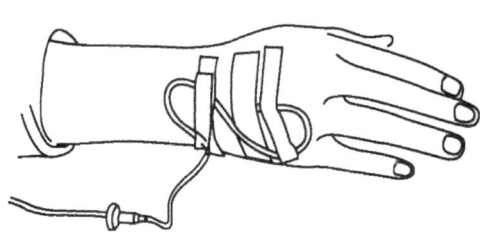

图 14-2 胶布固定法

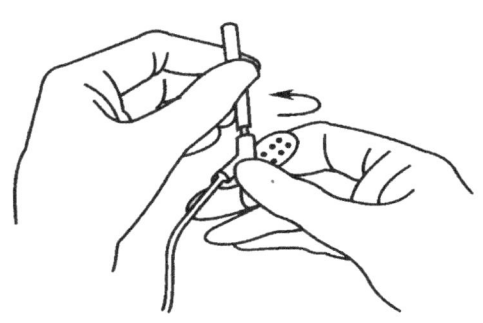

图 14-3 旋转松动外套管

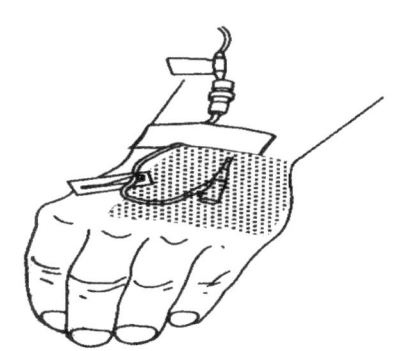

图 14-4 静脉留置针固定法

【注意事项】

1. 严格执行无菌操作原则及查对制度,预防感染及用药差错的发生。

2. 依据患者情况、治疗原则、药物特性合理安排输液顺序。

3. 穿刺静脉应选择粗直、弹性好及相对固定的血管,避开关节和静脉瓣。长期输液患者,应合理使用和保护静脉,一般从远心端小静脉开始穿刺。

4. 注意药物的配伍禁忌,对于刺激性强或特殊药物,应先用生理盐水进行静脉穿刺输液,待确定针头在血管内再输入药物。

5. 不可在输液侧肢体采集血液标本或测量血压。

6. 需连续输液者,应每24 h更换输液器。

7. 静脉留置针一般可保留 3～5 天,不超过 7 天,如疑有污染、出现并发症时,应立即拔除。

8. 输液过程中应加强巡视,注意倾听患者主诉,密切观察患者局部及全身反应,及时发现输液故障或输液反应,并给予及时处理。

9. 告知患者头皮针静脉输液过程中,输液部位不要随意活动,以防刺破静脉;留置针留针过程中,留针肢体不可用力过大;输液过程中勿随意调节滴速。

(二)密闭式中心静脉输液法

颈外静脉穿刺置管输液法、锁骨下静脉穿刺置管输液法、经外周静脉置入中心静脉导管(peripherally inserted central venous catheters,PICC)输液法及植入式静脉输液港均属于密闭式中心静脉输液法,其对护士在操作技能、处理问题上均提出了较高要求,如 PICC 的操作多由临床专科护士完成。

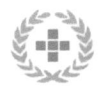

> **知识链接**
>
> **新型输液器**
>
> 1. 精密过滤输液器　滤膜孔径 1～3 μm，适用于婴幼儿、儿童输液或输入化疗药物、静脉营养液、中药制剂等。
>
> 2. 自动排气输液器　自动排气输液器是在滴管内增加了自动排气装置，在使用过程中，不用挤压或倒置输液瓶，也无需护理人员进行弹管、绕管排气，具有自动排气功能。这种输液器的应用能够减轻护理人员的工作强度、节省操作时间，避免因空气进入人体血管内导致的不良反应，提高了静脉输液的安全性。

五、输液速度的调节

(一) 输液速度与时间的计算

在临床静脉输液工作中，护士需结合患者病情、治疗原则、药物特性合理安排输液顺序及输液速度。如何计算输液速度及时间是每一名护士必须掌握的方法。在输液系统中，每毫升溶液的滴数称作该输液器的点滴系数（drop coefficient）（gtt/mL），目前临床常用的静脉输液器的点滴系数有 10、15、20 三种。对于已定的点滴系数，其输液速度及时间可按下列公式计算。

1. 已知输液总量与每分钟滴数，计算输液所需要的时间。

输液时间(小时)＝液体总量(mL)×点滴系数/每分钟滴数×60(min)

2. 已知输液总量与计划所用的输液时间，计算每分钟滴数。

每分钟滴数＝液体总量(mL)×点滴系数/输液时间(min)

(二) 输液泵的应用

输液泵（infusion pump）是机械或电子的输液控制装置，它通过作用于输液导管达到控制输液速度的目的。常用于需要严格控制输液速度和药量的情况，如应用升压药物、抗心律失常药物以及婴幼儿的静脉输液或静脉麻醉时。

1. 输液泵的分类及特点　按输液泵的控制原理，可将输液泵分为活塞型注射泵与蠕动滚压型输液泵两类，后者又可以分为容积控制型（mL/h）和滴数控制型（滴/分）两种。

(1) 活塞型注射泵：其特点是输注药液流速平稳、均衡、精确，速率调节幅度为 0.1 mL/h，而且体积小、充电系统好、便于携带，便于急救中使用。多用于危重患者、心血管疾病患者及患儿的治疗和抢救。也应用于注射需避光的或半衰期极短的药物。

(2) 蠕动滚压型输液泵：

①容积控制型输液泵：只测定试剂输入的液体量，不受溶液的浓度、黏度及导管内径的影响，输注剂量准确。速率调节幅度为 1 mL/h，速率控制范围为 1～90 mL/h。实际工作中仅需选择输液的总量及每小时的速率，输液泵便会自动按设定的方式工作，并能自动进行各参数的监控。②滴数控制型输液泵：利用控制输液的滴数调整输入的液体量，可以准确计算滴数，但因滴数的大小受输注溶液的黏度、导管内径的影响，故输入液体量不够精确。

2. 输液泵的使用方法　输液泵的种类很多，其主要结构与功能大致相同。现以 JMS-OT-601 型（图 14-5）为例，简单介绍输液泵的使用方法。

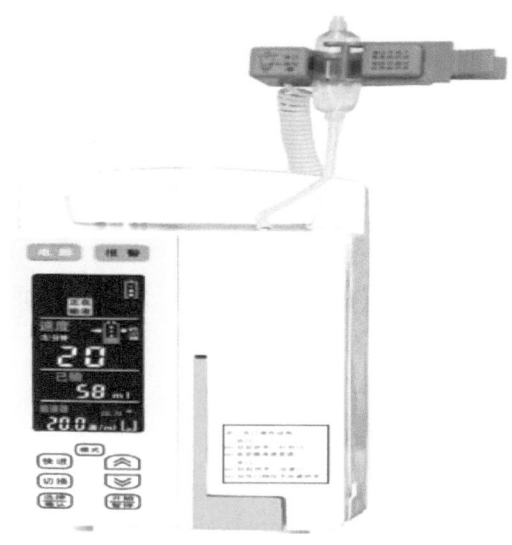

图 14-5 JMS-OT-601 型输液泵

（1）将输液泵固定在输液架上。

（2）接通电源，打开电源开关。

（3）按常规排尽输液管内的空气。

（4）打开"泵门"，将输液管呈"S"形放置在输液泵的管道槽中，关闭"泵门"。

（5）设定每毫升滴数以及输液量限制。

（6）按常规穿刺静脉后，将输液针与输液泵连接。

（7）确认输液泵设置无误后，按压"开始/停止"键，启动输液。

（8）当输液量接近预先设定的"输液量限制"时，"输液量显示"键闪烁，提示输液结束。

（9）输液结束时，再次按压"开始/停止"键，停止输液。

（10）按压"开关"键，关闭输液泵，打开"泵门"，取出输液管。

3. 使用输液泵的注意事项

（1）护士应了解输液泵的工作原理，熟练掌握其使用方法。

（2）在使用输液泵控制输液的过程中，护士应加强巡视。如输液泵出现报警，应查找可能的原因，如有气泡、输液管堵塞或输液结束等，并给予及时的处理。

（3）对患者进行正确的指导：①告知患者，在护士不在场的情况下，一旦输液泵出现报警，应及时打信号灯求助护士，以便及时处理出现的问题；②患者、家属不要随意搬动输液泵，防止输液泵电源线因牵拉而脱落；③患者输液侧肢体不要剧烈活动，以防止输液管道被牵拉脱出；④告知患者，输液泵内有蓄电池，患者如需如厕，可以打信号灯请护士帮忙暂时拔掉电源线，返回后再重新插好。

六、常见输液故障及处理

（一）液体不滴

1. 针头阻塞 判断：一手捏住茂菲滴管下端输液管，另一手轻轻挤压靠近针头端的输液管，若感觉有阻力且松手后无回血，提示可能阻塞。处理：更换头皮针头，重新选择穿刺部位建立静脉通路。注意在判断是否有针头阻塞时禁忌强行挤压输液管或冲注针头，以免血凝块随血液循环造成栓塞。

2. 针头滑出血管外　判断：液体流入皮下组织，皮肤表面可见局部肿胀，患者自诉疼痛。处理：拔出针头，更换后重新选择血管穿刺。

3. 针头紧贴血管壁　妨碍液体顺利滴入血管。处理：调整针头位置或适当变换肢体位置，直至液体滴入顺畅。

4. 压力过低　原因：输液瓶位置过低或穿刺侧肢体抬举过高或周围循环不良。处理：适当升高输液瓶或放低肢体位置，注意保暖。

5. 静脉痉挛　原因：输入液体温度过低或穿刺侧肢体长时间暴露于冷环境中。处理：局部热敷以缓解痉挛。

（二）茂菲滴管内液面过高

1. 滴管有侧调节孔　先夹闭滴管上端的输液管，打开调节孔，待液面下降至合适高度再关闭调节孔，松开输液管即可。

2. 滴管无侧调节孔　取下输液瓶并倾斜，使得插入瓶内的针头露出液面，待滴管内液面下降至合适高度时再将输液瓶挂回输液架上继续输液。

（三）茂菲滴管内液面过低

先夹闭滴管下端的输液管，轻轻挤压滴管，迫使输液瓶内的液体下流至滴管内，当液面到达所需高度（通常为 1/2～2/3 滴管高度）时，停止挤压，松开滴管下端的输液管即可。

（四）输液过程中，茂菲滴管内液面自行下降

在输液过程中，若茂菲滴管内液面自行下落，可能由于输液系统管道不密闭。应仔细检查输液管道各衔接处有无松动、输液管道有无裂隙等，必要时更换输液器。

七、常见输液反应及护理

（一）发热反应（fever reaction）

1. 原因

（1）输入致热物质：未严格满足无菌原则要求，如用物灭菌不彻底、输入溶液或药物不纯等。

（2）输液微粒污染。

2. 临床表现　多发生于输液后数分钟至一小时，主要表现为发冷、寒战、高热。轻者体温在 38 ℃ 左右，停止输液后数小时内可恢复正常；重者体温可达 41 ℃，并伴有头痛、恶心、呕吐、脉速等全身症状。

3. 预防与护理

（1）预防：遵守操作规程，认真检查药液、输液用具的质量，注意严格执行无菌操作。

（2）护理：反应轻者可减慢输液速度或停止输液并通知医生，密切观察病情变化；反应严重者应立即停止输液，维持静脉通路，保留剩余液体和输液器，查找发热原因；对高热患者，给予降温处理，密切观察生命体征变化，必要时遵医嘱给予抗过敏药物或激素治疗，注意给予心理支持。

（二）循环负荷过重（circulatory overload）

1. 原因　输液速度过快，短时间内输入过多液体使循环血量剧增，循环负荷过重；患者原

有心肺功能不良,输液后导致心脏负荷过重,形成肺淤血和水肿,多见于急性左心功能不全者。

2. 临床表现 患者突然出现急性肺水肿表现:呼吸困难、胸闷、咳嗽、咯粉红色泡沫样痰,严重时痰液可从口鼻涌出;听诊两肺满布湿啰音,心率快且节律不齐。

3. 预防与护理

(1)预防:输液过程中,加强巡视,依据患者病情及输液情况,调节控制滴速和输液量,尤其对老年人、儿童、心肺功能不良的患者更需谨慎。

(2)护理:一旦出现急性肺水肿表现,应立即停止输液并通知医生,进行紧急处理。①减少静脉回流,减轻心脏负担:协助患者取端坐卧位,双腿下垂,必要时进行四肢轮扎。借助止血带或血压计袖带对四肢加压以阻断静脉血流,每5~10 min轮流放松一个肢体上的止血带,可有效地减少回心血量。此外,静脉放血200~300 mL是一种有效减少回心血量的最直接的方法,但应慎用,贫血患者应禁用。②给予高流量(6~8 L/min)氧气吸入,以提高肺泡内压力,减少毛细血管渗出液的生成。同时,湿化瓶中加入20%~30%的乙醇溶液以降低肺泡内泡沫的表面张力,促使泡沫破裂消散,改善气体交换,减轻缺氧症状。③遵医嘱给予镇静、平喘、强心、利尿和扩血管药物,以稳定患者紧张情绪,扩张周围血管,加速液体排除,减少回心血量,减轻心脏负荷。

(三)静脉炎(phlebitis)

1. 原因 长期输注高浓度、强刺激性的药液,或静脉内留置导管时间过长或导管刺激性强,易引起局部静脉发生化学性炎症;也可因护理操作过程未严格执行无菌操作导致局部静脉感染。

2. 临床表现 沿静脉走向出现条索状红线,可伴有局部组织发红、肿胀、灼热、疼痛,有时伴有畏寒、发热等全身症状。

3. 预防与护理

(1)预防:严格执行无菌操作,当输入高浓度、刺激性强的药物时应充分稀释后再应用,滴速宜慢,防止药物漏出血管外;留置导管按照常规进行护理;有计划地更换输液部位,以保护静脉。

(2)护理:出现静脉炎表现时应停止在此部位输液,并将患肢抬高、制动。静脉炎局部可用50%硫酸镁溶液或95%乙醇溶液湿热敷,亦可应用一些具有清热解毒、消肿止痛的中药外敷,如如意金黄散。同时,超短波理疗对静脉炎的治疗也有一定帮助。

(四)空气栓塞(air embolism)

1. 原因

(1)输液导管内空气未排尽;导管连接不紧,有漏气;更换输液管不及时,空气进入输液管。

(2)拔出较粗的、近胸腔的深静脉导管后,穿刺点封闭不严密。

(3)加压输液、输血时无人守护,输液、输血完毕后将空气输入。

2. 空气栓塞的病理生理 进入静脉的空气,随着血流至右心房,进入右心室。当进入静脉的空气量小时,可随血液由右心室泵入肺动脉并分散到肺小动脉,最后经毛细血管吸收,因而损害较小;当大量空气进入静脉时,空气在右心室内压缩并可阻塞肺动脉入口,使血液不能进入肺内(图14-6),机体血液不能进入肺循环进行气体交换,引起机体组织严重缺氧而死亡。

3. 临床表现 患者自诉异常不适,伴烦躁,有濒死感。可见呼吸困难、发绀。听诊心前区

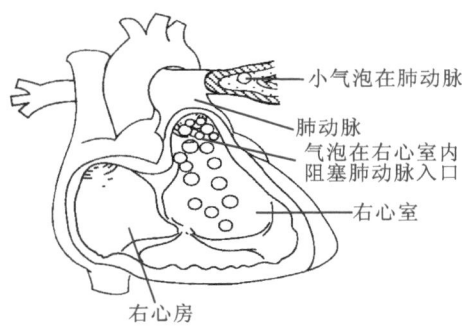

图 14-6　空气阻塞肺动脉入口

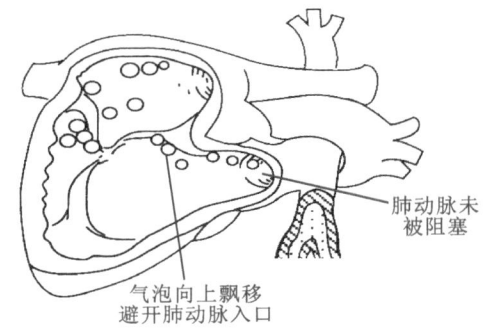

图 14-7　置患者头低足高左侧卧位，使气泡避开
　　　　　肺动脉入口

可闻及响亮、持续的"水泡音"。心电图检查呈心肌缺血和急性肺心病改变。

4．预防与护理

（1）预防：①输液前认真检查输液器质量，排尽输液导管内的空气；②输液过程中加强巡视，及时更换输液瓶或拔针；加压输液时需要安排专人守护；③拔出较粗的、近胸腔的深静脉导管后，必须立即严密封闭穿刺点。

（2）护理：①调整体位：一旦出现上述症状立即让患者取头低足高左侧卧位，使肺动脉入口低于右心室，气泡向上漂移，随着心脏的收缩舒张，空气被血液打成泡沫，可分次小量进入肺循环，最后逐渐被吸收（图 14-7）。②有条件时可通过中心静脉导管抽出空气。③吸氧：给予高流量氧气吸入，提高患者的血氧浓度，纠正缺氧症状。④抢救：密切观察患者病情变化，及时进行对症护理。

▌知识链接▐

加压输液致空气栓塞死亡案例

患儿，男，6 岁，因牙周炎用 10% 葡萄糖 300 mL 加红霉素 0.5 g、氢化可的松 50 mg 静脉输入，过程顺利，无不良反应。次日，用同样的配方输液，在瓶内还有约 50 mL 液体时，为加快输液速度，护士用无菌大注射器向密闭式输液瓶内注入了大量空气约 100 mL。数分钟后，患儿突然大叫一声，待医护人员赶到床前时，患儿已经意识丧失，抽搐，呼吸困难，严重发绀，随即心跳、呼吸停止，经胸外按摩、吸氧、针刺等抢救无效而死亡。在抢救过程中，患儿左侧鼻孔有血性泡沫性液体溢出。尸检发现：心脏空气试验阳性，右心房内有大量气体，大脑中动脉有数处游离气体。病理解剖结论：肺、心、脑广泛性空气栓塞。

八、输液微粒污染与防护

输液微粒（infusion particles）是指输入液体中的非代谢性颗粒杂质，其直径通常为 1～15 μm，少数可达 50～300 μm，肉眼只能见到 50 μm 以上的微粒。由于输液微粒不溶于液体溶媒，从而决定液体的透明度，护理人员可以借此判断液体的质量。输液微粒污染（infusion particle pollution）是指在输液过程中，将输液微粒带入人体，对人体造成严重危害的过程。我国药典 1990 年版中规定每毫升静脉注射溶液中直径 ≥10 μm 的不溶性微粒应少于 20 个，直径 ≥25 μm 的不溶性微粒应少于 2 个。

（一）输液微粒的来源

1. 药物以及一次性输液器生产制作过程中混入异物与微粒，如水、空气、原材料的污染等。

2. 输液瓶、输液器、注射器、橡胶塞不洁净；或由于液体存放时间过长，瓶体内壁和橡胶塞被药液浸泡时间过久，腐蚀剥落形成输液微粒。

3. 输液环境不洁净：在配制输入药液过程中受到污染，如切割安瓿瓶、开瓶塞、反复穿刺橡胶塞等，均可导致微粒混入液体内。

（二）输液微粒污染的危害

输液微粒污染对人体的危害主要取决于微粒的大小、形状、化学性质，微粒堵塞血管的部位、血流阻断的程度以及个体对微粒的反应。进入静脉系统的微粒，随血流经右心房、右心室达肺循环，一部分微粒被肺部的毛细血管阻隔，一部分仍可通过毛细血管进入到体循环并在其他部位造成阻塞而产生危害。最易受输液微粒损害的部位有肺、脑、肝及肾脏等。

1. 输液微粒直径过大、数量过多：直接阻塞血管，引起局部血液循环障碍，组织缺血、缺氧甚至坏死。

2. 促使红细胞黏附凝集于微粒上，形成血栓，引起血管栓塞或血管炎症。

3. 微粒进入肺毛细血管，刺激巨噬细胞增殖并吞噬包裹微粒形成肺内肉芽肿，进而影响肺的正常生理功能。

4. 微粒进入机体内作为一种刺激物可使组织细胞产生炎性病变。

5. 微粒作为一种异物性抗原，可激活机体免疫反应，引起血小板减少症或过敏反应。

（三）防护输液微粒污染的措施

1. 输液相关用物制剂生产过程 严格把控制剂、输液器、注射器等生产过程的各个环节，注重完善生产车间环境，安装空气净化设备以防止空气中的悬浮微粒及细菌污染；选用优质原材料，改进生产工艺，提高检验技术，确保制品质量；严格执行生产的操作规程，工作人员的着装应符合要求，如穿工作服、工作鞋，戴口罩，必要时戴手套等。

2. 输液操作过程

（1）采用一次性密闭式医用输液器、注射器，减少污染机会。

（2）净化空气。有条件者可建立静脉药物配制中心或采用超净工作台进行配液或药物添加；病室内安装空气净化装置，减少微生物及尘埃数量。

（3）在通气针头或通气管内放置空气过滤器，防止空气中的微粒进入液体中。

（4）严格执行查对制度及无菌技术操作，遵守操作规程。输液前认真检查液体质量，如溶液有效期、溶液瓶体有无裂痕、瓶盖有无松动，溶液的质量、透明度等。药物应现配现用，避免污染。

临床上为减少输液微粒的产生，在选用配药针头时多不超过 7~9 号，不用 16 号及以上型号的针头来配药，合理安排抽药顺序，减少对橡胶塞的穿刺次数。

▎知识链接▐

对输液微粒的认识过程

对输液微粒的研究始于 1962 年，当时 Garvan 教授在澳大利亚的输液剂中发现了异物，包括橡胶屑、玻璃屑、石棉纤维、氧化锌等 20 多种，大小从 1~100 μm 不等，最大可达

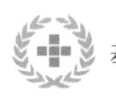

500 μm。早在 1948 年 Prinzmetol 在全身循环系统中发现了 390 μm 以上的玻璃屑。1963 年 Garvan 又在尸检中发现曾接受 40 L 输液患者的肺标本中,有 5000 个肉芽肿,其他类似的报道证实了是由纤维和微粒所致。1965 年 Jones 报告,微粒可引起过敏反应。1976 年 Simong 研究了细菌污染与发生静脉炎的关系,确认输液剂中微粒含量的多少与发生静脉炎有关。相关研究发现,输液微粒在脑、肺、肾、肝、眼等部位的小血管内引起堵塞,造成不同程度的损伤和坏死。

第二节　静脉输血

　　王某,女,因刀伤大出血入院,查体,血压 85/50 mmHg,脉搏 120 次/分,表情淡漠,出冷汗,躁动不安,立即给予抗休克治疗,输液 2000 mL,输血 300 mL。 患者在输血 10 min 后出现了头疼,恶心,呕吐,胸闷,四肢麻木,背部剧烈疼痛等症状。请问:

　　(1) 患者可能出现了什么问题?

　　(2) 此时护士应采取哪些措施?

　　静脉输血(blood transfusion)是将全血或成分血(血浆、红细胞、白细胞、血小板等)通过静脉输入人体内的方法。输血是临床急救和治疗疾病的一项重要措施。

　　正常成人的血容量占体重的 7%～8%。个体失血量不超过全身血量 10% 时,对健康无明显影响,机体可以通过一系列调节机制,使血容量短期内得以恢复;失血量达 15%～20% 时,将出现各种缺氧表现,需要进行输血或补液治疗;失血超过 30% 时可危及生命,导致血压下降,脏器供血不足,特别是脑细胞供血不足出现功能降低甚至昏迷,必须立即输血。

一、静脉输血的目的及原则

　　1. 静脉输血的目的

　　(1) 补充血容量:增加心排量,改善全身血流灌注,提升血压,促进血液循环,常用于失血、失液所致的血容量减少或休克患者。

　　(2) 纠正贫血:增加血红蛋白含量,提高携氧能力,常用于因血液系统疾病而引起的严重贫血和某些慢性疾病患者。

　　(3) 补充血浆蛋白:增加蛋白质,维持血浆胶体渗透压,减少组织渗出和水肿,保持有效循环量,常用于低蛋白血症以及大出血、大手术的患者。

　　(4) 补充各种凝血因子:改善凝血功能,有助于止血,常用于凝血功能障碍(如血友病)及大出血的患者。

　　(5) 补充抗体、补体:增强机体免疫力,常用于严重感染、烧伤等患者。

　　(6) 促进骨髓系统和网状内皮系统功能,常用于再生障碍性贫血、白血病等患者。

　　(7) 排除有害物质:改善组织器官的缺氧状况,用于一氧化碳、苯酚等化学物质中毒。上述物质中毒时,血红蛋白与氧气结合、解离功能受到影响,造成机体缺氧,输血可改善组织器官的缺氧状况。

2. 静脉输血的原则

(1)输血前必须确认血型及做交叉配血试验。保证供血者和受血者的 ABO 血型相符合,对于孕龄期妇女还必须使供血者和受血者的 Rh 血型相符合,以避免受血者被致敏而产生 Rh 的抗体。

(2)无论是输全血还是输成分血,均应选用同型血液输注。在一些特殊情况下,如无同型血,可选用 O 型血输给患者。因为输入的血量少,输入血清中的抗体可被受血者体内大量的血浆稀释,其浓度不足以引起受血者红细胞的凝集,故不出现输血反应。可见,在这种情况下,必须减少一次的输血量,一般最多不超过 400 mL,且要放慢输血速度,密切观察患者反应。

(3)患者如果需要再次输血,则必须重新做交叉配血试验,以排除机体因上次输血而产生抗体的情况。

二、血液制品的种类

血液由血细胞和血浆两大部分组成。随着输血理论及技术的发展,血液成分的分离取得了明显进步,临床可使用的血液制品种类大幅度增加。

(一)全血

全血(whole blood)是从人体中直接采集的血液未经任何加工,全部保存在保存液中备用的血液。血液采集时通常以 200 mL 为 1 个单位(血袋标签上标示为 1U)。全血中主要含有红细胞、稳定的凝血因子和血浆蛋白等有形成分,具有补充红细胞、凝血因子和扩充血容量的作用。主要适用于严重急性失血伴有低血容量性休克的患者,体外循环、换血治疗和无成分血供应时。全血又可分为新鲜血和库存血。

1. 新鲜血(fresh blood) 在 4 ℃环境下,用抗凝保存液保存一周的血液,它基本保留了血液中原有的各种成分。适用于血液病患者。

2. 库存血(banked blood) 在 4 ℃环境下,用抗凝保存液可保存 2～3 周。库存血虽含有血液的各种成分,但随着保存时间的延长,血液成分随之发生变化:白细胞、血小板、凝血酶原等破坏增多;葡萄糖分解,乳酸增高,酸性增大;红细胞、白细胞破坏,细胞内钾离子析出,使血浆钾离子浓度升高。因此,大量输注库存血时应预防酸中毒和高血钾。

(二)成分血

血液内含有许多功能不同的成分,根据血液成分的比重不同,使用血液分离技术,将新鲜血液快速分离提纯成各种成分,根据患者需要,输注一种或数种成分,称为成分输血(blood component transfusion)。其优点是一血多用,针对性强,节约血液资源,不良反应少,经济方便,是目前临床常用的方法。

1. 血浆 血浆是全血分离后所得的液体部分,主要成分为血浆蛋白,不含血细胞,无凝集原,因此不出现凝集反应,给患者输入时无需做血型鉴定和交叉配血试验。常用的如下。

(1)新鲜血浆:包含所有的凝血因子,适用于凝血因子缺乏的患者。

(2)保存血浆:除血浆蛋白外,其他成分逐渐破坏,一般可保存 6 个月,适用于低血容量和血浆蛋白较低的患者。

(3)冰冻血浆:普通血浆放在 −30 ℃下保存,有效期一年,应用时放在 37 ℃温水中融化,融化后 6 h 内给患者输入,一般控制输入速度为 5～10 mL/min。

(4)干燥血浆:冰冻血浆放在真空装置下加以干燥而成,保存时间为 5 年,应用时可加适量等渗盐水或 0.1%枸橼酸钠溶液溶解。

2. 红细胞　新鲜血液分离血浆后的副产品。可补充红细胞,提升血液的携氧能力,适用于贫血、失血多的手术或疾病,也可用于心功能衰竭的患者补充红细胞,以避免增加心脏负荷。一般以 100 mL 为一个单位,每个单位红细胞可以增加血细胞容积约 4%。使用前需做血型鉴定和交叉配血试验。红细胞包括以下三种。

(1)浓缩红细胞:是新鲜血经离心或沉淀去除血浆后的剩余部分,血浆蛋白少,可减少血浆内抗体引起的发热及过敏反应。4 ℃下保存,有效期为 21 天。适用于携氧功能缺陷和血容量正常的贫血患者。

(2)洗涤红细胞:用 0.9%氯化钠溶液反复洗涤红细胞数次后,再加适量 0.9%氯化钠溶液或代血浆制成。多次洗涤后可去除血浆中、红细胞表面吸附的抗体和补体,适用于器官移植术后患者及免疫性溶血性贫血患者。洗涤后应在 6 h 内输入,若未输入者只能在 4 ℃环境下保存 12 h。

(3)红细胞悬液:在浓缩红细胞的基础上加等量红细胞保存液制成。4 ℃下保存,有效期为 21 天。适用于战地急救及中小手术者。

3. 白细胞浓缩悬液　新鲜全血离心后取其白膜层的白细胞,4 ℃下保存,有效期为 48 h。常用于粒细胞缺乏伴严重感染的患者。

4. 血小板浓缩悬液　全血离心所得,22 ℃环境下振荡保存,普通保存材质只能保存 24 h,适合血小板保存的 pH 值为 6.0～7.4。主要用于治疗严重的血小板减少症、血小板功能紊乱等。在输注血小板浓缩悬液前只要求 ABO 血型相容而不必血型完全相同。

5. 凝血因子制剂　可针对性地补充某些凝血因子,用于各种原因引起的凝血因子缺乏的出血性疾病。临床应用的有人凝血酶原复合物、人凝血因子Ⅷ、重组 FⅧ制剂等。

(三)其他血液制品

其他血液制品主要是指各种人血浆蛋白制品,包括人血白蛋白、注射用人免疫球蛋白、破伤风免疫球蛋白、人纤维蛋白原等。其原料是血浆,通过各种蛋白分离技术提纯制成。现临床常见种类如下。

1. 白蛋白类制品　通常指浓度为 20～25 g/dL 的白蛋白制品,如临床上常用 5%的白蛋白制剂。其能提高机体血浆蛋白及胶体渗透压,主要用于纠正大手术、创伤等引起的体液、电解质、胶体平衡失调及低蛋白血症的患者。

2. 纤维蛋白原　适用于先天性低纤维蛋白原血症、原发性或继发性纤溶引起的低纤维蛋白原血症。

3. 抗血友病球蛋白浓缩剂　适用于血友病患者。

三、静脉输血的适应证与禁忌证

1. 静脉输血的适应证

(1)各种原因引起的大出血:为静脉输血的主要适应证。一次出血量<500 mL 时,机体可自我代偿,不必输血。失血量在 500～800 mL 时,需要立即输血,一般首选晶体溶液、胶体溶液或少量血浆增剂量输注。失血量>1000 mL 时,应及时补充全血或血液成分。对于新生儿溶血病,输注全血进行置换,可去除胆红素、抗体及抗体致敏的红细胞。值得注意的是,血或血浆不宜用做扩充血容量,晶体溶液结合胶体溶液扩充血容量是治疗失血性休克的主要方案。血容量补足之后,输血的目的是提高血液的携氧能力,此时应首选红细胞制品。

(2) 各种贫血或低蛋白血症:输注浓缩红细胞、血浆、白蛋白。

(3) 严重感染:输入新鲜血以补充抗体和补体,切忌使用库存血。

(4) 凝血功能障碍:输入各种凝血相关因子。

2. 静脉输血的禁忌证 急性肺水肿、充血性心力衰竭、肺栓塞、恶性高血压、真性红细胞增多症、肾功能极度衰竭及对输血有变态反应者。

四、血型及交叉配血实验

(一) 血型的种类

血型(blood group)是对血液分类的方法,通常是指红细胞膜上特异性抗原的类型,它是人体的一种遗传性特征。红细胞膜上特异性抗原可以是特异蛋白质、糖蛋白或脂蛋白。通常同一基因的等位基因或密切连锁的几个基因编码的蛋白质形成抗原,这些抗原就组成一个血型系统。若将不同血型的两个人的血液滴在载玻片上并混合,可观察到红细胞凝集成簇的现象,称为红细胞凝集(agglutination),在补体的作用下,凝集的红细胞破裂,发生溶血。若人体输入血型不相容的血液时,也会发生同样的情况,结果危及生命。因此在输血前必须严控血型鉴定,以确保安全。

红细胞膜上的特异性抗原在凝集反应中与抗体结合,称它们为凝集原(agglutinogen),能与红细胞膜上的凝集原反应的特异性抗体称为凝集素(agglutinin)。根据红细胞所含的凝集原不同,可将人血型分成若干类型。迄今为止,世界上已经发现了 25 个不同的红细胞血型系统,与临床关系最密切的是 ABO 血型系统和 Rh 血型系统。

1. ABO 血型系统 在 ABO 血型系统中,红细胞膜上可以同时存有 A、B 两种凝集原,或其中一种,或都没有,据此分为 A、B、AB、O 四型。A 型血的人红细胞表面仅有 A 型抗原,其血清中会产生对抗 B 型抗原的抗体。B 型血的人红细胞表面仅有 B 型抗原,其血清中会产生对抗 A 型抗原的抗体。AB 型血的人的红细胞表面同时有 A 型及 B 型抗原,其血清不会产生对抗 A 型或 B 型抗原的抗体。O 型血的人红细胞表面 A 型或 B 型抗原都没有,其血清中存在对抗两种抗原的抗体。由此可见,在一些特殊情况下,O 型血可作为"万能输血"型血液,而 AB 型血的人可以接受任何血型的血液,见表 14-2。但是,ABO 血型系统还有几种亚型,因而,输血时还应做交叉配血试验。

表 14-2 ABO 血型系统

血型	红细胞膜上的抗原(凝集原)	血清中的抗体(凝集素)
A	A	抗 B
B	B	抗 A
AB	A 和 B	无
O	无	抗 A 和抗 B

ABO 血型系统的抗体包括天然抗体和免疫性抗体。新生儿的血液尚无 ABO 血型系统的抗体,出生后 2~8 个月开始产生,8~10 岁达高峰。天然抗体多属 IgM,分子质量大,不能通过胎盘屏障。因此,母体与胎儿血型不合时也不会致使胎儿的红细胞发生凝集或溶血。然而,免疫性抗体属于 IgG,分子质量小,能够通过胎盘屏障进入胎儿体内。若母体过去因外源性接

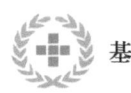

受过异性抗原(凝集原)的刺激而产生了 ABO 血型系统的免疫性抗体,那么当胎儿 ABO 血型与母体不合时则会因母体内的免疫性抗体进入胎儿体内引发红细胞破坏,发生新生儿溶血病。

2. Rh 血型系统 Rh 是恒河猴(Rhesus Macacus)外文名称的头两个字母。兰德斯坦纳等科学家在 1940 年做动物实验时,发现恒河猴和多数人体内的红细胞上存在 Rh 血型的抗原物质,故而命名。根据人的红细胞膜上 Rh 抗原(也称为 Rh 因子)的有无可将血型分为 Rh 阴性和 Rh 阳性两种,这种血型系统称为 Rh 血型系统。凡是人的红细胞上有 Rh 因子者,为 Rh 阳性,反之为阴性。这样就使 A、B、O 及 AB 四种主要血型的人,又都分为 Rh 阳性和阴性两种。在我国各族人群中,Rh 阳性者约占 99%。在国外的一些民族中,Rh 阳性血型的人约为 85%,其中在欧美白种人中,Rh 阴性血型人约占 15%。

与 ABO 血型系统不同,Rh 血型系统的抗体仅为免疫性抗体,只有当 Rh 阴性者接受 Rh 阳性的血液后,才会通过体液免疫产生抗 Rh 的免疫性抗体,通常于接受抗原刺激后 2~4 个月血清中的抗 Rh 的抗体水平达到高峰。因此,Rh 阴性的受血者在初次接受 Rh 阳性血液的输血后,一般不产生明显的输血反应,但在第二次或多次输入 Rh 阳性血液时,可发生抗原-抗体反应,输入的红细胞会被破坏而发生溶血。同时,由于抗 Rh 的抗体主要是 IgG,分子质量小,可以通过胎盘屏障。若 Rh 阴性的母体怀有 Rh 阳性的胎儿时,胎儿的少量红细胞或 D 抗原可进入母体,使母体产生免疫性的抗体,这种抗体可以通过胎盘进入胎儿体内,使胎儿的红细胞发生破坏,造成新生儿溶血,严重时可致使胎儿死亡。但是,在临床上往往只有在妊娠末期或分娩时才有足量胎儿红细胞进入母体,而抗 Rh 的抗体也是逐渐增加的,所以 Rh 阴性的母体怀有第一胎 Rh 阳性的胎儿时,很少出现新生儿溶血情况。当再次妊娠时,母体的抗 Rh 抗体可进入胎儿体内而引起新生儿溶血。临床上为了预防这种情况,当 Rh 阴性母亲分娩出 Rh 阳性婴儿后,必须在分娩后 72 h 内注射抗 Rh 的蛋白以中和进入母体的抗原,从而避免致敏,预防再次妊娠时发生新生儿溶血。

除了针对红细胞的血型分类外,临床上应用的还有人类白细胞抗原和血小板血型系统分类,这些分类对选择组织器官的移植和输注血液成分的合适供应者有重要意义。

（二）血型鉴定和交叉配血试验

为了避免因输入不相容的血液导致的红细胞破坏,在输血前必须进行血型鉴定和交叉配血试验,从而达到更安全、有效输血的目的。

1. 血型鉴定 ABO 血型鉴定,即指 AB 血型抗原的检测。采用标准的抗 A 及抗 B 血清以鉴定被检者红细胞上的抗原(直接试验);同时用标准的 A 型及 B 型红细胞鉴定被检者血清中的抗体(反转试验)。只有被检者红细胞上的抗原鉴别和血清中的抗体鉴别所得出的结果完全符合时才能肯定其血型类别,见表 14-3。

表 14-3 ABO 血型鉴定

血型	与抗 A 血清的反应	与抗 B 血清的反应
A	＋	－
B	－	＋
AB	＋	＋
O	－	－

Rh 血型鉴定一般是指 Rh 系统中 D 抗原的检测,用抗 D 血清来鉴定。受检者的红细胞遇

抗 D 血清后发生凝集,则受检者为 Rh 阳性;受检者的红细胞遇抗 D 血清后不发生凝集,则受检者为 Rh 阴性。

2. 交叉配血试验(cross-matching test) 交叉配血试验包括主侧试验和次侧试验两种。前者用受血者血清与供血者红细胞悬液做试验以观察受血者血清中是否含有与供血者红细胞反应的抗体。后者则用供血者血清与受血者红细胞做试验以观察供血者血清中是否有不合抗体。

(1)直接交叉配血试验(direct cross-matching test):用受血者血清和供血者红细胞进行配合实验,检查受血者血清中有无破坏供血者红细胞的抗体。检查结果要求绝对不可以有凝集或溶血现象。

(2)间接交叉配血试验(indirect cross-matching test):用供血者血清和受血者红细胞进行配合实验,检查供血者血清中有无破坏受血者红细胞的抗体。

如果直接交叉试验和间接交叉试验结果都没有凝集反应,即交叉配血试验阴性,为配血相合,方可进行输血。

五、静脉输血的方法

静脉输血技术要求护士掌握和理解血液免疫学、血液分型、血液及其成分、适应证、禁忌证、输血反应、设备与技术、危险性评估等相关知识。

(一)输血前的准备

1. 备血 根据患者病情由医生填写《临床输血申请单》并核准签字后,护士遵医嘱备血,抽取血标本,将已填写的输血申请单、血标本一并送交血库做血型鉴定和交叉配血试验。

2. 取血 根据医嘱凭提血单取血,应与血库人员共同认真做好"三查八对"。三查:血液的有效期、血液的质量、血袋及输血装置是否完好。八对:姓名、床号、住院号、血袋号、供血者及受血者血型、交叉配血试验结果、血液的种类、血量及采血日期。一般血液静置后分为两层,上层为血浆,呈半透明的淡黄色,下层为红细胞,呈暗红色,两者界限清楚,且无凝块。如血浆呈绛红色、混浊或血浆表面有泡沫,两者交界面界限不清,有明显血凝块,说明血液可能变质,不能输用。护士在查对无误后方可签字提血。

3. 取血后的注意事项 血液从血库取后勿剧烈震荡,以免红细胞破坏而引起溶血。另外,库存血不能加温以免蛋白质凝固变性而引起不良反应。如为库存血,需在室温下放置15～20 min,待血液复温再输入。

4. 核对 取血回病区后,应由两名护士再次检查核对上述各项内容,确认无误后方可使用。

5. 知情同意 输血前,应先取得患者的理解并征求患者的同意,签署知情同意书。

(二)输血法

目前临床均采用密闭式输血法,密闭式输血法可分为间接静脉输液法和直接静脉输液法两种。将已准备好的血液成品按静脉输液的方法输给患者称为间接静脉输血法;将供血者的血液抽取后立即输给患者称为直接静脉输血法,此方法适用于无库存血而患者又急需输血时。

【目的】见输血的目的。

【评估】

1. 患者的一般情况 病情、心肺功能、治疗情况(为合理输血提供依据)。

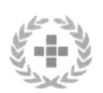

2. 特殊情况　血型、输血史及过敏史(作为输血时查对及用药的参考);患者对输血的认识、心理状况、宗教信仰及配合程度。

3. 穿刺部位　穿刺部位皮肤、静脉血管状况及肢体活动度。根据患者的病情、输血量、年龄选择静脉,避开破损、发红、硬结、皮疹等部位的血管。一般采用四肢浅静脉,急症输血时多采用肘部静脉,周围循环衰竭时,可采用颈外静脉或锁骨下静脉。

4. 解释　向患者及家属解释静脉输血的目的、方法、注意事项及配合要点。

【计划】

1. 护士准备　护士具备输血的基本知识和基本技能,衣帽整洁,修剪指甲,洗手,戴口罩。

2. 患者准备

(1) 了解静脉输血的目的、方法、注意事项及配合要点。

(2) 采血标本以验血型和做交叉配血试验。

(3) 签写知情同意书。

(4) 卧位舒适,输血前排尿或排便。

3. 用物准备

(1) 间接静脉输血法同密闭式输液法,仅将一次性输液器换为一次性输血器(滴管内有滤网,可去除大的细胞碎屑和纤维蛋白等微粒,而血细胞、血浆等均能通过滤网;静脉穿刺针头为9号针头或管径>22G 静脉留置针)。

(2) 直接静脉输血法同静脉注射,另备 50 mL 注射器及针头数个(根据输血量多少而定)、3.8%枸橼酸钠溶液、血压计袖带。

(3) 生理盐水、血液制品(根据医嘱准备)、一次性手套。

4. 环境准备　环境符合无菌操作要求,整洁、安静、明亮、舒适、安全。

【实施】密闭式静脉输血法见表 14-4。

表 14-4　密闭式静脉输血法

操 作 步 骤	要点与说明
▲间接输血法(indirect transfusion) 1.再次查对　将用物携至患者床旁,与另一位护士一起再次核对和检查	· 按静脉输液法 · 严格执行查对制度,避免差错事故的发生 · 按取血时的"三查八对"内容逐项进行核对和检查,确保无误
2.穿刺静脉　按静脉输液法以生理盐水开放静脉通道	· 选用较粗的静脉血管,穿刺针头为 9 号针头 · 在输入血液前先输入少量生理盐水,冲洗输血器管道
3.混匀血液　将血袋以手腕轻轻旋转数次,使血液混匀	· 避免剧烈震荡,以免红细胞破坏
4.连接血袋并输血　戴手套,打开储血袋封口,常规消毒血袋开口处,将输血器针头从生理盐水瓶上拔下,插入血袋接口,缓慢将储血袋倒挂于输液架上	· 避免直接接触血液,戴手套是有效的职业防护措施
5.再次查对　按输血规范要求进行核对	· 若患者清醒,应询问患者的血型,确认无误后连接输血器与血袋
6.调节滴速　开始时速度宜慢,观察 15 min 左右,如无不良反应后再根据病情及年龄调节滴速	· 开始滴速<20 滴/分 · 成人一般 40~60 滴/分,儿童酌减

操 作 步 骤	要点与说明
7.操作后处理 (1)撤去治疗巾,取出止血带和小垫枕 (2)整理床单位,协助患者取舒适卧位 (3)将呼叫器放于患者易取处 (4)整理用物,洗手 (5)记录	• 告知患者,如有不适及时使用呼叫器通知 • 在输血卡上记录输血的时间、滴速、患者的全身及局部情况,签全名
8.续血处理 输入2袋以上的血液时,应在上一袋血液即将滴尽时,常规消毒生理盐水瓶塞,将针头从储血袋中拔出,插入生理盐水瓶中,输入少量生理盐水,然后再按与第一袋血相同的方法连接血袋继续输血	• 两袋血之间用生理盐水冲洗是为了避免发生不良反应 • 保留输完的血袋,以备出现输血反应时查找原因 • 最后滴入生理盐水是保证输血器内的血液全部输入体内,保证输血量准确
9.输血完毕后的处理 (1)输血完毕继续滴入适量生理盐水 (2)同密闭式输液法步骤16～17 (3)输血袋及输血器的处理:输血完毕后,用剪刀将输血器针头剪下置入锐器盒;将输血管道放入医用垃圾桶中;将输血袋送至输血科保留24 h (4)洗手,记录	• 同密闭式输液法 • 避免针刺伤的发生 • 以备患者在输血后发生输血反应时检查和分析原因 • 记录的内容包括:输血时间、种类、血量、血型、血袋号(储血号),有无输血反应
▲直接输血法(direct transfusion) 1.准备卧位 请供血者和患者分别卧于相邻的两张床上,露出各自的一侧肢体 2.查对 核对供血者和受血者的姓名、血型及交叉配血结果 3.抽取抗凝剂 用备好的注射器抽取一定量的抗凝剂	 • 严格执行查对制度,避免差错事故发生 • 避免血液凝固 • 通常50 mL血中需加入3.8%枸橼酸钠溶液5 mL
4.抽、输血液 (1)应用血压计袖带为供血者上臂加压 (2)选择穿刺部位,常规消毒皮肤 (3)用含抗凝剂的注射器抽取供血者的血液,然后立即将血液经静脉推注给患者	• 使静脉充盈易于操作;压力维持在100 mmHg左右 • 选择粗大静脉,常用肘正中静脉 • 三人配合:一人抽血,一人传递,另一人输注 • 从供血者血管内抽血时不可过急过快,并注意观察其面色、血压等变化,询问有无不适 • 推注速度不可过快,随时观察受血者的反应
5.输血完毕后的处理 (1)输血完毕,拔出针头,用无菌纱布块按压穿刺点至无出血 (2)同密闭式输液法步骤16～18	• 连续抽血时,不必拔出针头,只需更换注射器,在抽血间期放松袖带,并用手指压迫穿刺部位前端静脉,以避免针头处出血 • 同密闭式输液 • 记录的内容包括:输血时间、血量、血型,有无输血反应

【评价】

1. 护患沟通有效,患者和家属明确输血目的,能够配合。

2. 穿刺局部无渗液、无肿胀、主诉无不适,未出现并发症。

3. 护士能严格执行操作规范,无差错出现。

【注意事项】

1. 在取血和输血过程中,要严格执行无菌操作及查对制度。输血前,一定经两名护士依据操作规范再次进行查对,避免差错事故的发生。

2. 血液内不可随意加入其他药品,如钙剂、酸性及碱性药品、高渗或低渗液体,以防血液凝集或溶解。

3. 输血前后及两袋血之间需要滴注少量生理盐水,以免产生免疫反应。

4. 输血过程应密切观察,尤其是输血开始的 $10 \sim 15$ min 内,观察有无输血反应的征象,听取患者主诉。一旦出现输血反应,应立刻停止输血,并按输血反应进行处理(详见本节的常见输血反应及护理)。

5. 严格掌握输血速度,输血开始时滴速应小于 20 滴/分。对年老体弱、严重贫血、心肺功能不良的重症患者应谨慎,滴速宜慢。一般每分钟输入 $1 \sim 2$ mL,新生儿一般每分钟不超过 $8 \sim 10$ 滴。大出血导致严重血容量不足者,应按照病情需要快速输血。

6. 输血袋上患者资料必须完整,输血完毕送回输血科保留 24 h,以备患者在输血后发生输血反应时检查、分析原因。

7. 做好记录,记录的内容包括:输血起止时间、血液制品的种类和量、血型、血袋号、是否出现输血反应、操作者签名等。

六、自体输血和成分输血

(一) 自体输血及护理

自体输血(autotransfusion)是指在一定条件下收集或采集患者自身的血液或血液成分,适当的时候回输给患者本人的一种输血方式。自体输血是最安全的输血方法。

1. 优点

(1) 避免经血液传播的疾病如病毒性肝炎、艾滋病、梅毒、巨细胞病毒等。

(2) 无需检测血型和交叉配血试验,避免异体输血产生的免疫反应所致的溶血、发热和过敏反应。

(3) 避免同种异体输血引起的差错事故。

(4) 反复放血,可刺激红细胞再生,使患者术后造血速度比术前加快。

(5) 节省血源。

2. 自体输血的分类 根据采集血液及处理方式不同,自体输血又分为储存式自体输血、回收式自体输血和急性等容血液稀释(ANH)。

(1) 储存式自体输血:把自身的血液预先储存起来,以备自身需要时应用。临床多应用于择期手术的患者,即在术前一段时间采集患者自身血液并保存,待手术期间输用。

(2) 回收式自体输血:将患者在手术过程中或其他情况下出血的血液收集、过滤和处理,回输给患者自身。根据回收时间的差异分为:术中回收式自体输血、术后回收式自体输血、外伤时回收式自体输血。

(3) 急性等容血液稀释:人体对一定量的失血有良好的代偿作用。一般在麻醉后、手术主要出血步骤开始前,采集患者一定量自身血,在室温下保存备用,同时输入胶体溶液或等渗晶体溶液补充血容量,适度稀释血液,降低血细胞比容,减少术中红细胞的损失。然后根据手术中失血及患者情况,在手术后期或手术结束时回输。

3. 适应证与禁忌证

(1)适应证:①已经对输血产生免疫抗体的手术患者、特殊血型患者或有宗教信仰不接收同种异体输血的患者。②突然大量出血者:腹腔或胸腔内出血,如大动脉瘤破裂、脾破裂、异位妊娠破裂。③估计出血量在 1000 mL 以上的大手术,如大血管手术、体外循环下心内直视手术、肝叶切除术等。④符合采血条件的择期手术患者,其血红蛋白浓度:男性≥120 g/L,女性≥110 g/L,血细胞比容≥0.34。

(2)禁忌证:①胸、腹腔开放性损伤,超过 4 h 以上者。②造血功能障碍或凝血功能异常者。③合并心脏病、阻塞性肺部疾患或原有贫血的患者。④血液受胃肠道内容物、消化液或尿液等污染者,血液中含恶性肿瘤细胞者。⑤可能患有脓毒血症或菌血症或正在使用抗生素的患者。

4. 自体输血的护理配合

(1)储存式自体输血与一般全血输注的护理相同。

(2)回收式自体输血,根据手术的要求,护士应提前准备好自体血回收机、负压吸引装置、足量生理盐水、滤血装置、抗凝药等。

(二)成分输血及护理

1. 成分输血的概念 成分输血(component transfusion)是根据患者病情将分离提纯后某种血液成分通过静脉输入体内的治疗方法。

2. 成分输血的优点

(1)提高疗效,节约资源。根据患者具体情况,缺哪种成分就补充哪种成分,可以将多个献血者的同一血液成分混合,提高疗效;也可以将一份全血中的血细胞分别制备成红细胞、白细胞、血小板,血浆分离白蛋白、免疫球蛋白、凝血因子等,从而一血多用,节约血源。

(2)减少不良反应。全血成分复杂,含有各种特异性抗原,所引起的免疫反应及其产物可致机体损伤,发生输血反应的可能性大。

3. 成分输血的特点

(1)成分血中单一成分少而浓度高,除红细胞制品以每袋 100 mL 为 1 U 外,其余制品,如白细胞、血小板、凝血因子等每袋规格均以 25 mL 为 1 U。

(2)成分输血每次输入量为 200~300 mL,即需要 8~12 U(袋)的成分血,这意味着一次给患者输入 8~12 位供血者的血液。

4. 成分输血的注意事项

(1)时间限制:某些血液成分,存活期短,如白细胞、血小板等(红细胞除外),为确保疗效,以新鲜血为宜,且必须在 24 h 内输入体内(从采血开始计时)。

(2)交叉配血试验:血浆和白蛋白制剂不需要做交叉配血试验,其他各种成分均需。

(3)预防过敏反应:成分输血时,由于一次输入多个供血者的成分血,因此在输入前应根据医嘱给予患者抗过敏药物,以减少过敏反应发生。

(4)由于一袋成分血液只有 25 mL,几分钟即可输完,故成分输血时,护士应全程守护在患者身边,进行严密的监护,不能擅自离开患者,以免发生危险。

(5)输血顺序:患者既需输全血又需输成分血时,则应先输成分血,后输全血,以保证成分

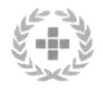

血能发挥最好的效果。

5. 成分输血的护理

(1) 输注红细胞制剂时:选择较粗的静脉血管及针头;输注前将血袋轻轻反复颠倒多次,促使紧密的红细胞混匀;一般选用 170 μm 滤网孔、滤过面积>30 cm² 的输血器;当发生输血器滤网阻塞时需要更换输血器,不能强行挤压茂菲滴管,防止血块进入血管造成栓塞;红细胞制剂内不可加用任何药品,防止凝固、溶血。

(2) 输注血浆时:原则上选择同型血输注;禁止将冰冻血浆在室温中自然融化或用自来水融化;冰冻血浆在加温解冻时部分纤维蛋白原转变为纤维蛋白而出现不能融化的沉淀物,故需选择带滤网的输血器,防止沉淀进入人体;控制输入速度,一般小于 10 mL/min。

(3) 输注浓缩白细胞时:严格查对,选择同型血输注;可能产生严重不良反应,应密切观察呼吸、脉搏、心肺功能等;机器单采浓缩白细胞,储存于 22 ℃,有效期短,取到后要立即输入。

(4) 输注浓缩血小板时:原则上选择同型血输注;如同时输集中成分血,应先输血小板;不要剧烈震荡或静置时间过长,以免引起血小板聚集;血小板不能存放于 4 ℃冰箱内或加温(会导致血小板失去活性或被破坏)。

七、常见输血反应及护理

患者输注血液、血液制品过程中或结束后出现的某些新的症状和体征,并且用原有疾病不能解释的意外反应称为输血反应(transfusion reaction,TR)。为了确保患者的安全,护士在执行输血操作过程中,必须严密观察患者,及时发现输血反应征象,有效采取措施处理各种输血反应。

输血反应根据发生的时间可分为即发型反应(指输血当时和输血后 24 h 内发生的反应)和迟发反应(指输血后几天、十几天或几十天后发生的反应);根据症状与体征可分为:发热反应、过敏反应、溶血反应、细菌污染反应、肺水肿、输血后紫癜、含铁血黄素沉着症等。常见的输血反应有发热反应、过敏反应、溶血反应、与大量输血有关的反应。

(一) 发热反应

发热反应是发生频率较高的一种输血反应。

1. 原因

(1) 保存液或输血用具被致热原污染。

(2) 操作时违反无菌操作原则,造成污染。

(3) 患者原有疾病,输血后血液循环改善,导致病灶毒素扩散。

(4) 供血者白细胞抗体和(或)血小板抗体与受血者血液中的抗原结合激活补体,进一步激活巨噬细胞并释放内源性致热源物质而引起发热反应。

2. 临床表现 多发生在输血后 1~2 h 内,也可以发生在输血中,患者有发冷、寒战,继而发热,体温可达 38~41 ℃,伴有皮肤潮红、头痛、恶心呕吐、背痛等,血压多无变化。轻者症状持续 1~2 h 后体温逐渐降至正常。

3. 预防与护理

(1) 预防:严格执行血液制品管理、查对制度及无菌操作。

(2) 护理:①反应轻者减慢输血速度,密切观察病情变化;②严重者立即停止输血,给予对症处理(寒战时注意保暖,给予热饮料,加盖被;高热时给物理降温,也可遵医嘱用解热镇痛药如复方阿司匹林);③反应严重者遵医嘱用肾上腺皮质激素,并严密观察病情;④将输血器、剩余血和从患者另一侧手臂采集的血标本一同送血库进行检验分析;⑤出现发热、寒战并伴干咳、呼吸困难等肺部症状时,警惕白细胞抗体引起的与输血相关的急性肺损伤,应及时通知医生明确诊断并处理。

（二）过敏反应

1. 原因

（1）患者为过敏体质,对某些物质易发生过敏反应。输血时,异体蛋白质与过敏机体的蛋白质结合形成完全抗原而致敏。

（2）输入血液中含有致敏物质,如供血者在献血前用过可致敏的药物或食物。

（3）献血者的变态反应性抗体随血液输给受血者,若与相应抗原接触即可发生过敏反应。

（4）多次输血的患者,体内产生过敏性抗体,当再次输血时,这种抗体和抗原相互作用而发生过敏反应。

2. 临床表现　变态反应可在输注过程中的不同时间发生,表现轻重不一。轻者为皮肤瘙痒,局部或全身出现荨麻疹。重者可出现血管神经性水肿（多见于颜面,如眼睑、口唇高度水肿）,喉头水肿,支气管痉挛,严重者可发生过敏性休克。

3. 预防与护理

（1）预防:①选择无过敏、未服用或注射药物的献血者;②献血者在采血前 4 h 内不宜吃富含高蛋白质和脂肪的食物,可饮糖水或仅少量清淡饮食,以免血中含有致敏物质;③对有过敏史的受血者,输血前可遵医嘱给予抗过敏药物,如口服组胺类药物。

（2）护理:根据过敏反应的程度给予对症处理。①轻者减慢滴速,遵照医嘱给予抗过敏药物,如苯海拉明、扑尔敏、地塞米松等,密切观察病情变化;②重者立即停止输血,给予生理盐水以维持静脉通路。保留余血与输血装置送检,查明原因;③一旦发生过敏反应,应立即停止输血,根据医嘱皮下或静脉注射 1:1000 肾上腺素 0.5~1 mL;④喉头水肿伴有严重呼吸困难者,需做气管切开;有循环衰竭时用抗休克治疗。

（三）溶血反应

溶血反应（hemolytic reaction）是受血者或供血者的红细胞发生异常破坏或溶解引起的一系列临床症状。受血者血浆中凝集素和输入体内的红细胞中凝集原发生凝集反应,而后凝集细胞又被吞噬细胞所吞噬发生溶血,导致大量游离血红蛋白散布到血浆中,而使机体发生一系列反应。通常输入 10~15 mL 血后即可出现反应,是最严重的输血反应,可分为血管内溶血和血管外溶血。

1. 血管内溶血

（1）原因:①输入异型血,即供血者与受血者血型不符而造成血管内溶血。②输血前红细胞已变质溶解。如血液储存过久而变质;保存温度过高或过低;血液被加热或剧烈震荡;血液内加入高渗或低渗溶液,影响 pH 值变化的药物等因素,致使血液中红细胞大量破坏。③Rh因子不合。此种类型较少发生,为血管外溶血,引起的症状较慢,一般可输血几天后或更长时间才发生反应。

（2）临床表现:轻者类似发热反应,严重者迅速死亡,严重程度和发生反应的时间与输注的剂量有关,典型症状多在输入异型血 10~15 mL 后出现。

第一阶段:受血者血清中的凝集素与输入血中红细胞表面的凝集原发生凝集反应,使红细胞凝集成团,阻塞部分小血管,从而引出四肢麻木、头胀痛、胸闷、腰背剧痛、恶心呕吐等。

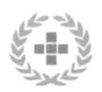

第二阶段:凝集的红细胞发生溶解,大量血红蛋白释放到血浆中出现黄疸和血红蛋白尿(酱油色尿),同时伴有寒战、发热、呼吸困难、血压下降等。

第三阶段:由于大量的血红蛋白从血浆进入肾小管,遇酸性物质后形成结晶体,阻塞肾小管;同时,抗原抗体相互作用又可引起肾小管内皮缺血、缺氧而坏死脱落,加剧肾小管阻塞,临床出现急性肾功能衰竭,表现为少尿或无尿、管型尿、蛋白尿、高钾血症、酸中毒,严重者可致死亡。

(3)预防与护理:①预防:认真做好血型鉴定与交叉配血试验;输血前严格执行查对制度,避免发生差错事故;严格遵守血液保存规则,不使用变质血液。②护理:一旦发生溶血反应需立即停止输血,维持静脉通道,给予氧气吸入,并通知医生;皮下注射 0.1% 肾上腺素 0.5～1 mL,遵医嘱给予低分子右旋糖酐、地塞米松、多巴胺等药物治疗;将血袋中剩余血、患者血标本和尿标本送检;保护肾脏,可行双侧腰封或肾区热敷,以缓解肾血管痉挛;遵医嘱采取改善微循环、碱化尿液和利尿等措施,必要时配合透析治疗;密切观察患者病情变化,如尿量、生命体征等;做好心理护理,安慰患者,消除恐惧紧张。

2. 血管外溶血 多为 Rh 血型不合所致,表现为血浆胆红素升高,而血浆血红蛋白不太高,输血后有黄疸、血红蛋白尿是其特征。

(四)与大量输血有关的反应

大量输血一般是指在 24 h 内紧急输血量相当于或大于患者总血容量,或 1～3 h 内输血量相当于或大于体内血容量的 50%,或一次输血量达到患者总血容量 1～1.5 倍;或成年患者 24 h 输入 40U 以上的红细胞制品。常见的与大量输血有关的反应有循环负荷过重、出血倾向、枸橼酸中毒等。

1. 循环负荷过重 即急性肺水肿,其原因、临床表现和护理同静脉输液反应。

2. 出血倾向

(1)原因:患者在短时间内大量快速输血,当输血量相当于或超过患者的总血容量时,库存血中的血小板数量和活性均减低,凝血因子不足,可导致出血。

(2)临床表现:表现为皮肤出血、黏膜淤斑、穿刺部位大块淤血、鼻出血、血尿、手术中创面渗血不止,或手术后持续出血,严重者可有内脏出血,心功能紊乱,甚至死亡。

(3)护理:短时间大量输入库存血时应密切观察有无出血倾向;每输入 3～5 U 库存血时应间隔输入 1 U 新鲜血液;根据凝血因子缺乏情况补充有关成分。

3. 枸橼酸中毒、低血钙

(1)原因:大量输入枸橼酸钠库存血。正常情况下枸橼酸钠在肝内很快代谢为碳酸氢钠,但大量输入时,枸橼酸钠不能完全氧化和排出,致体内枸橼酸积聚,并与血中游离钙结合,导致血钙浓度下降。

(2)临床表现:血钙浓度下降抑制循环,出现脉压小、血压下降及低血钙,患者可出现手足抽搐、血压下降、心率缓慢、心电图 Q-T 间期延长,T 波低平,严重者会出现心室纤颤、心脏骤停而死亡。

(3)护理:遵医嘱常规输入库存血 1000 mL 需静脉注射 10% 葡萄糖酸钙 10 mL,预防低血钙。

4. 高血钾

(1)原因:大量输入枸橼酸钠库存血。

(2)临床表现:心电图改变(T 波高尖、P-R 间期延长、QRS 波增宽),严重高血钾可诱发心脏骤停。

（3）护理：患者出现高血钾的心电图改变时，应立即停止输血，并静脉注射钙剂，必要时使用碳酸氢钠、葡萄糖及胰岛素。

5. 酸碱失衡　患者常因休克及代谢性酸中毒而大量输血，大量输血又加重酸中毒，可考虑每输血 500 mL 加入 5％碳酸氢钠 35～70 mL。

6. 体温过低　大量输入冷藏的库存血，使患者体温迅速下降，而发生心室纤颤（特别在低钙高钾的情况下更易发生）。故大量输血前将库血在室温下放置片刻，使其自然升温；一般主张在温度 20 ℃左右再行输入。

（五）其他

如空气栓塞、微血管栓塞、氨中毒等也应注意防止。

对于输血患者的远期观察是必要的，通过血液传播的各种疾病如病毒性肝炎、疟疾、艾滋病等，如发现症状，应及时报告医生进行治疗。严格把握采血、储血和输血操作的各个环节，是预防上述输血反应的关键。

附 14-1　经外周中心静脉置管(PICC)输液法

经外周中心静脉置管(PICC)输液法是由周围静脉穿刺置管，并将导管末端置于上腔静脉中下 1/3 或锁骨下静脉进行输液的方法。此法具有适应证广、创伤小、操作简单、保留时间长、并发症少的优点，常用于中、长期的静脉输液或化疗用药等。一般静脉留置导管可在血管内保留 7 天～1 年。目前临床 PICC 导管大多采用硅胶材质，柔软、有弹性；导管全场可放射显影；总长度通常为 65 cm，可根据患者个体需要进行修剪。常用的 PICC 导管有两种：一种是三向瓣膜式 PICC 导管（图 14-8）；另一种是末端开放式 PICC 导管（图 14-9）。三向瓣膜式 PICC 导管的三向瓣膜具有减少血液反流、防止空气进入的功能，穿刺成功后，根据患者个体需要进行修剪。末端开放式 PICC 导管可进行中心静脉压的测定，穿刺前，预先根据患者个体需要进行修剪。

经外周中心静脉置管输液法主要适用于下列患者：需要给予化疗药物等刺激性溶液的患者；需要给予静脉营养液等高渗溶液的患者；需要中长期静脉输液治疗的患者；外周静脉条件差且需要用药的患者；穿刺部位或附近组织有感染、皮炎、蜂窝织炎、烧伤等情况的患者；乳腺癌根治术后患侧。预插管位置有放射性治疗史、血栓形成史、血管外科手术史或外伤者等应禁忌使用经外周中心静脉置管输液法。

1. 目的　除"静脉输液的目的"外，其他目的包括测量中心静脉压。

2. 用物

（1）PICC 穿刺套件：PICC 导管、延长管、链接器、思乐扣、皮肤保护剂、肝素帽或正压接头。

（2）PICC 穿刺包：治疗巾 3 块、孔巾、止血钳或镊子 2 把、直剪刀 1 把、3 cm×5 cm 小纱布 3 块、6 cm×8 cm 纱布 5 块、大棉球 6 个、弯盘 2 个。

（3）其他用物：注射盘、无菌手套 2 副、0.9％氯化钠溶液 500 mL、20 mL 注射器 2 个、10 cm×12 cm 透明敷贴、皮肤消毒液（0.5％氯己定溶液，或 75％乙醇＋碘伏，或 2％碘酊＋75％乙醇）、抗过敏无菌胶布、皮尺、止血带。

（4）视需要准备：2％利多卡因、1 mL 注射器、弹力或自粘绷带。

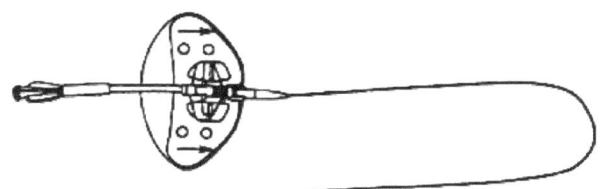
(a)导管整体观

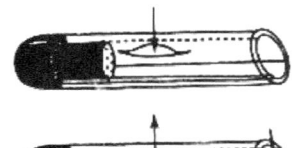
负压时，阀门向内打开，可抽血

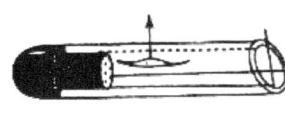
正压时，阀门向外打开，可输液

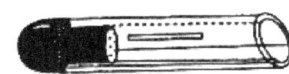
平衡时，阀门关闭，避免了空气栓塞、血液反流或凝固的风险
(b)导管末端结构图

图 14-8　三向瓣膜式 PICC

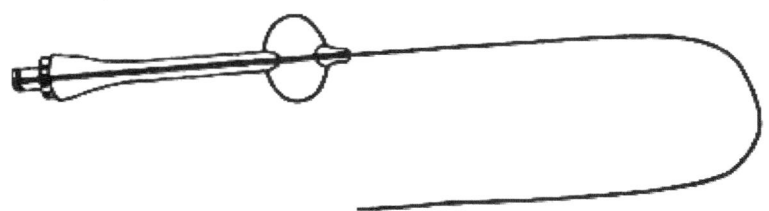

图 14-9　末端开放式 PICC 导管

3. 操作步骤（以三向瓣膜式导管为例）

（1）评估并选择静脉：常在肘部以贵要静脉、肘正中静脉和头静脉为序选择静脉，首选右侧。

（2）知情同意：向患者及家属充分告知相关事宜，并签署知情同意书。

（3）摆放体位：协助患者采取平仰卧位，暴露穿刺区域，穿刺侧上肢外展与躯干成90°。

（4）确定穿刺点并测量导管预置长度及臂围（图 14-10）：根据上臂皮肤及血管的情况选择穿刺点。皮肤完整、静脉弹性佳时易于穿刺成功。自穿刺点到右胸锁关节，向下至第3肋间隙的长度即为预置达上腔静脉的长度，如将此长度减去2 cm即为达锁骨下静脉的长度。在肘窝上9 cm处测双臂臂围并记录。

（5）皮肤消毒：打开 PICC 穿刺包，戴无菌手套，将一块治疗巾铺于穿刺肢体下。用0.5%氯己定溶液消毒3遍（或用75%乙醇和碘伏分别消毒3遍；或用2%碘酊和75%乙醇分别消毒3遍），以穿刺点为中心，上下直径20 cm，两侧至臂缘，且每次消毒方向需与上次相反，待干。

（6）建立无菌区：更换无粉无菌手套（若为有粉手套，需先将滑石粉冲洗干净），铺孔巾及治疗巾，并将 PICC 穿刺套件及所需无菌用物置于无菌区域中。

（7）预冲导管：用注射器抽吸0.9%氯化钠溶液20 mL冲洗导管，检查导管是否通畅，再将导管置于0.9%氯化钠溶液中。

（8）系止血带：由助手协助系止血带，注意止血带的末端反向于穿刺部位。

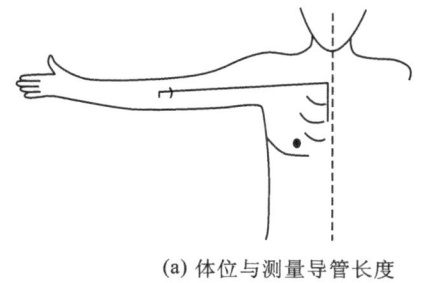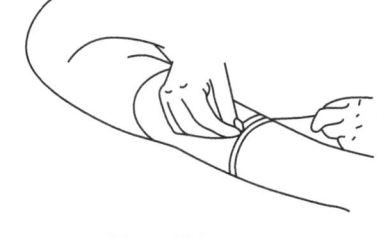

(a) 体位与测量导管长度　　　　　(b) 测臂围

图 14-10　患者体位与测量导管长度及臂围

(9) 穿刺：视情况可于穿刺前先由助手用 2％利多卡因在穿刺部位行局部麻醉。左手绷紧皮肤，右手以 15°～30°进针，见回血后立即放低穿刺针以减小穿刺角度，再推进少许，以保持插管鞘留在血管腔内不易脱出。嘱助手松开止血带后，再用右手保持钢针针芯位置，左手单独向前推进外插管鞘并用拇指固定，再用左手示指和中指按压并固定插管鞘上方的静脉以减少出血，右手撤出针芯。

(10) 送管：将导管缓慢、匀速送入，当导管置入约 15 cm 即导管尖端到达患者肩部时，嘱患者将头转向穿刺侧贴近肩部，以防止导管误入颈静脉，直至置入预定长度。

(11) 抽回血：用盛有 0.9％氯化钠溶液的注射器抽吸回血。

(12) 撤出插管鞘及支撑导丝：用无菌纱布块在穿刺点上方 6 cm 处按压固定导管，将插管鞘从静脉管腔内撤出，远离穿刺点。将支撑导丝与导管分离，并与静脉走行相平行撤出支撑导丝。

(13) 修剪导管长度：用无菌生理盐水纱布清洁导管上血迹，确认置入长度后，保留体外导管 5 cm，用锋利的无菌剪刀与导管成直角，小心地剪断导管，注意勿剪出斜面与毛碴（图 14-11）。如果留在外面的导管长度≤5 cm，应轻轻将置入的导管外拉，拉出的长度以保证剪去 1 cm 后体外导管长度达 5 cm 为度。

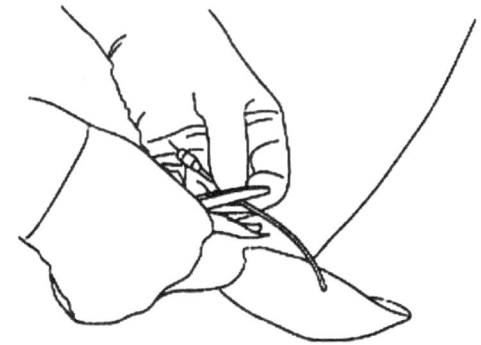

图 14-11　修剪导管长度

(14) 安装链接器：将减压套筒安装在导管上，再将导管与链接器相连，并确认导管推至根部，但不可出皱褶。

(15) 冲封管：连接肝素帽或正压接头，再用 0.9％氯化钠溶液 20 mL 行脉冲式冲管。如为肝素帽，当 0.9％氯化钠溶液推至最后 5 mL 时，则需行正压封管，即边推边退针（冲净肝素帽）。

(16) 固定：用生理盐水纱布清洁穿刺点周围皮肤，然后涂以皮肤保护剂，注意勿触及穿刺点。在近穿刺点约 0.5 cm 处放好白色固定护翼，导管出皮肤处逆血管方向摆放"L"或"U"形弯，使用无菌胶布横向固定链接器翼形部分，穿刺点上方放置无菌纱布块，用 10 cm×12 cm 透明敷贴无张力粘贴，用已注明穿刺日期、时间及操作者的指示胶带固定透明敷贴下缘，再用无菌脱敏胶布固定延长管（图 14-12）。

(17) X 线确认：经 X 线确认导管在预置位置后即可按需要进行输液。

(18) 记录：操作结束后，应将相关信息记录在护理病历中，内容包括：穿刺日期、穿刺时

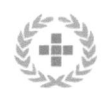

间、操作者、导管规格和型号、所选静脉及穿刺部位、操作过程等。

（19）导管的维护：穿刺后第一个 24 h 更换敷料，以后每周更换敷料 1～2 次。每次进行导管维护前，先确认导管体外长度，并询问患者有无不适。再抽回血以确定导管位置，再将回血注入静脉。注意揭敷贴时应由下至上，防治导管脱出。观察并记录导管体外刻度。消毒时以导管为中心，直径 8～10 cm，用 0.5% 洗必泰溶液消毒 3 遍，或用 75% 乙醇和碘伏各消毒 3 遍，再覆盖透明敷贴。

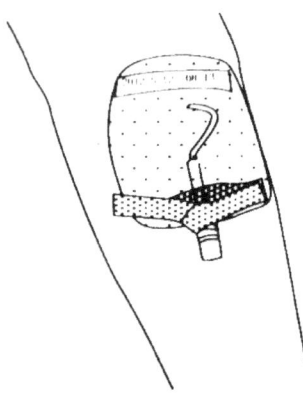
图 14-12　固定 PICC 导管

（20）拔管：拔管时应沿静脉走向轻轻拔出，拔出后立即压迫止血（有出血倾向的患者，压迫止血时间要超过 20 min），并用无菌纱布块覆盖伤口，再用透明贴粘贴 24 h，以免发生空气栓塞和静脉炎。并对照穿刺记录观察导管有无损伤、断裂、缺损。

4. 注意事项

（1）送管时速度不宜过快，如有阻力，不能强行置入，可将导管退出少许再行置入。

（2）勿将导管放置或滞留在右心房或右心室内，如导管插入过深，进入右心房或右心室，可发生心律失常；如导管质地较硬，还有可能造成心肌穿孔，引起心包积液，甚至发生急性心包填塞。

（3）乙醇和丙酮等物质会对导管材质造成损伤，因此当使用含该类物质的溶液清洁护理穿刺部位时，应等待其完全干燥后再加盖敷料。

（4）置管后应密切观察穿刺局部有无红、肿、热、痛等症状，如出现异常，应及时测量臂围并与置管前臂围相比较。观察肿胀情况，必要时行 B 超检查。

（5）置管后应指导患者：进行适当的锻炼，如置管侧肢体做松握拳、屈伸等动作，以促进静脉回流，减轻水肿。但应避免置管侧上肢过度外展、旋转及屈肘运动；勿提重物；应尽量避免物品及躯体压迫置管侧肢体。

（6）输血或血制品、抽血、输脂肪乳等高黏性药物后应立即用 0.9% 氯化钠溶液 20 mL 脉冲式冲管，不可用重力式冲管。冲管时禁止使用小于 10 mL 的注射器，勿用暴力，以免压强过大导致导管破损。

（7）疑似导管移位时，应再行 X 线检查，以确定导管尖端所处位置；禁止将导管体外部分移入体内。

附 14-2　植入式静脉输液港

植入式静脉输液港是一种完全植入的血管通道系统，它为患者提供长期的静脉血管通道。

1. 植入式静脉输液港的适应证　长期、反复静脉化疗，完全胃肠外营养，营养支持治疗。

2. 植入式静脉输液港的优点　减少反复静脉穿刺给患者带来的痛苦；降低反复静脉穿刺的技术难度；防治刺激性药物对周围静脉的损伤；对于需要长期输液的患者，输液港不影响其日常生活，可增加日常生活自由度，提高生存质量。

3. 植入式静脉输液港的禁忌证　任何已经确证或疑似感染的患者，如菌血症或败血症患者；高度敏感体质患者慎用，确定或怀疑对输液港材质过敏的患者禁用；体型不适合植入式静脉输液港尺寸的患者；有经皮穿刺导管植入法禁忌者，如预插管部位曾经接受过放射治疗、有凝血功能障碍、上腔静脉压迫综合征等患者。

4. 植入方法　需在手术室由医生、护士配合植入。

5. 植入式静脉输液港的使用和维护

（1）评估：

①在使用输液港前首先要获得医嘱，并双人核对；

②操作前做好解释，获得患者的配合；

③评估患者，详细检查输液港周围皮肤有无压痛、肿胀、血肿、感染、浆液脓肿等，同时了解输液港植入侧的肢体活动情况，嘱患者排尿、排便；

④护士按照七步洗手法洗手。

（2）物品准备：

①换药包一个，内含孔巾 1 块、弯盘 2 个、小药杯 2 个、中方纱 1 块、镊子 1 把、棉球 6 个；

②另外根据治疗需要准备以下物品：头皮针、20 mL 注射器、无损伤针、肝素帽、透明敷料、0.9%生理盐水 100 mL、无菌手套、胶布、75%乙醇、1%碘伏、无菌剪刀、采血管、肝素盐水。

（3）消毒：

①携用物至床旁，暴露输液港穿刺部位，检查穿刺部位，确认注射座的位置；

②用免洗消毒液洗手，打开换药包，将注射器、无损伤针等物品放入无菌区；

③倒消毒液；

④右手先戴一只无菌手套，持无菌 20 mL 注射器，左手持生理盐水袋，抽吸 20 mL 生理盐水；

⑤左手再戴另一只无菌手套；

⑥连接无损伤针，排气，夹闭延长管；

⑦然后行皮肤消毒，先用 75%乙醇棉球以输液港注射座为中心，由内向外，顺时针、逆时针交替螺旋状消毒三遍，消毒直径为 10~12 cm；

⑧再用碘伏棉球重复以上步骤；

⑨等待完全干燥。

（4）穿刺：

①更换无菌手套，铺孔巾；

②用非主力手的拇指、示指和中指固定注射座，将输液港拱起，主力手持无损伤针，自三指中心垂直刺入，穿过隔膜，直达储液槽底部；

③穿刺后抽回血，确认针头是否在输液港内及导管是否通畅，用 20 mL 生理盐水脉冲方式冲管；

④连接肝素帽。

注意：

a.若抽不到回血，可先注入 5 mL 生理盐水后再回抽，使导管在血管中飘浮起来，防止三向瓣膜贴于血管壁；

b.必须使用无损伤针穿刺输液港，否则容易损伤注射座隔膜，导致漏液；

c.无损伤针每 7 天需更换一个；

d.冲洗导管、静脉注射给药时必须使用 10 mL 以上的注射器，防止小注射器的压强过大，损伤导管、瓣膜或导管与注射座连接处。

（5）固定：在无损伤针下方垫厚度适宜的纱布，撤孔巾，然后覆盖透明贴膜，固定好无损伤

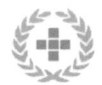

针,最后用胶布固定延长管,注明时间。

(6)连续输液及静脉注射:

连续输液:

①用药前双人核对医嘱及药物;

②用抽吸好 10 mL 生理盐水的注射器接头皮针、排气;

③常规消毒肝素帽后,头皮针刺入肝素帽;

④抽取回抽,见回血,确认位置后,用脉冲方式注入 10 mL 生理盐水,以冲洗干净导管中的血迹;

⑤连接输液系统,打开输液夹,开始输液;

⑥输液完毕,常规用 20 mL 生理盐水脉冲方式冲管、5 mL 肝素盐水封管。

静脉注射:

①抽取回抽,见回血,确认位置后,以脉冲方式注入 10~20 mL 生理盐水,冲洗干净导管中的血迹;

②更换抽好药液的注射器,缓慢推注药物,完成静脉注射。推注化疗药物时,须边推注药物边检查回血,以防药物渗出血管外损伤临近组织;

③注射完成,常规用 20 mL 生理盐水脉冲方式冲管、5 mL 肝素盐水封管。

输液港—冲管、封管:

冲管时机:a.每次使用输液港后;b.抽血或输注高黏滞性液体(输血、成分血、TPN、白蛋白、脂肪乳)后,应立即冲干净导管再接其他输液;c.两种有配伍禁忌的液体之间;d.治疗间歇期每 4 周冲管一次;

冲、封管方法:a.用 20 mL 生理盐水冲管;b.用 5 mL 肝素盐水封管,肝素配制:100 U/mL。

(7)使用输液港采血操作步骤:

①准备好相关物品;

②消毒肝素帽后,用 10 mL 注射器抽出 3~5 mL 血液丢弃;

③然后接空的 20 mL 注射器,抽取适量血标本,分别注入试管,以便送检;

④最后用 20 mL 生理盐水脉冲方式冲管、5 mL 肝素盐水正压封管。

(8)更换敷料:

①准备用物,包括换药包 1 个(弯盘 2 个、小药杯 2 个、中方纱 1 块、镊子 1 把及棉球 8 个)、透明敷料贴、胶布、清洁手套 1 对、无菌手套 1 对、75%乙醇、1%碘伏;

②用免洗消毒液洗手,打开换药包;

③戴清洁手套,揭除敷贴,观察局部皮肤;

④脱手套,再次用免洗消毒液洗手,然后戴无菌手套;

⑤用 75%乙醇棉球以输液港注射座作为中心,由内向外,顺时针、逆时针交替螺旋状消毒三遍,消毒直径为 10~12 cm,消毒无损伤针翼及延长管,再用碘伏棉球重复以上步骤;

⑥在无损伤针下方垫适宜厚度的纱布后覆盖透明贴膜,固定好无损伤针,最后用胶布固定延长管;

⑦注明换药时间。

(9)拔针:当无损伤针已使用 7 天或疗程结束后,需要拔除无损伤针。

①准备用物(清洁手套、输液贴一块或止血贴、1%碘伏、棉签);

②用免洗消毒液洗手、戴清洁手套；

③撕除敷贴、检查局部皮肤；

④左手两指固定好输液港注射座，右手拔出针头，用纱布压迫止血 5 min，检查拔出的针头是否完整；

⑤用碘伏棉签消毒拔针部位；

⑥输液贴（或止血贴）覆盖穿刺点。

（10）注意事项：

①保持局部皮肤清洁干燥，观察输液港周围皮肤有无发红、肿胀、灼热感、疼痛等炎性反应，如有异常应及时联络医生或护士；

②植入静脉输液港患者不影响从事一般性日常工作，如家务劳动，轻松运动等，但需避免使用同侧手臂提过重的物品、过度活动等，不用这一侧手臂进行引体向上、托举哑铃、打球、游泳等活动度较大的体育锻炼，避免重力撞击输液港部位；

③治疗间歇期每四周对静脉输液港进行冲管、封管等维护一次，建议回医院维护；

④做 CT、MRI、造影检查时，严禁使用此静脉输液港作高压注射造影剂，防止导管破裂；

⑤如肩部、颈部出现疼痛及同侧上肢浮肿或疼痛等症状，应及时回医院检查；

⑥如已出院不能回院进行维护治疗时，请务必在当地找正规医院指定专业人员为您进行维持治疗。不详之处请您的护士与医院联系。

（梁宇杰　贺惠娟）

思考题

1. 患者男性，36 岁，因外伤出血，医嘱输血，在输入血液 20 mL 左右时，患者感觉头胀痛、四肢麻木、腰背剧痛和胸闷等。请问：

（1）该患者发生了什么反应？

（2）引起该反应的原因有哪些？

（3）应采取哪些措施进行处理？

2. 患者女性，45 岁，因腹泻十余次全身无力而入院，入院时诊断急性胃肠炎伴脱水，医嘱：复方氯化钠溶液 500 mL，10％葡萄糖 1000 mL 加 10％氯化钾和 10％氯化钠各 10 mL 静脉滴注，输液 1 h 后，患者出现畏寒、寒战，继而发热，体温 40 ℃并自述恶心、头痛。请问：

（1）该患者出现了何种反应？

（2）分析可能的原因。

（3）如何预防与处理？

3. 试述输血过程中加强护士自我防护的措施。

第十五章 标本采集

　　标本采集(specimens collection)是指根据检验目的采集患者适量的血液、体液、排泄物、呕吐物、分泌物和脱落细胞等样本的过程。在为患者进行诊断治疗的过程中,需借助于对患者标本的物理、化学或者生物学方法的检验,获得判断患者机体功能状态的客观资料,从而协助医生对患者病情、治疗效果及预后等进行判断,对明确诊断、制定防治措施起着重要作用。因此,正确的检验结果对疾病的诊断、治疗和预后的判断具有一定的价值。

第一节　标本采集的原则

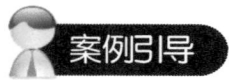
案例引导

　　冯某,男,42岁,早上8时门诊挂号时突然晕倒,急诊以昏迷原因待查收入院。入院后护士为其开放静脉通道,监护生命体征。

　　请问:医生到位前,护士可以进行哪些检测项目的准备?

　　在临床工作中,护士是标本采集的执行者,标本采集、保存及运送的环节都与护理工作密切相关,所以了解标本采集的意义,掌握标本采集的正确方法,保证标本质量是护士的重要职责。

一、标本采集的原则

随着临床检验技术的完善和发展,标本采集越来越多地应用到临床诊断、治疗和护理中,因此,标本留取的准确性直接影响着整体医疗安全质量。为保证标本的质量,在采集各种检验标本时,一般应遵循下列原则。

1. 按医嘱采集标本 标本采集过程中,可能由主班护士执行电脑医嘱,责任护士粘贴化验单并向患者宣教,中班护士负责核对化验单及医嘱,夜班护士次日核对医嘱、化验单、患者并执行。护理环节时间跨度大,各环节护理执行准确力度直接影响标本采集的最终质量。所以各班护士均应认真查对医生填写的检验申请表,严格按照医嘱采集各种标本。护士对检验申请单有疑问时,应及时与医生沟通,核实清楚后再执行。

2. 做好采集前准备
(1) 护士准备:
①仪容仪表:衣帽整洁,修剪指甲,洗手,戴口罩,必要时戴手套、穿隔离服。
②知识储备:标本采集前护士应明确检验项目、检验目的、采集的方法及注意事项。
(2) 用物准备:根据检验目的选择合适的标本容器,在容器外面贴上检验单附联,注明患者床号、姓名、性别、住院号、科室、检查目的、检验项目、标本采集日期和时间。
(3) 患者准备:采集标本前应评估患者的病情、心理反应、活动能力和配合程度。向患者说明留取标本的目的和要求,以消除患者顾虑,取得患者的信任与合作。

3. 严格查对 标本采集前,护士应认真查对医嘱及申请单,核对申请项目、患者姓名、科室、床号、住院号等,如有疑问,核实后方可执行。采集完毕和送检前还须再次查对、核实一遍,无误再送检。

4. 正确的采集标本 采集时间、标本容器、标本量及抗凝剂等应符合检验要求。采集细菌培养标本,须放入无菌容器内,事先检查容器有无裂缝,瓶塞是否干燥,培养基是否足够,有无混浊、变质等;采集过程应严格执行无菌操作,同时避免混入防腐剂、消毒剂及其他药物。培养标本应在患者使用抗菌药物之前采集,如已用药,应在血药浓度最低时采集,并在检验单上注明。需要患者自己留取标本时,要将正确的采集方法详细告知患者。如做妊娠试验要留晨尿等。

5. 及时送检标本 标本采集后应妥善安放并及时送检,不规范放置、长时间保存或交叉污染都会影响检测结果的真实性。特殊标本还应注明采集时间。

第二节 常用标本采集技术

案例引导

医生分析患者晕厥可能是低血糖造成的,医嘱测血糖。抽血查血糖时,实习护士从患者输液侧手臂抽取血液送检。结果报告血糖为 36.2 mmol/L。护士长了解抽血过程后,嘱护士从患者非输液侧手臂抽血,化验结果报告为 6.0 mmol/L。

请问:两次血糖值相差悬殊的原因可能是什么?

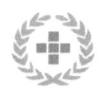

标本检验结果的正确与否直接影响到对患者疾病的诊断、治疗和抢救,而高质量的检验标本是获得准确而可靠的检验结果的首要环节。不同的检验目的其标本采集的方法各有不同且与检验结果密切相关。因此,掌握正确采集标本的方法以及将标本及时送检和保管是护理人员必须掌握的基本知识和技能。

一、血液标本的采集

血液检查是临床最常用的检验项目之一,它可反映机体各种功能改变,为判断患者病情进展程度以及治疗疾病提供参考。血液标本可来自于静脉、动脉或毛细血管。静脉血是最常用的标本,毛细血管采血主要用于儿童,血气分析多使用动脉血。

(一)静脉血标本采集

静脉血标本是自静脉抽取静脉血标本的方法。临床采集的血液标本(blood specimens)分为三类:全血标本、血清标本、血培养标本。

【目的】协助临床诊断疾病、为治疗疾病提供依据。

1. 全血标本　用于测定血液中某些物质的含量,如血糖、血氨、尿素氮等。

2. 血清标本　用于测定血清酶、脂类、电解质、肝功能等。

3. 血培养标本　用于查找血液中的病原菌。

【评估】

1. 全身状况　患者的年龄、病情、治疗情况、意识状态和活动能力。

2. 局部状况　患者穿刺部位的血管及皮肤情况,如静脉充盈度及管壁弹性,穿刺部位有无水肿、结节、瘢痕、伤口等。

3. 心理状况　患者的心理状态及合作情况,如有无情绪变化如检验前紧张、焦虑等。

4. 健康知识　患者对采集目的及注意事项是否了解,采集前有无饮食、运动、吸烟、药物以及饮酒、茶或咖啡等。

【计划】

1. 护士准备

(1) 仪容仪表:衣帽整洁,修剪指甲,洗手,戴口罩,必要时戴手套、穿隔离服。

(2) 知识储备:标本采集前明确检验项目、检验目的、采集的方法及注意事项。

2. 用物准备

(1) 治疗车上层:治疗盘内放皮肤消毒液、根据抽血量备相应注射器(或双向采血针)、标本容器(试管或真空采血管)(图 15-1)、止血带、小垫枕、弯盘、化验单、棉签,必要时备酒精灯、火柴。

(2) 治疗车下层:医用垃圾桶、锐器盒。

3. 患者准备

(1) 核对:标本采集前应认真查对医嘱,核对申请项目、患者姓名、床号等。

(2) 解释:向患者说明留取标本的目的和要求,患者了解标本采集的目的、方法、临床意义及配合要点。

(3) 安置:取舒适卧位(坐位或卧位),暴露穿刺部位。

4. 环境准备　清洁、安静,光线充足,必要时遮挡屏风或围帘。

【实施】见表 15-1。

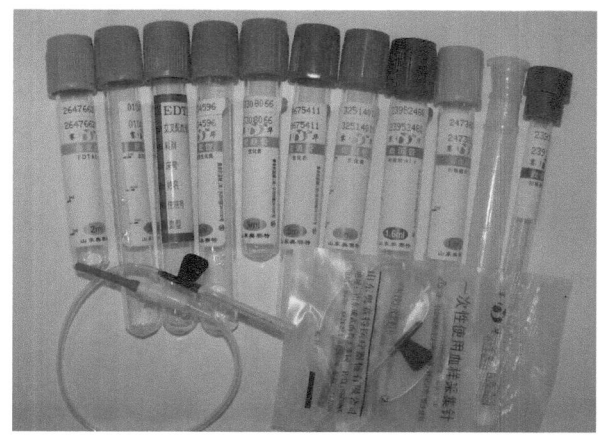

图 15-1　真空采血针、采血管

表 15-1　静脉血标本采集

操 作 步 骤	要 点 与 说 明
1.查对　根据医嘱查对化验单上患者姓名、床号、住院号、检验项目并将化验单附联贴于标本容器外	· 根据不同的检验目的计算所需采血量
2.核对　携用物至患者床旁,核对患者的床号、姓名	· 操作前查对
3.选择静脉　选择合适的静脉,确定采血部位和穿刺点。穿刺部位下放置小垫枕,穿刺点上方5 cm处扎止血带	· 常用的静脉包括:①四肢浅静脉:上肢常用肘部浅静脉(贵要静脉、肘正中静脉、头静脉)、腕部及手背静脉下肢常用大隐静脉、小隐静脉及足背静脉。②颈外静脉:婴幼儿在颈外静脉采血。③股静脉:股静脉位于股三角区,在股神经和股动脉的内侧
4.消毒　消毒直径5 cm,待干,嘱患者握拳	· 握拳使静脉充盈
5.二次核对	· 操作中查对
6.采血	
▲注射器采血	
(1)穿刺:打开注射器外包装,固定针头,试通气,脱去护针帽,按静脉注射法行静脉穿刺	· 穿刺时一旦出现局部血肿,立即拔出针头,压局部,另选其他静脉重新穿刺
(2)抽血:见回血后停止进针,抽取血液至所需量	
(3)两松一拔一按压:抽血毕,松开止血带,嘱患者松拳,迅速拔出针头,按压局部1~2 min	· 防止皮下出血或淤血 · 凝血功能障碍患者拔针后按压时间延长至10 min
(4)将血液注入标本容器	· 同时抽取不同种类的血标本,应先将血液注入血培养瓶,然后注入抗凝管,最后注入干燥试管 · 勿将泡沫注入
①全血标本:取下针头,将血液沿管壁缓慢注入盛有抗凝剂的试管内,轻轻摇动,使血液与抗凝剂充分混匀	· 防止血液凝固

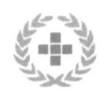

续表

操 作 步 骤	要点与说明
②血清标本:取下针头,将血液沿管壁缓慢注入干燥试管内	• 防溶血,勿将泡沫注入,避免震荡,以免红细胞破裂溶血
③血培养标本:先除去密封瓶铝盖中心部分,常规消毒瓶塞,更换针头后将血液注入瓶内,轻轻摇匀	• 标本应在使用抗生素前采集,如已使用应在检验单上注明 • 一般血培养取血 5 mL,对亚急性细菌性心内膜炎患者,为提高培养阳性率,采血 10～15 mL
▲真空采血器采血	
(1)穿刺:取下真空采血针护套,手持采血针,按静脉注射法行静脉穿刺	
(2)采血:见回血后停止进针,将采血针另一端护套拔掉,穿入真空管。松止血带,抽取血液至所需量	• 当血液流进采血管时,即可松开止血带
(3)拔针、按压:抽血毕,松开止血带,嘱患者松拳,迅速拔出针头,按压局部 1～2 min	• 采血结束,先拔出真空管,后拔去针头,止血
7.操作后处理	
(1)再次核对化验单、患者、标本	• 操作后查对
(2)协助患者取舒适卧位,整理床单位、按规定消毒处理用物	
(3)洗手,记录	• 特殊标本注明采集时间
(4)将标本连同化验单及时送检	• 以免影响检验结果

【评价】

1. 护患沟通有效,患者情绪稳定,愿意接受并积极配合。

2. 患者及家属能理解血液采集的目的,了解采集的相关知识及注意事项。

3. 能严格执行操作规程,操作程序规范,方法正确,送检及时。

【注意事项】

1. 严格执行查对制度和无菌操作制度,防止患者采血部位感染,保证一人一针,杜绝交叉感染。真空采血过程一般无血液外溢和污染,如果有血标本外溢应立即用过氧乙酸溶液或75％乙醇溶液消毒处理。

2. 标本的采集方法、采血量和时间等要适宜。

(1) 采血时机:通常情况下采血时间以上午 7—9 时为宜。考虑到体位和运动对检验结果的影响,静脉血液标本最好于起床后 1 h 内采集。很多生化成分受膳食影响,因此,进行生化检验,应在清晨空腹时采集。采集细菌培养标本尽可能在使用抗生素前或伤口局部治疗前、高热寒战期。住院患者静脉血标本原则上应为晨间起床前空腹时采集;门诊患者应避免使用任何药物,不能停用的药物应予以注明,以便解释结果时参考。

(2) 采血部位:多次采血应在不同部位的血管穿刺以排除皮肤菌丛污染的可能。要避免在输液、输血的针头处抽取血标本。若女性患者做了乳腺切除术,应在手术对侧手臂采血。

(3) 采血体位:患者体位改变可引起一系列的生理变化,使血液中的许多指标发生改变。

因此,采血时要注意保持患者正确的体位(坐位或卧位),以及体位的一致性。

(4)采血容器:采集血清标本须用干燥注射器、针头和干燥试管,避免溶血。采集血培养标本时,除应严格遵守无菌原则外,还应检查培养基是否符合要求,瓶塞是否干燥,培养液是否合适。血培养标本应注入无菌容器内,不可混入消毒剂、防腐剂及药物,以免影响检查结果。真空管采血时,不可先将真空采血管与采血针头相连,以免试管内负压小而影响采血。

(5)采血手法:采血时应动作迅速,止血带压迫时间宜小于 1 min,若止血带结扎超过 2 min,大静脉血流受阻而使毛细血管内压上升,可有血管内液与组织液交流,使相对分子质量小于 5000 的物质逸入组织液;随着压迫时间的延长,局部组织发生缺氧而引起血液成分变化,检查结果出现不应有的增高或减低。再次采血前应保证至少间隔 2 min。采血时只能向外抽,决不能向静脉内推,以免注入空气,形成空气栓塞损害患者健康。采全血标本时,需注意抗凝,血液注入容器后,立即轻轻旋转摇动试管 8～10 次,使血液和抗凝剂混匀,避免血液凝固,从而影响检查结果。

(二)动脉血采集方法

动脉血标本采集(arterial blood sampling)是自动脉抽取血标本的方法。肱动脉、股动脉、桡动脉以及其他任何部位的动脉都可以作为采血点,但多选择桡动脉和股动脉。

【目的】

1. 动脉血气分析。

2. 细菌培养。

【评估】

1. 全身状况 患者的年龄、病情、治疗情况、吸氧状况、意识状态和活动能力。

2. 局部状况 患者穿刺部位的血管及皮肤情况及动脉搏动情况。

3. 心理状况 患者的心理状态及合作情况。

4. 健康知识 患者对采集目的及注意事项是否了解。

【计划】

1. 护士准备

(1)仪容仪表:衣帽整洁,修剪指甲,洗手,戴口罩,必要时戴手套、穿隔离服。

(2)知识储备:标本采集前明确检验项目、检验目的、采集的方法及注意事项。

2. 用物准备

(1)治疗车上层:治疗盘内放皮肤消毒液、2 mL 或 5 mL 一次性注射器(或动脉血气针)、棉签、标本容器(试管或真空采血管)、止血带、小垫枕、弯盘、检验单、必要时备酒精灯、火柴、肝素、无菌软木塞或橡胶塞(或血气针)、无菌纱布、无菌手套、小沙袋。

(2)治疗车下层:医用垃圾桶、锐器盒。

3. 患者准备

(1)核对:标本采集前应认真查对医嘱,核对申请项目、患者姓名、床号等。

(2)解释:向患者说明留取标本的目的和要求,使患者了解标本采集的目的、方法、临床意义及配合要点。

(3)安置:取舒适卧位,暴露穿刺部位。

4. 环境准备 清洁、安静,光线充足,必要时遮挡屏风或围帘。

【实施】见表 15-2。

表 15-2　动脉血标本采集

操 作 步 骤	要点与说明
1. 查对　根据医嘱查对化验单上患者姓名、床号、住院号、检验项目并将化验单附联贴于标本容器外	
2. 核对　携用物至患者床旁,核对患者的床号、姓名	• 确认患者,操作前查对
3. 卧位　协助患者取合适卧位	• 穿刺时,患者取仰卧位,下肢伸直略外展外旋,以充分暴露穿刺部位
4. 选择合适动脉	• 一般选用股动脉或桡动脉,新生儿因股动脉穿刺垂直进行时易伤及髋关节,宜选择桡动脉穿刺
5. 垫枕铺巾　将治疗巾铺于小垫枕上,至穿刺部位下	
6. 消毒　常规消毒皮肤,范围大 8 cm;常规消毒术者左手示指和中指或戴无菌手套	• 严格执行无菌操作原则
7. 二次核对	• 操作中查对
8. 采血	
▲普通注射器采血 　左手示指和中指触及动脉搏动最明显处并用两指固定动脉,左手持注射器在两指间垂直刺入或与动脉走向呈 40°角刺入,见有鲜红色血液涌进注射器,即以右手固定穿刺针的方向和深度,左手抽取血液之所需量	• 穿刺前先抽吸肝素 0.5 mL,湿润注射器管腔后弃去余液,以防血液凝固 • 采血过程中保持针尖固定 • 血气分析采血量一般为 0.1~1 mL
▲动脉血气针采血 　取出并检查动脉血气针,预置采血量,血气针筒自动形成吸引等量血液的负压。穿刺方法同上,见有鲜红色回血,固定血气针,血气针会自动抽取所需血量	
9. 拔针、按压　采血毕,迅速拔出针头,按压穿刺点,加压止血 5~10 min	• 直至无出血为止,凝血功能障碍者拔针后按压时间延长
10. 插入软木塞　针头拔出后立即插入软木塞或橡皮塞内,以隔绝空气。轻轻转动血气针,使血液与肝素充分混匀	• 注射器内不可有空气以免影响检测结果 • 以防血标本凝固
11. 操作后处理 (1)再次核对化验单、患者、标本 (2)协助患者取舒适卧位,整理床单位、清理用物,并交代注意事项 (3)洗手、记录 (4)将标本连同检验单立即送检	• 操作后查对 • 以免影响检查结果

【评价】

1. 护患沟通有效,患者情绪稳定,愿意接受并积极配合。

2. 患者及家属能理解标本采集的目的,了解采集的相关知识及注意事项。

3. 能严格执行操作规程,操作程序规范,方法正确,送检及时。

【注意事项】

1. 严格无菌操作，消毒面积应较静脉穿刺的大。

2. 指导患者抽取血液时尽量放松，平静呼吸。若饮热水、洗澡、运动，需休息半小时后再取血，避免影响检测结果。

3. 下肢静脉血栓患者，避免从股动脉及下肢动脉采血。有出血倾向者慎用动脉穿刺法采集动脉血标本。

4. 正确按压穿刺点至不出血为止，并保持穿刺点清洁、干燥。如有特殊用药患者，应适当延长压迫止血时间（例如抗凝药物），尽量避免进行股动脉穿刺。

5. 如标本不能立即送检，可放入 0 ℃冰盒内保存，最长不超过两小时，避免细胞代谢耗氧，PaO_2 下降，$PaCO_2$ 升高。

6. 填写血气分析申请单时，务必要注明采血时间、患者体温、吸氧方法、氧浓度、氧流量、机械通气的参数等。

（三）毛细血管采血法

毛细血管采血法适用于用血量较少的检查。常用采血部位为耳垂和手指末梢。从手指取血，可获较多血量，成人采集部位通常为无名指；婴幼儿手指太小可用大拇指或足跟采血。耳垂采血疼痛较轻，操作方便，但耳垂外周血液循环较差，血细胞容易停滞。末梢血采血法操作方便，但血液循环较差，受气温影响较大，检查结果不够恒定，特别是冬季波动幅度更大，一般情况下不宜使用。

二、尿液标本的采集

尿液标本分三种：常规标本、培养标本及 12 h 或 24 h 标本。

【目的】

1. 尿常规标本　用于检查尿液的颜色、透明度，测定比重，检查有无细胞和管型，并做尿蛋白和尿糖定性检测等。

2. 尿培养标本　用于细菌培养或细菌敏感试验，以了解病情，协助临床诊断和治疗。

3. 12 h 或 24 h 尿标本　用于各种尿生化检查和尿浓缩查结核杆菌等检查。

【评估】

1. 全身状况　患者的年龄、病情、治疗情况、意识状态和活动能力。

2. 心理状况　患者的心理状态及合作情况。

3. 健康知识　患者对采集目的及注意事项是否了解。

【计划】

1. 护士准备

（1）仪容仪表：衣帽整洁，修剪指甲，洗手，戴口罩，必要时戴手套、穿隔离服。

（2）知识储备：标本采集前明确检验项目、检验目的、采集的方法及注意事项。

2. 用物准备　除检验单、手消毒液、生活垃圾桶、医用垃圾桶以外，根据检验目的的不同，另备：

（1）尿常规标本：标本容器、检验单，必要时备便盆或尿壶。

（2）尿培养标本：无菌标本容器、无菌手套、无菌棉球、消毒液、长柄试管夹、火柴、酒精灯、便器、屏风、检验单，必要时备导尿包。

（3）12 h 或 24 h 尿标本：集尿瓶（容量 3000～5000 mL）、防腐剂和检验单。

3. 患者准备

(1) 核对：标本采集前应认真查对医嘱，核对申请项目和患者姓名、床号等。

(2) 解释：向患者说明留取标本的目的和要求，患者了解标本采集的目的、方法、临床意义及配合要点。

4. 环境准备 宽敞、安静、安全，必要时遮挡屏风或围帘。

【实施】见表 15-3。

表 15-3 尿液标本的采集

操 作 步 骤	要点与说明
1. 贴化验单 查对医嘱，在检验单附联上注明科别、病室、床号、姓名，根据检验的目的，选择适当容器，附联贴于容器上	• 防止发生差错 • 保证检验结果准确
2. 核对 携用物至患者床旁，核对患者床号、姓名	• 确认患者
3. 收集尿液标本 ▲尿常规标本 (1) 可下床的患者：给予标本容器，嘱其将晨起第一次尿留于容器内，除测定尿比重需留 100 mL 以外，其余检验留取 30～50 mL 即可	• 晨尿浓度较高，未受饮食的影响，所以检验结果较准确
(2) 行动不便的患者：协助患者在床上使用便器，收集尿液于标本容器中	• 注意使用屏风遮挡，保护患者隐私 • 卫生纸勿丢入便器内
(3) 留置导尿的患者：于集尿袋下方引流孔处打开橡胶塞收集尿液	• 婴儿或尿失禁患者可用尿套或尿袋协助收集
▲尿培养标本 (1) 中段尿留取法： ①遮挡屏风，协助患者取适宜的卧位，放好便器 ②打开导尿包，戴清洁手套，按导尿术清洁，消毒外阴 ③嘱患者排尿，协助患者将前段尿排在便盆内，用试管夹夹住试管于酒精灯上消毒试管口后，接取中段尿 5～10 mL ④再次消毒试管口和盖子，快速盖紧试管，熄灭酒精灯 ⑤余尿排在便盆内。清洁外阴，协助患者穿好裤子，整理床单位，清理用物 (2) 导尿术留取法：具体方法同一次性导尿术	• 注意保护患者隐私 • 防止外阴部细菌污染标本，消毒从上至下，一次一个棉球 • 应在患者膀胱充盈时留取，前段尿起到冲洗尿道的作用 • 留取标本时勿触及容器口
▲ 12 h 或 24 h 尿标本 ①在集尿瓶上注明留取尿液的起止时间 ②留取 12 h 尿标本，嘱患者于 7pm 排空膀胱后，开始留取尿液至次日清晨 7am 留取最后一次尿液；若留取 24 h 尿标本，嘱患者于 7am 排空膀胱后，开始留取尿液，至次日清晨 7am 留取最后一次尿液	• 必须在医嘱规定的时间内留取，不可多于或少于 12 h 或者 24 h，以得到正确的检验结果 • 此次尿液为检查前存留在膀胱内的，不应留取 • 集尿瓶应放在阴凉处，根据检验要求在尿中加防腐剂

续表

操 作 步 骤	要点与说明
③请患者将尿液先排在便盆或尿壶内,再收集到集尿瓶内	• 方便收集尿液
④于收集时间结束前再请患者排尿,留取最后一次尿液后,测尿液总量,记录与检验单上	• 充分混匀,从中取适量(一般为 40 mL)用于检验,余尿弃去
4.操作后处理	
(1)洗手、记录	• 记录尿液总量、颜色、气味等
(2)标本及时送检	• 保证检验结果的准确性
(3)用物按常规消毒处理	

【评价】

1. 护患沟通有效,患者情绪稳定,愿意接受并积极配合。

2. 患者及家属能理解尿液采集的目的,了解采集的相关知识及注意事项。

3. 能严格执行操作规程,操作程序规范,方法正确,送检及时。

【注意事项】

1. 留取尿培养标本时,应严格执行无菌操作,防止标本污染,影响检验结果。

2. 收集尿液标本的容器必须清洁干燥,最好是一次性使用的容器。若容器反复使用,则须用洗涤液和自来水清洗,再用蒸馏水冲洗。

3. 尿标本一般多采集中段尿,要防止混入月经血、阴道分泌物、精液、前列腺液、粪便等异物。女患者月经期不宜留取尿标本;会阴部分泌物过多时,应先清洁后冲洗再收集。

4. 尿标本以晨起第一次尿液为佳,采集后立即送检,以免细菌增殖和化学成分分解。若不能及时检验(如收集 24 h 尿液),将标本置冰箱保存,若加入防腐剂,保存效果更佳。

5. 留取 12 h 或 24 h 尿标本,集尿瓶应放在阴凉处,根据检验项目要求在瓶内加防腐剂(表 15-4),防腐剂应在患者留尿液后加入,注意勿将便纸等物混入。

表 15-4　常用防腐剂

剂名	机 理	应 用 举 例
40%甲醛	固定尿中有机成分,抑制细菌生长	爱迪氏计数 100 mL 尿中加 0.5 mL
甲苯	保持尿液的化学成分不变,形成一薄膜覆盖尿液表面,防止细菌污染	尿蛋白定量、尿糖定性加入数滴,测定尿中钾、钠、氯、肌、酐,肌酸等须加入 10 mL
浓盐酸	使尿液在酸性环境中,能防止尿中激素被氧化	17-羟类固醇与 17-酮类固醇等检查 24 h 尿中加 5~10 mL

三、大便标本的采集

粪便标本分四种:常规标本、培养标本、隐血标本和寄生虫或虫卵标本。

【目的】

1. 常规标本　检查粪便颜色、形状、有无脓血等。

2. 培养标本　检查粪便中的致病菌。

3. 隐血标本　检查粪便中肉眼不能查见的微量血液。

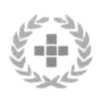

4. 寄生虫标本　检查粪便中的寄生虫、幼虫及虫卵。

【评估】

1. 全身状况　患者的年龄、病情、治疗情况及活动能力。

2. 心理状况　患者的心理状态及合作情况。

3. 健康知识　患者对采集标本项目及注意事项是否了解。

【计划】

1. 护士准备

(1) 仪容仪表：衣帽整洁，修剪指甲，洗手，戴口罩，必要时戴手套、穿隔离服。

(2) 知识储备：标本采集前明确检验项目、检验目的、采集的方法及注意事项。

2. 用物准备　除检验单、手套、手消毒液、生活垃圾筒、医用垃圾桶以外，根据检验目的的不同，另备：

(1) 常规标本：标本容器(清洁试管或检便盒，内附无菌棉签或检便匙)，清洁便盆。

(2) 培养标本：无菌培养瓶、无菌棉签、消毒便盆。

(3) 隐血标本：检验盒、清洁便盆。

(4) 寄生虫标本：检验盒、透明胶带或载玻片、清洁便盆。

3. 患者准备

(1) 核对：标本采集前应认真查对医嘱，核对申请项目、患者姓名、床号等。

(2) 解释：向患者说明留取标本的目的和要求，患者了解标本采集的目的、方法、临床意义及配合要点。

4. 环境准备　宽敞、安静、安全，必要时遮挡屏风或围帘。

【实施】见表 15-5。

表 15-5　大便标本采集

操 作 步 骤	要点与说明
1.贴检验单　查对医嘱，贴检验单附联于检验盒上，注明科别、病室、床号、姓名	• 防止发生差错
2.核对　携用物至患者床旁，核对患者床号、姓名	• 确认患者
3.排尿　遮挡屏风，请患者排空膀胱，解便于清洁便盆内 4.收集粪便标本	• 避免排便时尿液排出，导致大小便混合，影响检验结果
▲常规标本 (1)嘱患者排便于清洁便盆内 (2)用无菌棉签或检便匙取中央部分或黏液脓血部分约 　　5 g 置于培养瓶内，盖紧瓶塞送检	• 防止粪便干燥
▲培养标本 　用无菌棉签或检便匙取中央部分粪便或脓血黏液部 　分粪便 2～5 g 于培养瓶内，盖紧瓶塞送检	• 保证检验结果准确 • 尽量多处取标本，以提高检验阳性率
▲隐血标本 　嘱患者禁食肉类、鱼、肝、血、绿叶蔬菜及含铁药物 3 　天，按常规标本留取	

续表

操 作 步 骤	要点与说明
▲寄生虫标本	
(1)检查寄生虫 用无菌棉签或检便匙在粪便不同部位取带血或黏液部分5～10 g置于培养瓶内,盖紧瓶塞送检	
(2)检查蛲虫 嘱患者睡觉前或清晨起床前,将透明胶带贴在肛门周围,取下粘有虫卵的透明胶带粘贴于玻璃片上或将透明胶带对合,立即送检	• 蛲虫常在午夜或清晨爬到肛门处产卵 • 有时需要连续采集数天
(3)检查阿米巴原虫 将便盆加温至接近人的体温,便后连同便盆及时送检	• 加温,保持阿米巴原虫的活动状态 • 及时送检,防止阿米巴原虫死亡
5.操作后处理	
(1)用物按常规消毒处理,清洁消毒便盆,放回原处	• 避免交叉感染
(2)洗手、记录	• 记录粪便的形状、颜色、气味等

【评价】

1. 护患沟通有效,患者情绪稳定,愿意接受并积极配合。

2. 患者及家属能理解血液采集的目的,了解采集的相关知识及注意事项。

3. 能严格执行操作规程,操作程序规范,方法正确,送检及时。

【注意事项】

1. 留取培养标本时,注意防止污染。

2. 采集隐血标本时,嘱患者检查前三天禁食肉类、动物肝、血和含铁丰富的药物、食物,三天后采集标本,以免造成假阳性。

3. 采集寄生虫标本时,如患者服用驱虫药或做血吸虫孵化检查,应该留取全部粪便。

4. 检查阿米巴原虫时,在采集标本前几天,不应给患者服用钡剂、油质或含金属的泻剂,因为金属制剂影响阿米巴虫卵或包囊的显露。

5. 应采取新鲜粪便,盛于洁净、干燥无吸水性的有盖容器内,不得混有尿液、水或其他物质,以免破坏成分,使病原菌死亡和污染。腐生性原虫、真菌孢子、植物种子、花粉易混淆检验结果。

6. 采集标本时应用干净竹签选取含有黏液、脓血等病变成分的粪便。外观无异常的粪便须从表面、深处及粪端多处取材,其量至少为大拇指末段大小(约 5 g)。

7. 无粪便排出而又必须检查时,可经肛门指诊或用采便管拭取标本。

四、痰标本的采集

临床上常用的痰标本(sputum specimen)检查分为常规痰标本、痰培养标本、24 h痰标本。

【目的】

1. 常规痰标本 检查痰液的一般性状、痰液中的细菌、虫卵或癌细胞等。

2. 痰培养标本 检查痰液中的致病菌,为选择抗生素提供依据。

3. 24 h痰标本 检查 24 h 的痰量,并观察痰液的形状,协助诊断或做浓集结核杆菌检查。

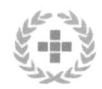

【评估】

1. 全身状况　患者的年龄、病情、治疗情况及活动能力。

2. 心理状况　患者的心理状态及合作情况。

3. 健康知识　患者对疾病的认识情况、对采集标本项目及注意事项是否了解。

【计划】

1. 护士准备

(1) 仪容仪表:衣帽整洁,修剪指甲,洗手,戴口罩,必要时戴手套、穿隔离服。

(2) 知识储备:标本采集前明确检验项目、检验目的、采集的方法及注意事项。

2. 用物准备　除检验单、手套、手消毒液、生活垃圾桶、医用垃圾桶以外,根据检验目的的不同,另备:

(1) 常规痰标本:痰盒。

(2) 痰培养标本:无菌痰盒,漱口溶液。

(3) 24 h 痰标本:广口大容量痰盒。

(4) 无力咳痰者或不合作者:集痰器、吸痰用物、一次性手套。如收集痰培养标本需备无菌用物。

3. 患者准备

(1) 核对:标本采集前应认真查对医嘱,核对申请项目、患者姓名、床号等。

(2) 解释:向患者说明并使患者了解留取标本的目的、要求及配合要点。

(3) 安置:取舒适卧位,漱口。

4. 环境准备　温度适宜,光线充足,环境安静。

【实施】见表 15-6。

表 15-6　痰液标本采集

操 作 步 骤	要点和说明
1.核对　携用物至患者床旁,核对患者床号、姓名	· 确认患者
2.填单、检查　填写化验单、选择容器并检查有无破损	· 防止发生差错
3.收集痰标本 ▲常规标本 (1)能自行留痰者患者:清晨醒来未进食时先漱口,数次深呼吸后用力咳出气管深处的痰液,置于痰盒中	· 用清水漱口,去除口腔中杂质
(2)无力咳痰者或不配合者:协助患者取适当体位,由下向上叩击患者背部,戴好手套,集痰器分别连接吸引器和吸痰管吸痰,置痰液于集痰器中	· 如痰液不易咳出,可配合雾化吸入等方法 · 使痰液松动 · 集痰器开口高的一端连接集痰器,低的一段连接吸痰管
▲痰培养标本 (1)能自行留痰者:嘱患者清晨醒来未进食时,先用漱口溶液反复漱口,再用清水漱口,数次深呼吸后用力咳出气管深处的痰液,置于无菌痰盒中 (2)无力咳痰或不配合者:同常规标本	· 用清水漱口,去除口腔中杂质

续表

操 作 步 骤	要点和说明
▲24 h痰标本 在广口集痰器内加入少量清水,嘱患者留取痰液。从清晨醒来未进食时(7am)漱口后第一口痰开始留取,次日晨清晨醒来未进食时(7am)漱口后第一口痰作为结束,将24 h的全部痰液吐入集痰器内	
4.根据患者需要给予漱口或口腔护理	
5.洗手,记录	• 记录痰液的外观和形状 • 24 h痰标本应记录总量
6.及时送检	

【评价】

1. 护患沟通有效,患者情绪稳定,愿意接受并积极配合。

2. 患者及家属能理解痰液采集的目的,了解采集的相关知识及注意事项。

3. 能严格执行操作规程,操作程序规范,方法正确,送检及时。

【注意事项】

1. 如查癌细胞,应用10%甲醛溶液或95%乙醇溶液固定痰液后立即送检。

2. 以清晨第二口痰为佳。防止唾液及上呼吸道分泌物污染。不可将唾液、漱口水、鼻涕等混入痰液中。

3. 收集痰液时间以选择在清晨,因此时痰量较多,痰内细菌也较多,可提高阳性率。

4. 做24 h痰量和分层检查时,应嘱患者将痰收集在广口瓶内,需要时可加入少许石炭酸以防腐。

五、咽拭子(throat swab)标本采集

【目的】细菌培养,病毒分离。

【评估】

1. 全身状况 患者的年龄、病情、治疗情况及活动能力。

2. 心理状况 患者的心理状态及合作情况。

3. 健康知识 患者对疾病的认识情况、对采集标本目的及注意事项是否了解。

【计划】

1. 护士准备

(1) 仪容仪表:衣帽整洁,修剪指甲,洗手,戴口罩,必要时戴手套、穿隔离服。

(2) 知识储备:标本采集前明确检验项目、检验目的、采集的方法及注意事项。

2. 用物准备

(1) 治疗车上层:无菌咽拭子培养管、酒精灯、火柴、压舌板、化验单、手消毒液。

(2) 治疗车下层:生活垃圾筒、医用垃圾桶。

3. 患者准备

(1) 核对:标本采集前应认真查对医嘱,核对申请项目、患者姓名、床号等。

(2) 解释:向患者说明并使患者了解留取标本的目的、要求及配合要点。

（3）安置：取舒适卧位，进食2 h后再留取标本。

（4）环境准备 温度适宜，光线充足，环境安静。

【实施】见表15-7。

表 15-7 咽拭子标本采集

操 作 步 骤	要点和说明
1.核对 携用物至患者床旁，核对患者床号、姓名	· 确认患者
2.项单、检查 填写化验单、选择容器并检查有无破损	· 防止发生差错
3.暴露咽喉部 点燃酒精灯，指导患者张口发"啊"音	· 必要时用压舌板轻压舌部
4.方法 用长棉签蘸无菌生理盐水以敏捷、轻柔动作擦拭两侧腭弓、咽及扁桃体上的分泌物	· 动作敏捷而轻柔
5.消毒 在酒精灯火焰上消毒试管口，然后将棉签插入试管中，塞紧	· 防止标本污染 · 防止交叉感染
6.洗手、记录	
7.立即送检	

【注意事项】

1. 避免交叉感染。

2. 做真菌培养时，须在口腔溃疡面上采集分泌物。

3. 注意棉签不要触及其他部位，防止污染标本，影响检验结果。

4. 避免在进食后2 h内留取标本，以防呕吐。

（杨　晓）

思考题

1. 采集标本的原则是什么？

2. 采集全血、血清、血培养标本应备何种容器？为什么？采集中应注意哪些事项？

3. 如何指导患者留取尿常规、12 h及24 h的尿标本？

4. 如何指导患者留取大便常规？

5. 患者，男，59岁，间断性胸闷憋气半年，为明确诊断入院。医嘱查肝功能、肾功能、血糖及血脂。请问护士应如何指导患者留取标本？

第十六章 病情观察及危重患者的抢救护理

学 习 目 标

1. 识记：

(1) 能正确描述病情观察的内容和方法。

(2) 能正确说出抢救室的设备管理要点。

(3) 能正确陈述呼吸、心跳骤停的原因和临床表现。

(4) 能正确列出洗胃的目的、常用洗胃溶液。

(5) 能正确说出简易呼吸器、人工呼吸机的操作要点。

2. 理解：

(1) 能正确解释以下概念：意识障碍、浅昏迷、深昏迷、心肺复苏术和洗胃术。

(2) 能举例说明不同程度的意识障碍。

(3) 能正确列出危重患者的护理措施。

(4) 能正确分析和说明 CPR 的注意事项。

(5) 能正确分析和说明洗胃的注意事项。

3. 应用：

(1) 能正确地进行 CPR。

(2) 能正确完成各种洗胃术。

病情观察(observation of disease)是医护人员临床工作的重要内容之一，是对患者病史和现状进行全面系统的了解，并对病情做出综合判断的过程。及时、准确、全面地观察病情可以为诊断、治疗、预防并发症和护理提供临床依据。

危重患者具有病情严重、变化快，随时可危及生命的特点。在抢救和护理危重患者的过程中，要求护理人员必须准确熟练地掌握心肺复苏、吸氧、吸痰、洗胃等基本抢救技术，与医生配合才能确保抢救工作及时有效地进行。

第一节 病 情 观 察

患者王某，男，43 岁，平素健康，二十分钟前外出时突然意识丧失，猝倒在地。路人即刻呼

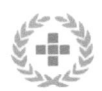

叫"120"求救,"120"约三分钟到达现场,急救人员立即检查:双侧瞳孔扩大,对光反射消失,颈动脉搏动消失,心音消失,呼吸音消失,并实施急救措施,患者复苏后送医院进一步救治。假如当时你在现场,请问

　　(1)对该患者应怎样实施急救措施?

　　(2)在急救过程中,应注意哪些问题?

　　(3)如何判断急救措施是否有效?

　　(4)送医院后,护士应该怎样观察该患者的病情?

　　观察是一项系统的、动态的工程,是从现象到本质仔细查看并分析的过程。病情观察是对患者从症状到体征,从生理到精神、心理的全面细致地观察,并且贯穿于患者疾病的始终。

一、病情观察的目的与要求

　　病情观察(observation of disease)是医护人员在工作中积极启动感觉器官及应用辅助工具,有目的、有计划地了解和观察患者生理、心理变化和心理反应的过程。医护人员对患者的病情观察应是连续的、动态的、发展的,这就要求观察者必须具备扎实的医学知识与丰富的临床经验,以保证病情观察及时、全面、系统、准确,为患者的诊疗提供科学依据,促进患者康复。

　　病情观察的目的包括以下几个方面:①为疾病的诊断、治疗和护理提供科学依据;②判断疾病的发展和转归;③及时了解治疗效果和用药反应;④及时发现危重患者病情变化的征象,以便及时采取有效处理措施,防止病情恶化,挽救患者生命。

　　在病情观察中要求医护人员做到:①既要有重点,又要全面认真;②既要细致,又要及时准确;③既要实事求是,又要去伪存真、认真分析;④及时、准确地记录观察的内容。因此护士必须具备扎实的医学知识,严谨的工作作风,一丝不苟、高度的责任心和敏锐的观察力,要做到"五勤",即勤巡视、勤观察、勤询问、勤思考、勤记录。通过有目的、有计划地观察,及时、准确地掌握和预见病情变化,为危重患者的抢救赢得时间。

二、病情观察的方法

　　进行病情观察时,护士可以运用视觉、听觉、嗅觉、触觉等各种感觉器官来准确收集患者的资料,还可以利用相应辅助仪器,监测患者病情变化的各项指标。具体方法如下。

　　1. 视诊(inspection)　用视觉来观察患者全身和局部状态的一种检查方法。从患者入院到出院,通过连续或间断的视觉观察,可以充分了解患者的意识状态,面部表情,姿势体位,肢体活动情况,皮肤、呼吸、循环状况,以及患者与疾病相关的症状、体征等一系列情况,并随时注意观察患者的反应及病情变化,及时调整观察的重点。

　　2. 听诊(auscultation)　利用耳直接或借助听诊器或其他仪器听取患者身体各部位发出的声音,并分析判断声音所代表的不同含义。如通过耳可以直接听到患者的咳嗽声,借助听诊器可以听到患者的心音、呼吸音、肠鸣音等。

　　3. 触诊(palpation)　通过手的感觉来感知患者身体某部位有无异常的检查方法。如用触觉可以感知患者的皮肤温度、湿度、弹性、柔软度及光滑度等。

　　4. 叩诊(percussion)　通过手指叩击或手掌拍击被检查部位体表,使之振动而产生声音,根据所感到的振动和所听到的声音特点来了解被检查部位脏器大小、形状、位置及密度的检查方法。

　　5. 嗅诊(smelling)　利用嗅觉来辨别患者的各种气味,以判断与其健康状况相关的一种检查方法。如对患者的分泌物、呕吐物、排泄物等气味的观察,可以协助判断机体相应部位及器官的健康状况。

对患者病情的观察,除以上常用的几种方法外,还可以通过与医务人员、患者家属及亲友的交流,通过床旁和书面交班,阅读病历、检验报告、会诊报告及相关文献资料等方式,获取更多有关病情的信息,以达到对患者健康状况的全面、细致观察的目的。

三、病情观察的内容

(一) 一般情况的观察

1. 发育与体型 发育(development)通常是以年龄与智力、体格成长状态(如身高、体重及第二性征)之间的关系来进行综合判断。成人发育正常状态的判断指标常包括头部的长度为身高的 1/8~1/7,胸围约为身高的 1/2,双上肢展开的长度约等于身高,坐高约等于下肢的长度。体型(habitus)是身体各部发育的外观表现,包括骨骼、肌肉的成长与脂肪的分布状态等。临床上把成人的体型分为三种:①匀称型(正力型):即身体各部分匀称适中。②瘦长型(无力型):身体瘦长,颈长肩窄,胸廓扁平,腹上角<90 ℃。③矮胖型(超力型)身短粗壮,胸廓宽厚,腹上角>90 ℃。

2. 饮食与营养 饮食在疾病诊疗中起着重要作用,因此应注意观察患者的食欲、食量、进食后反应、饮食习惯,有无特殊嗜好和偏食等情况。营养状态通常可以根据皮肤的光泽度、弹性,毛发、指甲的润泽度,皮下脂肪的丰满程度,肌肉的发育状况等进行综合判断。临床上一般分为良好、中等和不良三个等级。

3. 面容与表情 面容和表情可以反映患者的精神状态与病情的轻重缓急。一般情况下,健康的人表情自然、大方,神态安逸。患病后,通常可表现为痛苦、忧虑、疲惫或烦躁等面容或表情。某些疾病发展到一定程度时,可出现特征性的面容和表情。临床上常见的典型的面容有:①急性病容:表现为表情痛苦、面颊潮红、呼吸急促、鼻翼扇动、口唇疱疹等,一般见于急性感染性疾病,如肺炎球菌性肺炎的患者。②慢性病容:表现为面色苍白或晦暗、面容憔悴、目光黯淡、消瘦无力等,常见于慢性消耗性疾病,如恶性肿瘤、肝硬化、严重结核病等患者。③二尖瓣面容:表现为双颊紫红、口唇发绀,一般见于风湿性心脏病患者。④贫血面容:表现为面色苍白、唇舌及结膜色淡、表情疲惫乏力,见于各种类型的贫血患者。除此之外,还有破伤风患者呈苦笑面容,某些疾病引起疼痛时,患者常呈双眉紧皱、闭目呻吟、辗转不安等痛苦病容,临床上还可见甲亢面容、满月面容、脱水面容、面具面容等。

4. 体位 体位是指身体在休息时所处的状态。临床常见体位有:自主体位、被动体位和被迫体位(详见第五章第二节)。患者的体位常与疾病有关,不同的病症可使患者采取不同的体位。多数患者一般安静平卧,活动自如,即为自主体位。极度衰竭或意识丧失的患者,因不能自行调节或变换肢体的位置,需由他人安置故呈被动体位。急性肺水肿、心力衰竭的患者常取端坐位以减轻呼吸困难;急性阑尾炎、腹膜炎患者为减轻疼痛常取弯腰捧腹、双腿卷曲的姿势而呈强迫体位。

5. 皮肤与黏膜 某些疾病的病情变化可通过皮肤黏膜反映出来。如休克患者皮肤湿冷、面色苍白;巩膜和皮肤黄染时常是肝胆疾病的症状;心肺功能不全的患者因缺氧而表现为口唇、面颊及鼻尖等部位发绀;严重脱水的患者皮肤干燥、弹性降低等。因此,观察时应注意皮肤的弹性、颜色、温度、湿度及有无皮疹、出血、水肿等情况,对长期卧床患者还应观察压疮好发部位的皮肤状况。

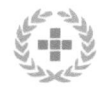

6. 姿势与步态　姿势(posture)是一个人的举止状态,依靠骨骼、肌肉的紧张度来保持,并受到健康状态和精神状态的影响。步态(gait)是一个人走动时所呈现的姿态。临床常见的异常步态有:蹒跚步态、醉酒步态、慌张步态、剪刀步态等。

7. 分泌物、排泄物的观察

(1) 大小便的观察:二便的观察对疾病的诊断和治疗有着密切关系(详见第十一章)。

(2) 痰液的观察:肺、支气管发生病变、呼吸道黏膜受到刺激,分泌物增多,可有痰液咳出。如肺炎双球菌性肺炎咳出铁锈色痰;肺水肿患者咯粉红色泡沫样痰;支气管扩张患者痰量较多,每日可达数十到数百毫升,多为黄色脓性痰液等。因此,观察痰液的性状、颜色、气味和量有助于疾病的辅助诊疗和护理。

(二) 生命体征的观察

生命体征是衡量患者身心状况的基本指标,对生命体征的观察应贯穿于护理的全过程,包括对体温、脉搏、呼吸和血压的观察(详见第八章)。

(三) 意识状态的观察

意识(consciousness)是大脑高级神经中枢功能活动的综合表现,是对内外环境的知觉状态。凡影响大脑功能活动的疾病均会引起不同程度的意识改变,出现意识障碍。

意识障碍(disturbance of consciousness)是指个体对外界环境刺激缺乏正常反应的一种精神状态。临床上将意识障碍依轻重程度分为以下几种。

1. 嗜睡(somnolence)　为最轻度的意识障碍。患者处于持续睡眠状态,但能被轻度刺激或语言唤醒,醒后能正确、简单而缓慢地回答问题并配合体格检查,刺激去除后又很快入睡。

2. 意识模糊(confusion)　意识水平轻度下降,但程度较嗜睡深。表现为对自己和周围环境漠不关心,答话简短迟钝,表情淡漠,对时间、地点、人物的定向力完全或部分发生障碍,可出现幻觉、谵语、躁动不安或精神错乱。

3. 昏睡(stupor)　为中度意识障碍,患者处于深睡状态,不易唤醒,需压迫眶上神经或摇动身体等强烈刺激才能觉醒。醒后缺乏表情,答话含糊不清,答非所问,停止刺激后立即进入熟睡状态。

4. 昏迷(coma)　为最严重的意识障碍,按其程度可分为浅昏迷和深昏迷。

(1) 浅昏迷:意识大部分丧失,无自主运动,对周围事物及声、光刺激均无反应,但对强烈的刺激如压迫眶上神经可出现痛苦表情及躲避反应。角膜、瞳孔、吞咽、咳嗽等反射均可存在。呼吸、血压、脉搏等一般无明显改变,可有大小便失禁或潴留。

(2) 深昏迷:意识完全丧失,对任何刺激均无反应。腱反射、吞咽、咳嗽、瞳孔等反射均丧失,全身肌肉松弛,肢体呈弛缓状态,深、浅反射均消失,偶有深反射亢进及病理反射出现。机体仅能维持循环与呼吸的最基本功能,呼吸不规则,有暂停或叹息样呼吸,血压下降,大小便失禁或潴留。

护士对意识状态的观察,可根据患者的语言反应,了解其思维、反应、情感活动、定向力等,必要时可通过一些神经反射,如观察患者瞳孔对光反应、角膜反射、对强刺激(疼痛)的反应、肢体活动等来判断其有无意识障碍,以及意识障碍的程度。临床上还可以使用格拉斯哥昏迷量表(Glasgow coma scale,GCS),对患者的意识障碍及其严重程度进行观察和测定。GCS包括睁眼反应、语言反应、运动反应3个子项目,使用时分别测量3个子项目并计分,然后再将各个项目的分值相加,即可得到患者意识障碍程度的客观评分,见表16-1。GCS总分范围为3～15

分,15 分表示意识清醒。按意识障碍的程度分为轻、中、重三度,轻度 13~14 分,中度 9~12 分,重度 3~8 分,低于 8 分者为昏迷,低于 3 分者为深昏迷或脑死亡。

表 16-1　格拉斯哥昏迷量表

项　　目	状　　态	分数
睁眼反应(eyes open)	自发性睁眼反应	4
	声音刺激有睁眼反应	3
	疼痛刺激有睁眼反应	2
	任何刺激均无睁眼反应	1
语言反应(verbal response)	对人物、时间、地点等定向问题回答清楚	5
	对话混淆不清,不能准确回答有关人物、时间、地点等定向问题	4
	言语不流利,但字意可辨	3
	言语模糊不清,字意难辨	2
	任何刺激均无语言反应	1
运动反应(motor response)	可按指令动作	6
	能确定疼痛部位	5
	对疼痛刺激有肢体退缩反应	4
	疼痛刺激时肢体过屈(去皮质强化)	3
	疼痛刺激时肢体过伸(去大脑强直)	2
	疼痛刺激时无反应	1

在对意识障碍患者进行观察时,还应该观察其伴随症状与生命体征、营养、大小便、水电解质、活动和睡眠、血气分析等的变化进行观察。

（四）瞳孔的观察

瞳孔的变化是许多疾病病情变化的重要指征,尤其是颅内疾病、药物或食物中毒、昏迷等。对瞳孔的观察应注意两侧瞳孔的形状、大小、边缘、对称性及对光反应。

1. 正常瞳孔　在自然光线下直径为 2~5 mm,两侧等大等圆,位置居中,边缘整齐,对光反应灵敏,于光亮处瞳孔收缩,昏暗处瞳孔扩大。

2. 异常瞳孔　自然光线下直径小于 2 mm 为瞳孔缩小,若小于 1 mm 则被称为针尖样瞳孔。单侧瞳孔缩小常提示同侧小脑幕裂孔疝早期;双侧瞳孔缩小,常见于有机磷农药、吗啡、氯丙嗪等药物中毒。自然光线下直径大于 5 mm 为瞳孔散大。一侧瞳孔扩大、固定常提示同侧硬脑膜外血肿、硬脑膜下血肿或小脑幕裂孔疝的发生;双侧瞳孔散大,常见于颅内压增高、颅脑损伤、颠茄类药物中毒及濒死状态。当瞳孔大小不随光线刺激而变化时,称瞳孔对光反应消失,常见于危重或深昏迷的患者。

（五）特殊检查和药物应用的观察

1. 特殊检查和治疗后的观察　在临床实践中,会对未明确诊断的患者,进行一些常规和特殊的专科检查,如冠状动脉造影、胃镜、腰穿、骨穿等。这些检查均会对患者产生不同程度的创伤,因此要重点了解各项检查的注意事项,观察生命体征的变化,倾听患者的主诉,防止并发症的发生。

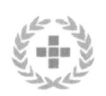

2. 特殊药物治疗的观察　药物应用是疾病治疗的重要手段之一。护士不仅要遵医嘱准确地给药,而且要注意观察各种药物的疗效和毒副作用。对一些特殊药物如利尿剂、强心剂、抗心律失常药、血管扩张剂、胰岛素、抗凝剂等,在使用前应对患者身心状况进行全面的评估,并熟悉各有关药物的药理作用,警惕不良反应。用药时严格查对制度,准确掌握给药剂量、浓度、速度和方法,用药过程中随时观察效果及反应,同时注意观察患者血压、心律、神志、尿量等体征变化,并耐心倾听患者主诉。

（六）心理状态的观察

患者的心理状态是一般心理状态和患病时特殊心理状态的整合,与疾病的治疗及预后有着密切的关系。良好的心理状态有助于疾病的康复,而不良的心理状态可能导致其他身心疾病。因此应细致地观察和了解,及时地掌握患者的心理状态及影响患者康复的社会、心理因素,根据患者的具体情况和特点,做好心理疏导工作,消除影响患者心理的不良因素,使之以最佳的心理状态配合治疗和护理,战胜疾病,积极康复。

（七）其他方面的观察

对患者的观察除了以上内容外,还应该注意观察患者的睡眠情况（详见第六章）及自理能力。了解患者的自理能力有助于护理人员对患者进行有针对性的护理,同时协助分析患者的疾病状况。

第二节　危重患者的抢救及护理

危重患者是指病情严重,随时可能发生生命危险的患者。对危重患者的抢救是医疗、护理的重要任务之一,因此医护人员应做好全面、充分的准备工作,常备不懈,全力以赴,及时地抢救危重患者,以挽救患者的生命。

抢救危重患者的两个主要环节是急救和重症监护。急救的任务及工作重点在于现场抢救、运送患者及医院内急诊三部分。重症监护主要以重症监护病房为工作场所,接受由急诊科和院内有关科室转来的危重患者。科学、系统的管理是保证成功抢救危重患者的必要条件之一。

一、抢救工作的组织

抢救工作是一项系统化的工作,对抢救工作进行有序地组织管理才能保证抢救工作及时、准确、有效地进行。

1. 建立责任明确的系统组织结构　在接到抢救任务时,应立即指定抢救负责人,组成抢救小组。

2. 制订抢救方案与护理计划　根据患者情况,由医护人员共同制订方案,全面部署,统一指挥,明确分工,互相配合,使危重患者能及时、迅速得到抢救。

3. 严格做好核对工作　各种急救药物须经两人核对无误后方可使用。执行口头医嘱时,须向医生复述一遍,双方确认无误后才可执行,抢救结束后由医生及时补写医嘱。抢救中各种药物的空安瓿、输液空瓶、输血空袋等应集中放置,以便统计和查对。

4. 做好各项记录并严格交班　一切抢救工作均应做好记录,要求字迹清楚、及时准确、详细全面,且注明执行时间与执行者。做好交接班工作,保证抢救和护理措施的落实。

5. 参与查房,掌握病情　安排护理人员参加医生组织的查房、会诊及病例讨论,熟悉危重患者的病情、重点监测项目及抢救过程,做到心中有数,配合得当。

6. 加强抢救器械、药品的管理　严格执行"五定"制度,即定品种数量、定点安置、定专人保管、定期消毒灭菌、定期检查维修,保证抢救时能正常使用。护理人员还应熟悉抢救器械的性能和使用方法,并能排除一般故障,保证急救物品的完好率。

7. 抢救用物的日常维护　抢救用物使用后,要及时清理、归还原处并补充,要保持清洁、整齐。如抢救的是传染病患者,应按传染病要求进行消毒、处理,严格控制交叉感染。

二、抢救设备的管理

1. 抢救室　急诊室和病区均应设置单独的抢救室。病区抢救室应设在靠近护士站的房间内,要求宽敞明亮、安静整洁,并有严密、科学的抢救管理制度。室内应备有"五机"(心电图机、洗胃机、呼吸机、除颤仪、吸引器)、"八包"(腰穿包、心穿包、胸穿包、腹穿包、静脉切开包、气管切开包、缝合包、导尿包)以及各种急救药品及抢救床。在抢救室内应设计环形输液轨道和各种急救设备。

2. 抢救床　以能升降的多功能床为佳,必要时另备木板一块,以备作胸外心脏按压时使用。

3. 抢救车　按要求配制各种常用急救药品(表16-2)、急救用无菌物品及其他急救用物。如各种无菌急救包、注射器、输液器、输血器、开口器、压舌板、舌钳、各种型号的医用橡胶手套、各种型号及用途的橡胶或硅胶导管、无菌辅料、皮肤消毒用物等。其他非无菌物如治疗盘、血压计、听诊器、手电筒、玻璃接头、胶布、多头电源插座等。

表 16-2　常用急救药品

类　　别	常　用　药　物
心三联	盐酸利多卡因、盐酸阿托品、盐酸肾上腺素
呼二联	尼可刹米(可拉明)、山梗菜碱(洛贝林)
升压药	多巴胺、间羟胺
脱水利尿剂	呋塞米、20%甘露醇、25%山梨酸醇、利尿酸钠等
强心药	西地兰(去乙酰毛花苷丙)
抗心绞痛药	硝酸甘油
平喘药	氨茶碱
解毒药	硫酸阿托品
促凝血药	垂体后叶素、维生素 K_1
镇静镇痛、抗惊厥药	哌替啶、地西泮、苯巴比妥钠、氯丙嗪、硫酸镁
激素类药	氢化可的松、地塞米松、可的松
抗过敏药	异丙秦、苯海拉明

4. 急救器械　多参数心电监护仪、给氧系统、电动吸引器或中心负压吸引装置、电除颤仪、心脏起搏器、简易呼吸器、呼吸机、电动洗胃机等。

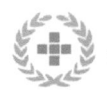

三、危重患者的护理

危重患者病情重而复杂,变化快,随时会有生命危险,因此护理人员应全面、仔细地观察病情,判断疾病转归,其目的是满足患者的基本生理功能、基本生活需要、舒适与安全的需要、预防压疮、坠积性肺炎、失用性萎缩、退化和静脉血栓形成等并发症的发生。必要时设专人护理,并详细记录观察结果、治疗经过、护理措施,以供医护人员进一步诊疗、护理时参考。

(一)严密监测病情变化

危重患者由于病情危重且变化快,因此对其各个系统功能进行持续监测可以动态了解患者整体状态、疾病危险程度以及各系统脏器的损害程度,对及时发现病情变化、及时诊断和抢救极为重要。危重患者病情监测的内容较多,最基本的应包括中枢神经系统、循环系统、呼吸系统、肾功能及生命体征的监测。

1. 中枢神经系统检测 包括意识水平监测、电生理监测(如脑电图)、影像学监测(如CT)、颅内压测定、脑死亡判定等。其中最重要的是意识水平监测,可采用 GCS 计分。颅内压的测定可了解脑积液压力的动态变化,从而了解其对脑功能的影响。

2. 循环系统的监测 包括心率、心律、无创和有创动脉血压、心电功能和血流动力功能监测(如中心静脉压、肺动脉压、心排量、心脏指数等)。

3. 呼吸系统监测 包括呼吸运动、频率、节律、呼吸音、潮气量、呼吸压力测定、肺胸顺应性检测等;痰液的性质、量、痰培养的结果;血气分析;胸片等。其中血气分析是较重要的检测手段之一,护士应了解其各项指标的正常值及其意义。

4. 肾功能监测 肾脏是调节体液的重要器官,它负责保留体内所需物质,排泄代谢产物,维持水、电解质平衡及细胞内外渗透压平衡,同时它也是最易受损的器官之一,因而对其功能的监测有极为重要的意义。包括尿量,血、尿钠浓度,血、尿的尿素氮,血、尿肌酐,血肌酐清除率测定等。

5. 体温监测 一项简便易行、反映病情缓解或恶化的可靠指标,也是代谢率的指标。正常人体温较稳定,当代谢旺盛、感染、创伤、手术后体温多有升高,而极重度或临终患者体温反而下降。

(二)保持呼吸道通畅

清醒、合作的患者应鼓励其定时做深呼吸或轻拍背部,以助分泌物咳出;昏迷患者头偏向一侧,及时吸出呼吸道分泌物,保持呼吸道通畅。并通过呼吸咳嗽训练、肺部物理治疗、吸痰等,预防分泌物淤积、坠积性肺炎及肺不张等并发症。

(三)加强临床基础护理

1. 维持清洁

(1)眼部护理:对眼睑不能自行闭合的患者应注意眼睛护理,防止角膜干燥导致溃疡、结膜炎等。

(2)口腔护理:保持口腔卫生,增进食欲,预防口臭、口腔感染等。

(3)皮肤护理:危重患者由于长期卧床、大小便失禁、大量出汗、营养不良等因素,因此常常有发生压疮的危险。所以应当加强皮肤护理,做到"六勤一注意",即:勤观察、勤翻身、勤擦洗、勤按摩、勤更换、勤整理;注意交接班,防止压疮的发生。

2. 协助活动 病情平稳时,应尽早协助患者进行被动肢体运动,配合按摩,以促进血液循环,增加肌肉张力,帮助功能恢复,预防肌腱韧带退化、肌肉萎缩、静脉血栓形成及足下垂等并发症。

3. 补充营养和水分　危重患者机体分解代谢增强,消耗大,对营养物质的需要量增加,但患者多有胃纳不佳,消化功能减退,为保证患者有足够营养和水分,维持体液平衡,应注意设法增进患者饮食,并协助自理缺陷的患者进食,对不能进食者,可采用鼻饲或完全胃肠外营养。对水分丢失较多的患者,应注意补充足够的水分。

4. 维持排泄功能　协助患者大小便,必要时给予人工通便及导尿,协助建立正常的排泄功能。

5. 保持各导管通畅　做好各引流导管的护理,妥善固定、安全放置,防止受压、扭曲、堵塞、脱落,保持引流通畅,同时严格无菌操作,防止逆行感染。

6. 保障患者的安全　对谵妄、躁动和意识障碍的患者,要注意安全,合理使用保护具,防止坠床、抓伤等;对牙关紧闭、抽搐的患者,可采用牙垫、开口器,防止舌咬伤,同时室内光线不宜太亮,工作人员,避免因外界刺激而引起抽搐。并正确执行医嘱,确保患者的医疗安全。

（四）心理护理

在对危重患者抢救的过程中,由于各种因素的影响,会导致患者产生极大的心理压力。这些因素包括:①因病情危重而产生对死亡的恐惧;②突然在短时间内丧失对周围环境和个人身体功能的控制,完全依赖他人;③不断地进行身体检查,甚至触及身体隐私部位;④突然置身于一个完全陌生而紧张的环境;⑤各种治疗仪器所产生的声音、影像、灯光等对患者的不良刺激;⑥因气管插管和呼吸机治疗而引起的沟通障碍。同时患者家属也会因自己的家人病情危重、生命受到威胁而经历一系列心理应激反应,可见对危重患者及其家属进行良好的心理疏导,帮助其建立战胜疾病的信心,是医护人员的重要职责之一。因此,护士应做到:

（1）对患者关心、同情、接受和尊敬。在护理患者的过程中,态度要和蔼、宽容、诚恳、富有同情心。

（2）向患者解释操作的目的和方法。在执行任何操作前,都应该向患者做简单、清晰的解释,语言精练、贴切、易于理解;同时举止沉着、稳重;操作娴熟认真、一丝不苟,给患者充分的信赖感和安全感。

（3）对进行呼吸机治疗的患者,应向其解释呼吸机的使用目的,并向患者说明机械通气只是暂时的。

（4）对因气管插管或呼吸机治疗而出现语言沟通障碍的患者,应予患者建立有效的沟通方式,鼓励患者表达他的感受,并让患者了解自己的病情和治疗情况,保证与患者进行有效沟通。

（5）鼓励患者参与自我护理活动和治疗方法的选择。

（6）尽可能多地采取"治疗性触摸"。这种触摸可以传递关心、支持给患者,可以帮助患者指明疼痛部位,确认他们身体某一部分的完整性和感觉的存在。

（7）鼓励家属及亲友探视患者,与患者沟通,向其传递关心和支持。减少环境因素刺激,病室内光线宜柔和,夜间减低灯光亮度,使患者有昼夜差别感,防止睡眠剥夺。病室内应安静,尽量降低各种仪器发出的噪音,工作人员应做到"四轻",即说话轻、走路轻、操作轻、关门轻。在病室内适当位置悬挂时钟,令患者有时间概念,在操作过程中使用屏风或围帘,注意保护患者隐私。

第三节　常用抢救技术

抢救最基本的目的就是挽救生命,医护人员对临床常用抢救技术掌握的程度可直接影响急危患者抢救方案的实施以及抢救的成败。因此,护士必须掌握必要的抢救知识与技能。本节主要介绍心肺复苏技术、洗胃法及人工呼吸机的使用。氧气吸入疗法、吸痰法详见第八章。

一、基础生命支持技术

(一)概述

心肺复苏(cardiopulmonary resuscitation,CPR)是对由于外伤、疾病、中毒、淹溺和电击等各种原因,导致呼吸、心跳骤停,必须紧急采取重建和促进心脏、呼吸有效功能恢复的一系列措施。

基础生命支持技术(basic life support,BLS)又称为现场急救,是由专业或非专业人员在事发现场,对患者实施及时、有效的初步救护,是抢救急危重症患者呼吸、心跳骤停的基本措施。

此外,2010 年美国心脏协会推荐的《心肺复苏指南》中继续强调高级心血管生命支持(advanced cardiovascular life support)和复苏后积极救治具有重要意义。

(二)呼吸、心跳骤停的原因及临床表现

1. 原因

(1)意外事件:如遭遇电击、雷击、溺水、自缢、窒息等。

(2)器质性心脏病:如急性广泛性心肌梗死、急性心肌炎等均可导致室速、室颤、Ⅲ度房室传导阻滞的形成而致心脏停搏。

(3)神经系统病变:如脑血管意外、颅脑外伤、脑炎等疾病导致脑水肿、颅内压增高,严重者可因脑疝引起生命中枢受损而致呼吸、心跳停止。

(4)手术和麻醉意外:如麻醉药剂量过大、给药途径有误、术中气管插管不当、心脏手术或术中失血过多导致休克等。

(5)水、电解质及酸碱平衡紊乱:严重的高血钾和低血钾都可引起心搏骤停;严重的酸碱中毒,可通过改变血钾浓度最终导致心搏停止。

(6)药物中毒或过敏:如洋地黄类药物中毒、安眠药中毒、有机磷农药中毒、青霉素过敏性休克等。

2. 临床表现

(1)突然面色死灰、意识丧失:轻摇或轻拍并大声呼叫,观察是否有反应,如果呼之不应,说明患者意识丧失。

(2)大动脉搏动消失:因颈动脉表浅,且颈部容易暴露,一般作为判断的首选部位。颈动脉位于气管和胸锁乳突肌之间,可用示指、中指指端先触及气管正中,男性患者可先触及喉结,然后滑向颈外侧气管与肌群之间的沟内,触摸有无搏动。其次选股动脉。股动脉位于股三角区,可于腹股沟韧带稍下方触摸有无搏动。由于动脉搏动可能缓慢、不规律,或微弱不易触及,

因此触摸脉搏一般不少于 $5 \sim 10$ s,确认触摸不到大动脉搏动,即可确定心搏停止。应注意如果对尚有心跳的患者进行胸外按压,会导致严重的并发症。

（3）呼吸停止:在保持气道开放的情况下进行判断。可通过听有无呼气声音或用面颊靠近患者的口鼻部感觉有无气体逸出,脸转向患者观察胸腹部有无起伏,观察时间不少于 $5 \sim$ 10 s,确认没有呼吸或不正常呼吸。

（4）瞳孔散大:循环完全停止超过 1 min 后才会出现瞳孔散大,且有些患者可始终无瞳孔散大现象,同时药物对瞳孔的改变也有一定影响。

（5）皮肤苍白或发绀:一般以口唇和指甲等末梢处最明显。

（6）心尖搏动及心音消失:听诊无心音。心电图表现为心室颤动或心室停顿,偶尔呈缓慢而无效的心室自主节律(心电-机械分离)。

（7）伤口不出血。

心搏骤停时可有上述多种临床表现,但其中以突然的意识丧失和大动脉搏动消失最为重要,故仅凭这两项即可做出心搏骤停的判断,并立即实施徒手心肺复苏,争分夺秒,抢救患者生命。务必注意的是,不要因听心音、测血压、做心电图而延误宝贵的抢救时间。

（三）基础生命支持技术

【目的】

1. 通过实施基础生命支持技术,建立患者的呼吸、循环功能。

2. 保证重要脏器的血液供应,尽快促进呼吸、心跳功能的恢复。

【评估】患者的病情、意识状态、呼吸、脉搏、有无活动义齿等。

【计划】

1. 患者准备 可能已昏迷,无特殊准备,护士可根据情况调整患者体位,以满足抢救的需要。

2. 护士准备 衣帽整洁,修剪指甲,洗手,戴口罩。

3. 用物准备 治疗盘内放血压计、听诊器,必要时备木板一块、脚踏凳。

4. 环境准备 光线充足、宽敞安静,必要时屏风遮挡。

【实施】见表 16-3。

表 16-3 基础生命支持技术

操 作 步 骤	要点与说明
1. 评估环境 评估环境安全	
2. 识别 双手轻拍患者面颊或肩部,并在患者耳边大声呼唤	• 无反应,可判断患者无意识
3. 判断呼吸	• 判断患者无呼吸或仅有喘息
4. 判断颈动脉搏动	• 在 10 s 内未扪及颈动脉搏动(仅限医护人员),立即启动心肺复苏程序
5. 立即呼救	• 求助他人帮助拨打急救电话,或协助救护
6. 摆放体位 使患者仰卧于硬板床或地上,去枕、头后仰,松解衣领及腰带,身体无扭曲	• 避免随意移动患者;保证胸外心脏按压的有效性
7. 胸外心脏按压术(C)	
（1）抢救者站在或跪于患者一侧	

续表

操 作 步 骤	要点与说明
④吹气毕,松开口鼻,抢救者头稍抬起,侧转换气,同时注意观察患者胸部复原情况(图 16-7),吹气频率:每分钟 8～10 次	• 每次呼吸的通气量为 500～600 mL,每次吹气时间不超过 2 s,按压与通气比率为 30：2
(2)口对鼻人工呼吸:抢救者一手将患者口鼻紧闭,深吸一口气,双唇包住患者鼻部吹气	• 用于口腔严重损伤或牙关紧闭患者 • 防止吹气时气体由口唇逸出
(3)口对口鼻人工呼吸:抢救者双唇包住患者口鼻部吹气,频率:20 次/分	• 适用于婴幼儿 • 吹气时间要短、缓慢均匀吹气,防止气体进入胃部,引起胃膨胀

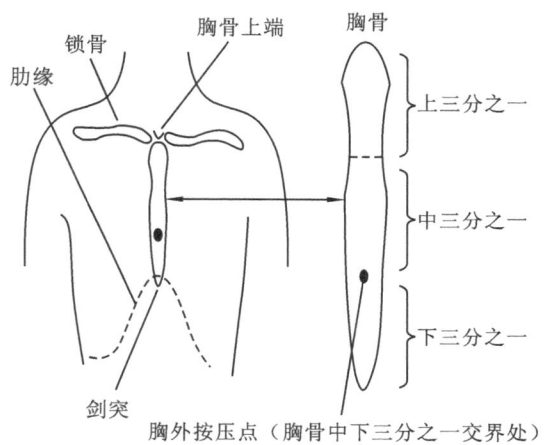

图 16-1 胸骨位置及按压部位

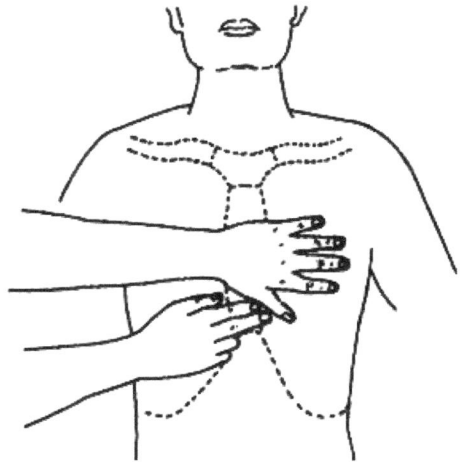

图 16-2 胸外心脏按压定位方法

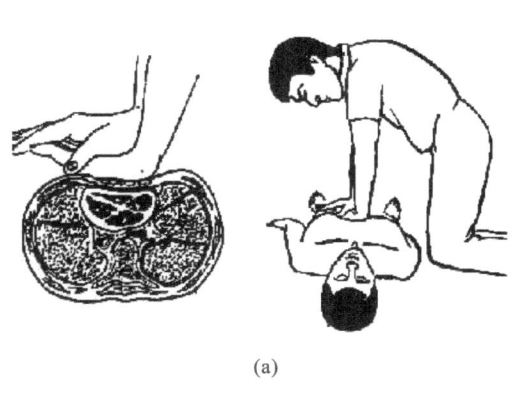

(a)

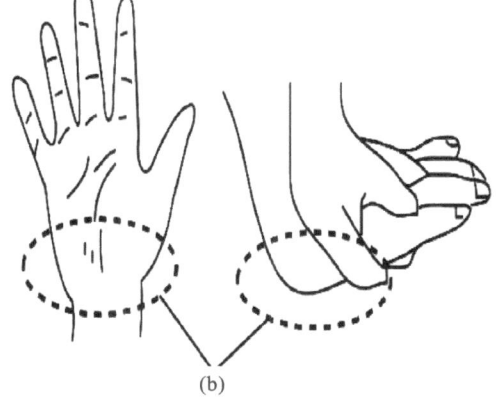

(b)

图 16-3 胸外心脏按压方法

【评价】

1. 复苏有效

(1)能触及颈动脉搏动。

(2)自主呼吸逐渐恢复。

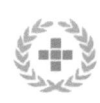

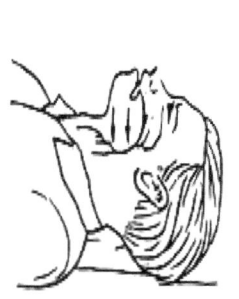

图 16-4 仰头抬颏法

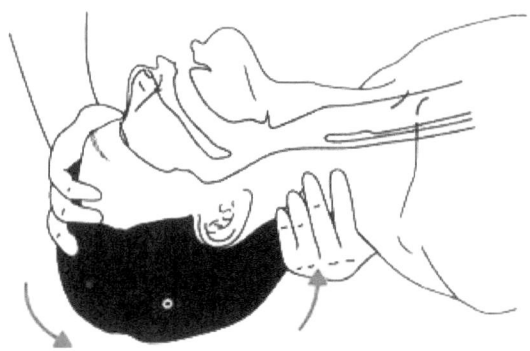

图 16-5 仰头抬颈法

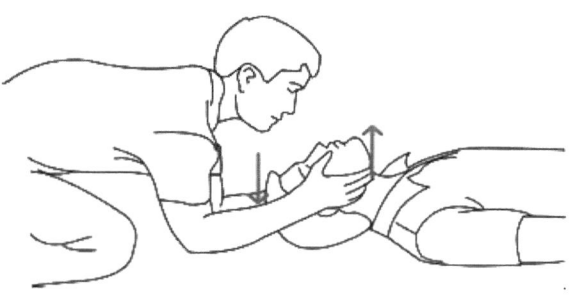

图 16-6 双手托颌法

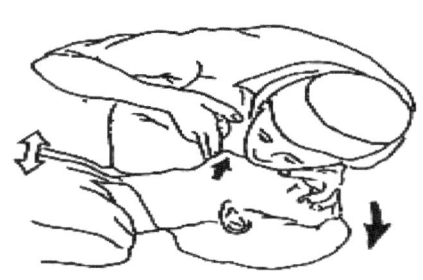

图 16-7 口对口人工呼吸

（3）面色、口唇、甲床、皮肤等处色泽转为红润。

（4）散大的瞳孔缩小。

（5）意识逐渐恢复，有尿，心电图检查波形有改变等。

2. 复苏过程中无并发症发生。

【注意事项】

1. 患者仰卧，争分夺秒就地抢救。发现无呼吸或不正常呼吸（叹息样呼吸）的心跳骤停患者，应立即启动紧急救护系统，马上做单纯胸外按压，而不再需要先行开放气道、人工呼吸等延误抢救时间的系列动作。

2. 按压姿势正确，部位准确，力度适中，防止胸骨、肋骨骨折。严禁按压胸骨角、剑突下及左右胸部。按压力度要适中，过轻达不到效果，过重易造成肋骨骨折、血气胸，甚至肝脾破裂等。按压深度：成人和儿童使胸廓至少下陷 5 cm，婴儿 4 cm，儿童和婴儿至少为胸部前后径的三分之一，并保证每次按压后胸廓充分回弹。姿势要正确，注意两臂伸直，两肘关节固定不动，双肩位于双手的正上方，确保肩、肘、掌根在一条直线。为避免心脏按压时呕吐物逆流至气管，患者头部应适当放低并略偏向一侧。

3. 清除口咽分泌物、异物，保证气道通畅。呼吸复苏失败最常见的原因是呼吸道阻塞和口对口接触不紧密。由于呼吸道阻塞，舌起了活瓣作用，只让空气压下进入胃内，不让空气再由胃排出，造成严重的胃扩张，可使膈肌显著升高，阻碍充分地通气。甚至会导致胃内容物反流，造成将呕吐物吸入的危险。人工呼吸频率为 8～10 次/分，避免过度通气。与胸外按压不同步，每次呼吸超过 1 s，应有明显的胸廓隆起。

4. 正确掌握人工呼吸方法。人工呼吸与胸外心脏按压应同时进行，所有年龄段的单人施救按压与呼吸的比为 30：2；双人施救成人的比为 30：2，儿童和婴儿的比为 15：2，新生儿是 3：1(如果考虑是心源性心跳骤停为 15：2)；按压时间不超过 10 s，判断脉搏不应超过 10 s。

（四）掌握终止基础生命支持技术的指标

1. 心跳、呼吸恢复　抢救转入进一步生命支持。

2. 死亡　心肺复苏持续一小时，检查心电图、脑电波平直，瞳孔散大固定。

▎知识链接▎

2010 年与 2005 年心肺复苏指南的比较

《2010 年美国心脏协会(AHA)心肺复苏(CPR)和心血管急救(ECC)指南》在基于大量复苏文献资料研究的基础上，对急救技术中的重要问题提出新的建议，以提高心脏骤停患者的存活率。与 2005 年的指南相比在以下几个方面进行了修改：

1. CPR 操作顺序的变化　A—B—C 改为 C—A—B。

2010(新)：C—A—B　即：C 胸外按压→A 开放气道→B 人工呼吸。

2005(旧)：A—B—C　即：A 开放气道→B 人工呼吸→C 胸外按压。

2010(新)：先胸外按压再通气，也就是先有效按压 30 次后，再开放被救者的气道，并给予 2 次有效通气。

2005(旧)：成人心肺复苏，首先开放气道，检查是否有正常呼吸，2 次通气后再做 30 次胸外按压，如此循环。

2. 强调胸外按压的重要性

2010(新)：明确：如果旁观者没有经过心肺复苏术培训，可以提供只有胸外按压的 CPR。即"用力按，快速按"，在胸部中心按压，直至受害者被专业抢救者接管。训练有素的救援人员，应该至少为被救者提供胸外按压。另外，如果能够执行人工呼吸，按压和呼吸比例按照 30：2 进行。在到达抢救室前，抢救者应持续实施 CPR。

2005(旧)：没有区别抢救者是否受过培训。仅建议旁观者可以在指导下行胸外按压。

3. 胸外按压频率

2010(新)：以每分钟至少 100 次的频率，进行胸外按压≥100 次/分。

2005(旧)：以每分钟 100 次的频率，进行胸外按压＝100 次/分。

4. 胸外按压的深度

2010(新)：成人胸骨下陷的深度至少 5 cm。

2005(旧)：成人胸骨下陷的深度为 4～5 cm。

二、洗胃法

洗胃法(gastric lavage)是将胃管插入胃内，反复注入和吸出一定量的溶液，以冲洗并排出胃内容物，减轻或避免吸收中毒的胃灌洗方法。

【目的】

1. 解毒　清除胃内毒物或刺激物，减少毒物吸收，还可利用不同灌洗溶液进行中和解毒，用于急性食物中毒或药物中毒。

2. 减轻胃黏膜水肿　幽门梗阻患者饭后常有滞留现象，引起上腹胀满、恶心呕吐等不适，

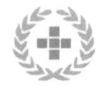

通过洗胃,将胃内潴留食物洗出,以减轻胃黏膜水肿和炎症。

3. 为某些手术或检查做准备　如行胃切除、胃肠吻合等手术前,洗胃可减少术中并发症,便于手术操作。

【评估】

1. 患者一般情况　患者的年龄、病情、医疗诊断、生命体征、意识状态及瞳孔、口鼻腔黏膜情况、有无活动义齿等。

2. 患者中毒情况　毒物的种类、浓度、量、中毒时间、途径等,是否有过呕吐,有无洗胃禁忌等。

3. 患者的认知、心理状态、对洗胃的耐受力、知识水平及合作程度等。

【计划】

1. 患者准备　了解洗胃的目的、方法、注意事项及配合要点;体位舒适,情绪稳定,愿意配合并取下活动义齿。

2. 护士准备　衣帽整洁,修剪指甲,洗手,戴口罩。

3. 环境准备　舒适安静、光线充足,必要时屏风遮挡。

4. 用物准备　根据不同的洗胃方法准备相应的物品。

(1) 口服催吐法:量杯、压舌板、水温计、弯盘、防水布、水桶 2 只(分别盛放洗胃液与污水)、洗胃溶液 10000～20000 mL(温度调节到 25～38 ℃为宜,种类按医嘱根据毒物性质进行选择,见表 16-4)。

表 16-4　常用洗胃溶液

毒物种类	常用溶液	禁忌药物
酸性物	镁乳、蛋清水[①]、牛奶	强酸药物
碱性物	5%醋酸、白醋、蛋清水、牛奶	强碱药物
氰化物	3%过氧化氢[②]引吐,1:20000～1:15000 高锰酸钾	
敌敌畏	2%～4%碳酸氢钠,1%盐水,1:20000～1:15000 高锰酸钾	
1605、1059、4049(乐果)	2%～4%碳酸氢钠溶液	高锰酸钾[③]
敌百虫	1%盐水或清水,1:20000～1:15000 高锰酸钾	碱性药物[④]
DDT、666	温开水或等渗盐水洗胃,50%硫酸镁导泻	油性药物
酚类	50%硫酸镁导泻,温水、植物油洗胃至无酚味为止,洗胃后多次服用牛奶、蛋清水保护胃黏膜	液状石蜡
苯酚(石炭酸)	1:20000～1:15000 高锰酸钾	
巴比妥类(安眠药)	1:20000～1:15000 高锰酸钾洗胃,硫酸钠导泻[⑤]	硫酸镁
异烟肼	1:20000～1:15000 高锰酸钾洗胃,硫酸钠导泻	
灭鼠药、抗凝血类(敌鼠钠等)	催吐、温水洗胃、硫酸钠导泻	碳酸氢钠
有机氟类(氟乙酰胺等)	0.2%～0.5%氯化钙或淡石灰水洗胃、硫酸钠导泻,饮用豆浆、蛋清水、牛奶等	
磷化锌	1:20000～1:15000 高锰酸钾,0.5%硫酸铜洗胃,0.5%～1%硫酸铜[⑥]溶液每次 10 mL,每 5～10 min 口服一次,并用压舌板刺激舌根催吐	牛奶、鸡蛋、脂肪及其他油类食物[⑦]

续表

毒物种类	常 用 溶 液	禁忌药物
发芽马铃薯	1%活性炭悬浮液	

注:①蛋清水可黏附于黏膜表面或创面上,从而起到保护性作用,并可减轻患者疼痛,促进舒适。

②氧化剂能将化学性毒物氧化,改变其性能,从而减轻或去除其毒性。

③1605、1059、4049(乐果)等禁用高锰酸钾洗胃,否则可氧化成毒性更强的物质。

④敌百虫遇碱性药物可分解出毒性更强的敌敌畏,其分解过程可随碱性的增强和温度的升高而加速。

⑤巴比妥类药物采用硫酸钠导泻是利用其在肠道内形成的高渗透压,而阻止肠道水分和残存的巴比妥类药物的吸收,促其尽早排出体外。硫酸钠对心血管和神经系统没有抑制作用,不会加重巴比妥类药物的中毒。

⑥磷化锌中毒口服硫酸铜,可使其成为无毒的磷化铜沉淀,阻止吸收,并促进其排出体外。

⑦磷化锌易溶于油类物质,忌用脂肪性食物,以免促使磷的溶解吸收。

(2)胃管洗胃法:无菌洗胃包(内有胃管、镊子、纱布或使用一次性胃管),塑料围裙或橡胶单,治疗巾,检验标本容器或试管,量杯,水温计,压舌板,弯盘,棉签,50 mL注射器,听诊器,手电筒,液状石蜡,胶布,必要时备开口器、牙垫、舌钳放于治疗碗内,水桶2只(分别盛放洗胃液及污水),洗胃溶液(同口服催吐),洗胃设备(电动吸引器、Y形三通管、输液装置或全自动洗胃机)。

【实施】见表16-5。

表 16-5 洗胃术的操作步骤

操 作 步 骤	要点与说明
1.核对、解释 携用物至患者床旁,核对床号、姓名,解释洗胃方法、目的及配合要点	• 确认患者,取得合作
2.取体位 协助患者取合适体位,围好围裙,有活动义齿者取下,污物桶置于患者坐位前或床头	• 中毒轻者取坐位或半卧位,中毒较重者取左侧卧位,昏迷患者去枕平卧,头偏向一侧
3.洗胃	
▲口服催吐法	• 适用于服毒量少,清醒合作的患者
(1)饮灌洗液:指导患者自饮大量灌洗溶液,每次饮量为300~500 mL	
(2)催吐:引吐,必要时用压舌板刺激舌根催吐	
(3)结果:反复自饮催吐,直至吐出的灌洗液澄清无味	• 表示毒物已基本洗干净
▲电动吸引器洗胃法	• 利用负压吸引作用,吸出胃内容物,能迅速、有效地清除毒物,节省人力,并能准确计算洗胃的液体量
(1)接通电源,检查吸引器性能、管道连接并调节负压	
(2)安装灌洗装置:输液管与Y形管主管相连,洗胃管末端及吸引器储液瓶的引流管分别与Y形管两分支相连,夹紧输液管,检查各连接是否紧密。将灌洗液倒入输液瓶内,挂于输液架上(图16-8)	
(3)插洗胃管:用液状石蜡润滑胃管前段,插入长度为前额发际至剑突的距离,成人由口腔插入55~60 cm,证实胃管在胃内后,胶布固定	

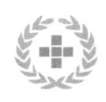

操 作 步 骤	要点与说明
(4)吸出胃内容物:开动吸引器,负压调节在 13.3 kPa 左右,吸尽胃内容物	• 避免压力过高损伤胃黏膜
(5)灌注洗胃液:关闭吸引器,夹紧储液瓶上的引流管,开放输液管,使溶液流入胃内 300~500 mL	• 一次灌洗量不超过 500 mL,否则容易出现胃扩张
(6)吸出灌入的液体:夹紧输液管,开放引流管,开动吸引器,吸出灌入的液体	
(7)反复灌洗,直至洗出液澄清无味为止	
▲全自动洗胃机洗胃法(图 16-9)	• 利用电磁泵作为动力源,通过自控电路的控制,使电磁阀自动转换动作,先向胃内注入灌洗溶液,随后从胃内吸出内容物的洗胃过程。能自动、迅速、彻底清除胃内毒物
(1)检查机器性能:接通电源,检查机器性能,连接各管道	
(2)插洗胃管:安插胃管并固定,同电动吸引器洗胃法	• 药管管口必须始终浸没在洗胃液液面以下
(3)连接洗胃管,将配好的灌洗液倒入水桶内,药管的另一端放入灌洗液桶内,污水管的另一端放入空水桶内,胃管的另一端与患者胃管相连接,调节药量流速	
(4)按"手吸"键,吸出胃内容物,再按"自动"键,即开始对胃进行自动冲洗,直至洗出液澄清无味为止	• 冲洗时"冲"灯亮,吸引时"吸"灯亮
4.观察 洗胃过程中,随时观察患者反应、面色、呼吸、脉搏和血压的变化,洗出液的性质、颜色、气味等	• 患者出现腹痛、休克、洗出液呈血性,应立即停止灌洗,采取相应的急救措施
5.拔管 洗胃毕,反折胃管末端拔管	• 防止管内液体误入气管
6.整理 协助患者漱口、洗脸,取舒适卧位,整理床单位,清理用物	• 促进患者舒适
7.清洁 自动洗胃机三根导管同时放入清水中,按"清洗"键,清洗各管腔后,将各导管同时取出,待机器内的水完全排尽后,按"停机"键关机	• 避免各管道被污物堵塞或腐蚀
8.记录 灌洗液名称、量,洗出液的颜色、气味、性质、量和患者的全身反应	• 幽门梗阻的患者洗胃,可在饭后 4~6 h 或空腹进行。记录胃内潴留量,便于了解梗阻程度,胃内潴留量=吸出量−灌入量

【评价】

1. 患者胃内毒物得到有效清除,中毒症状得以缓解或控制。

2. 洗胃过程中患者安全,无损伤、无误吸及其他并发症。

3. 患者理解洗胃目的、积极配合,护患沟通良好。

【注意事项】

1. 首先注意了解患者中毒情况,如中毒时间、途径、毒物种类、性质、量等。

2. 严格掌握洗胃的禁忌证与适应证

(1)适应证:非腐蚀性毒物中毒,如有机磷农药、安眠药、重金属类、生物碱及食物中毒等。

(2)禁忌证:强腐蚀性毒物中毒、胸主动脉瘤、肝硬化伴食管胃底静脉曲张、近期内有上消

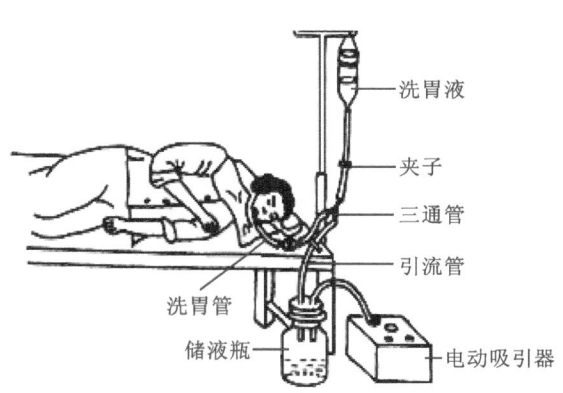

图 16-8 电动吸引器洗胃法

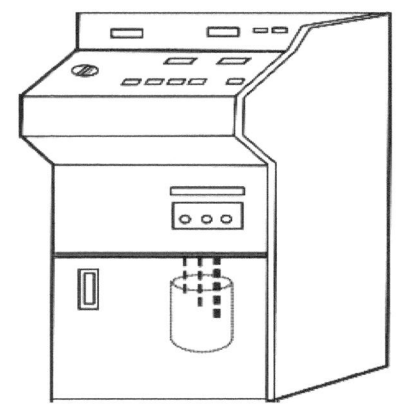

图 16-9 全自动洗胃机洗胃法

化道出血及胃穿孔等。如患者吞服强酸、强碱等腐蚀性药物,禁忌洗胃,以免造成穿孔。可遵医嘱给予药物或迅速给予物理性对抗剂,如牛奶、蛋清、豆浆、米汤等以保护胃黏膜。上消化道溃疡、食管静脉曲张、胃癌等患者一般不宜洗胃,昏迷患者洗胃应谨慎。

3.急性中毒者,应迅速采用口服催吐法,再进行洗胃,洗胃时间越早越好,以减少毒物的吸收。

4.选择合适的洗胃溶液,若中毒毒物性质不明确,可选用温开水或生理盐水洗胃,待毒物性质明确后,再采用对抗剂洗胃。

5.插管时,动作轻、稳、快,避免损伤食道黏膜或误入气管。

6.洗胃过程中应随时观察患者的面色、生命体征、意识、瞳孔变化、口鼻腔黏膜情况及口中气味等,防止并发症。洗胃并发症包括急性胃扩张,胃穿孔,大量低渗性洗胃液致水中毒,水、电解质、酸碱平衡失调,昏迷患者误吸或过量胃内液体反流导致窒息,迷走神经兴奋致反射性心跳骤停等,及时观察并做好相应的急救措施,并做好记录。

7.注意患者的心理状态、合作程度和对康复的信心。向患者讲述操作过程中可能会出现的不适,如恶心等,希望得到患者的合作;告知患者及家属有误吸的可能与风险,取得理解;向患者介绍洗胃后的注意事项,对自服毒物者,耐心劝导,做好心理护理,帮助患者改变认知,并为其保守秘密和隐私,减轻其心理负担。

8.洗胃后注意患者胃内毒物清除状况,中毒症状有无得到缓解或控制。

三、人工呼吸器的使用

人工呼吸器(artificial respirator)是进行人工呼吸最有效的方法之一,可通过人工或机械装置产生通气,对无呼吸患者进行强迫通气,对通气障碍的患者进行辅助呼吸,达到增加通气量、改善换气功能、减轻呼吸肌做功的目的。目前,临床常用于各种原因所致的呼吸停止或呼吸衰竭的抢救及麻醉期间的呼吸管理。

【目的】

1.维持和增加机体通气量。

2.纠正威胁生命的低氧血症。

【评估】

1.患者一般情况　年龄、病情、意识状态、生命体征、血气分析、有无活动义齿等。

2. 患者呼吸状况　有无自主呼吸、呼吸型态、呼吸道是否通畅等。

3. 患者的心理社会状况　患者及家属对人工呼吸器的了解程度、心理反应及合作程度。

【计划】

1. 患者准备

（1）了解人工呼吸器使用的目的、方法、注意事项及配合要点。

（2）去枕仰卧、有活动义齿者应取下；松解衣领及裤带,清除呼吸道分泌物或呕吐物,保持呼吸道通畅。

2. 护士准备　衣帽整洁,修剪指甲,洗手,戴口罩。

3. 用物准备

（1）简易呼吸器（图 16-10）：由呼吸囊、呼吸活瓣、面罩及衔接管组成。

（2）人工呼吸器：分定压型、定容型、混合型等。

（3）必要时备氧气装置、纱布、弯盘等。

4. 环境准备　室温适宜、整洁安静,必要时用屏风遮挡。

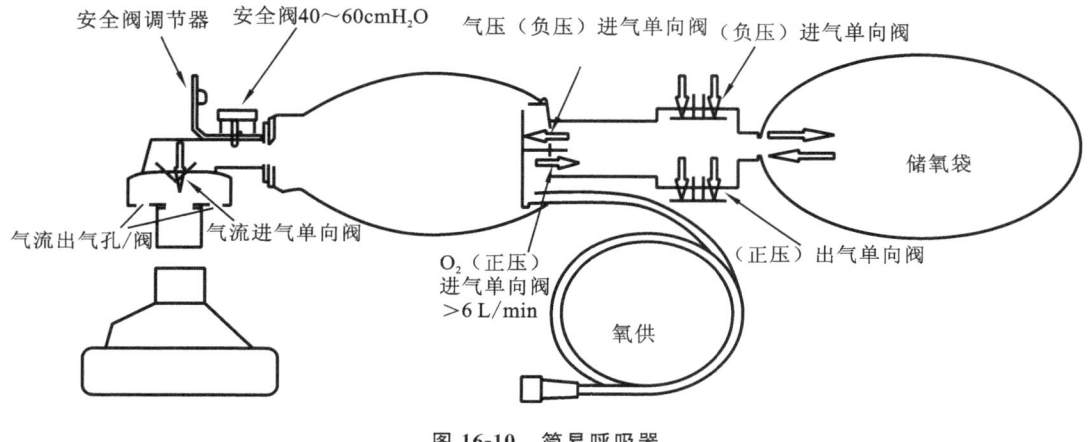

图 16-10　简易呼吸器

【实施】见表 16-6。

表 16-6　人工呼吸器的操作步骤

操 作 步 骤	要 点 说 明
1.核对　携用物至患者床旁,核对床号、姓名	
2.开放气道　清除呼吸道分泌物或呕吐物,开放气道	·有活动义齿者应先取下
3.使用辅助呼吸装置	
▲简易呼吸器:是最简单的借助器械加压的人工呼吸装置	·在未行气管插管建立紧急人工气道的情况下及辅助呼吸机突然出现故障时使用
（1）协助患者取合适体位	
①操作者站于患者头顶处	
②患者头后仰,托起下颌使气道畅通	
③面罩紧扣患者口鼻部,固定（图 16-11）	·避免漏气

操 作 步 骤	要 点 说 明
(2)有节律地挤压呼吸囊,频率保持在16～20次/分,一次挤压500 mL	• 使空气或氧气通过吸气活瓣进入肺部,放松时,肺部气体随呼气活瓣排出。患者若有自主呼吸,应注意与人工呼吸同步,即患者吸气初顺势挤压呼吸囊,达到一定潮气量后完全放松气囊,让患者自行完成呼气动作
▲人工呼吸机	• 用于危重患者,需长期循环、呼吸支持者
(1)开机前准备:接通电源,调节预置参数	• 主要参数调节(见表16-7)
(2)开机	
(3)呼吸机与患者气道紧密连接	
①面罩法:面罩盖住患者口鼻后与呼吸机连接	• 适用于清醒合作并间断使用呼吸机的患者
②气管插管法:气管内插管后与呼吸机连接	• 适用于神志不清的患者
③气管切开法:气管切开放置套管后与呼吸机连接	• 适用于长期使用呼吸机的患者
(4)观察病情及呼吸机运行情况	• 观察通气量是否合适,两侧胸廓运动是否对称,呼吸音是否一致;观察患者生命体征变化,定期进行血气分析和电解质测定;注意呼吸机工作是否正常,有无漏气,管路连接处有无脱落;观察意识、脉搏、呼吸、血压等的变化,定期进行血气分析和电解质测定
(5)根据需要调节呼吸机各参数	• 观察各参数是否符合病情需要;如果通气量不足,患者可出现烦躁不安、多汗、皮肤潮红、血压升高、脉搏加速;如果通气过度,患者可出现昏迷、抽搐等碱中毒症状;通气量适宜时,患者安静,呼吸合拍,血压、脉搏正常
(6)湿化、排痰:采用加温湿化器将水加温后产生蒸汽,混进吸入气体,同时起到加温加湿的作用	• 充分湿化呼吸道,防止患者气道干燥,分泌物堵塞,诱发肺部感染;鼓励患者咳嗽、深呼吸、翻身、拍背,促进痰液排出,必要时吸痰;湿化罐内放蒸馏水,减少杂质
4.使用呼吸机中记录	• 患者反应、呼吸机参数、时间、效果及特殊处理
5.呼吸机撤离　遵医嘱分离面罩或拔出气管内插管,撤机	• 指征:意识清楚,呼吸困难的症状消失,缺氧完全纠正。血气分析基本正常;心功能良好,生命体征稳定,无严重心律失常,无威胁生命的并发症
6.记录	
7.整理用物 (1)做好呼吸机保养 (2)用物消毒	

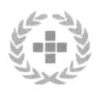

表 16-7　呼吸机的主要参数设置

项　目	数　值
呼吸频率(R)	10～16 次/分
每分通气量(VE)	8～10 L/min
潮气量(VR)	10～15 mL/kg(通常在 600～800 mL)
呼吸比值(I/E)	1 :(1.5～2.0)
呼气压力	0.147～1.96(一般<2.94 kPa)
呼气末正压	0.49～0.98 kPa(渐增)
吸入氧浓度	30%～40%(一般<60%)

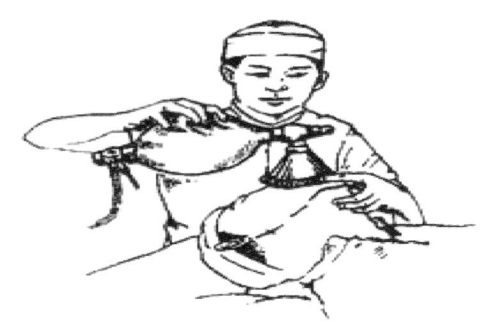

图 16-11　简易呼吸器的使用方法

【评价】

1. 患者通气、换气良好,气体交换有效,缺氧症状得到改善。

2. 患者呼吸道通畅,无并发症发生。

3. 患者及家属理解配合,护患沟通良好。

【注意事项】

1. 呼吸机使用过程中应严密监护。

2. 保持呼吸道通畅:定时稀释痰液,鼓励患者咳嗽、深呼吸,协助翻身、拍背,促进痰液排出,必要时吸痰。

3. 预防呼吸道感染:呼吸机各部件如接口、螺纹管、接头及雾化器等每天用消毒液浸泡一次,病室空气、地面、床单位等每天进行消毒。

4. 加强口腔护理及皮肤护理,保证水和营养的摄入。

5. 告知呼吸机报警出现的原因,避免增加患者和家属的紧张与不安。

(李雨昕)

思考题

1. 患者张某,女,35 岁,因家庭矛盾口服农药乐果一小时后被人发现,急诊送入院,入院时昏迷不醒。请问:

(1) 护士应为患者选择哪种合适的洗胃溶液?

(2) 在洗胃过程中,护士应重点观察哪些内容?

(3) 洗胃过程中若有血性液体流出,应怎样护理?

2. 患者张某,男,20 岁,打篮球时突然猝倒,呼吸、心跳骤停。假如你在现场,请问:

(1) 对该患者应怎样实施急救措施?

(2) 在急救过程中,应注意哪些问题?

(3) 如何判断急救措施是否有效?

第十七章　临终关怀与护理

生、老、病、死是生命的自然规律。死亡是不可抗拒的客观存在，是每个人都必须接受的最终结果。帮助临终患者减轻痛苦、树立正确的死亡观，让其从容、平静、安详、有尊严、无痛苦地接受死亡，是护理人员不可推卸的责任；同时，护理人员还应帮助临终患者的家属减轻痛苦、维持身心健康。所以，护理人员应该具备专业的临终护理知识和技能，掌握临终患者的身心反应及特点，为患者及其家属提供有针对性的优质护理服务。

第一节　临终关怀

案例引导

患者王某，男，68岁，退休干部，大学文化。2014年5月因反复咳嗽入院检查，进一步检查诊断为肺癌晚期。患者既往身体健康，不相信患癌的事实，要求家人为其反复转院进行确诊。

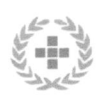

治疗期间,患者情绪异常低落,不愿与任何人沟通,加之病痛折磨,影响睡眠,身体状态每况愈下。患者的配偶为某高中退休教师,对其丈夫突然患病也深感意外和内疚,经常以泪洗面,情绪不稳定并严重失眠。请问:

(1) 患者有什么样的生理和心理变化?

(2) 可采取哪些护理措施?

(3) 患者家属的心理变化有哪些? 如何护理?

临终关怀是实现人生临终健康的一种重要方式,是医学人道主义精神的具体体现,是贯穿生命末端全程的、立体式的卫生服务项目。临终关怀作为一种社会文化现象,越来越被社会认可和重视,享受临终关怀是人的一项基本权利。

一、概述

(一) 临终关怀的概念

临终关怀一词源于中世纪,又称善终服务、安宁照顾、终末护理、安息护理等。临终关怀(hospice care)是指由社会各层次人员(护士、医生、社会工作者、志愿者以及政府和慈善团体人士等)组成的团队向临终患者及其家属提供的包括生理、心理和社会等方面的一种全面性支持和照料。其目的在于使临终患者的生命质量得以提高,能够无痛苦、舒适地走完人生的最后旅途,并使家属的身心健康得到维护和增强。

临终关怀学是一门探讨临终患者生理、心理特征和为临终患者及其家属提供全面照料的以实践规律为研究内容的新兴学科。根据研究的范围和内容,临终关怀学可分为临终医学、临终护理学、临终心理学、临终关怀伦理学、临终关怀社会学及临终关怀管理学等分支学科。

(二) 临终关怀的意义

1. 对临终患者的意义 通过对临终患者实施全面照料,使他们的生命得到尊重、疾病症状得以控制、生命质量得到提高,使其在临终时能够无痛苦、安宁、舒适地走完人生的最后旅程。

2. 对患者家属的意义 能够减轻患者家属在亲人临终阶段以及亲人离世后带来的精神痛苦,并可以帮助他们接受亲人死亡的现实,顺利度过居丧期,尽快适应失去亲人的生活,缩短悲伤过程。还可以使家属的权利和尊严得到保护,获得情感支持,保持身心健康。

3. 对医学的意义 临终关怀是以医学人道主义为出发点,以提高人的生命质量为服务宗旨的医学人道主义精神和生物、心理、社会医学模式的具体体现。作为一种新的医疗服务项目,是对现行医疗服务体系的补充。

4. 对社会的意义 临终关怀能反映人类文化的时代水平,它是非物质文化中的信仰、价值观、伦理道德、审美意识、宗教、风俗习惯、社会风气等的集中表现。从优生到优死的发展是人类文明进步和发展的重要标志。

二、临终关怀的发展历程

临终关怀来源于人类对老年体衰者或病入膏肓者的关怀和供养,在中西方都有悠久的历史。

(一) 早期临终关怀的发展

早期的临终关怀服务主要由政府或教会等慈善机构提供,体现对年老体衰或穷苦无依者的救助,并不具备医疗功能。

1. 西方早期临终关怀　西方临终关怀的历史可以追溯到中世纪西欧的修道院和济贫院,为重病濒死的朝圣者、旅游者及流浪者提供照顾场所,使其得到最后的安宁,并为死者祈祷和安葬。1846 年在爱尔兰的都柏林,慈善团体开办了专门收容孤寡老人、贫病者及濒死无助患者的"收容所""济贫院",专门为他们提供护理服务。这些机构作为一种宗教上的慈善事业,初次显露出现代临终关怀的雏形,为现代临终关怀运动奠定了基础。

2. 中国早期临终关怀　我国早在 2000 多年前就出现了专门的养老场所,在唐朝基本形成了较完整的养老制度,并在长安设立了"悲田院",以专门收养贫穷无依的老年乞丐,并由佛教寺院负责具体管理工作。到了宋代,北宋官方曾在汴京(今河南开封)设立东西两个"福田院",专门供养孤独有病的老年乞丐,其供给由皇室提供,脱离了与佛教寺院的联系。到了清朝,康熙皇帝在北京设立"普济堂",收养老年贫民。这些机构可以看做是我国早期的临终关怀机构,是现代临终关怀机构的雏形。

(二)现代临终关怀的发展

1. 西方现代临终关怀　西方现代临终关怀始于 20 世纪 60 年代,倡导人有选择"优死"的权利,强调对临终者进行身体、心理和精神的全方位关怀和照护,并对临终者家属开展心理抚慰和居丧照护。其倡导者和奠基人是英国的西希里·桑德斯博士,1967 年,她在伦敦创办了世界上第一所现代临终关怀院——"圣克里斯多福临终关怀院",被誉为"点燃了临终关怀运动的灯塔",成为现代临终关怀的标志。此后,美国、法国、加拿大、日本、澳大利亚、新西兰、芬兰、德国、挪威、以色列等 70 多个国家相继开展了临终关怀服务及研究,推动了临终关怀事业的发展。

2. 我国临终关怀的发展及现状　我国现代临终关怀始于 20 世纪 80 年代。1988 年 7 月,天津医学院在美籍华人黄天中博士的资助下,成立了中国第一个临终关怀研究中心,开展了临终护理、临终关怀伦理学等方面的研究,并于两年后建立了临终关怀病房。1988 年 10 月,在上海诞生了中国第一所临终关怀医院——南汇护理院。1992 年,在天津召开了首届东西方临终关怀国际研讨会,同年北京松堂关怀医院、北京朝阳门医院临终关怀病区等机构相继建立。1993 年我国成立了"中国心理卫生协会临终关怀专业委员会",并于 1996 年正式创办《临终关怀杂志》。2001 年,香港李嘉诚基金会捐资,在全国 15 个省市建立了 20 所临终关怀的服务机构,进一步推动了我国临终关怀事业的发展。2006 年,中国生命关怀协会成立,标志着我国临终关怀事业进入了一个新的发展时期。2010 年,中国内地首个社区临终关怀科室在上海闸北临汾路街道社区卫生服务中心成立。至目前为止,我国已超过 120 所临终关怀服务或研究机构。这些均标志着我国已跻身于世界临终关怀研究与实践的行列。

▌知识链接▐

儿童临终关怀

大部分临终关怀研究文献以成年人作为研究对象,儿童临终关怀是个容易被忽视的话题。在全世界,儿童患病率和死亡率不断升高,尤其非洲地区,因为 HIV 和艾滋病而成为世界上儿童健康问题最为严重和紧急的地区。儿童姑息医疗具有极大的挑战性,对于医疗工作者来说,能够为儿童减轻痛苦和精神压力是非常欣慰且富有成就感的事情。贾斯汀·埃默里主编的《非洲儿童临终关怀》一书,以非洲儿童艾滋病患者为主要研究对象,针对儿童生理和心理特点,探讨在疼痛控制、缓解症状、情感交流等方面该采取的措

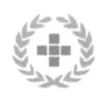

施。该书是儿童姑息医学方面的教科书,其对儿童姑息医疗和临终关怀的论述值得所有医疗工作者深思,也代表了儿童姑息医疗和临终关怀事业的重要意义。

三、临终关怀的理念和组织形式

（一）临终关怀的理念

1. 尊重生命,尊重人的尊严和权利　临终患者在生命的最后阶段,个人尊严不应该因生命活力降低而被忽视,个人权利也不可因身体衰竭而被剥夺。临终关怀强调尊重生命的原则,要求服务的提供者应保持和维护临终患者的权利和尊严,尊重他们的信仰和习俗。护理人员在护理临终患者时,要维护患者的尊严、尊重患者的权利、保护患者的隐私,尽量满足患者的合理要求。

2. 照护为主　对临终患者而言,所提供的医学服务应从治疗(cure)为主转为照护(care)为主,不以延长生命为目的,而以减轻身心痛苦为宗旨。通过姑息性治疗护理措施,适度治疗以控制症状,达到减轻病痛、增进舒适、提高生命质量的目的,这是更加符合人道主义精神的医疗护理救助行为。

3. 提高临终患者生命质量　随着现代生物医学技术的飞速发展,多种仪器设备可以应用于延长患者的生理生命,甚至可以保持长久植物性生存状态,但生命价值已失去了本质意义。这种毫无价值的生命存在未必是临终者本人的意愿,甚至是违背其意愿的。因此临终关怀不以延长临终患者的生存时间为目的,而以提高临终阶段的生存质量为宗旨。对濒死患者生命质量的照料是临终关怀的重要环节,减轻痛苦使生命品质得到提高,给临终患者提供一个安适的、有意义的、有希望的生活,在可控制的病痛下与家人共度温暖时光,使患者在人生的最后阶段能够体验到人间的温情。

4. 加强死亡教育　临终关怀将死亡视为生命的一部分,承认生命是有限的,死亡是一个必然的过程。虽然医务人员已经尽力对患者进行了治疗和护理,但仍不可避免地有患者因疾病不能治愈而死亡。临终关怀是一个社会化的系统工程,需要多学科、多领域共同参与。社会化原则要求大力开展临终关怀知识普及和宣传,开展死亡教育,树立科学死亡观,让社会公众了解并支持临终关怀事业。临终关怀强调把健康教育和死亡教育结合起来,从正确理解生命的完整与本质入手,完善人生观,增强健康意识,教育临终患者把生命的有效价值和生命的高质量两者真正统一起来,善始善终,以健全的身心走完人生的旅途。

5. 提供全面的整体照护　也就是全方位、全程服务,包括对临终患者的生理、心理、社会等方面给予关心和照护,为患者提供 24 h 护理服务。临终护理的内容也包括照护患者家属,既为患者提供生前照护又为死者家属提供居丧照料,帮助其经历和适应"丧亲"现实,缩短悲痛过程,维护身心健康。

（二）临终关怀的组织机构

当前,世界范围内临终关怀的机构和服务形式呈现多样化、本土化的特点。英国的临终关怀服务以住院照料方式为主,即注重临终关怀院的发展。美国则以家庭临终关怀服务为主,即开展社区服务。我国正在探索符合我国国情的临终关怀服务方式,从目前发展状况来看,以临终关怀病房的形式较为普遍。

1. 独立的临终关怀院　具有医疗、护理设备，一定的娱乐设施，家庭化的危重病房设置，提供适合临终关怀的陪护制度，并配备一定数量和质量的专业人员，为临终患者提供临终服务，如北京松堂关怀院、上海南汇护理院、香港的白普里宁养中心等。

2. 附设临终关怀机构　在医院、养老院、护理院等机构中设置的"临终关怀病区"、"临终关怀病房"等，可分为综合病种的临终关怀病房和专为癌症患者设立的临终关怀病房。主要为临终患者提供医疗、护理及生活照料，这是目前最主要的形式，如中国医学科学院肿瘤医院的"温馨病房"、北京市朝阳门医院的老年临终关怀病区。

3. 居家式临终关怀　也称为居家照护（home care），是临终关怀基本服务方式之一，指不愿意离开自己家的临终患者，也可以得到临终关怀服务。医护人员根据临终患者的病情每日或每周进行数次访视，并提供临终照料。在医护人员的指导下，由患者家属做基本的日常照料，在家里照顾患者，使他们能感受到亲人的关心和体贴，从而减轻生理上和心理上的痛苦，最后安宁舒适地离开人间。

居家式临终关怀在国外被称为"居家护理"，主要为希望留在家里与家人共度最后时光的患者服务。医护人员的职责是控制患者生理上的痛苦，对其家属提供心理和感情上的支持，使患者可以与家人在一起，减轻悲痛与孤寂，坦然面对死亡。

4. 癌症患者俱乐部　这是一个具有临终关怀性质的群众性自发组织，而不是医疗机构。其宗旨是促进癌症患者互相关怀、互相帮助，愉快地度过生命的最后旅程。

第二节　死亡的过程

一、濒死与死亡的概念

（一）濒死的概念

濒死（dying）即临终，是指患者在已接受治疗性或姑息性治疗后，虽然意识清醒，但病情加速恶化，各种迹象显示生命即将终结。

濒死阶段和整个生命过程相比是很短暂的，和数十年的生存历程相比，也不过是几个月、几天、几小时甚至是几分钟。对濒死阶段时间的界定，迄今为止世界各国尚未统一，各国或各地区依据实际情况制定了相应标准。例如，美国将临终界定为患者已无治疗意义，估计存活时间在 6 个月以内；英国以预期生存期不超过 1 年为临终期；日本则将患者只有 2～6 个月存活时间定义为临终期；另外也有不少国家倾向于以危重患者住院治疗到死亡平均时间 17.5 天为临终标准。我国对此没有具体时间限定，一般认为，经积极治疗后仍无生存希望、处于疾病末期的患者，死亡在短时间内（2～3 个月）不可避免地发生即属于临终阶段，如慢性疾病终末期、恶性肿瘤晚期、重要脏器衰竭期等。这个阶段又称为"死程"，原则上属于死亡的一部分，但由于其有可逆性，故不属于死亡。但是濒死阶段在死亡学中却占有重要地位，因此濒死生理、濒死心理及濒死体验等一直是医护工作者、临终关怀学家和死亡学家所关注和研究的对象。

（二）死亡的概念

传统的死亡（death）概念是指心肺功能的停止。美国布拉克法律辞典将死亡定义为：血液循环全部停止及由此导致的呼吸、心跳等身体重要生命活动的终止。即死亡是指个体的生命

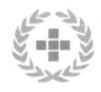

功能永久终止,是人的本质特征的永久消失,是机体完整性的破坏和新陈代谢的停止。

将心跳、呼吸的永久性停止作为判断死亡的标准在医学上已经沿袭了数千年,但心跳、呼吸停止的人并非必死无疑,在临床上可以通过及时有效的心脏起搏、心内注射药物和心肺复苏等技术使部分人恢复心跳和呼吸而使其生命得以挽救。心脏移植术的开展使得心脏死亡理论不再对整体死亡构成威胁,人工呼吸机的应用,使呼吸停止的人也可能再度恢复呼吸,由此可见,心跳和呼吸的停止已失去作为死亡标准的权威性。为此,各国医学专家一直在探讨死亡的新定义和新的判断标准。

一般认为,死亡是指机体作为一个整体的功能的永久停止,但这并不意味各器官组织均同时死亡。随着现代医学科学发展,医学专家们提出了新的死亡定义及标准。1968 年,在世界第 22 次医学大会上,美国哈佛医学院特设委员会发表报告,提出脑死亡(brain death)概念,又称全脑死亡,包括大脑、中脑、小脑和脑干的不可逆死亡,以此作为死亡新的定义。以"脑功能不可逆性丧失"作为新的死亡标准,并制定了世界上第一个脑死亡的诊断标准,指出不可逆的脑死亡是生命活动结束的象征。

二、死亡的标准

世界卫生组织(WHO)医学科学国际委员会提出了五项脑死亡的诊断标准:①昏迷(对整个环境应答反应消失);②各种神经反射消失;③自主呼吸停止;④如果不以人工维持,血压急剧下降;⑤甚至给予刺激时,脑电图呈现直线。

美国判定脑死亡的规定:一个人循环和呼吸功能不可逆停止,或全脑,包括脑干一切功能不可逆停止,就是死亡。

死亡的确定必须符合公认的医学标准:

(1) 深度昏迷要排除用抑制性药物、低温,或因代谢、内分泌障碍引起的昏迷。

(2) 自主呼吸停止排除肌肉松弛剂和其他药物的作用。停用呼吸机后,动脉 CO_2 张力上升,超过呼吸的刺激阈值时,仍不能引起自主呼吸运动。

(3) 导致脑死亡的疾病已确立,这常由不可医治的脑结构损害引起。

(4) 全部脑干反射消失脑干反射的检查包括:①瞳孔对光反射;②角膜反射;③按压眼眶反应;④冰水灌注外耳道眼球的颤动;⑤吸痰导管刺激气管引起咳嗽。至少两次检查均无以上反射出现方能认为脑干反射消失。

(5) 根据疾病定出复查时间,最长可达 24 h。

(6) 脑电图、脑血管造影和脑血流图可作为辅助诊断,但并非必要诊断。

(7) 必须由专家和有关医生作出诊断。

三、死亡过程的分期

死亡不是生命的骤然结束,而是一个渐进的过程。一般可分为三期,包括濒死期、临床死亡期、生物学死亡期。

1. 濒死期(agonal stage) 濒死期又称临终状态,是死亡过程的开始阶段,是临床死亡前主要生命器官功能极度衰弱、逐渐趋向停止的时期。此期的主要特点是中枢神经系统脑干以上部位的功能处于深度抑制状态或丧失,而脑干功能依然存在。表现为意识模糊或丧失,各种反射减弱或逐渐消失,肌张力减退或消失。循环系统功能减退,心跳减弱,血压下降,患者表现为四肢发绀、皮肤湿冷。呼吸系统功能进行性减退,表现为呼吸微弱,出现潮式呼吸或间断呼吸。代谢障碍,肠蠕动逐渐停止,感觉消失,视力下降。各种迹象表明生命即将终结。濒死期因患者疾病状态不同而持续时间不等,猝死者可不经此期而直接进入临床死亡期。濒死期患者经积极抢救可以复苏。

2. 临床死亡期(clinical death stage) 临床死亡期又称躯体死亡,是死亡过程的过渡阶段,时间短暂,是临床上判断死亡的标准,此期中枢神经系统的抑制过程已由大脑皮层扩散到皮层以下部位,延髓处于极度抑制状态。表现为心跳、呼吸完全停止,各种反射消失,瞳孔散大,但各种组织细胞仍有微弱而短暂的代谢活动。此期一般持续 5～6 min,若得到及时、有效的抢救治疗,生命有复苏的可能。若超过这个时间,大脑将发生不可逆的变化。但大量的临床资料证明,在低温条件下,临床死亡期可延长至 1 h 或更久。

3. 生物学死亡期(biological death stage) 生物学死亡期又称全脑死亡、细胞死亡,是死亡过程的最后阶段。此期中枢神经系统和新陈代谢相继停止,出现不可逆性变化,机体已无复活可能。随着生物学死亡期的进展,相继出现尸冷、尸斑、尸僵及尸体腐败等现象。

(1)尸冷:死亡后最先发生的尸体现象。死亡后因体内产热停止,散热继续,尸体温度(以直肠温度为标准)会逐渐下降,称尸冷(cellular death)。死亡后尸体温度的下降有一定规律,一般情况下死亡后 10 h 内尸温下降速度约为每小时 1 ℃,10 h 后为每小时 0.5 ℃,24 h 左右,尸温与环境温度相同。

(2)尸斑:死亡后由于血液循环停止,在地心引力的作用下血液向身体的最低部位坠积,皮肤呈现暗红色斑块或条纹状,称尸斑(livor mortis)。一般尸斑出现的时间是死亡后 2～4 h,最易发生于尸体的最低部位。若患者死亡时为侧卧位,则应将其转为仰卧位,以防面部颜色改变。

(3)尸僵:尸体肌肉僵硬,关节固定称为尸僵(rigor mortis)。三磷酸腺苷(ATP)学说认为死后肌肉中 ATP 不断分解而不能再合成,致使肌肉收缩,尸体变硬。尸僵首先从小块肌肉开始,表现为先从咬肌、颈肌开始,向下至躯干、上肢和下肢。尸僵一般在死后 1～3 h 开始出现,4～6 h 扩展到全身,12～16 h 发展至最硬,24 h 后尸僵开始减弱,肌肉逐渐变软,称为尸僵缓解。

(4)尸体腐败:死亡后机体组织的蛋白质、脂肪和碳水化合物因腐败细菌作用而分解的过程称为尸体腐败(postmortem decomposition)。常见表现有尸臭、尸绿等,一般死后 24 h 先在右下腹出现,逐渐扩展至全腹,最后波及全身。

第三节 临终患者及家属的护理

对临终患者及家属的护理应体现出护理的关怀和照顾,以尊重生命、尊重患者的尊严及权利为宗旨,用护士的责任心、爱心、细心、耐心、同情心,了解患者和家属的需求并给予满足,对他们表示理解和关爱,营造安详和谐的环境,使临终患者及家属获得帮助和支持。

一、临终患者的生理变化和护理

(一)临终患者的生理评估

1. 肌肉张力丧失 表现为大小便失禁,吞咽困难,无法维持良好舒适的功能体位,肢体软弱无力,不能进行自主躯体活动,呈希氏面容,即面肌消瘦、面部呈铅灰色、下颌下垂、嘴微张、

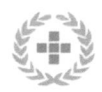

眼眶凹陷、双眼半睁、目光呆滞。

2. 循环功能减退　表现为皮肤苍白、湿冷,大量出汗,体表发凉,四肢发绀、斑点,脉搏弱而快,不规则或测不出,血压降低或测不出,心律出现紊乱。

3. 胃肠道蠕动减弱　表现为恶心、呕吐、食欲下降、腹胀、便秘或腹泻、口干、脱水、体重减轻。

4. 呼吸功能减退　表现为呼吸频率不规则,呼吸深度由深变浅,出现鼻翼扇动、经口呼吸、潮式呼吸,由于分泌物无法或无力咳出,出现痰鸣音或鼾声呼吸。

5. 知觉改变　表现为视觉逐渐减退,由视觉模糊发展到只有光感,最后视力消失。眼睑干燥,分泌物增多。听觉常是人体最后消失的一个感觉。

6. 意识改变　若病变未侵犯中枢神经系统,患者可始终保持神志清醒;若病变在脑部,则很快出现嗜睡、意识模糊、昏睡或昏迷等,有的患者表现为谵妄及定向障碍。

7. 疼痛　大部分的临终患者主诉全身不适或疼痛,表现为烦躁不安,血压及心率改变,呼吸变快或变慢,瞳孔散大,大声呻吟,出现疼痛面容,即五官扭曲、眉头紧锁、眼睛睁大或紧闭、双眼无神、咬牙等。

（二）临终患者的生理护理

1. 改善呼吸功能

（1）保持室内空气新鲜,定时通风换气。

（2）神志清醒者可采用半坐卧位;昏迷者可采用仰卧位,头偏向一侧或侧卧位,防止呼吸道分泌物误入气管引起窒息或肺部并发症。

（3）保持呼吸道通畅:拍背协助排痰,应用雾化吸入,必要时使用吸引器吸出痰液。

（4）根据呼吸困难程度给予氧气吸入,纠正缺氧状态,改善呼吸功能。

2. 减轻疼痛

（1）观察:护士应注意观察患者疼痛的性质、部位、程度、持续时间及发作规律。

（2）稳定情绪、转移注意力:护理人员应采用同情、安慰、鼓励等方法与患者进行沟通交流,稳定患者情绪,并适当引导使其转移注意力,从而减轻疼痛。

（3）协助患者选择减轻疼痛的最有效方法:若患者选择药物止痛,可采用 WHO 推荐的三步阶梯疗法控制疼痛。

（4）使用其他止痛的方法:临床上常选用音乐疗法、按摩、放松术,外周神经阻断术、针灸疗法、生物反馈法等。

3. 促进患者舒适

（1）维持良好、舒适的体位:建立翻身卡,定时翻身,避免局部长期受压,促进血液循环,防止压疮发生。对有压疮发生倾向的患者,应尽量避免采取易产生剪切力的体位。

（2）加强皮肤护理:对于大小便失禁者,注意会阴、肛门周围的皮肤清洁,保持干燥,必要时留置导尿管;大量出汗时,应及时擦洗干净,勤换衣裤,并保持床单位清洁、干燥、平整、无渣屑。

（3）加强口腔护理:护士每天要仔细检查患者的口腔黏膜是否干燥或有无疼痛,观察有无念珠菌感染,如粘连白斑和成片红色的粗糙黏膜。在晨起、餐后和睡前协助患者漱口,保持口腔清洁卫生;口唇干裂者可涂液状石蜡;有溃疡或真菌感染者酌情涂药;口唇干燥者可适量喂水,也可用湿棉签湿润口唇或用湿纱布覆盖口唇。对于口腔卫生状况较差并且感觉有明显疼痛者,可用稀释的利多卡因和洗必泰含漱剂清洗口腔。

（4）保暖：患者四肢冰冷不适时，应加强保暖，必要时给予热水袋，水温应低于50℃，防止烫伤。

4. 加强营养，增进食欲

（1）主动向临终患者及家属解释恶心、呕吐的原因，以减轻其焦虑心理，获得心理支持。

（2）依据患者的饮食习惯调整饮食，尽量创造条件增进患者的食欲。注意食物的色、香、味，尝试新的花样，少量多餐。应给予高蛋白、高热量、易于消化的饮食，并鼓励患者多吃新鲜的水果和蔬菜。

（3）创造良好的进食环境，稳定患者情绪。

（4）给予流质或半流质饮食，便于患者吞咽，必要时采用鼻饲或完全胃肠外营养，保证患者的营养供给。

5. 减轻感知觉改变的影响

（1）提供舒适的环境：临终患者所居住的环境应安静，空气新鲜，保持通风，有一定的保暖设施，适当的照明，以避免临终患者因视觉模糊产生害怕、恐惧心理，增加其安全感。

（2）眼部的护理：对神志清醒临终患者的眼部护理，可以用清洁的温湿毛巾或温湿棉签将眼睛分泌物和皮屑等从内眦向外眦进行清洁。为防止交叉感染应使用两条毛巾或一条毛巾的不同部位，分别擦洗双眼。对有分泌物黏着结痂的眼睛，可用温湿毛巾或棉球、纱布等浸生理盐水或淡盐水进行湿敷，直至黏结的分泌物或痂皮变软后，再轻轻将其洗去。

（3）听觉是临终患者最后消失的感觉。因此，护理人员在与患者交谈时语调应柔和，语言要清晰，也可采用触摸患者的非语言交谈方式，让临终患者感到即使在生命的最后时刻也并不孤独。

6. 观察病情变化

（1）密切观察患者的生命体征、疼痛、瞳孔、意识状态等。

（2）监测心、肺、脑、肝、肾等重要脏器的功能。

（3）观察治疗反应与效果。

二、临终患者的心理变化和护理

（一）临终患者的心理评估

临终患者面对死亡前的心理过程是非常复杂的。美国精神病学家伊丽莎白·库伯勒·罗斯博士经过与500位濒死患者相处和观察，于1969年在她的著作《论死亡和濒死》（On Death and Dying）一书中提出了临终心理发展理论（图17-1）。她认为临终患者通常会经历五个心理反应阶段，分别是否认期、愤怒期、协议期、忧郁期和接受期。

1. 否认期（denial） 当患者得知自己身患不治之症即将面临死亡时，首先出现的心理反应是震惊和否认。患者会采取各种方式试图证实医生的诊断是错误的，如四处求医、要求复查、转院就医等。伊丽莎白·库伯勒·罗斯认为，否认是患者应对突然降临的不幸而产生的一种正常的心理防御机制，其作用是为了暂时逃避现实的压力。这个阶段为期短暂，一般持续数小时或数天，但也有少数患者会直到死亡临近仍处于否认阶段。

2. 愤怒期（anger） 当病情趋于加重，否认难以维持，患者常会产生愤怒情绪，表现为怨恨、嫉妒和易激惹等变态心理反应，容易将怒气转移到家属、朋友和医护人员身上，以谩骂、摔打等破坏性行为发泄内心的痛苦，甚至拒绝接受治疗。

3. 协议期（bargaining） 当愤怒的心理消失后，患者开始承认并接受临终的事实，表现为不再怨天尤人，而是请求医生想尽一切办法来医治疾病，并相信奇迹会在自己身上出现。此期

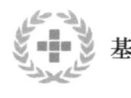

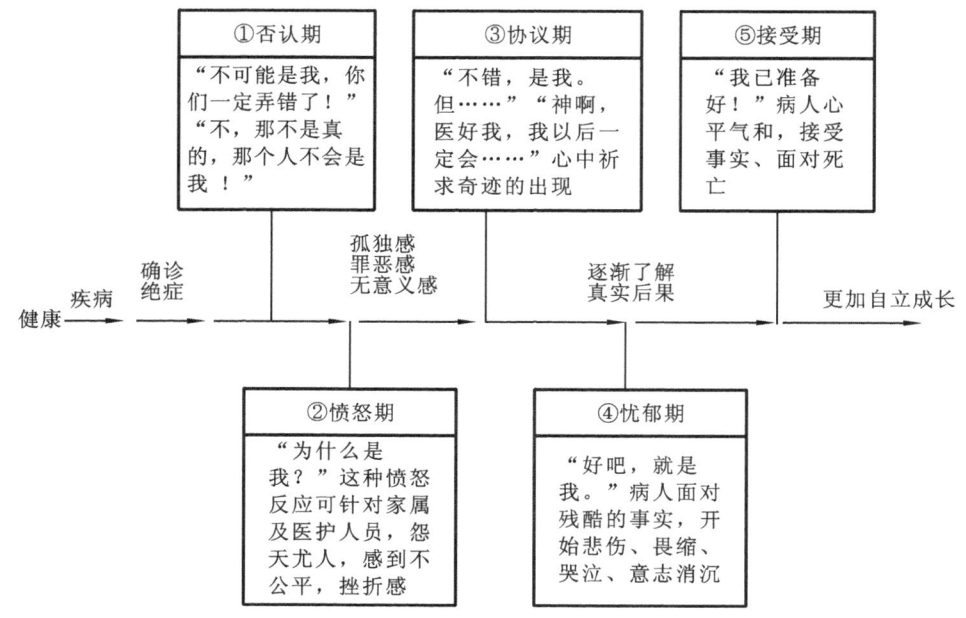

①否认期	③协议期	⑤接受期
"不可能是我,你们一定弄错了!" "不,那不是真的,那个人不会是我!"	"不错,是我。但……""神啊,医好我,我以后一定会……"心中祈求奇迹的出现	"我已准备好!"病人心平气和,接受事实、面对死亡

健康 ——疾病——确诊绝症—— 孤独感 罪恶感 无意义感 —— 逐渐了解真实后果 —— 更加自立成长

②愤怒期	④忧郁期
"为什么是我?"这种愤怒反应可针对家属及医护人员,怨天尤人,感到不公平,挫折感	"好吧,就是我。"病人面对残酷的事实,开始悲伤、畏缩、哭泣、意志消沉

图 17-1 伊丽莎白·库伯勒·罗斯的临终心理发展理论

患者变得和善,在努力配合治疗的同时,还会做出各种承诺以换取生命的延续,比如对过去所做的错事表示后悔,甚至向神灵祈福、许愿或者行善积德,希望以此扭转死亡的命运。

4.忧郁期(depression) 随着疾病日趋恶化,患者清楚地认识到任何治疗和努力都无济于事的时候,便产生很强烈的失落感,表现为明显的忧郁和深深的悲哀,可能有情绪低落、哭泣等哀伤反应,甚至产生自杀念头。此期患者要求与亲朋好友见面,关心自己的身后事并做出安排,愿意让所爱的人陪在身边。

5.接受期(acceptance) 经历了强烈的心理痛苦和挣扎后,患者不再对病情存在任何侥幸心理,并做好了接受死亡的准备,情绪显得平和、安静,已看不出恐惧、悲哀和焦虑。此期患者喜欢独处,精神和躯体极度疲劳、衰弱,常处于嗜睡状态,情感反应减退,对外界反应淡漠。

(二)临终患者的心理护理

对临终患者的心理关怀策略可以依据罗斯的临终心理发展五个阶段不同的心理特征来分别讨论。

1.否认期的心理护理 否认是抵御严重精神创伤的一种自我保护机制。首先,护理人员应与患者坦诚沟通,既不揭穿防卫机制,也不要欺骗对方,应耐心回答患者对病情的询问,注意与其他医护人员及家属的语言保持一致。其次,护理人员应注意非语言沟通的应用,如加强巡视、增加陪伴时间、耐心倾听患者诉说、恰当抚触等,以增加心理支持。再次,护理人员应充分调用患者社会关系上的有利因素,如亲人关怀、同学和好友的陪伴、领导同事的慰问等,往往能起到药物所不能达到的效果。

2.愤怒期的心理护理 首先,护理人员应把愤怒看做一种健康的适应性反应,通过情绪的宣泄来减轻自我心理压力,这对患者是有益的,而不可把患者的攻击看做是针对某个人并予以反击。其次,应认真倾听患者的心理感受,允许其通过合适的方式宣泄内心的不快,充分理解患者的痛苦。

3.协议期的心理护理 此期患者为了推迟和扭转死亡的命运,会表现得合作和友好,这种心理反应对患者是有利的。首先,护理人员应密切观察患者的反应,抓住时机进行积极的关心和指导,使其配合用药、减轻痛苦、控制症状。其次,鼓励患者说出自己内心的感受和希望,尊重个人信仰,尽量创造条件满足患者的各种合理要求,并加强安全防护。

4. 忧郁期的心理护理 忧郁和悲伤对临终患者而言都是正常表现。首先,护理人员应允许临终患者用自己的方式表达悲哀,并尽力安抚和帮助他们。其次,鼓励家属陪伴,让患者有更多时间和亲人待在一起,并尽量帮助他们完成未尽的事宜,如果患者愿意在家中与家人共度最后的旅程,则临终关怀人员需提供上门服务。再次,此期患者会产生强烈的孤独感,对心理关怀的需求增加,一旦得不到满足,容易产生轻生的念头,故而需密切观察患者的心理变化,预防自杀发生。

5. 接受期的心理护理 此期患者很少提出要求,但其内心对于安慰和支持的需要同样存在。首先,护理人员需要为临终患者提供一个安静、舒适、独处的环境,不应过多打扰患者,更不要勉强与之交谈。其次,护士需要继续应用非语言行为传递陪伴、关怀与支持,加强生活护理,尊重患者的信仰,让患者宁静、安详地告别人间。

三、临终患者家属的护理

(一)临终患者家属的心理反应

当得知亲人濒临离世,家属的反应主要为悲哀和失落,出现难以抑制的悲痛心理,但行动上却四处求医,期盼出现转机,延长亲人的生命,加之经济的付出,导致家属的生活、工作、心理情绪等都面临不小的压力。家属在情感上难以接受即将失去亲人的现实,常会出现以下心理及行为方面的改变。

1. 个人需要的推迟或放弃 家庭成员的临终牵动着整个家庭的改变,比如家庭经济条件的下滑和家庭发展轨迹的调整,也牵动着每一个家庭成员调整与适应,比如升学、结婚等,甚至放弃某些机会比如出国、进修等。

2. 家庭中角色的调整与再适应 随着家庭成员的即将离世,家庭结构将发生变化,各家庭成员所担当的家庭角色也随时发生新的调整,比如慈母严父一身担、长兄如父、长姊如母等角色变化,这无疑使家庭成员的角色压力增大。

3. 社会交往与经济支持减少 照顾临终患者期间,家属因精神哀伤、体力和财力的消耗,而感到心力交瘁,正常的工作、生活秩序被打乱,减少了与亲友、同事间的社会交往,由此所获得社会支持相应减少。家庭成员如果选择辞掉工作以专心照顾亲人,使得家庭收入减少,再加上医疗花费,经济状况将更加窘迫。另外,我国传统的文化与伦理习俗导致人们倾向于对患者隐瞒病情,同时压抑自我的哀伤,这就更加重了家属的身心压力。

(二)临终患者家属的护理

1. 满足家属照顾患者的需要 1986年,费尔斯特和霍克提出临终患者家属主要有以下七个方面的需要。

(1)了解患者病情、照顾等相关问题的发展。

(2)了解临终关怀医疗小组中,哪些人会照顾患者。

(3)参与患者的日常照顾。

(4)确认患者受到临终关怀医疗小组良好照顾。

(5)被关怀与支持。

（6）了解患者死后的相关事宜（后事的处理）。

（7）了解有关资源：经济补助、社会资源、义工团体等。

2. 鼓励家属表达感情　护理人员要注意与家属沟通，建立良好的关系，取得家属的信任。与家属交流时，尽量提供安静、隐私的环境，耐心倾听，鼓励家属说出内心的感受及遇到的困难，积极解释临终患者生理、心理变化的原因和治疗护理情况，减少家属疑虑。对家属过激的言行给予容忍和谅解，避免纠纷的发生。

3. 指导家属对患者进行生活照顾　鼓励家属参与患者的照护活动，如计划的制订、生活护理等，同时也减轻患者的孤独情绪。

4. 协助维持家庭的完整性　协助家属在医院环境中，安排日常的家庭活动，以增进患者的心理调适，保持家庭完整性，如共进晚餐、看电视等。

5. 满足家属本身生理、心理和社会方面的需求　护理人员对家属要多关心体贴，帮助安排陪伴期间的生活，尽量解决其实际困难。

第四节　死亡后的护理

尸体护理（postmortem care）是对临终患者实施整体护理的最后步骤，也是临终关怀的重要内容之一。尸体护理应在确认患者死亡，医生开具死亡诊断书后尽快进行，这样既可减少对其他患者的影响，也可防止尸体僵硬。在尸体护理过程中，应尊重死者和家属的民族习惯和要求，护理人员应以唯物主义的死亡观和严肃认真的态度尽心尽责地做好尸体护理工作及对死者家属的心理疏导和支持工作。

一、尸体护理（postmortem care）

【目的】

1. 使尸体清洁，维护良好的尸体外观，易于辨认。

2. 安慰家属，减少哀痛。

【评估】

1. 死者状况　死者年龄、性别、死亡原因、遗体状况等。

2. 丧亲者状况　丧亲者对尸体护理的态度、对有关知识的知晓程度、配合程度等。

【计划】

1. 评估并解释

（1）评估：接到医生开出的死亡通知后，进行再次核实，并填写尸体识别卡，见表 17-1。

表 17-1　尸体识别卡

姓名_____	住院号_____	年龄_____
性别_____	病　室_____	床号_____
籍贯_____	诊　断_____	
住址_____		
死亡时间：_____年_____月_____日_____时_____分		
	护士签名_____	
	医院_____	

（2）解释：通知死者家属并向丧亲者解释尸体护理的目的、方法、注意事项及配合要点。

2．护士准备　衣帽整洁，修剪指甲，洗手，戴口罩，戴手套。

3．用物准备

（1）治疗车上层：血管钳、剪刀、尸体识别卡 3 张、松节油、绷带、不脱脂棉球、梳子、尸袋或尸单、衣裤、鞋、袜等；有伤口者备换药敷料，必要时备隔离衣和手套等；擦洗用具、手消毒液。

（2）治疗车下层：生活垃圾桶、医用垃圾桶。

（3）其他：酌情备屏风。

4．环境准备　安静、肃穆、必要时屏风遮挡。

【实施】见表 17-2。

表 17-2　尸体护理

操 作 步 骤	要 点 说 明
1.携用物至床旁，屏风遮挡	• 维护死者隐私，减少对同病室其他患者情绪的影响
2.劝慰家属　请家属暂离病房或共同进行尸体护理	• 若家属不在，应尽快通知家属来院
3.撤去一切治疗用品（如输液管、氧气管、导尿管等）	• 便于尸体护理
4.体位　将床支架放平，使尸体仰卧，头下置一软枕，留一层大单遮盖尸体	• 防止面部淤血变色
5.清洁面部，整理遗容　洗脸，有义齿者代为装上，闭合口、眼。若眼睑不能闭合，可用毛巾湿敷或于上眼睑下垫少许棉花，使上眼睑下垂闭合。嘴不能闭紧者，轻揉下颌或用四头带固定	• 可避免面部变形，使面部稍显丰满；口、眼闭合以维持尸体外观，符合习俗
6.填塞孔道　用血管钳将棉花垫塞于口、鼻、耳、肛门、阴道等孔道	• 棉花勿外露 • 防止体液外溢
7.清洁全身　脱去衣裤，擦净全身，更衣梳发。用松节油或乙醇擦净胶布痕迹，有伤口者更换敷料，有引流管者应拔出后缝合伤口或用蝶形胶布封闭并包扎	• 保护尸体清洁，无渗液，维持良好的尸体外观
8.包裹尸体　为死者穿上尸衣裤，将一张尸体识别卡系在尸体右手腕部，把尸体放进尸袋里，并把拉锁拉好。也可用尸单包裹尸体，须用绷带在胸部、腰部、踝部固定牢固。将第二张尸体识别卡缚在尸体腰前尸袋（尸单）上	• 便于识别及避免认错尸体
9.运送尸体　移尸体于平车上，盖上大单，送往太平间，置于停尸屉内或殡仪馆的车上尸箱内，将第三张尸体识别卡放在尸屉外面	• 冷藏，防止尸体腐败
10.操作后处理	
（1）处理床单位	• 非传染病患者按一般出院患者方法处理，传染病患者按传染病患者终末消毒方法处理
（2）整理病历，完成各项记录，按出院手续办理结账	• 体温单上记录死亡时间，注销各种执行单（治疗、药物、饮食卡等）

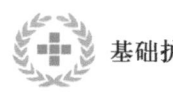

续表

操作步骤	要点说明
(3)整理患者遗物交家属	• 若家属不在,应由两人清点后,列出清单交护士长妥善保管

【评价】

(1)态度严肃、认真执行尸体护理操作规程,操作程序清晰、规范,遗体外观清洁,易于辨认。

(2)护患沟通有效,丧亲者情绪稳定,愿意接受尸体护理并积极配合。

【注意事项】

(1)必须先由医生开出死亡通知,并得到家属许可后,护士方可进行尸体护理。

(2)在向家属解释过程中,护士应具有同情心和爱心,沟通的语言要体现对死者家属的关心和体贴,安慰家属时可配合使用体态语言会收到良好的效果。

(3)患者死亡后应及时进行尸体护理,以防尸体僵硬。

(4)护士应以高尚的职业道德和情感,尊重死者,严肃、认真地做好尸体护理工作。

(5)传染病患者的尸体应使用消毒液擦洗,并用消毒液浸泡的棉球填塞各孔道,尸体用尸单包裹后装入不透水的袋中,并做出传染标识。

二、丧亲者的护理

丧亲是生活中的重大事件,尤其丧偶更是重大的心理打击,严重影响临终患者家属的身心健康。家属陪伴亲人从生病到临终直至死亡的整个过程,心理上也经历了多个复杂历程,其躯体、精神、心理压力同样不可忽视。

悲伤是丧亲者心理的必然反应。丧亲者可因社会背景、宗教信仰、对丧亲事件的承受和适应能力不同而产生不同的悲伤反应。

(一)丧亲者的心理反应

1964年,安格乐提出将悲伤的过程分为六个阶段。

1. 冲击与怀疑期 当家属获知亲属离世时,表现出不接受、不知所措、惊恐、麻木和困惑,拒绝接受既成的事实,甚至悲痛欲绝。这种震惊会发生在亲人故去后的最初阶段,尤其意外死亡事件中表现最为明显,家属的举止和谈吐会出现某些反常现象,以拒绝自己亲人已经死亡的事实。

2. 逐渐承认期 经历过震惊与否认之后,家属从麻木中解脱出来,继而产生悲伤心理。此时已清醒的认识到亲人确实已故去,开始出现空虚、无助、发怒、自责和哭泣等痛苦表现,其中以痛哭为典型特征。

3. 恢复常态期 家属已接受亲人离世的事实,带着悲痛的情绪开始着手处理死者的后事,准备葬礼,此期情绪有可能变得平稳些。

4. 克服失落感期 患者故去后,亲属常会产生失落感与孤独感。进入此期,家属将设法克服痛苦和空虚,借以强烈的思念和追忆来弥补内心的失落,故对亲人留下的任何遗言、遗物都会引起他们的伤感,他们常常陷入往日与患者相处的回忆中,甚至觉得亲人还在身边。

5. 理想化期 此期丧亲者产生想象,追忆亲人在世时的种种好,想象着如果他(她)仍然在世该有多么美好,认为失去的亲人是最完美的,懊悔和自责亲人在世时为何没有更好的对待他（她）。

6. 恢复期　此阶段家属已接受亲人去世的事实，逐步从精神的痛苦中解脱出来，开始变得理智并重新寻找新的生活方向和方式，他们把逝者安置在内心适当的情感位置，将永远怀念。丧亲者恢复的速度受逝者的重要性、所得到的支持、原来的悲哀体验等影响而快慢不等。

据观察，丧亲者经历上述六个阶段大约需要一年的时间，但丧偶者可能要经历两年或更久的时间。

（二）影响丧亲者居丧期悲伤心理的因素

1. 对逝者的依赖程度　家属对死者经济上、生活上、情感上的依赖程度越强，面对亲人离世后的调整越困难，最突出的为配偶离世。

2. 逝者病程的长短　病程时间越短，家人对丧亲事件的思想准备越欠缺，尤其面对亲人的突然离世，更容易产生强烈的自责、内疚心理；而慢性疾病者，病程时间长，家人已有预期性心理准备，则较容易完成调试。

3. 年龄的因素

（1）逝者的年龄越小，家属惋惜与不舍情绪越浓，悲痛心理越重，其引发的内疚和罪恶感越强。

（2）家属的年龄越大，则人格越成熟，其心理承受能力也越强，相对来说更易完成调试过程。

4. 其他支持系统　家属的其他社会支持系统越强大，则得到的支持与帮助越多，则较易调整悲痛期。

5. 生活改变程度　失去亲人后生活改变越大，调试难度越大，如幼年丧母（父）、中年丧偶、老年丧子等悲剧事件。

（三）丧亲者居丧期的护理

1. 做好死者的尸体护理　做好尸体护理能够体现护士对死者的尊重，也是对丧亲者心理的极大抚慰。

2. 心理疏导　安慰丧亲者面对现实，鼓励其宣泄感情，陪伴他们并认真聆听他们的倾诉。哭泣是死者家属最常见的情感表达方式，可以协助其表达愤怒情绪和罪恶感，所以应该给予丧亲者一定的时间，并创造适当的环境，让他们能够自由痛快地将悲伤的情感宣泄出来。

3. 尽量满足丧亲者的需要　丧亲是人生中最痛苦的经历，护理人员应尽量满足丧亲者的需求，无法做到的要善言相劝，耐心解释，以取得其谅解与合作。

4. 鼓励丧亲者之间相互安慰　需通过观察发现死者家属中的重要人物和"坚强者"，鼓励他们相互安慰，相互给予支持和帮助。应协助丧亲者勇敢面对失去亲人的痛苦，引导他们发挥独立生活的潜能。

5. 协助解决实际困难　患者去世后，丧亲者会面临许多需要解决的家庭实际问题，临终关怀中医护人员应了解家属的实际困难，并积极地提供支持和帮助，如经济问题、子女问题、家庭组合、社会支持系统等，使家属感受到人世间的温情。提出合理的建议，帮助家属做出决策去处理所面对的各种实际问题。但在居丧期不宜引导家属作出重大决定及生活方式的改变。

6. 协助建立新的人际关系　劝导和协助死者家属对死者做出感情撤离，逐步与他人建立新的人际关系，例如再婚或重组家庭等。这样可以弥补其内心的空虚，并使家属在新的人际关系中得到慰藉，但要把握好时间的尺度。

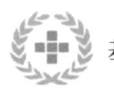

7. 协助培养新的兴趣,鼓励丧亲者参加各种社会活动 协助丧亲者重新建立新的生活方式,寻求新的经历与感受。鼓励丧亲者积极参加各种社会活动。

8. 对丧亲者的访视 对死者家属进行追踪式服务和照护,一般临终关怀机构可以通过信件、电话、访视等方式对死者家属进行追踪随访,以保证死者家属能够获得来自医务人员的持续性关爱和支持。

(刘雅玲)

思考题

1. 住于抢救室的患者老林,男,88 岁,由于肺心病伴发多器官衰竭在抢救室进行特护。今天凌晨 3 点体温突然下降,不升,脉搏微弱,呼吸困难伴鼻翼扇动,面色苍白、青紫,四肢厥冷无力。特护护士立即将这一情况报告医生,让家属进入抢救室,并继续严密进行生命体征的监测。

(1) 该患者有哪些生理变化?

(2) 针对患者的生理变化,护理人员应当如何护理?

2. 患者邢某,在体检后得知自己身患重病即将面临死亡,非常震惊:"不,这不会是我!"并决定到上级医院复查,试图证实是诊断是错误的。

(1) 该患者处于哪种心理变化阶段?

(2) 针对患者的心理变化,护理人员应当如何护理?

第十八章　医疗与护理文书记录

学习目标

1. 识记：

（1）能正确描述医疗与护理文件的记录原则及管理要求。

（2）能正确叙述医嘱处理时的注意事项。

（3）能正确陈述病区交班报告书写顺序及要求。

2. 理解：

（1）能正确分析医疗与护理文件的重要性。

（2）能正确区分医嘱的种类。

3. 应用：

（1）能根据所提供的资料，正确绘制体温单和处理各种医嘱。

（2）能运用本章所学的知识，准确书写出入液记录单、特殊护理记录单、病区交班报告。

（3）能结合临床实践，完成一份完整的护理病历。

　　医疗与护理文件包括医疗和护理文件两部分，是医院和患者重要的档案资料，也是教学、科研、管理以及法律上的重要资料。医疗文件记录了患者疾病发生、诊治、治疗、发展及转归的全过程，其中有一部分由护士负责书写。护理记录是护士对患者进行病情观察和实施护理措施的原始文字记载，是临床护理工作的重要组成部分。因此医疗和护理文件必须书写规范并妥善保管，以保持其正确性、完整性和原始性。目前各国医院医疗与护理文件记录的方式不尽相同，但遵循的原则是一致的。

案例引导

　　患者刘某，女，20 岁，两天前淋雨受凉后高烧，最高达 40 ℃，服用退烧药后出汗多，体温下降，但不久后又发烧，并伴有咳嗽，为白色黏液痰，量不多，咳时伴胸痛，急诊收入院。查体：体温 39.5 ℃，脉搏 96 次/分，呼吸 21 次/分，血压 120/80 mmHg，两肺底可闻及干、湿啰音。医嘱：急查血常规，胸部 X 片，青霉素皮试，青霉素 400 万 U 静脉点滴 bid。请问：

（1）上述医嘱各属于哪一类？

（2）各医嘱有何特点？

（3）如何处理各类医嘱？

第一节　医疗与护理文件记录的原则

及时、准确、完整、简要、清晰是书写各项医疗与护理记录的基本原则。

1. 及时　医疗与护理文件记录必须及时,不得拖延或提早,更不能漏记、错记,以保证记录的时效性,维持最新资料。如因抢救急重症患者未能及时记录的,有关医护人员应当在抢救结束 6 h 内据实补记,并注明抢救完成时间和补记时间。

2. 准确　准确是指记录的内容必须在时间、内容及可靠程度上真实、无误,尤其应对患者主诉和行为进行详细、真实、客观的描述,不应是医务人员的主观解释和有偏见的资料,而是临床患者病情进展的科学记录,必要时可成为重要的法律依据。记录者必须是执行者。记录时间应为实际给药、治疗、护理的时间,而不是事先安排的时间,有书写错误时应在错误处用所书写的钢笔在错误字词上画线删除并修改,并在上面签全名。

3. 完整　眉栏、页码须填写完整。各项记录,尤其是护理表格应按要求逐项填写,避免遗漏。记录应连续不留空白。每项记录后签全名,以示负责。如患者出现病情恶化、拒绝接受治疗与护理或有自杀倾向、意外、请假外出、并发症先兆等特殊情况,应详细记录并及时汇报、交接班等。

4. 简要　记录内容应重点突出、简洁、流畅。应使用医学术语和公认的缩写,避免笼统、含糊不清或过多修辞,以方便医护人员快速获取所需信息,此外,护理文件均可使用表格形式,以节约书写时间,使护理人员有更多时间和精力为患者提供直接护理服务。

5. 清晰　按要求分别使用红、蓝(黑)钢笔书写。一般白班用蓝(黑)钢笔,夜班用红钢笔记录。字迹清楚,字体端正,保持表格整洁,不得涂改、剪贴和滥用简化字。

第二节　医院护理文件的管理

医疗与护理文件是医院重要的档案。由门诊病历和住院病历两部分组成。门诊病历包括首页、附页和各种检查报告单;住院病历包括医疗记录、护理记录、检查记录和各种证明文件等。由于医疗与护理文件是医护人员临床实践的原始记录,对医疗、护理、教学、科研、执法等方面都至关重要,所以无论是在患者住院期间还是出院后均应妥善管理。

一、管理要求

1. 各种医疗与护理文件按规定放置,记录和使用后必须放回原处。

2. 必须保持医疗与护理文件的清洁、整齐、完整,防止污染、破损、拆散、丢失。

3. 患者及家属不得随意翻阅医疗与护理文件,不得擅自将医疗与护理文件带出病区;因医疗活动或复印、复制等需要带出病区时,应当由病区指定专门人员负责携带。

4. 医疗与护理文件应妥善保存。各种记录保存期限为:

(1) 体温单、医嘱单、特别护理记录单作为病历的一部分随病历放置,患者出院后病历长期保存。

(2) 门(急)诊病历档案的保存时间自患者最后一次就诊之日起不少于 15 年。

（3）病区交班报告本由本病区保存1年，以备必要时查阅。

5. 患者本人或其代理人、死亡患者近亲属或其代理人、保险机构有权复制患者的门（急）诊病历、住院志、体温单、医嘱单、化验单（检验报告）、医学影像检查资料、特殊检查（治疗）同意书、手术同意书、手术及麻醉记录单、病理报告、护理记录、出院记录及国务院卫生行政部门规定的其他病历资料。

6. 发生医疗事故纠纷时，应于医患双方同时在场时封存或启封死亡病历讨论记录、疑难病例讨论记录、上级医师查房记录、会诊记录、病程记录、各种检查报告单、医嘱单等，封存的病历资料可以是复印件，封存的病历由医疗机构负责医疗服务质量监控的部门或专（兼）职人员保管。

二、病历排列顺序

1. 住院期间病历排列顺序

（1）体温单（按时间先后倒排）。

（2）医嘱单：包括长期医嘱单、临时医嘱单（按时间先后倒排）。

（3）入院病历和入院记录。

（4）病程记录：包括查房记录，病情记录（按时间先后顺排）。

（5）手术记录：一次手术排在一起，顺序为麻醉记录、手术风险评估、手术安全核查、手术清点记录、手术记录、麻醉术后访视记录、麻醉同意书、手术同意书等。

（6）会诊记录（按会诊日期先后倒排）。

（7）各种检验和检查报告：包括化验检查、镜检报告、病理报告、影像报告等（归类后按时间先后顺排）。

（8）知情同意书：顺序为输血知情同意书、特殊检查（治疗）同意书、病危（重）通知书及授权委托书等。

（9）特别护理记录单。

（10）病历首页。

（11）住院证。

（12）门诊和（或）急诊病历。

2. 出院（转院、死亡）后病历排列顺序

（1）住院病历首页。

（2）入院证，死亡者加死亡报告单。

（3）出院记录或死亡记录。

（4）入院病历及入院记录。

（5）病程记录。

（6）会诊记录（按会诊日期先后顺排）。

（7）各种检验和检查报告。

（8）知情同意书。

（9）特别护理记录单。

（10）医嘱单（按时间先后顺排）。

（11）体温单（按时间先后顺排）。

门诊病历一般由患者自行保管。

第三节　医疗与护理文件记录

医疗与护理文件的书写,包括填写体温单、处理医嘱、特别护理记录单和书写病区交班报告等。随着我国经济建设的迅速发展和现代医学模式的转变,以及人们对医疗保健需求的日益增长,认真客观的填写各类护理文件已成为护理人员必须掌握的基本技能。

一、体温单

体温单主要用于记录患者生命体征及其他情况,内容包括患者的出入院、手术、分娩、转科或死亡时间,体温、脉搏、呼吸、血压、大便次数、出入量、身高、体重等,住院期间体温单排在最前面,以便于查阅,见文后彩图 1。

(一)眉栏

1. 用蓝(黑)钢笔填写患者姓名、年龄、性别、科别、床号、入院日期及住院病历号等项目。

2. 填写日期栏时,每页开头应填写年、月、日,其余六天只写日。如在六天中遇到新的年度或月份开始,则应填写年、月、日或月、日。

3. 填写住院天数栏时,从患者入院当天为第一天开始填写,直至出院。

4. 填写手术(分娩)后天数栏时,用红钢笔填写,以手术(分娩)次日为第一日,依次填写至第十四天为止。若在十四天内进行第二次手术,则将第一次手术日数作分母,第二次手术日数作分子进行填写。

(二)40—42 ℃横线之间

1. 用红钢笔在 40—42 ℃横线之间相应的时间格内纵向填写患者入院、转入、手术、分娩、出院、死亡等,除了手术不用写具体时间外,其余均采用 24 h 制,精确到分钟。

2. 填写要求

(1)入院、转入、分娩、出院、死亡等项目后写"于"或画一竖线,其下用中文书写时间。

(2)手术不写具体手术名称和具体手术时间。

(3)转入时间由转入病区填写。

(三)体温、脉搏曲线的绘制和呼吸的记录

1. 体温曲线的绘制

(1)体温符号:口温以蓝点"●"表示,腋温以蓝叉"×"表示,肛温以蓝圈"○"表示。

(2)每一小格为 0.2 ℃,将实际测量的度数用蓝笔绘制于体温单 35—42 ℃的相应时间内,相邻温度用蓝线相连。

(3)物理或药物降温 30 min 后应重测体温,测量的体温以红圈"○"表示。画在降温前同一纵格内,并用红虚线与降温前温度相连,下次测得的温度仍与降温前温度相连。

(4)体温低于 35 ℃时,为体温不升,应在 35 ℃线以下相应时间纵格内用红钢笔写"不升",不再与相邻温度相连。

(5)若患者体温与上次温度差异较大或与病情不相符时,应重新测量,重测相符者在原体温符号上方用蓝笔写一小写英文字母"v"(verified,核实)。

(6)若患者因拒测、外出进行诊疗活动或请假等原因未能测量体温时,则在体温单 40—42

℃横线之间用红钢笔在相应纵格内填写"拒测""外出"或"请假"等,并且前后两次体温断开不相连。

(7) 需每 2 h 测一次体温时,应记录在 q2h 体温专用单上。

2. 脉搏、心率曲线的绘制

(1) 脉搏、心率符号:脉率以红点"●"表示,心率以红圈"○"表示。

(2) 每一个小格为 4 次/分,将实际测量的脉率或心率,用红笔绘制于体温单相应时间格内,相邻脉率或心率以红线相连,相同两次脉率或心率间可不连线。

(3) 脉搏与心率重叠时,先画体温符号,再用红笔在外画红圈。如系肛温,则先以蓝圈表示体温,在内以红点表示脉搏。

(4) 脉搏短绌时,相邻脉率或心率用红线相连,在脉率与心率之间用红笔画线填满。

3. 呼吸的记录

(1) 将实际测量呼吸的次数,以阿拉伯数字表示,免写计量单位,用红钢笔填写在相应的呼吸栏内,相邻两次呼吸上下错开记录,每页呼吸记录从上开始写。

(四) 底栏

底栏的内容包括血压、入量、尿量、大便次数、体重、身高等。数据以阿拉伯数字记录,免写计量单位,用蓝(黑)钢笔填写在相应栏内。

1. 血压 以 mmHg 为单位填入。新入院患者应记录血压,根据患者病情及医嘱测量并记录。

(1) 记录方式:收缩压/舒张压。

(2) 一日内连续测量血压时,则上午血压写在前半格内,下午血压写在后半格内;术前血压写在前面,术后血压写在后面。

(3) 如为下肢血压应当标注。

2. 入量 以毫升(mL)为单位,记前一日 24 h 的总入量,在相应的日期栏内每天记录 1次。也有体温单中入量和出量合在一栏记录,则将前一日 24 h 的出入总量填写在相应日期栏内,分子为出量、分母为入量。

3. 尿量

(1) 以毫升(mL)为单位,记前一日 24 h 的尿液总量,每天记录 1 次。

(2) 排尿符号:导尿以"C"表示;尿失禁以"※"表示。例如:1500/C 表示导尿患者排尿1500 mL。

4. 大便次数 记前一日大便次数,24 h 记录一次;大便失禁以"※"表示;人工肛门以"☆"表示;灌肠后排便以 E 作分母、排便次数作分子表示。

5. 体重 以千克(kg)为单位填入。一般新入院患者当日应测量体重并记录,根据患者病情及医嘱测量并记录。病情危重或卧床不能测量的患者,应当在体重栏内注明"卧床"。

6. 身高 以厘米(cm)为单位记录,一般新入院患者当日应测身高并记录。

7. 页码 用蓝(黑)钢笔逐页填写。

二、医嘱单

医嘱(physician order)是医生根据患者病情的需要,为达到诊治的目的而拟定的书面嘱咐,由医护人员共同执行。医嘱的内容包括:日期、时间、床号、姓名、护理常规、护理级别、饮食、体位、药物(注明剂量、用法、时间等)、各种检查及治疗、术前准备和医生护士的签名。一般

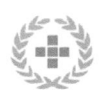

由医生开写医嘱,护士负责执行。

（一）与医嘱相关的表格

1. 医嘱记录单 医嘱记录单是医生开写医嘱所用,包括长期医嘱单(附录 A)和临时医嘱单(附录 B),存于病历中,作为整个诊疗过程的记录之一和结算依据,也是护士执行医嘱的依据。

2. 各种执行卡 主要包括服药单、注射单、治疗单、输液单、饮食单等,护士将医嘱抄录于各种执行卡上,以便于治疗和护理的实施。

3. 长期医嘱执行单 护士执行长期注射给药后的记录。

（二）医嘱的种类

1. 长期医嘱 自医生开出医嘱起,至医嘱停止,有效时间在 24 h 以上的医嘱。如一级护理、低盐饮食等。当医生注明停止时间后医嘱失效。

2. 临时医嘱 有效期在 24 h 以内,应在短时间内执行,有的需要立即执行(st),通常只执行一次。另外,出院、转科、死亡等也列入临时医嘱。

3. 备用医嘱 根据病情需要分为长期备用医嘱和临时备用医嘱两种。

（1）长期备用医嘱:指有效期 24 h 以上,必要时用,两次执行时间之间有时间间隔,由医生注明停止日期后方失效。

（2）临时备用医嘱:自医生开出医嘱后 12 h 内有效,必要时用,过期未执行则失效。

（三）医嘱的处理

1. 长期医嘱的处理 医生写在长期医嘱单上,注明日期和时间,并签上全名。护士将长期医嘱单上的医嘱分别抄至各种记录卡上,抄录时必须注明执行时间并签全名。定期执行的长期医嘱应在执行卡上注明具体执行的时间。护士执行长期医嘱后应在长期医嘱执行单上注明执行的时间,并签全名。

2. 临时医嘱的处理 医生写在临时医嘱单上,并注明时间和日期,并签上全名。需立即执行的医嘱,护士执行后,必须注明执行时间并签上全名。有限定执行时间的临时医嘱,护士应及时抄录至治疗本上。会诊、手术、检查等各种申请单应及时送至相关科室。

3. 备用医嘱的处理

（1）长期备用医嘱的处理:医生写在长期医嘱单上,但须有执行时间,如哌替啶 50 mg IM. q6h. prn,护士每次执行后,在临时医嘱单内记录执行时间并签字。

（2）临时备用医嘱的处理:医生写在临时医嘱单上,12 h 内有效。过时未执行,则由护士用红笔在该项目医嘱单上注明"未用"二字。

4. 停止医嘱的处理 停止医嘱时,应把相应的治疗单、大小药卡、饮食卡、注射卡上的有关项目注销,并注明停止日期和时间,在标记栏内画红勾"√"标记,在执行者栏签全名。

5. 重整医嘱处理 凡长期医嘱单超过 3 张,或医嘱调整项目较多时需要重整医嘱。重整医嘱时,由医生进行,在原医嘱最后一行下面画一红线,在红线下用红钢笔写"重整医嘱",再将红线以上有效医嘱,按原日期、时间的排列顺序抄于红线下。抄录核对无误后签上全名。

当患者手术、分娩或转科后,也需重整医嘱,即在原医嘱最后一项下面画一红横线,并在下面用红笔写"术后医嘱""分娩医嘱""转入医嘱"等,然后再开写新医嘱,红线以上的医嘱自行停止。医生重整医嘱后,由当班护士核对无误后在整理之后的有效医嘱执行者栏内签上全名。

（四）注意事项

1. 医嘱必须经医生签名后方为有效。在一般情况下不执行口头医嘱,在抢救或手术过程中医生下口头医嘱时,执行护士应复述一遍,双方确定无误后方可执行,事后应及时据实补写医嘱。

2. 处理医嘱时,应先急后缓,即先执行临时医嘱,再执行长期医嘱。

3. 对有疑问的医嘱,必须核对清楚后方可执行。

4. 医嘱需每班、每日核对,每周总查对,查对后签全名。

5. 凡需下一班执行的临时医嘱要交班,并在护士交班记录上注明。

6. 凡已写在医嘱单上而又不用执行的医嘱,不得贴盖、涂改,应由医生在该项医嘱的第二字上重叠红笔写"取消"字样,并在医嘱后用蓝(黑)钢笔签全名。

三、出入液量记录单

正常人体每日液体摄入量与排出量之间存在着动态平衡。当摄取水分减少或是由于疾病导致水分排出过多,都可引起机体不同程度的脱水,应及时经口或其他途径补液以纠正脱水;相反,如果水分过多积聚在体内,则会出现水肿,应限制水分摄入。为此,护理人员也有必要掌握正确的测量和记录患者每日液体的摄入量和排出量,以此作为了解病情、作出诊断、决定治疗方案的重要依据。常用于休克、大面积烧伤、大手术或心脏病、肾脏病、肝硬化腹水等患者,见文后彩图 2。

（一）记录内容和要求

1. 每日摄入量 包括每日饮水量、食物中的含水量、输液量、输血量等。患者饮水时应使用固定容器,并测定其容量;固体食物应记录单位数量或重量,再根据医院含水量及各种水果含水量核算其含水量。

2. 每日排出量 主要为尿量,其他途径的排出液,如大便量、呕吐物量、咯出物量(咯血、咳痰)、出血量、引流量、创面渗液量等,也作为排出物量加以测量和记录。除大便记录次数以外,液体以毫升(mL)为单位记录。为了记录的准确性,昏迷患者、尿失禁患者,最好留置导尿管;婴幼儿测量尿量可先测量干尿布的重量,再测湿尿布的重量,两者之差即为尿量;对于不易收集的排出量,可依据定量液体浸润棉织物的情况进行估算。

（二）记录方法

1. 用蓝(黑)钢笔填写眉栏各项,包括患者姓名、科别、床号、住院病历号、诊断及页码。

2. 记录同一时间的摄入量和排出量,夜间 19 时至次晨 7 时用红钢笔记录。

3. 记录同一时间的摄入量和排出量,在同一横格开始记录;对于不同时间的摄入量和排出量,应各自另起一行记录。

4. 12 h 和 24 h 就患者的出入量做一次小结或总结。12 h 做小结,用蓝(黑)钢笔在 19 时记录的下面一格上下各画一横线,将 12 h 小结的液体出入量记录在画好的格子上,24 h 总结用红钢笔书写,需要时应分类总结,并将结果分别填写在体温单相应的栏目上。不需继续记录出入量后,记录单无需保存。

四、护理记录单

护理记录单包括一般护理记录单、手术护理记录单和特别护理记录单。一般护理记录单

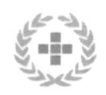

是护士遵循医嘱和患者的病情,对一般患者住院期间护理过程的客观记录;手术护理记录单是巡回护士对患者手术中护理情况及所使用器械、敷料的记录。护理记录单是护理人员在向患者实施护理过程中的原始有力证据,具有法律效力,应当规范、认真、客观的书写,患者出院或死亡后,随病历留档保存,见文后彩图3。

凡危重、抢救、大手术后、特殊治疗或需严密观察病情者,须做好特别护理记录,以便及时了解和全面掌握患者情况,观察治疗或抢救后的效果。

（一）记录内容

记录内容包括患者生命体征、出入量、病情动态、护理措施、药物治疗效果及反应。

（二）记录方法

1. 用蓝(黑)钢笔填写眉栏各项,包括患者姓名、年龄、性别、科别、床号、住院病历号、入院日期、诊断等,署名要签全名。未注册护士、实习学生不能单独签名,应当经过在本医疗机构合法执业的护士审阅并签全名,采取以下方式署名:老师姓名/学生姓名。

2. 日间7时至19时用蓝(黑)钢笔记录、夜间19时至次晨7时用红钢笔记录。

3. 及时准确的记录患者体温、脉搏、呼吸、血压、出入量等。计量单位写在标题栏内,记录栏只写数字。记录出入量时,除填写量外,还应将颜色、性状记录于病情栏内,并将24 h总量填写在体温单的相应栏内。

4. 病情及处理栏内要详细记录患者的总出入量、病情、治疗、护理措施以及效果。

5. 12 h或24 h就患者总出入量、病情、治疗护理做一次小结或总结。12 h小结用蓝(黑)钢笔书写,24 h总结用红钢笔书写,以便下一班快速、便捷、全面地掌握患者的情况。

6. 患者出院或死亡后,特别护理记录单应随病历留档保存。

五、病区交班报告

病区交班报告是由值班护士书写的书面交班报告,其内容为值班期间病区的情况及患者病情的动态变化,通过阅读病区交班报告,接班护士可全面掌握整个病区的患者情况、明确需继续观察的问题和实施的护理,见文后彩图4。

（一）交班内容

1. 出院、转出、死亡患者　出院者写明离开时间;转出者注明转往医院、科别及转出时间;死亡患者简要记录抢救过程及死亡时间。

2. 新入院患者及转入患者　应写明入院或转入原因、时间、主诉、主要症状、体征、既往病史(尤其是过敏史),存在的护理问题以及下一班需要观察及注意的事项,给予的治疗、护理措施及效果。

3. 危重患者、有异常情况以及做特殊检查或治疗的患者　应写明主诉、生命体征、神志、病情动态、特殊抢救及治疗护理,下一班需要重点观察和注意的事项。

4. 手术患者　准备手术的患者应写明术前准备和术前用药情况等。当天手术患者写明麻醉种类,手术名称及过程,麻醉清醒时间,回病房后生命体征、伤口、引流、排尿及镇痛使用情况。

5. 产妇　应报告胎次、产式、产程、分娩时间、会阴切口或腹部切口及恶露情况等,自行排尿时间,新生儿性别及评分。

6. 老年、小儿及生活不能自理患者　应报告生活护理情况,如口腔护理、压疮护理及饮食护理等。

此外,还应报告上述患者的心理状况和需要交班者重点观察及完成的事项。夜间记录还应该注明患者的睡眠情况。

（二）书写顺序

1. 用蓝（黑）钢笔填写眉栏各项,如病区、日期、时间、患者总数和入院、出院、转出、转入、手术、分娩、病危及患者数等。

2. 先写离开病区的患者（出院、转出、死亡）,再写进入病区的患者（入院、转入）,最后写本班重点患者（手术、分娩、危重患者及有异常情况的患者）。同一栏内的内容,按床号顺序书写报告。

（三）书写要求

1. 应在经常巡视和了解患者病情的基础上认真书写。

2. 书写内容应全面、真实、简明扼要、重点突出。

3. 字迹清楚,不得随意涂改、粘贴,日间用蓝（黑）钢笔书写,夜间用红钢笔书写。

4. 填写时,先写姓名、床号、住院病历号、诊断,再简要记录病情、治疗和护理。

5. 对新入院、转入、手术、分娩患者,在诊断的右下角分别用红笔注明"新"、"转入"、"手术"、"分娩",危重患者用红笔注明"危"或作红色标记"※"。

附　　录

附录 A　长期医嘱单

姓名:王××　　　　科别:神经科病房　　　　床号:509　　　　住院病历号:783232

开　始					停　止			
日期	时间	医　嘱	医师签名	护士签名	日期	时间	医师签名	护士签名
2015-06-02	17:47	特级护理	冉×	郭××	2015-06-04	15:30	冉×	于×
2015-06-02	17:47	流质饮食	冉×	郭××	2015-06-04	15:30	冉×	于×
2015-06-02	17:47	口腔局部冲洗上药　2/日	冉×	郭××	2015-06-04	15:30	冉×	于×
2015-06-02	17:47	大换药　1/日	冉×	郭××	2015-06-04	15:30	冉×	于×
2015-06-02	17:47	保护性约束 1/日	冉×	郭××	2015-06-04	15:30	冉×	于×
2015-06-02	17:47	日常生活能力评定 1/日	冉×	郭××	2015-06-04	15:30	冉×	于×
2015-06-02	17:47	生理盐水 1000 mL 吸痰用 1/日	冉×	郭××	2015-06-04	15:30	冉×	于×
2015-06-02	17:47	5%葡萄糖注射液 100 mL 静滴 1/日	冉×	郭××	2015-06-04	15:30	冉×	于×

附录 B　临时医嘱单

姓名:王××　　　科别:神经科病房　　　床号:509　　　住院病历号:783232

日期	时间	医　　嘱	医师签名	执行者签名	执行时间
2015-06-02	17:47	大抢救	冉×	韩××	17:48
2015-06-02	17:47	静脉采血	冉×	韩××	20:01
2015-06-02	17:47	干湿法血气分析	冉×	韩××	20:01
2015-06-02	17:47	床边心电图	冉×	韩××	20:01
2015-06-02	17:47	手指血糖	冉×	韩××	20:01
2015-06-02	17:47	脑功能检查	冉×	韩××	20:01
2015-06-02	17:47	日常生活能力评定量表	冉×	韩××	20:01
2015-06-02	17:47	动脉穿刺置管术	冉×	韩××	20:01
2015-06-02	17:47	尿常规分析	冉×	韩××	20:01

中英文对照

ZHONGYINGWENDUIZHAO

A

acceptance	接受期
active lying position	主动卧位
admission nursing	入院护理
advanced cardiovascular life support	高级心血管生命支持
agglutination	红细胞凝集
agglutinin	凝集素
agglutinogen	凝集原
agonal stage	濒死期
air embolism	空气栓塞
alcohol sponge bath	乙醇拭浴
alcohol	乙醇
alternating pulse	交替脉
anesthetic bed	麻醉床
anger	愤怒期
antiseptic handrubbing	卫生手消毒
anuria	无尿
arterial blood sampling	动脉血标本采集
arterial injection	动脉注射法
arterial pulse	动脉脉搏
aseptic area	无菌区
aseptic supply	无菌物品
aseptic technique	无菌技术
aspiration of sputum	吸痰法
auscultation	听诊
autogenous infections	自身感染
autotransfusion	自体输血

B

back massage	背部按摩
banked blood	库存血
bargaining	协议期
basic life support	基础生命支持技术

bed bath	床上擦浴
bed unit	床单位
benzalkonium bromide	苯扎溴铵（新洁尔灭）
Benzylpenicillin/Penicillin	青霉素
biological death stage	生物学死亡期
Biot's respiration	毕奥呼吸
bladder irrigation	膀胱冲洗
blood component transfusion	成分输血
blood group	血型
blood pressure	血压
blood specimens	血液标本
blood transfusion	静脉输血
blood-body liquid isolation	血液、体液隔离
body mass index，BMI	体重指数
body temperature	体温
boiling disinfection	煮沸消毒法
bounding pulse	洪脉
bradycardia	心动过缓
brain death	脑死亡
burning sterilization	燃烧灭菌法

C

cardiopulmonary resuscitation	心肺复苏
care	照护
catheterization	导尿术
cellular death	尸冷
chemical sterilization and disinfection	化学消毒灭菌法
Cheyne-Stokes respiration	陈-施呼吸
chlorhexidine/Hibitane	双氯苯双胍乙烷（洗必泰）
chlorine dioxide	二氧化氯
chlorine disinfectant	含氯消毒剂
circulatory overload	循环负荷过重
cleaning	清洁
cleaning area	清洁区

clinical death stage	临床死亡期	drug treatment	药物疗法
closed bed	备用床	dry-heat sterilization	干烤灭菌法
cold and heat therapy	冷热疗法	dying	濒死
cold moist compress	冷湿敷	dyspnea	呼吸困难
cold therapy	冷疗法	dysuria	尿痛
colloid solution	胶体溶液		

E

coma	昏迷	elemental diet	要素饮食
combing hair in bed	床上梳头	emergency department	急诊科
comfort	舒适	endogenous infection	内源性感染
compelled lying position	被迫卧位	enema	灌肠法
component transfusion	成分输血	environment	环境
compression atomizing inhalation	压缩式雾化吸入法	ethylene oxide	环氧乙烷
concurrent disinfection	随时消毒	exogenous infection	外源性感染
confusion	意识模糊	eyes open	睁眼反应
consciousness	意识		

F

constant fever	稽留热	faces pain scale-revised，FPS-R	面部表情量表法
constipation	便秘	fast wave sleep	快波睡眠
contact isolation	接触隔离	fecal impaction	粪便嵌塞
contaminated area	污染区	fecal incontinence	排便失禁
cough reflex	咳嗽反射	fever	发热
creatinine test diet	肌酐试验饮食	fever reaction	发热反应
cross infection	交叉感染	flatulence	肠胀气
cross-matching test	交叉配血试验	fowler's position	半坐卧位
crystalloid solution	晶体溶液	frequent micturition	尿频
cure	治疗	fresh blood	新鲜血
		fumigation	熏蒸法

D

G

death	死亡	gait	步态
denial	否认期	gallbladder B ultra-sonic examination diet	
depression	忧郁期		胆囊B超检查饮食
development	发育	gastric lavage	洗胃法
diarrhea	腹泻	general diet	普通饮食
diastolic pressure	舒张压	Glasgow coma scale	格拉斯哥昏迷量表
dicrotic pulse	重搏脉	glutaraldehyde	戊二醛
digestive tract isolation	消化道隔离		

H

direct cross-matching test	直接交叉配血试验	habitus	体型
direct transfusion	直接输血法	hair care	头发护理
discharge nursing	出院护理	hand hygiene	手卫生
discomfort	不舒适	hand pressure atomizing inhalation	
disinfection	消毒		手压式雾化吸入法
disinfection of epidemic focus	疫源性消毒		
disturbance of consciousness	意识障碍	hand washing	洗手
dorsal elevated position	头高足低位	health service system	卫生服务体系
drop coefficient	点滴系数		

O

observation of disease	病情观察
occult blood test diet	隐血试验饮食
occupational exposure	职业暴露
occupational protection	职业防护
oliguria	少尿
oral care	口腔清洁护理
outpatient department	门诊部
oxygen nebulization	氧气雾化吸入法
oxygenic therapy	氧气疗法

P

pain	疼痛
palliative care	姑息照护
palpation	触诊
paradoxical pulse	奇脉
parenteral nutrition,PN	胃肠外营养
passive lying position	被动卧位
patient controlled analgesia,PCA	自控镇痛技术
patient position	卧位
patient safety	患者安全
patient safety culture	患者安全文化
peracetic acid	过氧乙酸
percussion	叩诊,叩击
peripheral superficial vein intubation	密闭式周围静脉输液法
peripherally inserted central venous catheters,PICC	经外周静脉置入中心静脉导管
phlebitis	静脉炎
physician order	医嘱
plasma sterilization	等离子体灭菌
polyuria	多尿
postmortem care	尸体护理
postmortem decomposition	尸体腐败
postural drainage	体位引流
postural hypotension	体位性低血压
posture	姿势
potentially contaminated area	潜在污染区
povidone iodine	碘伏（聚维酮碘）
pressure sore care	压疮护理
preventive disinfection	预防性消毒
principles of injection	注射原则
prone position	俯卧位
protective device	保护具

protective isolation	保护性隔离
pulmonary stretch reflex	肺牵张反射
pulse	脉搏
pulse deficit	脉搏短绌
pulse pressure	脉压

R

range of motion	关节活动范围
rectal suppository	直肠栓剂
remittent fever	弛张热
respiration	呼吸
respiratory tract isolation	呼吸道隔离
rest	休息
retention catheterization	留置导尿术
retention of urine	尿潴留
Rhesus Macacus	恒河猴
right client	准确的患者
right dose	准确的剂量
right drug	准确的药物
right route	准确的途径
right time	准确的时间
rigor mortis	尸僵
rubbing	擦拭法

S

secondary effect	继发效应
semi-liquid diet	半流质饮食
shampooing in bed	床上洗头
shower and tub bath	淋浴和沐浴
sitting position	端坐位
sleep	睡眠
slow wave sleep	慢波睡眠
smelling	嗅诊
sneeze reflex	喷嚏反射
soft diet	软质饮食
somnolence	嗜睡
source of infection	感染源
specimens collection	标本采集
sputum specimen	痰标本
sterilization	灭菌
stretcher transportation	担架运送法
strict isolation	严密隔离
stupor	昏睡
supine position	仰卧位
surgical hand antisepsis	外科手消毒

susceptible hosts	易感宿主	unoccupied bed	暂空床
systolic pressure	收缩压	urgent micturition	尿急

T

urine concentration test 尿浓缩功能试验饮食(干食)

tachycardia	心动过速	urodialysis 尿闭
tepid water sponge bath	温水拭浴	

V

terminal disinfection	终末消毒	vaginal suppository	阴道栓剂
test diet	试验饮食	venous thrombosis	深静脉血栓
tetanus antitoxin,TAT	破伤风抗毒素	verbal descriptors scale,VDS	文字描述评分法
the primary medical company entrusted		verbal response	语言反应
	初级医疗委托公司	visual analogue scale,VAS	视觉模拟评分法
the use of artificial respirator	人工呼吸器	vital signs	生命体征
therapeutic diet	治疗饮食		

W

thready pulse	丝脉	waist to hip ratio,WHR	腰臀比
three steps analgesic therapy	三阶梯疗法	wards	病区
throat swab	咽拭子	warm soak	温水浸泡
transfusion reaction,TR	输血反应	water hammer pulse	水冲脉
trolley transportation	平车运送法	wheelchair transportation	轮椅运送法

U

		whole blood	全血
ultrasonic nebulization	超声雾化吸入法	World Health Organization,WHO	世界卫生组织

参考文献

CANKAOWENXIAN

[1]   李小寒,尚少梅.基础护理学[M].5 版.北京:人民卫生出版社,2012.

[2]   周春美,张连辉.基础护理学[M].3 版.北京:人民卫生出版社,2014.

[3]   姜安丽.新编护理学基础[M].2 版.北京:人民卫生出版社,2012.

[4]   杨巧菊,陈丽.基础护理学[M].2 版.北京:人民卫生出版社,2014.

[5]   王洪侠,张小曼.护理学基础[M].南京:南京大学出版社,2014.

[6]   马玉萍.基础护理学[M].北京:人民卫生出版社,2012.

[7]   谢秀茹.基础护理学[M].2 版.西安:第四军医大学出版社,2011.

[8]   胡筠惠.基础护理技术[M].北京:中国协和医科大学出版社,2012.

[9]   李六亿,刘玉村.医院感染管理学[M].北京:北京大学医学出版社,2010.

[10]   王辉,周国清,杨凌辉.医院感染预防与控制[M].北京:人民军医大学出版社,2012.

[11]   张少羽.基础护理技术[M].北京:人民卫生出版社,2010.

[12]   马小琴.护理学基础[M].北京:人民卫生出版社,2012.

[13]   姜安丽.新编基础护理学[M].北京:人民卫生出版社,2006.

[14]   李晓松.护理学基础[M].2 版.北京:人民卫生出版社,2014.

[15]   李晓松.护理技术[M].2 版.北京:人民卫生出版社,2011.

[16]   尚少梅,代亚丽.护理学基础[M].3 版.北京:北京大学医学出版社,2008.

[17]   焦广宇,蒋卓勤.临床营养学[M].3 版.北京:人民卫生出版社,2010.

[18]   中华医学会.临床技术操作规范(肠外肠内营养学分册)[M].北京:人民军医出版
社,2008.

[19]   李晓松.基础护理技能达标测评[M].北京:人民卫生出版社,2009.

[20]   仲智令.早期肠内营养和全胃肠外营养治疗重症急性胰腺炎疗效的 Meta 分析[D].大
连:大连医科大学,2013.

[21]   沈展涛.早期肠内/肠外营养对腹部术后胃肠功能恢复的 Meta 分析[D].广州:广州中
医药大学,2011.

[22]   谢幸,苟文丽.妇产科学[M].8 版,北京:人民卫生出版社,2014.

[23]   藤野彰子,长谷部佳子.护理技术[M].北京:科学出版社,2007.

[24]   万学红,卢学峰.诊断学[M].8 版,北京:人民卫生出版社,2013.

[25]   左月燃.护理安全[M].北京:人民卫生出版社,2009.

[26]   徐玉花.医护人员职业防护指南[M].上海:第二军医大学出版社,2006.

[27]   胡永华.实用流行病学[M].北京:北京大学医学出版社,2010.

[28]   肖平.医院职业暴露与防护[M].北京:人民卫生出版社,2004.

［29］ 丁淑贞,姜平.实用护理职业防护管理［M］.北京:中国协和医科大学出版社,2014.

［30］ 李小寒,尚少梅.基础护理学［M］.北京:人民卫生出版社,2006.

［31］ 朱闻溪,李小寒.基础护理学［M］.上海:上海科学技术出版社,2010.

［32］ 姚蕴伍,吴之明.护理学基础［M］.上海:同济大学出版社,2008.

［33］ 吕颖,张晓泓.护理学基础［M］.长春:吉林科学技术出版社,2011.

［34］ 高玉芳,魏丽丽,修红.临床实用护理技术及常见并发症处理［M］.北京:人民军医出版社,2014.

［35］ 姜小鹰.护理学综合实验［M］.北京:人民卫生出版社,2012.

［36］ 彭刚艺,刘雪琴.临床护理技术规范(基础篇)［M］.2版.广州:广东科技出版社,2013.

［37］ 周春美.护理学基础［M］.2版.上海:上海科学技术出版社,2010.

［38］ 兰华,陈炼红,刘玲贞.护理学基础［M］.北京:科学出版社,2013.

［39］ 郭桂芳.老年护理学(双语)［M］.北京:人民卫生出版社,2012.

［40］ 房兆.老年护理学［M］.上海:第二军医大学出版社,2012.

［41］ 王世俊.老年护理学［M］.4版.北京:人民军医出版社,2012.

［42］ 唐颖,李晓玲.我国临终护理现状及发展趋势［J］.华西医学,2009,24(9):2475-2477.

［43］ 刘瑛,袁长蓉,徐燕.关于姑息照护与临终关怀的讨论［J］.中华护理杂志,2008,4(43):376-377.

［44］ 阎新林.临终患者的权力规范和医疗鉴定的法律保障［J］.医学与社会,1999,12(4):42-44.

［45］ 陈瑜.悲伤情绪的研究及其在临终患者家属护理中的应用［J］.护理研究,2006,20(1):15-17.

［46］ 苏永刚.中英临终关怀比较研究［M］.济南:山东大学,2013.

［47］ 许婷婷.临终关怀中的人文护理模式研究［M］.济南:山东大学,2007.

［48］ 刘小青.以人为本视野下的临终关怀［M］.锦州:辽宁医学院,2012.

［49］ 王静波.1例加压输液致空气栓塞死亡教训总结［J］.中国实用护理杂志,2005,121(12):47.

［50］ 王芳,马锦萍,王秀琴.基础护理学［M］.2版.武汉:华中科技大学出版社,2016.

彩图1　体温单

姓名　王××　　性别　女　　年龄　×岁　　病房　××　　入院日期　2012 年 1 月 1 日　　住院号××××

日期	2012.1.1	2	3	4	5	6	7
住院天数	1	2	3	4	5	6	7
手术后天数			1	2	3	4	5

脉搏 次/分	体温 C	2 6 10 14 18 22	2 6 10 14 18 22	2 6 10 14 18 22	2 6 10 14 18 22	2 6 10 14 18 22	2 6 10 14 18 22	2 6 10 14 18 22
180	42°							
160	41°							
140	40°							
120	39°							
100	38°							
80	37°							
60	36°							
40	35°							
20	34°							

入院 → 十点　手术　不升　出院 → 十五点十分

呼吸/(次/分)	15 16	16 17	18 18	17	20 20	21 19	20 20	19 20	19 19	19 20	20		
血压/mmHg	110/70	105/70	120/80	110/75	125/80	120/80	110/70
大便次数	1	0	2/E	1	*	1	1
入量/mL	2000	1900	2200	2100	2100	2300	2000
出量/mL	1000	1000	1300	1200	1100	1300	1400
体重/kg	50						
身高/cm	160						

彩图 2　出入液量记录单

姓名<u>刘×</u>　　性别<u>女</u>　　年龄<u>45</u>　　科别<u>消化内科</u>　　床号<u>6</u>　　住院号<u>05612</u>

日期	时间	入量		出量		护士签名
		项目	数量/mL	项目	数量/mL	
2015-06-02	7:00	稀饭	300	大便	200	陈×
2015-06-02	7:00	鸡蛋	30	尿	300	陈×
2015-06-02	10:00	牛奶	200	尿	300	陈×
2015-06-02	10:00	5%葡萄糖	250			陈×
2015-06-02	12:00	面片	300	呕吐	200	陈×
2015-06-02	12:00	瑞能	200	尿	300	陈×
2015-06-02	14:00	5%葡萄糖盐水	250			陈×
2015-06-02	17:00	西瓜汁	200	尿	200	陈×
2015-06-02	19:00	瑞能	200			刘×
2015-06-02	12 h 小结		1930		1500	刘×
2015-06-02	21:00	瑞能	200	尿	300	李×
2015-06-02	22:00	水	50			李×
2015-06-03	2:00			尿	300	李×
2015-06-03	7:00	水	50	尿	250	李×
	24 h 总结		2230		2350	李×

彩图 3 护理记录单

科别：神经科病房　　　姓名：李××　　　年龄：59　　　性别：男　　　床号：510　　　住院病历号：100446210

日期时间	意识	体温 ℃	脉搏 次/分	呼吸 次/分	血压 mmHg	血氧饱和度 %	吸氧 L/min	入量 名称	入量 mL	出量 名称	出量 mL	出量 颜色 性状	皮肤情况	管路护理	病情观察及措施	护士签名
2105-06-03 16:42	模糊	37	82	21	137/92	100	3							置入胃管	患者于急诊入院，落实三短九洁。遵医嘱留置胃管55 cm，通畅	于×
17:00			88	22	139/83	100									患者烦躁，遵医嘱给予氯丙嗪12.5 mg＋异丙嗪12.5 mg 肌注	于×
18:00	模糊	37	76	19	154/94	100				尿	1000	黄色 清亮		胃管通畅		张××
19:00			77	19	144/73	99				尿	400	黄色 清亮				张××
20:00			80	20	137/86	99										张××
21:00			76	18	128/84	100										张××
22:00			82	21	141/92	100										张××
23:00			79	20	162/96	100										张××
00:00			87	22	161/92	100										张××
01:00			79	20	137/88	100										张××
02:00			95	24	160/97	100								胃管通畅		王×

第 1 页

彩图 4　病区交班报告

病区:01　　　2015 年 06 月 02 日

床号　姓名　诊断	上午八时至下午五时　患者总数 3 人	下午五时至午夜十二时　病区总数 3 人	午夜十二时至上午八时　病区总数 3 人
患者总报告	入院 1　出院 2　转出 1	入院 0　出院 0　转出 0	入院 0　出院 0　转出 0
	转入 1　手术 1　分娩 0	转入 0　手术 0　分娩 0	转入 0　手术 0　分娩 0
	出生 0　病危 0　死亡 0	出生 0　病危 0　死亡 0	出生 0　病危 0　死亡 0
2 床　杨××	今日 10:00 出院		
4 床　刘　×	今日 11:30 出院		
9 床　顾××	今日 14:00 转出本科,转入心内科继续治疗		
5 床　张　× 左侧自发性气胸"斯"	患者于今日 9:00 急诊步行入院。查体:体温 38 ℃,心率 88 次/分,呼吸 24 次/分,血压 130/90 mmHg。主诉胸痛,咳嗽,气急,急诊胸片提示左肺压缩 75%,收住入院,人院能平卧,无明显气急,活动加剧,略有咳嗽。遵医嘱于 5% 葡萄糖盐水 1000 mL 加青霉素钠盐 640 万 U 静滴,10:00 胸腔外科会诊。作胸腔闭式引流,引流管通畅	患者晚间病情平稳,能安静入睡。体温:体温 36.4 ℃,心率 78 次/分,呼吸 20 次/分,血压 118/82 mmHg。患者生命体征平稳,无明显气急。略有咳嗽。遵医嘱于 22:00 给予非那根糖浆 10 mL 口服。胸腔闭式引流通畅,诊夜班继续观察	患者夜间偶有胸痛,能间断入睡。患者于 2:00 诉胸痛加剧,测生命体征:体温 37 ℃,心率 82 次/分,呼吸 22 次/分,血压 121/80 mmHg。遵医嘱给去痛片 1 片口服后,患者自诉症状缓解,能安静入睡,胸腔闭式引流通畅。晨 6:00 体温 36.2 ℃,心率 70 次/分,血压 106/70 mmHg,胸腔闭式引流通畅,晨起主诉无不适
7 床　李× 左股骨颈骨折"转入,手术"	患者于 11:30 在连续硬外麻醉下行左人工全髋置换术,术毕于 15:00 转入 ICU。体温 36.4 ℃,心率 76 次/分,呼吸 20 次/分,血压 115/74 mmHg;意识清楚,伤口敷料干燥,主诉疼痛,可耐受。现持续给氧 2 L/min,留置导尿管,持续心电监护,伤口引流,留置导尿,各管道均引流通畅	患者晚间病情平稳,能安静入睡。持续给氧 2 L/min。呼吸 20 次/分。18:00 测体温 36.5 ℃,心率保持在 60～74 次/分,血压维持在 108/64 mmHg 左右。未诉不适。左髋部伤口敷料干燥,伤口置留置尿,各号导管引流通畅。持续心电监护,诊夜班加强观察	患者夜间左髋部伤口敷料干燥,仍持续留置导尿。睡眠佳。晨起无不适。呼吸平稳。20 次/分,晨 6:00 体温为 36.3 ℃,心率 80 次/分,血压 112/74 mmHg,呼吸 18 次/分

护士签名:王××　　　　护士签名:鲁×　　　　护士签名:王××